Laurie Garrett

Das Ende der Gesundheit

Laurie Garrett
Das Ende der Gesundheit
Bericht über die medizinische Lage der Welt

*Aus dem Englischen von
Thorsten Schmidt, Ulrich Enderwitz,
Rolf Schubert, Monika Noll
und Bernd Leineweber*

Siedler

Für Dr. Jonathan Mann,
der kühn ein Gesundheitswesen ersann,
in dem Menschlichkeit ihren Platz
vor der Technologie einnimmt

Inhalt

EINLEITUNG
9

KAPITEL EINS
Asien
Die Pest kehrt zurück
29

KAPITEL ZWEI
Afrika
*Das Ebola-Virus und
ein korruptes Gesundheitssystem*
73

KAPITEL DREI
Osteuropa
*Der Kollaps allen öffentlichen
Gesundheitswesens*
155

KAPITEL VIER
Amerika
Anarchie und Klassengegensatz
259

KAPITEL FÜNF
Globus
Krieg und Terror mit biologischen Waffen
373

Epilog
Die Zukunft globaler
Gesundheitsvorsorge
437

ANHANG
Anmerkungen 493
Danksagung 529
Index 533

Einleitung

»Handle, bevor die Krankheit durch Verschleppung chronisch wird.«
Ovid, 43 v.Chr. bis 17 n.Chr.

Wenn ich nicht gerade auf einem anderen Kontinent unterwegs bin, überquere ich mindestens einmal am Tag die Brooklyn Bridge. In der Regel habe ich es eilig; ich hetze in mein Büro oder zu einem Termin, und mein Spurt wird nur von den Pulks glotzender Touristen gebremst. Es gibt jedoch Tage, an denen ich von der Schönheit meiner Wahlheimat, ihrem atemberaubenden Himmel und ihrem historischen Hafen derart überwältigt bin, dass ich wie die Touristen plötzlich innehalte und mich staunend umsehe. In jenen Momenten, in denen ich meinen Blick über die Wall Street, das Fährgebäude, Ellis Island und die Freiheitsstatue schweifen lasse, dreht meine Fantasie das Rad der Zeit zurück, bis zur Mitte des neunzehnten Jahrhunderts, bevor die Brücke, auf der ich stehe, errichtet wurde.

Vor meinem geistigen Auge liegen im Hafen zahllose Klipper und andere Segelschiffe, Deck an Deck, die Fracht aus aller Welt geladen haben. Ich höre das Geschrei von Schauermännern und Kapitänen. Und ich sehe den großen Brooklyner Journalisten Walt Whitman, der von Schiff zu Schiff springt, wenn er, auf dem Rückweg von seinem Büro im Gebäude des *Brooklyn Eagle*, das nur ein paar Straßenzüge von meiner Wohnung entfernt liegt, den East River überquert, hin zum South Street Seaport von Manhattan. Fast ganz New York City war damals auf diese kleine Spitze von Manhattan Island konzentriert, die vom Hafen, dem Hudson River und dem irrtümlicherweise so genannten East River – der eigentlich gar kein Fluss ist, sondern ein Gezeitenbecken – begrenzt wird.

Es gibt nur wenige Orte auf dem Globus, wo die Menschen so ungestüm der Zukunft entgegenhetzen wie in New York. Sie haben keine Zeit für Beschaulichkeit. Fortschritt – das ist das Mantra von Manhattan, das jede neue Generation von Einwanderern nachbetet. Dieser Fortschritt kam aber nicht immer durch bedächtige, kluge Planung zustande. Oft entsprang er Katastrophen, die längst überfällige beziehungsweise sich als glücklich erweisende Veränderungen anstießen. Dies gilt mit Sicherheit für die

Gesundheit der New Yorker, und vielfach auch für ihren allgemeinen Lebensstil. Fortschritt: Angesichts ihres bitteren Loses hofften die Einwanderer, dass wenigstens ihren Kindern und Enkeln mehr Glück beschieden sein würde. Ich kann sie nachgerade sehen, wenn ich an meinem Rastplatz auf der Brücke so lange verweile, dass die Bilder der Vergangenheit gemächlicher an meinem inneren Auge vorüberziehen. Von diesem Aussichtspunkt aus kann ich alles überblicken, was einst New York City war, damals, als weniger als die Hälfte der hier geborenen Kinder ihren achtzehnten Geburtstag erlebten. Ich sehe Governors Island vor mir und male mir aus, wie dort Klipper in heißen, stickigen Sommerwochen unter Quarantäne gestellt wurden, während die Bewohner von Manhattan vor einer weiteren verheerenden Cholera-, Pocken- oder Gelbfieber-Epidemie zitterten. In schäbigen Büros unweit der City Hall führten Wissenschaftler pflichtgetreu Buch über die Zahl der Todesopfer; sie benutzten die neuesten statistischen Verfahren, um festzustellen, ob der diesjährigen Epidemie mehr New Yorker zum Opfer gefallen waren als der letztjährigen. Dann trat der Fortschritt seinen Siegeszug um den Globus an – mit windgebauschten Segeln oder nur im Tempo der Pferdewagen. Sein unerbittliches Voranschreiten hatte zur Folge, dass sich Krankheitskeime auf andere Kontinente ausbreiteten, und zwar mit so verheerenden Konsequenzen wie der Auslöschung der amerikanischen Ureinwohner und der Einschleppung der Pocken in alle von Menschen bewohnten Winkel der Erde.

In dieser Stadt der Einwanderer, der Alteingesessenen und entflohenen Sklaven wurde die moderne öffentliche Gesundheitsvorsorge erfunden.* Gewiss, Elemente der Wissenschaft und Politik, die den Kern der öffentlichen Gesundheitsvorsorge ausmachen, entstanden auch in London, Paris, Berlin und Boston. Doch in Gotham schufen zu Beginn des zwanzigsten Jahrhunderts Gruppen von Hygienikern, fanatischen Anhängern der Keimtheorie und progressiven politischen Entscheidungsträgern die erste öffentliche Gesundheitsinfrastruktur der Welt. New Amsterdam, das später in New York City umbenannt wurde, war seit seiner Gründung ein globaler Handelsstützpunkt, dessen schieres Überleben von seiner vielsprachigen, multi-ethnischen Bevölkerung abhing. Obgleich auch in anderen kolonialen Vorposten Güter umgeschlagen wurden, überbot New York seine koloniale Kon-

---

* Der amerikanische Ausdruck *Public Health* meint in einem weiten Sinn das öffentliche Gesundheitswesen, die Gesundheitsvorsorge und -pflege wie auch deren Erforschung (A. d. Ü.).

kurrenz, indem es seinen Hafen für Schiffe und Einwanderer aus der ganzen Welt öffnete. Dadurch öffnete es sich allerdings auch für die Krankheiten der ganzen Welt. Die Stadt hatte seit ihrer Gründung im siebzehnten Jahrhundert immer nur zwei Optionen: sich abzuschotten und wirtschaftliche Nachteile in Kauf zu nehmen, oder die Welt mit offenen Armen aufzunehmen und gleichzeitig innerhalb der Stadt Strukturen zu schaffen, die ansteckende Krankheiten in Schach halten sollten. Zweihundert Jahre lang wehrten die New Yorker tödliche Infektionskrankheiten und Epidemien ab; sie lernten nach dem Prinzip von »Trial and Error«, wie man eine gewaltige Metropole aufbaut, die zumindest gegen die Bedrohung durch Infektionskrankheiten geschützt sein soll. Personenstandsstatistiken, sauberes Wasser, pasteurisierte Milch, Massenimpfungen, Verminderung der Gefahren am Arbeitsplatz, öffentliche Abwasserentsorgung – dies waren die Gütezeichen des öffentlichen Gesundheitssystems von Gotham, das in mühsamen kleinen Schritten aufgebaut wurde.

Mitte der neunziger Jahre schrieb ich *The Coming Plague: Newly Emerging Diseases in a World Out of Balance* (deutsch: Die kommenden Plagen: Neue Krankheiten in einer gefährdeten Welt), das sich mit dem Auftreten bislang unbekannter Infektionskrankheiten befasste. Damals war mir klar, dass der einzige sichere Damm gegen den Strom von Mikroben und gefährlichen Krankheitserregern eben jene öffentliche Gesundheitsvorsorge ist.

Selbstverständlich dürfte eine solche Gesundheitsinfrastruktur im einundzwanzigsten Jahrhundert nicht auf Gotham oder Los Angeles oder auch auf die Vereinigten Staaten von Amerika beschränkt sein: Sie müsste global sein, um effizient zu sein. Dieselben Maßnahmen, die zu Beginn des zwanzigsten Jahrhunderts die Lebenserwartung der New Yorker nachhaltig erhöhten, müssten hundert Jahre später weltweit umgesetzt werden, wenn Infektionskrankheiten in unserer irdischen Ökosphäre kontrolliert und ihre Ausbreitung in andere Dörfer, Städte oder Stadtrandgebiete verhindert werden soll. Eine solch globale öffentliche Gesundheitsinfrastruktur müsste nicht nur wesentliche Elemente der Krankheitsprävention und -überwachung umfassen, die in den wohlhabenden Gebieten der Erde im zwanzigsten Jahrhundert entstanden sind, sondern auch neue Strategien und Taktiken für die Bewältigung globaler Herausforderungen.

Um jene Pandemien zu verhindern, vor denen Wissenschaftler in *The Coming Plague* warnen, müssten die Kräfte der pharmazeutischen Industrie, der wissenschaftlichen Forschung, des Staates und des Gesundheitswesens in einer bislang nicht dagewesenen

Weise gebündelt werden. Es kann nicht um eine rasche technologische Lösung gehen. Vielmehr müsste die Gesellschaft ein weitaus komplexeres – und schwer definierbares – Ziel anvisieren, das aus Politik, Soziologie, Wirtschaftswissenschaft und selbst aus Elementen von Religion, Philosophie und Psychologie bestünde.

Als *The Coming Plague* erschien, wurde ich mit Anfragen überschüttet. Als Journalistin fühlte ich mich überfordert: Es war nicht meine Aufgabe, die Dilemmata der Gesellschaft zu lösen, sondern nur, sie aufzuzeigen. Doch als Bürgerin dieser Welt war ich verzweifelt. Ich sah in der Tat Lösungen, aber sie ließen sich nicht in fein säuberliche Medien-Kommentare packen. Und einige der Antworten waren so komplex, dass ich mich nicht qualifiziert genug fühlte, sie zu erläutern. Ich musste mich genauer informieren.

Zunächst einmal musste ich herausfinden, was eigentlich eine öffentliche Gesundheitsinfrastruktur ausmacht. Ich musste das öffentliche Gesundheitswesen konkret bei der Arbeit sehen. Ich musste von Grund auf begreifen, wie eine solche Infrastruktur funktioniert, musste verstehen, weshalb sie – allzu oft – versagt. Wie leistungsfähig hat eine solche Infrastruktur zu sein? Wie viele Steuergelder oder internationale Entwicklungshilfe sind erforderlich, um Krankheiten zu verhüten? Wie krisenanfällig ist das Sicherheitsnetz, das die Gesundheit der Bürger von New York City oder einer anderen Stadt schützt, indem es deren gefährdetste und ärmste Mitglieder versorgt?

Um diese Fragen zu beantworten, bereiste ich 1997 vier Monate lang die frühere Sowjetunion, und zwar alle zwölf Zeitzonen – von Westeuropa bis nach Ostsibirien. Ich sah zahlreiche Epidemien, sinkende Lebenserwartung, Krankenhäuser, denen es selbst an der elementarsten medizinischen Ausstattung mangelte, Ärzte, die sich als Taxifahrer durchschlugen, und eine starke Zunahme neuer Gesundheitsrisiken. Es war offensichtlich, dass das öffentliche Gesundheitswesen nicht besonders widerstandsfähig ist; unter dem Druck von gesellschaftlicher Instabilität und ökonomischen Schwierigkeiten bricht es rasch zusammen. Die Folgen aber für die menschliche Gesundheit waren unmittelbar ersichtlich.

Die kommunistische Führung der Sowjetunion hatte offenbar eine seltsame Vorstellung von öffentlicher Gesundheit gehegt, die auf ideologisch bedingten Fehldeutungen der Biologie basierte. Die Sowjets lehnten jeglichen biologischen Determinismus ab und entließen jene Genetiker – oder schickten sie gar in GULags –, die die Evolutionstheorie und die Annahme, dass Leben mit den genetischen Molekülen DNA und RNA begonnen habe, zu beweisen suchten. Der erbitterte Widerstand gegen die Evolutionstheorie während der Herrschaft Stalins führte zu einer intellektuellen Lähmung sowjetischer Naturwissenschaftler und Ärzte – ein Handikap, welches das öffentliche Gesundheitswesen in dieser Region der Welt auch noch zehn Jahre nach dem Zusammenbruch des Kommunismus beeinträchtigt.

Auf der Suche nach Lösungen für das öffentliche Gesundheitswesen habe ich auch ausgedehnte Reisen durch Afrika südlich der Sahara und durch Indien unternommen, wo die Gesundheitsinfrastruktur vielfach darniederliegt. Afrikas Bestreben, wirtschaftlich den Anschluss an die übrige Welt zu finden, war in mehreren Staaten von Erfolg gekrönt, und oftmals – aber nicht immer – gingen damit Verbesserungen der öffentlichen Gesundheitsvorsorge einher. Doch wie die *Ebola*-Epidemie 1995 in Zaire gezeigt hat, bedeutet eine instabile, korrupte Gesellschaft immer eine Katastrophe für die öffentliche Gesundheit. In vielen ehemaligen Staaten der Sowjetunion, aber auch in Zaire und anderen afrikanischen Staaten grassiert die Korruption, die dem öffentlichen Sektor den Lebenssaft entzieht, so wie Darmparasiten infizierten Kindern lebenswichtige Stoffe entziehen. Die durch antibiotika-resistente Tuberkulose-Bakterien und HIV verursachten Pandemien zehren Afrikas fragile Volkswirtschaften weiter aus, werfen sie in ihrer Entwicklung weit zurück und beanspruchen ihre gesamten öffentlichen Gesundheitsressourcen. Jedes neu zugeschaufelte Grab in den stark heimgesuchten Städten Afrikas bedeutet einen weiteren Aderlass an Arbeitskräften und einen weiteren Rückschritt. Fortschritt – wie leicht kann er zerbrechen!

Im Falle Indiens führte das Wirtschaftswachstum zu einer Verschlechterung der öffentlichen Gesundheitsversorgung. Die indische Bundesregierung, die ihre wachsenden Einnahmen für Atomwaffen und militärische Aufrüstung ausgibt, hatte sich jeglicher Verantwortung für die Gesundheit ihrer eine Milliarde Bürger entzogen und den einzelnen Bundesstaaten die Zuständigkeit für die öffentliche Gesundheit übertragen. Doch den meisten davon mangelt es an Finanzmitteln und dem politischen Willen, viel mehr zu tun, als aufgedunsene, korrupte und ineffiziente Bürokratien zu unterhalten. Indien hat am Ende des zwanzigsten Jahrhunderts kein nationales öffentliches Gesundheitswesen, das diesen Namen verdient: kein Überwachungssystem, keine Meldevorschriften, keine nennenswerte Bevölkerungsstatistik.

Dagegen hatte die öffentliche Gesundheitsvorsorge in den Vereinigten Staaten im zwanzigsten Jahrhundert zweifellos deutliche Fortschritte gemacht: Blicke ich nicht jedes Mal, wenn ich auf meiner geliebten Brooklyn Bridge stehen bleibe, auf Menschen, die viel gesünder sind als ihre Urgroßeltern?

Um zu verstehen, weshalb sich die Entscheidungsträger im öffentlichen Gesundheitswesen der Vereinigten Staaten in den neunziger Jahren Sorgen machten und sogar das Gefühl hatten, mit dem Rücken zur Wand zu stehen, konzentrierte ich mich auf die historische Entwicklung des Gesundheitszustandes der Bewohner von New York City, des Bezirks von Los Angeles und des Bundesstaates Minnesota. Die Auswahl von New York City lag nahe, da die Stadt der Geburtsort der modernen öffentlichen Gesundheitsvorsorge ist.

Im Bezirk von Los Angeles sind vier Generationen meiner Vorfahren und ich selbst aufgewachsen. Als meine Großmutter, Evelyn MacKenzie Garrett, Anfang des zwanzigsten Jahrhunderts als Krankenschwester im Clara Barton Hospital in Los Angeles arbeitete, hatte die Region 875 000 Einwohner, und die Bedürfnisse dieser Personen – Kalifornier und Mexikaner – wurden weitgehend befriedigt. Gelegentliche Epidemien von Scharlach, Masern und anderen Infektionskrankheiten forderten Hunderte von Todesopfern. Aber die geringe Besiedlungsdichte des Bezirks von Los Angeles, das gemäßigte Klima und die hohe Erwerbsquote garantierten seinen Bewohnern eine vergleichsweise hohe Lebenserwartung.

Doch als ich 1980 meinen College-Abschluss machte, wies der Los Angeles County eine Bevölkerung von 7,5 Millionen Menschen auf, und durch die Bevölkerung liefen tiefe politische, kulturelle und wirtschaftliche Gräben. Ein steter Zustrom spanischsprachiger Einwanderer aus lateinamerikanischen Staaten sorgte dafür, dass es in Kalifornien ein großes Reservoir an billigen Arbeitskräften gab. Doch für den Bezirk von Los Angeles, der für die Gesundheitsvorsorge in der Region zuständig war, verschärfte die neue Bevölkerungsgruppe der *Hispanics* lediglich die rassischen und wirtschaftlichen Spannungen, die bereits wegen der afro-amerikanischen Bevölkerungsgruppe sehr stark waren. Während des Booms in der Luft- und Raumfahrtindustrie zu Beginn der achtziger Jahre floss für diejenigen, die das Glück hatten, hier in den richtigen Wirtschaftssektoren zu arbeiten, das Geld schneller als Wasser. Aber zum ersten Mal sank das Angebot an erschwinglichen Wohnungen aufgrund wüster Immobilienspekulationen unter eine kritische Schwelle. Die Bevölkerung ging auf die Barrikaden, und die Vermögenssteuern wurden eingefroren.

In den neunziger Jahren dann, als die Bevölkerung des County auf über zehn Millionen stieg und die Spannungen zwischen den

Rassen und Klassen immer brisanter wurden, mühte man sich, die Ausgaben für das öffentliche Gesundheitswesen mit den stetig rückläufigen Einnahmen aus der Vermögenssteuer zu finanzieren. Im Jahr 2001 hat der Los Angeles County elf Millionen Einwohner, von denen die Hälfte zu Hause Spanisch spricht, und der Bedarf an öffentlichen Gesundheitsleistungen wird in zunehmendem Maße den Bedarf in jenen Regionen widerspiegeln, aus denen die Einwanderer stammen: Mexiko, Zentralamerika, Indochina.

Gemäß der kalifornischen Verfassung sind die Countys für die öffentliche Gesundheitsversorgung zuständig, und der riesige Los Angeles County kämpft darum, diesen verfassungsmäßigen Auftrag zu erfüllen. In den neunziger Jahren wäre der County deshalb beinahe zahlungsunfähig geworden, und zu Beginn des einundzwanzigsten Jahrhunderts kann er seine Gesundheitsausgaben nur mit Mühe bezahlen.

Der Präriestaat Minnesota hingegen ging wohlhabend, gesund und forsch auf das neue Millennium zu. Nach dem Zweiten Weltkrieg baute er das leistungsfähigste System der öffentlichen Gesundheit in den ganzen Vereinigten Staaten auf. Im Jahr 1997 gehörten die Einwohner von Minnesota zu den zehn Bevölkerungsgruppen mit der höchsten Lebenserwartung in der Welt, und ihr öffentliches Gesundheitswesen fand starke internationale Beachtung. Doch Ende der neunziger Jahre drehte sich der politische Wind, und Minnesota begann, seine sozialen Sicherungssysteme zu demontieren.

Ein solides System der öffentlichen Gesundheitsversorgung dürfte von zentraler Bedeutung für die Stabilität einer Gesellschaft sein, und umgekehrt dürfte es bei politischer oder gesellschaftlicher Instabilität oder Unberechenbarkeit zusammenbrechen. Beide beeinflussen sich wechselseitig: Ausgedehnte politische Wirren oder eine allgemeine staatsfeindliche Haltung können das öffentliche Gesundheitssystem schwächen, und umgekehrt kann eine Krise des öffentlichen Gesundheitswesens den Sturz einer Regierung herbeiführen.

Das öffentliche Gesundheitswesen der einstigen Supermächte ist bedroht. Und in den armen Ländern, in denen der größte Teil der Weltbevölkerung lebt, scheint jede Verbesserung bei der Gesundheitsvorsorge an den Klippen der Unterentwicklung zu zerschellen. Im Jahr 1996 beklagte der kanadische Wissenschaftler Joseph Decosas bei einer Konferenz von AIDS-Forschern in Vancouver die Unterentwicklung. Ein imaginäres Glas Wasser hochhaltend, sagte Decosas: »Wenn die Lösung für AIDS darin bestünde, allen Menschen auf der Welt ein Glas sauberes Wasser zu verschaffen, dann wären wir dazu nicht in der Lage. Wir sind nicht einmal im Stande, dafür zu sorgen, dass Kinder nicht mehr an einfachem Durchfall sterben, indem wir sie mit sauberem Trinkwasser versorgen.« Bis zur Jahrtausendwende ist es nicht gelungen, die Bedürftigen der Welt mit Wasser, Nahrungsmitteln und anderen lebensnotwendigen Dingen zu versorgen.

Im Jahr 1997 gingen allabendlich über 200 Millionen Inder hungrig schlafen – darunter die Hälfte der Kinder des Landes –, sie waren nach der offiziellen Definition »unterernährt«. In China war zwar ein geringerer Prozentsatz der Kinder – jedes fünfte – unterernährt, aber dennoch legten sich 164 Millionen Chinesen mit nagendem Hungergefühl im Magen zu Bett; ebenso 25 Millionen Pakistani, 15 Millionen Brasilianer und über ein Drittel aller Afrikaner. In der Demokratischen Republik Kongo (dem vormaligen Zaire) und in Zentralafrika war die Hälfte der Bevölkerung unterernährt, und weltweit hungerten in den neunziger Jahren tagtäglich 800 Millionen Menschen, was etwa dem Zehnfachen der Bevölkerung der Bundesrepublik Deutschland entspricht.

Kein Wunder, dass AIDS-Forscher über die schier unerfüllbaren Anforderungen an einen zu entwickelnden HIV-Impfstoff stöhnten: hundertprozentige Wirksamkeit, hundertprozentige Unbedenklichkeit, Beständigkeit in tropischer Hitze und ein Preis von weniger als einem Dollar pro Dosis. Aber selbst zu diesem Preis könnte ein Impfstoff für die Armen der Welt genauso unerreichbar sein wie Decosas' Glas sauberes Wasser. Während die Wissenschaft nach technologischen Lösungen sucht, leidet der größte Teil der Welt unter viel grundlegenderen Entbehrungen.

In den neunziger Jahren befand sich Osteuropa auf dem steinigen Weg der wirtschaftlichen Erholung, doch Länder wie Polen, die ehemalige DDR und die Tschechische Republik machten rasche Fortschritte und erreichten in diesem Jahrzehnt nahezu eine Verdopplung ihres mittleren Pro-Kopf-Einkommens; anders die östlicheren Staaten, die slawischen, baltischen und zentralasiatischen Republiken der vormaligen Sowjetunion. Dort konzentrierte sich der Reichtum in den Händen einstiger kommunistischer Führungskader, Verbrecher und Banker, während das Volk in bitterer Not lebte. Im Jahr 2000 gilt Russland weltweit als die Volkswirtschaft mit dem größten Risiko für ausländische Investoren.[1]

Der Fortschritt in der Gesundheitsvorsorge schien zu Beginn des neuen Jahrtausends eng an ökonomische Faktoren gekoppelt zu sein. Staaten konnten so lange keine Fortschritte machen, wie die Masse ihrer Bevölkerung durch Krankheiten geschwächt wurde. Zudem fehlten ihnen die finanziellen Mittel, um eine effiziente öffentliche Gesundheitsvorsorge aufzubauen. Dennoch beobachteten Optimisten zufrieden, dass sich die Weltbank nachhaltig für die öffentliche Gesundheitsvorsorge engagierte und sich auch bei ihr immer mehr die Erkenntnis durchsetzte, dass sich Staaten mit einer gesunden Bevölkerung schneller entwickeln als Staaten, die die Last einer kranken Bevölkerung tragen müssen. Diese Botschaft war im Jahr 1999 die Leitlinie der Generaldirektorin der Weltgesundheitsorganisation, Gro Harlem Brundtland.

Doch zur Jahrtausendwende streiten sich die Experten über die Aufgabe der öffentlichen Gesundheitsvorsorge. Nicht einmal zwei Vorstände renommierter Fakultäten für Gesundheitswissenschaften (»Public Health«) können sich über die Ziele und Aufgaben der öffentlichen Gesundheitsvorsorge einigen. Während die eine Fakultät – die Universität von Kalifornien in Berkeley – im Jahr 1998 den Manager eines Biotechnologie-Unternehmens zu ihrem Vorstand wählte, entschied sich die andere – die Universität Harvard – im selben Jahr für einen Dekan, der sich im Kampf gegen die älteste Plage der Menschheit, die Tuberkulose, hervorgetan hatte. In der akademischen Welt entstand ein Schisma; Technologen und Gesundheitsmanager standen den Anhängern der traditionelleren Krankheitsprävention und Epidemiologie gegenüber.

Doch auch unabhängig von allen theoretisch-akademischen Definitionen der Aufgaben zeigte sich in den neunziger Jahren, dass sich die Gesundheitswissenschaften als Disziplin grundlegend veränderten. Ob die *Public Health*-Praktiker Familienplanungskliniken in Kairo leiteten, die Einfuhr und Verteilung von Antibiotika auf Sri Lanka organisierten, die Trinkwasserqualität in Moskau überwachten oder milliardenschwere *Medicaid*-Programme in den Vereinigten Staaten betreuten – ihre politische Schlagkraft nahm ab. »Kostenwirksamkeit« wurde zur neuen Losung. Der Nachweis, dass eine bestimmte Maßnahme Krankheiten verhütete und Leben rettete, reichte nicht länger aus: Sie musste überdies erschwinglich sein.

Wenn ein Brandstifter ein Bürogebäude in Brand setzt, sind die Aufgaben von Feuerwehr und Polizei offenkundig. Wenn sie ihre Pflicht tun – das Feuer löschen und den Brandstifter festnehmen –, erkennt die Allgemeinheit ihre Leistungen an und lobt ihre Taten. Daher ist es politisch nahezu unmöglich, das Budget der Polizei oder der Feuerwehr zusammenzustreichen, außer wenn eine Gemeinde zahlungsunfähig wird.[2] Wenn die Angestellten in diesem Bürogebäude kräftig und gesund sind und eine hohe Lebenserwartung haben, lässt sich indes nur schwer der

Nachweis führen, dass dies das Verdienst der örtlichen Gesundheitsbehörde ist.

Die öffentliche Gesundheit ist insofern ein Negativum. Im besten Falle geschieht nichts: Es gibt keine Epidemien, Nahrungsmittel und Trinkwasser sind unbedenklich, die Bürger sind gut darüber informiert, wie sich persönliche Verhaltensweisen auf ihre Gesundheit auswirken, die Kinder sind geimpft, die Luft ist kaum schadstoffbelastet, die Fabriken halten die Arbeitsschutzbestimmungen ein, die gesellschaftlichen Schichten unterscheiden sich in der Zahl der Erkrankungsfälle (Morbidität) und der Lebenserwartung (Mortalität) kaum voneinander, und nur wenige Mitglieder der Gemeinschaft werden nicht medizinisch behandelt, wenn sie alkohol- oder drogenabhängig werden. Solange keine gravierenden Missstände auftreten, mögen Politiker, die mit einer Budgetkrise konfrontiert sind, oder Diktatoren, die ihren örtlichen oder regionalen Einflussbereich erweitern wollen, versucht sein, die staatlichen Gesundheitsbudgets stark zusammenzustreichen. Selbst wenn Epidemien auftreten, wie etwa HIV, *Ebola*, Lungenpest oder antibiotika-resistente Tuberkulose, sind die führenden Politiker als Personen kaum direkt betroffen, da sie in der Regel sehr viel wohlhabender sind als die gefährdeten Bürger und außerdem Zugang zu medizinischer Versorgung auf höchstem Niveau haben.

Und Befürworter des öffentlichen Gesundheitswesens mögen aus Angst um ihre Positionen oder ihre Programme aktuellen politischen Trends nachgeben, den Boden gesicherter wissenschaftlicher Erkenntnisse verlassen und ideologische oder religiöse Strömungen unterstützen. Das war in der Sowjetunion der Fall, wo die naturwissenschaftliche Genetik und die rationale Sozialmedizin, die auf der Darwinschen Evolutionstheorie fußen, zugunsten des von Lyssenko geschaffenen absurden Glaubenssystems aufgegeben wurden. Nur jene sowjetischen Wissenschaftler, die sich bereit fanden, den Auftrag des öffentlichen Gesundheitswesens zu pervertieren und scheußliche biologische Massenvernichtungswaffen zu konstruieren, blieben von den Ketten des Lyssenkoismus verschont und durften auf der naturwissenschaftlichen Grundlage der Genetik Waffen für den Genozid erfinden.

Das Spektrum der unter die Rubrik »öffentliche Gesundheit« fallenden Aktivitäten war am Ende des zwanzigsten Jahrhunderts recht weit gefasst. Im Jahr 1988 hat sich das US-amerikanische Institute of Medicine um eine Definition von öffentlicher Gesundheit bemüht,[3] die folgendermaßen lautet: »Der Ausschuss sieht die Aufgabe des öffentlichen Gesundheitswesens darin, dem Interesse der Gesellschaft entsprechende Bedingungen zu schaffen, die das gesundheitliche Wohlbefinden der Bevölkerung fördern.« An einer anderen Stelle seines Berichts begründet das Institute of Medicine seine allgemein gehaltene Definition: Wissenschaftliche Erkenntnisse und Wertvorstellungen seien auch heute die entscheidenden Elemente bei der praktischen Ausgestaltung des öffentlichen Gesundheitswesens. Aber beide Bereiche fügen sich heute nicht mehr so harmonisch wie früher zusammen. Oberflächlich betrachtet, scheint ein breites Einvernehmen in Bezug auf die grundlegende Aufgabe des öffentlichen Gesundheitswesens zu bestehen, wie aus folgenden Stellungnahmen gegenüber dem Ausschuss hervorgeht:»Die öffentliche Gesundheitsvorsorge fördert die Gesundheit der breiten Bevölkerung; Ziel der öffentlichen Gesundheitsvorsorge ist die Krankheitsverhütung und die gesundheitliche Aufklärung der Bevölkerung.« Doch sobald es darum geht, vage Aussagen in konkrete Maßnahmen umzusetzen, ist es mit dem Konsens schnell vorbei. Weder bei den Erbringern noch bei den Empfängern öffentlicher Gesundheitsleistungen besteht Einigkeit darüber, welche Leistungen die Bevölkerung erwarten darf, und sowohl das Spektrum als auch die Intensität der Leistungen unterliegen deutlichen regionalen Schwankungen.[4]

Anders gesagt, man konnte sich nicht auf eine allgemein verbindliche Definition von »öffentlicher Gesundheit« einigen, die über die Gesundheitsförderung im weitesten Sinne hinausgeht. Daher ist es auch nicht verwunderlich, dass die Anhänger des öffentlichen Gesundheitswesens um ihre Budgets zu kämpfen hatten. Nach Angaben des Institute of Medicine büßten sämtliche US-Bundesstaaten in den achtziger Jahren in allen Bereichen außer der klinischen Gesundheitsversorgung Finanzmittel und Personal ein. Selbst elementare Dienstleistungen wie Trinkwasseraufbereitung, Lebensmittelüberwachung und Umwelthygiene waren von Geld- und Personaleinsparungen betroffen.

Sogar dem renommierten Institute of Medicine fiel es schwer, die kurative Medizin, also das ausschließlich ärztlich organisierte Heilwesen, vom öffentlichen Gesundheitswesen abzugrenzen. Obgleich beide Disziplinen traditionell kaum Gemeinsamkeiten besitzen und oft in direktem Konflikt miteinander stehen, hat der politische Druck in der zweiten Hälfte des zwanzigsten Jahrhunderts für eine zunehmende Verwischung ihrer Grenze gesorgt. In den Vereinigten Staaten war die öffentliche Gesundheit fälschlicherweise zu einem Synonym für »Medizin für die Armen« geworden. An der Schwelle des neuen Jahrtausends halten nur noch wenige Amerikaner »Public Health« für ein System, das ihren Interessen dient. Sie sehen darin vielmehr eine staatliche Unterstützung für bedürftige Menschen.

Als sich der US-Kongress und das Weiße Haus 1990 vornahmen, die Verschuldung des Bundes zu reduzieren, wurde das öffentliche Gesundheitswesen schwer in Mitleidenschaft gezogen. Die Kürzung von Bundesmitteln machte sich bis auf die Ebene örtlicher Polikliniken bemerkbar. Präsident Clinton bemühte sich während seiner ersten Amtszeit, ein neues nationales, eng mit dem öffentlichen Gesundheitswesen verknüpftes System der Krankenversicherung zu entwerfen, das auch die damals etwa siebenunddreißig Millionen nicht versicherten Amerikaner aufnehmen sollte. Doch das Weiße Haus konnte sich weder mit der Mehrheit im Kongress noch mit den Versicherungsgesellschaften einigen.

Ende der neunziger Jahre hatten mehr als vierundvierzig Millionen Amerikaner keinen Versicherungsschutz, die Nation besaß kein zusammenhängendes Gesundheitssystem, und die Zahl der nichtversicherten Personen nahm monatlich um 100000 zu. Statt von einer nationalen medizinischen Infrastruktur wurde das öffentliche Gesundheitswesen und die medizinische Behandlung von gewinnorientierten privaten Versicherern, ärztlichen Organisationen, kommunalen, einzelstaatlichen und bundesstaatlichen Versicherungsträgern, privaten Gesundheitsvorsorge-Einrichtungen (*Health Maintenance Organizations*, HMO) und Anbietern integrierter Gesundheitsversorgung (*Managed Care*) erbracht. Es war kaum noch zu erkennen, wer, wenn überhaupt, die Gesundheit der Allgemeinheit schützte. Die staatlichen Mittel für das öffentliche Gesundheitswesen waren jedenfalls weiterhin rückläufig; allein zwischen 1981 und 1993 wurden sie um ein Viertel gekürzt.[5] Obgleich die Gesundheitsaufwendungen des Bundes und einzelner US-Bundesstaaten zwischen 1994 und 1998 insgesamt stiegen, wandte man das Gros dieser Mittel für die ärztlich-medizinische Versorgung auf. Die meisten großen Programme des öffentlichen Gesundheitswesens wurden hingegen drastisch gekürzt.[6]

Im Jahr 1998 hatten die US-Bundesstaaten mit der höchsten Zahl an Versicherten in Health Maintenance Organizations und integrierten Versorgungsplänen auch die schwächste soziale Sicherung. In Kalifornien beispielsweise, wo sich bundesweit die meisten Bürger so versichern ließen, besaß jeder vierte Bürger keinen Versicherungsschutz, und dem staatlichen Gesundheitswesen des größten kalifornischen Bezirks drohte mehrfach der Bankrott.

Das integrierte Modell der Gesundheitsversorgung fand auch in Europa, Lateinamerika und den Entwicklungsländern Anhänger. Ihre Befürworter zogen durch Russland, die baltischen Staaten, Osteuropa und den Kaukasus und predigten das Evangelium der Kostenkontrolle und der »Verbundversorgung«. Westeuropäische Regierungen, die lange Zeit mit ihren gesetzlichen Krankenversicherungssystemen das Gros der Bevölkerung abgedeckt hatten, griffen das »Wunderwerk« der integrierten Versorgung in der Hoffnung auf, die Staatsausgaben zu verringern und sich so im neuen globalen Kapitalismus eine hervorragende Wettbewerbsposition zu sichern.

Auch die Weltgesundheitsorganisation (WHO), einst das Gewissen der globalen Gesundheitsvorsorge, geriet in den neunziger Jahren auf Abwege. Demoralisiert, von Korruptionsgerüchten erschüttert und ohne engagierte Führungsfiguren an der Spitze, schlug sich die WHO mehr schlecht als recht durch. Andere internationale Organisationen – vor allem die Weltbank und UNICEF – traten in den Vordergrund. Im Jahr 1997 war die Weltbank der größte Finanzier der öffentlichen Gesundheitsvorsorge in der Welt: Sie finanzierte, vor allem in Entwicklungsländern, Projekte im Gesamtwert von 13,5 Milliarden Dollar.[7]

»Die Gesundheit der Welt steht an einem Scheideweg«, mahnten hochkarätige internationale Gesundheitsexperten.[8] »Fünfzig Jahre lang haben die meisten Länder beachtliche Fortschritte bei der gesundheitlichen Versorgung ihrer Bevölkerung gemacht. Doch die Ursachen für Krankheiten sind nicht statisch – der Fortschritt der Menschheit selbst wandelt sie. Im vergangenen Jahrzehnt haben sich die Herausforderungen an die globale Gesundheitsvorsorge tiefgreifend gewandelt; in einer Welt zunehmender Komplexität und Interdependenz haben sich zu den fortbestehenden Problemen neue Gefahren gesellt. Die Vorstellung, dass die Gesundheit einer jeden Nation von der Gesundheit aller anderen abhängt, ist kein frommer Wunsch, sondern eine epidemiologische Tatsache.« Es wird Zeit, sich der Wirklichkeit zu stellen: Obwohl die durchschnittliche Lebenserwartung weltweit zunimmt, ist die Gefahr eines Rückschlags ständig akut. Das wirft die Frage auf: Was ist öffentliche Gesundheitsvorsorge?

Kurative Medizin, computertomographische Aufnahmen, Operationen am offenen Herzen, Hormonbehandlungen, faseroptische Visualisierungen – das alles ist ein Segen für die Medizin, aber es hat nichts mit öffentlicher Gesundheitsvorsorge zu tun. Für die nachhaltigen Verbesserungen in der öffentlichen Gesundheit – das mag überraschen – waren andere Dinge verantwortlich. Selbst Impfstoffe und Antibiotika – beides wichtige Waffen im modernen Arsenal des öffentlichen Gesundheitswesens – haben nur wenig zur Erhöhung der Lebenserwartung und zur Verminderung der Säuglingssterblichkeit und der Todesfälle durch Infektionskrankheiten beigetragen. Bevölkerungsstatistische Daten aus England, Wales und Schweden zeigen, dass ein Mann im Jahr 1700 in diesen Ländern nur eine mittlere Lebenserwartung von siebenundzwanzig bis dreißig Jahren hatte. Im Jahr 1971 betrug sie aber schon fünfundsiebzig Jahre. Mehr als die Hälfte dieser Steigerung entfiel auf die Zeit vor 1900, und selbst im zwanzigsten Jahrhundert war der größte Teil der Faktoren, die eine Zunahme der Lebenserwartung bewirkten, bereits vor 1936 gegeben. Insgesamt sind 86 Prozent der gestiegenen Lebenserwartung auf die Abnahme von Infektionskrankheiten zurückzuführen.[9] Die Todesfälle infolge von Infektionskrankheiten gingen größtenteils vor dem Zeitalter der Antibiotika zurück. So sank etwa in Großbritannien die Zahl der Tuberkulosetoten zwischen 1838 und 1949 – als die Antibiotika-Behandlung eingeführt wurde – von fast 4000 pro Million Personen auf 500 pro Million. (Das ist ein Rückgang um 87 Prozent.) Zwischen 1949 und 1969 sank die Tbc-Mortalität nur um weitere vierzig Fälle pro Million auf 460 Todesfälle pro Million, was einem Rückgang um neun Prozent entspricht. Das Gleiche gilt für die Vereinigten Staaten; dort sind weniger als vier Prozent der Gesamterhöhung der Lebenserwartung seit dem Jahr 1700 auf Fortschritte in der medizinischen Behandlung im zwanzigsten Jahrhundert zurückzuführen.[10]

Wissenschaftler diskutieren äußerst kontrovers, was am stärksten zu dem spektakulären Anstieg der Lebenserwartung und dem Rückgang der Säuglingssterblichkeit zwischen 1700 und 1900 in den Vereinigten Staaten und Westeuropa beigetragen hat. Entscheidend war wohl das Zusammenwirken folgender Faktoren: Ernährung, Wohnraum, städtische Abwasserentsorgung und Trinkwasserversorgung, staatliche Maßnahmen zur Eindämmung von Epidemien, Trockenlegung von Sümpfen und Flussbegradigungen, Straßenbau und Pflasterung, Volksbildung und Alphabetisierung, Zugang zu Schwangerschaftsvorsorge und Schwangerschaftsbetreuung, kleinere Familien und generelle Verbesserungen der Lebens- und Arbeitsbedingungen in der Gesellschaft. Zu Beginn des zwanzigsten Jahrhunderts hat die Beseitigung von übervölkerten städtischen Elendsvierteln ohne Trinkwasserversorgung und ohne Kanalisation eindeutig die Gesundheit von Zehntausenden von Amerikanern und Europäern verbessert.

Das Dilemma des einundzwanzigsten Jahrhunderts besteht in dem Gefälle zwischen Arm und Reich sowohl auf einzelstaatlicher als auch auf globaler Ebene. In den wohlhabenden Staaten beginnt das einundzwanzigste Jahrhundert mit einem Börsenfeuerwerk für Biotechnologiewerte und der Beschwörung einer öffentlichen Gesundheitsfürsorge auf der Basis neuer pharmazeutischer Wirkstoffe – das vermeintliche Arzneibuch künftiger Krankheitsvorbeugung. Doch in weiten Teilen der Erde harren die fortschrittlichen Maßnahmen, mit denen New York City zwischen 1890 und 1920 Pionierarbeit leistete, heute, hundert Jahre später, noch immer ihrer Verwirklichung. Das Trinkwasser ist weiterhin verunreinigt; Abfälle werden unbehandelt deponiert; Kinder werden nicht geimpft und sind unterernährt; die hygienischen Zustände in Krankenhäusern sind katastrophal, und kostbare Antibiotika werden weltweit auf Schwarzmärkten gehandelt wie Bonbons.

Hermann Biggs, der New Yorker Pionier des öffentlichen Gesundheitswesens, und seine Mitarbeiter zeigten vor dem Ersten Weltkrieg in Gotham, dass die öffentliche Gesundheit nicht nur wenig mit der organisierten Medizin zu tun hat, sondern oftmals in direktem Gegensatz zu den Belangen der Ärzte steht. Denn das öffentliche Gesundheitswesen widersetzte sich Programmen, welche der Gesundheit des Einzelnen Vorrang vor dem Wohle der Allgemeinheit gaben. Biggs stritt beispielsweise mit Ärzten über die namentliche Meldung von Tuberkulose-Patienten: Die Mediziner wollten die Anonymität ihrer wohlhabenden Klienten wahren, während Biggs die Gesundheit aller New Yorker schützen wollte. Die Wegbereiter eines öffentlichen Gesundheitswesens kämpften für das gesundheitliche Wohl der Allgemeinheit, wandten aber den ärmsten, unterprivilegiertesten Bevölkerungsgruppen ihre besondere Aufmerksamkeit zu, da sich Infektionskrankheiten doch meist in ärmlichen Lebensverhältnissen entwickeln.

Das öffentliche Gesundheitswesen hat nichts mit Ideologie oder einer bestimmten politischen Programmatik zu tun – ganz im Gegenteil, die Geschichte lehrt uns, dass jedes Mal, wenn sich diese Kräfte in die öffentliche Gesundheitsvorsorge einmischten oder sie zu beeinflussen suchten, eine allgemeine Verschlechterung des gesundheitlichen Wohls der Bevölkerung die Folge war. Die amerikanischen Vorkämpfer des öffentlichen Gesundheitswesens sahen darin ein praktisches System beziehungsweise eine Infrastruktur, die in zwei fundamentalen wissenschaftlichen Dogmen wurzelte: der Keimtheorie der Infektion und der Erkenntnis, dass die Verhütung von Krankheiten in den schwächsten Bevölkerungsgruppen gleichzeitig die wohlhabendsten Schichten der Gesellschaft vor Krankheiten schützte.

Als Mitte des zwanzigsten Jahrhunderts die Gefährdung durch Infektionskrankheiten in den wohlhabenden Staaten zurückging, bemühten sich Verantwortliche des öffentlichen Gesundheitswesens darum, diese Prinzipien und die bestehende Infrastruktur auf nicht-übertragbare Volkskrankheiten wie Krebs und Herzerkrankungen anzuwenden. Diese Umsetzung war nicht leicht, und auf manchen Gebieten ist sie eindeutig gescheitert. Sie verlief in den Fällen am erfolgreichsten, in denen die Krankheit eine äußere Ursache hatte. Im New York des Fin de siècle weckten Keime in allen gesellschaftlichen Schichten und ethnischen Gruppen so große Ängste, dass die gesamte Bevölkerung entsprechende Schutzmaßnahmen befürwortete und das öffentliche Gesundheitswesen unterstützte. In ähnlicher Weise profitierte die öffentliche Gesundheitvorsorge in der zweiten Hälfte des zwanzigsten Jahrhunderts davon, dass es ihr gelang, die Tabakindustrie und Umweltverschmutzer als Quellen erhöhter Krebsrisiken für die Allgemeinheit, Schnellimbissbetriebe als Förderer von Herzerkrankungen und Strahlungsquellen als Verursacher von Missbildungen bei menschlichen Föten anzuprangern. Allerdings waren die Zusammenhänge weder wissenschaftlich noch politisch so stringent wie jene, die einst Hermann Biggs, Robert Koch, Louis Pasteur und ihre Zeitgenossen zwischen pathogenen Bakterien und Infektionskrankheiten hergestellt hatten. Daher kämpft das öffentliche Gesundheitswesen zu Beginn des einundzwanzigsten Jahrhunderts in den reichen Staaten der Erde um Anerkennung, finanzielle Mittel und eine neue Selbst-Definition.

Es ist kein Zufall, dass hundert Jahre zuvor das hilfreiche Konzept des öffentlichen Gesundheitswesens ausgerechnet in New York City ersonnen wurde, des weltweiten Zentrums der Globalisierung im neunzehnten und zwanzigsten Jahrhundert. Die Vorkämpfer der öffentlichen Gesundheitsvorsorge zu Biggs Zeiten waren nicht ausnahmslos progressiv – tatsächlich gab es auch einige fanatische Frömmler. Aber sie waren pragmatisch. Sie begriffen, dass die Wirtschaft von Gotham auf Grund des weltweiten Handelsverkehrs florierte und dass ein so ausgedehnter ökonomischer Aktionsradius notwendigerweise mit Risiken verbunden war. An vorderster Front standen die von Einwanderern, Reisenden und Frachtgütern aus aller Welt unerkannt eingeschmuggelten Infektionskeime. Wenn die Einwanderer in jene scheußlichen, überfüllten Mietskasernen einzogen, die weder über sanitäre Anlagen noch über fließendes Wasser verfügten, erhöhte sich das Risiko für die Gemeinschaft, da sich in einem solchen Umfeld latente Erkrankungen zu schrecklichen Epidemien auswachsen konnten. Daher, so Biggs & Co., sei es im Interesse der Allgemeinheit, die gesundheitliche Situation für die Bewohner dieser

Elendsquartiere zu verbessern: die Kinder mit Milch zu versorgen, Maßnahmen zur Krankheitserfassung und Seuchenbekämpfung auf die gesamte Bevölkerung auszudehnen, für Lebensmittelkontrollen, reines Wasser, saubere Straßen, kürzere Arbeitszeiten und sicherere Arbeitsbedingungen zu sorgen sowie die Wohnbedingungen zu verbessern.

In der globalisierten Wirtschaft des einundzwanzigsten Jahrhunderts ist keine Region unserer Erde zu abgelegen, zu exotisch oder zu gefährlich für Handel und Wandel. Die ganze Welt wird New York City – ein Babel vielsprachiger Kaufleute, Künstler, gesellschaftlicher Schichten, Religionen und Spannungen.

Selbst hassgeschürte ethnische Konflikte werden globalisiert. Eine Gruppe, die sich unterdrückt glaubt, trägt ihre Kämpfe entweder auf heimatlichem Boden aus oder wählt, was häufig der Fall ist, symbolische Orte, die Tausende von Kilometern entfernt sind, um mit den Waffen des Terrorismus zuzuschlagen. Eine Konfrontation in Asien kann so zu einer Serie von Bombenanschlägen in Paris, Berlin oder Chicago führen. In den neunziger Jahren war die US-Regierung auf die Bedrohung durch den Terrorismus fixiert und spürte nicht nur im Ausland, sondern auch im Inland Kräfte auf, die bereit waren, tödliche Anschläge auf unschuldige Zivilisten zu begehen. Die tödlichste aller Optionen – ein unsäglicher Schrecken – ist das Gespenst der vorsätzlichen Freisetzung von hochkontagiösen Infektionserregern, die sich über die Erde verbreiten und Epidemien auslösen.

Die US-Regierung suchte die Antwort auf diese Bedrohung ein weiteres Mal in der Technologie; sie hoffte, die Techniker könnten ein Gerät entwickeln, mit dem sich solche bio-terroristischen Waffen vor ihrem Einsatz aufspüren ließen. Wieder einmal wurde mit der öffentlichen Gesundheitsvorsorge – dem einzigen tragfähigen Schutz gegen natürliche oder vom Menschen verursachte Epidemien – kurzer Prozess gemacht.

Wenn eines Morgens große Mengen des Milzbrand-Bazillus in der Grand Central Station in New York City freigesetzt würden, wer wäre dann der Erste, der von diesem heimtückischen Anschlag wüsste? Gewiss nicht irgendein Apparat mit sagenhaft empfindlichen Messfühlern oder die Polizeibeamten, die dieses Gerät handhaben würden. Es wären Mitarbeiter des staatlichen Gesundheitsdienstes, die durch Meldungen von Krankenhäusern über ungewöhnliche, plötzliche Häufungen von Krankheitsfällen von Brooklyn bis zur Bronx alarmiert würden. Gäbe es diese Behörde nicht, würde Gotham von einer Milzbrand-Epidemie heimgesucht, die auch mit Millionen von Dollar teuren Hightech-Interventionen durch Militär und FBI nicht aufgehalten werden könnte. Nur die Mitarbeiter des staatlichen Gesundheitsdienstes wären in der Lage, die Stadt zu retten.

Von meinem Aussichtspunkt auf der Brooklyn Bridge aus sehe ich ein Flugzeug nach dem anderen vom John F. Kennedy International Airport aufsteigen. Die Schiffe sind verschwunden. Die Dimension der Zeit ist zusammengeschrumpft; alles gelangt binnen Tagen in jeden Winkel der Erde. Morgen werden es Stunden sein, 2050 vielleicht nur noch Minuten. Fortschritt.

Die Herausforderungen für das öffentliche Gesundheitswesen waren nie so groß wie heute, weder in Regionen wie dem Großraum Los Angeles noch in wohlhabenden Bundesstaaten wie Minnesota oder bei einstigen Supermächten wie der Russischen Föderation. Alles ist heute mit allem verbunden. Der Begriff der Gemeinschaft erlangt globale Dimensionen. Aber zur Weltgemeinschaft gehören sechs Milliarden Menschen, von denen mehr als fünf Milliarden unter Bedingungen leben, die denen in den Elendsquartieren von New York City im Jahr 1890 entsprechen.

Dabei muss der größte Teil der Weltbevölkerung selbst heute, im Jahr 2001, noch auf jenes Grundgerüst der öffentlichen Gesundheitsvorsorge verzichten, das vor dem Ersten Weltkrieg in New York entworfen wurde: Sauberes Wasser, sichere Lebensmittel, Wohnraum, Kanalisation und Krankenhäuser gibt es für sie nicht. Ein wirkliches Vertrauensverhältnis zwischen Staat und Bürgern hat sich auf dem Felde der Gesundheit nie entwickelt. In bestimmten Regionen der Erde – vor allem in der früheren Sowjetunion – wurde es langfristig missbraucht.

Die naturwissenschaftlichen und medizinischen Errungenschaften des zwanzigsten Jahrhunderts werden einen wesentlichen Beitrag zur globalen Gesundheitsversorgung im einundzwanzigsten Jahrhundert leisten, und das gilt auch für kühne Innovationen wie die gezielten Eingriffe in das Erbgut von Menschen und Mikroben. Aber die Grundlagen für das gesundheitliche Wohl der Bevölkerung sind weder neu noch technologischer Natur: sauberes Trinkwasser; ausreichende, nahrhafte und nicht verunreinigte Lebensmittel; angemessener Wohnraum; geeignete Wasserversorgung und Entsorgung; wirksame soziale und medizinische Eindämmung von Epidemien; Zugang zu medizinischer Schwangerschaftsbetreuung und Kinderbetreuung; saubere Luft; Aufklärung einer hinreichend gebildeten Bevölkerung über die persönlichen Gesundheitsbedürfnisse; und schließlich ein Gesundheitswesen, das sich an der obersten Maxime der ärztlichen Heilkunst ausrichtet – *vor Schaden bewahren.*

Zur Zeit von Biggs, Koch und Pasteur war das öffentliche Gesundheitswesen noch lokal organisiert und ließ sich mit hinreichender politischer Unterstützung einigermaßen gut steuern. Seine Infrastruktur sorgte vor allem dafür, dass die jeweilige Gemeinde vor Krankheiten geschützt wurde. Heute umfasst diese »Gemeinde« die ganze Welt. Und diese Welt sieht mit Bestürzung, wie Surat von der Pest heimgesucht wird, in Kikwit *Ebola* ausbricht, die Tuberkulose sibirische Strafgefangene dahinrafft und HIV eine ganze Generation von Afrikanern auslöscht. Die Menschen haben Angst. Obwohl sie Mitleid haben, fürchten sie, dass das, was »dort« ist, »hierher« kommen könnte. Schlimmer noch: Wenn sie in Bananen beißen, die von »dort« stammen, fragen sie sich besorgt: Welche Bakterien oder Pestizide esse ich da mit?

Die öffentliche Gesundheitsvorsorge sollte – muss – in globaler Prävention bestehen. *Das* wäre wirklicher Fortschritt.

KAPITEL EINS

Asien
Die Pest kehrt zurück

»Diese Stadt wird
zur Geisterstadt.
Man findet keine Arbeit
in diesem Land.
Es kann nicht mehr so weitergehen,
die Menschen werden wütend.
Diese Stadt wird
zur Geisterstadt.«
Aus »Ghost Town«,
The Specials, 1981

Niemand sonst steigt aus dem Zug. Tausende steigen ein. Noch bevor sich die altersschwache indische Lokomotive nach Surat hineinschleppt, beginnen die Passagiere in ihren Taschen und Koffern nach Tüchern und Stoff-Fetzen zu suchen, die sie sich vors Gesicht binden können. Kinder wehren sich mit lautem Geschrei, doch ihre Mütter, die Hindi, Tamili, Punjabi, Bengali oder Englisch sprechen, setzen sich durch.

»Du musst das tragen, Kind. Es wird dich schützen«, sagen sie. Und als der Zug in die Stadt einfährt, weiten sich die dunklen Augen der Kinder über ihren improvisierten Schutzmasken, und die durchgerüttelten Passagiere verstummen.

Die einzige westliche Ausländerin im Zug rafft ihre Taschen zusammen, verlässt unter den staunenden Blicken ihrer Mitreisenden den Zug und tritt in die sengende Septemberhitze Surats hinaus. Scharen maskierter, mit Taschen und Säuglingen beladener Suratis drängen sich in den Zug, laut rufend und um Sitzplätze kämpfend. Doch die meisten von ihnen sind auch bereit, stundenlang zu stehen, erleichtert, endlich aus der Stadt weg zu kommen, weg von der Pest.

In weniger als einer Woche waren fünfhunderttausend Einwohner Surats geflohen; sie bildeten dank des weitläufigen indischen Bahnnetzes, das sich heute vom Himalaya bis nach Sri Lanka erstreckt, eine Surati-Diaspora. Schätzungsweise sechshunderttausend Tagelöhner und Geschäftsreisende, die sich sonst in den Edelstein- und Textilbezirken Surats aufhielten, kamen nicht mehr. So blieb weniger als die Hälfte von Surats üblicher Tagesbevölkerung von 2,2 Millionen Menschen übrig, die Ärmsten der Armen im Bundesstaat Gujarat: Bürger niederer Kasten, für die eine Billigfahrkarte im Zug für siebzig Rupien (zweieinhalb Dollar) genauso unerschwinglich war wie ein Flugzeugticket für 500 Dollar.

Als das Rumpeln des abfahrenden Zuges verklungen ist, herrscht Stille, hin und wieder von Motorradrikschas unterbrochen. Vier Zugwagen stehen noch da; sie sind mit großen roten Kreuzen bemalt und tragen Schilder mit der Aufschrift *Accidental Medical Relief*. Der Boden rund um die Wagen ist kreideweiß von dicken Schichten des Pestizidpulvers DDT.

Abfälle werden durch die Straßen geweht, begutachtet von Futter suchenden Kühen, die der größtenteils aus Hindus bestehenden Bevölkerung heilig sind. Straßen, die sonst vom Lärm der Diamantschleifmaschinen und der 300 000 mechanischen Webstühle erfüllt sind, liegen in völliger Stille da. Die Fenster und Türen der Krankenhäuser und Apotheken sind notdürftig mit Brettern vernagelt. Die verbliebenen Einwohner huschen, Mund und Nase mit Stoff-Fetzen oder Masken verhüllt, durch die Straßen. Nur die Prostituierten nahe der Ved Road stellen ihre Gesichter (und ihre Körper) zur Schau und rufen von den Balkonen der Bordelle zu möglichen Kunden hinunter. Und erstaunlicherweise gibt es trotz der Pest Kunden.

»Es kam ganz plötzlich, wie ein Blitz vom Himmel«, erklärt Gujarats Gesundheitsminister Subash Shelad.

Surat ist zu einer Geisterstadt geworden. In dem riesigen neuen Holiday Inn kann man jedes Zimmer bekommen, da alle leer stehen. Die Speisekarte wird von Tag zu Tag kleiner, da die Bauern Angst haben, ihre Waren in die von der Pest heimgesuchte Stadt zu bringen. Und es dauert geraume Zeit, bis der Portier, ein Turban tragender Sikh, einen Rikschafahrer findet, der für eine Summe, die einem normalen Monatslohn entspricht, bereit ist, Besucher in der Stadt herumzufahren.

Inmitten der verwahrlosten Kulisse aus offenen Abwasserrohren, überfüllten baufälligen Häusern und streunendem Vieh taucht eine Gruppe armer Männer auf: »Pest!« schreien die Verängstigten laut und rennen wie außer sich umher. Eine Staubwolke aufwirbelnd, formieren sie sich plötzlich zu einem engen Kreis und starren auf den Boden. Dort hockt, in der Falle aus menschlichen Füßen vor Schreck zusammengekauert, eine Ratte, die mit kleinen runden Augen ins helle Sonnenlicht blinzelt. »Pest«, wiederholt einer der Männer und schwingt drohend seinen Knüppel über der

Ratte. Doch die Furcht ist so groß, dass die Männer aus der Ved Road es nicht wagen, auf die jämmerliche Ratte einzuschlagen, aus Angst, sie könnte ihren Angreifer beißen. Nach einer Weile bricht das Nagetier aus, huscht eilig einen mit Unrat übersäten Hang hinunter und verschwindet in einem mit DDT bestäubten Loch. Die Männer wirken verlegen. Als sie aber hören, dass die Flöhe, die als Wirtstiere die Pestbakterien *Yersinia pestis* beherbergen, tatsächlich auf Hausratten (*Rattus rattus*) leben, geloben sie feierlich, die erste schwarze Ratte, die ihnen zu Gesicht kommt, zu töten.[1]

Im September 1994 war ganz Indien von panischer Angst vor der Pest erfüllt, die mit einer nahezu einhelligen Verurteilung der schmutzstarrenden Stadt Surat einherging. »Surat ist vielleicht die heruntergekommenste indische Stadt dieser Größenordnung, mit unerträglichen Lebensbedingungen und einer völlig unzulänglichen öffentlichen Verwaltung«, schrieb der Telegraph.[2] Die Zeitung aus Kalkutta traf mit ihrer heftigen Kritik an der »bankrotten Verwaltung, der Dekadenz der Gesellschaft und dem Zusammenbruch grundlegender öffentlicher Einrichtungen« den Tenor der Kommentare in allen wichtigen Medien Indiens.

Nichts beschämte die Kommentatoren und die Intellektuellen offenbar so sehr wie die weltweite Aufmerksamkeit, die sich nun ausgerechnet auf die indischen Ratten und den Schmutz, in dem sie gediehen, richtete. Während Politiker tadelnd mit dem Finger auf die Kommunalverwaltung von Surat zeigten, fand die intellektuelle Elite in der symbolträchtigen Ratte einen Anlass, grundsätzliche Missstände der indischen Wirtschaft und Politik anzuprangern. Nikhil Chakravartty vertrat die allgemeine Ansicht, dass die riesige indische Nation in den Jahrzehnten des Kolonialismus von starker Hand regiert worden sei.[3] Doch seit der Unabhängigkeit sei die zentralistische Bundesregierung schwächer geworden und die kommunalen Verwaltungen hätten die Verantwortung für alle Bereiche des indischen Lebens übernommen, was verheerende Folgen nach sich gezogen habe.

»Kurz gesagt, in allen großstädtischen Zentren und größeren Orten hat sich eine furchterregende Unterwelt ausgebreitet. Die Pestgefahr, so lautet die Lehre aus diesem Vorfall, wächst durch das Auftürmen von Müllhaufen, in denen Ratten wie im Schlaraffenland leben«, so Chakravartty. »Kommen Sie in die schönsten Zentren unserer Städte und Sie werden sehen, dass Müllhaufen zu einem weitverbreiteten Merkmal geworden sind. In Kalkutta muss der Müll nachgerade die Ausmaße eines Berges annehmen, ehe die städtischen Behörden Notiz davon nehmen. In Bombay mag es in den vornehmen Vierteln der Superreichen besser aussehen, aber in den dicht besiedelten Gegenden ist es genauso schlimm. Heutzutage redet man gern von Globalisierung, davon, in die Geldströme der Welt einzutauchen. Doch wenn unsere Kommunal- und Bezirksverwaltungen versagen und dadurch die Voraussetzung für den Ausbruch von Seuchen schaffen, welche Art von Wirtschaftswunder werden wir dann zustandebringen?« Wie ihre amerikanischen und europäischen Kollegen im späten neunzehnten Jahrhundert forderten Indiens Intellektuelle 1994 die Einrichtung öffentlicher Entsorgung und Hygiene. Deren Fehlen machten sie nicht nur für die Pest, sondern für jedes erdenkliche Versagen ihrer Gesellschaft verantwortlich.

In einem dieser verzweifelten Kommentare schrieb J. N. Dixit: »Diese Krise sollte uns dazu veranlassen, tiefgreifend über die wirtschaftlichen und gesellschaftlichen Auswirkungen einer solchen Epidemie nachzudenken. Und da wir gerade von Krisen sprechen – bisweilen wird man in abergläubische Furcht, ja sogar parapsychologischen Wahn getrieben, was Indiens Schicksal betrifft!«[4]

Doch im Mittelpunkt der Pest-Paranoia stand nicht etwas so Surreales wie die Parapsychologie, sondern der höchst profane, grässlich anzusehende, entsetzlich stinkende Müll, der die Straßen und Gassen Indiens füllte und der zum vertrautesten Merkmal seiner Städte geworden war.

»Es ist, als lastete ein mittelalterlicher Fluch auf uns. Doch den Fluch haben wir uns selbst auferlegt. Wir selbst sind unsere schlimmsten Mörder. Denn wir sind die fleißigsten Dreckmacher, die Herren des Mülls«, war in einem Leitartikel der India Today zu lesen.[5] »Wie in allen Gesellschaften, die sich auf dem Weg des Fortschritts befinden, war die öffentliche Meinung, die lauthals Maßnahmen gegen Schmutz und Krankheiten forderte, das Rückgrat grundlegender Reformen. Dies ist immer auch ein Aufbegehren gegen endemische Korruption und Fatalismus. Die Gesundheit einer Nation liegt letztlich auch in ihrem Reichtum. Dieses Land macht tiefgreifende Umwälzungen durch, was das private Unternehmertum, die wirtschaftliche Modernisierung, Wissenschaft und Technologie betrifft. Doch so lange dieser kollektive Fortschrittswille nicht mit der Vision eines saubereren und hygienischeren Lebens einhergeht, wird Indien sich in den Augen der internationalen Gemeinschaft nie wirklich als eine Nation auf dem Weg in die Moderne qualifizieren. Niemand will ins finstere Mittelalter investieren.«

Und so brannten in der vierten Woche nach Ausbruch der Epidemie in allen Städten im Land die Abfallberge und erfüllten die Luft mit dem Gestank schwelenden Mülls. Scharen von Tagelöhnern türmten den Müll zu furchteinflößender Höhe auf, schütteten Benzin darauf und hofften, Indien mit diesen Scheiterhaufen von der Pest zu befreien. In der vielleicht symbolträchtigsten Aktion warb die Stadtverwaltung in Bombay Männer vom Stamm der Irula aus dem südlichsten Bundesstaat Tamil Nadu an; sie sollten in der Stadt mit ihren gut vierzehn Millionen Einwohnern, die sich so dicht drängten, dass auf jeder Quadratmeile durchschnittlich 130 000 Menschen lebten, Ratten jagen. Die Männer vom Stamm der Irula waren berühmt für ihre Geschicklichkeit beim Fangen von Nagetieren und ernährten sich seit Jahrhunderten von Ratten, die ihre wichtigste tägliche Eiweißquelle waren. Bombay erklärte den Irula, sie könnten essen, so viel sie wollten, und würden dafür auch noch bezahlt.

Doch so ekelhaft der ungezieferverseuchte Abfall in Surat auch war, der Gestank, der Müll und die Nager in der Stadt spielten allenfalls eine kleine Rolle beim Ausbruch und der Verbreitung der Pest. Mochte die Epidemie auch eine längst überfällige städtische Verschönerungskampagne auslösen, so hatte die Pest in Surat doch weit mehr mit den menschenunwürdigen Wohnbedingungen und dem gänzlichen Fehlen einer Gesundheitsfürsorge als mit *Rattus rattus* zu tun.

Die Pest war nicht einmal von Surat ausgegangen. Und schuld an ihrer Verbreitung waren auch nicht die flohverseuchten Ratten aus der Stadt in Gujarati. Ihren Anfang nahm die Epidemie Hunderte von Kilometern südöstlich, in einer ländlichen Region des Bundesstaates Maharashtra, dessen Hauptstadt Bombay ist.

Das Erdbeben vom 30. September 1993 überraschte die Menschen im Schlaf. Es erreichte eine Stärke von 6,4 auf der Richter-Skala: nicht genug, um solide gebaute Autobahnüberführungen in Los Angeles zum Einsturz zu bringen, doch völlig ausreichend, um die Häuser aus Lehm und Ziegeln in den Bezirken Beed und Osmanabad dem Erdboden gleichzumachen. Das Epizentrum des Bebens befand sich in der Stadt Latur im Osten Maharashtras, wo Zehntausende von Häusern einstürzten. In der Umgebung von Latur wurden etwa zehntausend Dörfer vernichtet, eine Million Häuser zerstört und mehr als zehntausend Menschen getötet.

Tagelange Nachbeben mit Werten bis zu 5,0 auf der Richter-Skala erschütterten die Bezirke Osmanabad und Beed und führten zu einem Exodus der Überlebenden, die vor dem Zorn der Erde flohen. Da die Bauern aus Beed praktisch denkende Menschen waren, brachten sie, ehe sie die Gegend verließen, noch eilends ihre Ernte ein und sperrten die Nahrungsmittel in Gebäude, die das Erdbeben überstanden hatten. Mit rund dreißig Millionen Dollar Finanzhilfe der Weltbank errichtete die indische Regierung Fertighäuser, die nun verstreut zwischen den alten, übriggebliebenen Gebäuden standen. Und im Sommer 1994 kehrten die Bewohner allmächlich wieder in die Gegend zurück.[6] Über dreißig Jahre lang hatte man in Indien keinen Fall von Pest mehr erlebt. In der Überzeugung, die Bakterien der Spezies *Yersinia pestis* seien aus Indien verschwunden, schlossen die Bundesstaaten in den achtziger Jahren nacheinander ihre Peststationen, hoben die Meldepflicht für die Erkrankung auf und stellten schließlich sogar die Stichprobenkontrollen bei Ratten und Flöhen ein.

Am 26. August 1994 kehrte Yashitha Langhe, ein Mann aus dem Dorf Mamala in der Nähe von Beed, zu seinem Haus zurück. Er öffnete die lange verschlossenen Türen, hinter denen er hastig das geerntete Getreide eingelagert hatte, ehe er vor elf Monaten vor den Beben geflohen war. Urplötzlich wurde er von einer Wolke schwarzer Flöhe überfallen, die überall aus dem morschen Lagerraum zu hüpfen schienen und sich an jedem Millimeter seines Körpers festbissen. Als er hinunterblickte, kam es ihm vor, als würde sich der Boden bewegen: Zu seinen Füßen drängten sich Hausratten, die sich an dem reichlich eingelagerten Getreide gemästet und so enorm vermehrt hatten.

Das gleiche Bild bot sich in jener Woche in vielen Dörfern außerhalb von Latur, als die Erdbebenflüchtlinge zurückkehrten, um ihren Anspruch auf neue, mit staatlichen Geldern gebaute Häuser geltend zu machen und ihre Getreidevorräte zu bergen.

Yersinia pestis ist ein Bakterium, das über lange Zeiträume in scheinbar ruhendem Zustand im Erdboden überleben kann. Indische Beamte übersahen diese Fähigkeit, als sie beschlossen, alle Pest-Überwachungsprogramme einzustellen. Im Bundesstaat Maharashtra ließ man die öffentlichen Pest-Bekämpfungsprogramme 1987 auslaufen; der letzte amtlich verbürgte Fall bei einem Menschen trat 1966 im nahegelegenen Bundesstaat Karnataka auf.

Yersinien können sich auch im Magen-Darm-Trakt von Flöhen verbergen, wobei sie diesen kaltblütigen Lebewesen keinen Schaden zufügen. Sie können sich dort in aller Ruhe vermehren und ihre Nachkommen an nachfolgende Flohgenerationen weitergeben.

Doch wenn sich die Umstände ändern – in einer Weise, die

selbst am Ende des zwanzigsten Jahrhunderts noch nicht genau geklärt ist –, wird in der DNS der Bakterien ein genetisches Signal ausgelöst. Ein bestimmtes Gen namens *hms* (*hemin storage*, Hämin-Speicherung) wird angeschaltet und löst dadurch die Freisetzung von Proteinen aus, die zu einer grundlegenden Veränderung in der *Yersinia pestis*-Population führen: Die Bakterien verhalten sich nicht mehr wie harmlose Schmarotzer im Magen-Darm-Trakt eines Flohs, sondern entwickeln sich in seinem Vormagen zu einem hochgefährlichen Bakterienkollektiv. Die Mikroben blockieren dort den Weitertransport der Nahrung, so dass der Floh zu hungern beginnt.[7]

Der hungernde Floh ist damit gezwungen, seine Ernährung umzustellen, und wird extrem aggressiv. Er gerät förmlich in Raserei und fällt jedes warmblütige Lebewesen an, um dessen Blut auszusaugen. Ratten, allen voran die Spezies *Rattus rattus*, bilden die Hauptzielgruppe. Hier sind die Flöhe durch das Fell der Nager geschützt und höchst mobil, da sie, ohne eigenen Energieaufwand, von den eilig huschenden Lebewesen befördert werden.

Wenn Menschen oder andere Warmblüter in die Nähe der Ratten geraten, können die pesttragenden Flöhe Sprünge über große Entfernungen ausführen; sie landen so auf der Haut des *Homo sapiens* und laben sich an dessen 37°C warmem Blut.[8]

Doch *Yersinia pestis* ist zu weiteren genetischen Tricks in der Lage. Die Bakterien verfügen über eine Reihe spezieller Gene – mindestens zwanzig –, die ihrem Organismus enorme Vorteile beim Befall von Mensch und Tier verschaffen. Beim ersten Kontakt von *Yersinia* mit menschlichen Zellen werden diese Gene angeschaltet und lösen die Produktion einer Kaskade von zell- und abwehrschädigenden Proteinen aus.

Die erste Phalanx dieser Pathogenitätsfaktoren bohrt mikroskopisch kleine Löcher in die Membran der menschlichen Zelle.[9] Danach bilden andere ebenfalls genetisch kodierte Proteine einen Transportkanal für chemische Stoffe von *Yersinia* in die befallene Zelle. Diese Substanzen lähmen den Stoffwechsel der infizierten Zellen sehr schnell.

Daneben setzt *Yersinia* auch eine Reihe von Pathogenitätsfaktoren in seine Umgebung frei, auch solche, die die Abwehrmaßnahmen des menschlichen Immunsystems blockieren. Makrophagen – die großen weißen Blutkörperchen an der Front der zellulären Immunabwehr – verschlingen und vernichten normalerweise die in den Körper eindringenden Mikroben. Diese Phagozytose wird jedoch durch die *Yersinia*-Substanzen außer Gefecht gesetzt. Die Wirksamkeit dieses komplexen Systems beruht darauf, dass die entsprechenden *Yersinia*-Gene und damit die von ihnen kodierten Proteine ursprünglich gar nicht von Bakterien stammen. Es handelt sich vielmehr um tierische Gene, die *Yersinia* vor Jahrtausenden von infizierten Wirten erworben hat (genetische Rekombination) und nun zu einem tödlichen Zweck einsetzen kann. So hat sich ein System von Proteinen, das im Warmblüter wichtige Lebensfunktionen unterstützt, bei *Yersinia pestis* zu einem der kompliziertesten Apparate und einer der wirkungsvollsten Waffen in der Welt der Mikroben entwickelt.

Wenn *Yersinia* den Menschen infiziert und die Zellen der Haut und des Lymphsystems befällt, entsteht die Beulenpest, in der europäischen Geschichte auch als »Schwarzer Tod« bekannt. Bei der Vermehrung von *Yersinia* schwellen die Lymphknoten im Bereich des Flohstiches oft zu enormer Größe an. Sie können geschwürig zerfallen, so dass sich auf der Haut hässliche Pusteln bilden, die eine zähe gelbe Flüssigkeit absondern.

In den Dörfern um Beed begannen die Menschen Ende August ebendiese Symptome zu entwickeln. Am 14. September 1994 bestätigte M. S. Dayal, Gesundheitsstaatssekretär der Indischen Union, dass es in Mamala im Bezirk Beed, Bundesstaat Maharashtra, vier Fälle von Beulenpest gebe. Zwei Tage später teilten die Behörden des Bundesstaates mit, dass bereits zehn Prozent der Dorfbevölkerung Mamalas an Beulenpest litten. Das National Institute of Communicable Diseases (Indiens Nationales Institut für übertragbare Krankheiten) gab daraufhin eine Pressemeldung heraus, wonach Laboruntersuchungen bestätigt hätten, dass die Krankheitsfälle im Bezirk Beed auf *Yersinia pestis* zurückzuführen seien.

Während sechs Jahrzehnte früher schon eine Handvoll Fälle von Beulenpest in Indien und in jedem anderen Land der Welt eine Massenpanik ausgelöst hätte, hätte man 1994 nicht ernsthaft beunruhigt sein müssen. Schließlich konnten *Yersinia*-Infektionen mit billigen und einfachen Antibiotika kontrolliert werden: mit Tetracyclin und Doxycyclin. Während der frühen Krankheitsstadien oder einfach bei Verdacht auf Kontakt mit infizierten Flöhen verabreicht, heilen diese Medikamente die Erkrankung normalerweise zu hundert Prozent.

Nach Ausbruch der Krankheit wurde die Behandlung jedoch schwieriger. Bei schweren Verläufen kann *Yersinia* in den Blutkreislauf gelangen, zu Blutvergiftungen führen und Herz und Leber zerstören. Oder die Bakterien können sich in der Lunge ansiedeln und dort die Lungenpest verursachen, die ansteckendste und gefährlichste Form der Pestkrankheit. Denn wenn sich *Yersinia* erst einmal in den verkrampften, hustenden Lungen eines Menschen befindet, braucht es nicht länger Nagetiere oder Flöhe, um sich zu verbreiten und Ansteckungen zu verursachen. Die Wolke mikroskopisch kleiner Feuchtigkeitströpfchen beim normalen Ausatmen oder beim Hustenstoß reicht aus, um die Bakterien von einer Person auf die nächste zu übertragen.

Unbehandelt oder nicht ausreichend behandelt, vermochte *Yersinia* leicht fünfzig Prozent aller infizierten Menschen dahinzuraffen. Doch es war schwer vorstellbar, dass es am Ende des zwanzigsten Jahrhunderts irgendeinem Land auf der Welt nicht gelingen würde, einen Ausbruch der Beulenpest zu stoppen und damit das Entstehen der weniger leicht zu kontrollierenden Lungenpest zu verhindern.

Entsprechend berichtete der oberste Gesundheitsbeamte des Bezirks Beed, R. Tiwari, den Reportern vor Ort, dass »kein Grund zur Panik« bestehe. Hilfe sei bereits unterwegs. Der Gesundheitsminister des Bundesstaates Maharashtra, Subash Saluke, betonte seinerseits mit Nachdruck, dass alle Berichte über die Pest im Bezirk Beed »maßlos übertrieben« seien. Doch er räumte ein, dass »*Yersinia* nach langer Zwischenzeit möglicherweise wieder aufgetaucht sei«.

In Bombay vertrat Dr. V. L. Yemul vom Haffkine-Institut die Meinung, dass das Erdbeben in der Region die ökologischen Nischen lange verborgener *Yersinia*-Kolonien zerstört habe, weil es zuvor versteckt liegendes Erdreich freigelegt habe. Zudem hätten sich nach dem Beben die Populationen rivalisierender Rattenspezies vermehrt, die nun um die Getreidevorräte kämpften, die von den verängstigten Dorfbewohnern zurückgelassen worden waren. Ihre blutigen Kämpfe hätten Flöhe angelockt und zu einer drastischen Zunahme der Population dieser Insekten geführt. Daher würde sich das, was in dem winzigen Dorf Mamala mit seinen 375 Einwohnern geschehen sei, wahrscheinlich in den anderen von dem Erdbeben verwüsteten Dörfern wiederholen.

Das Erdbeben hatte das Gesundheitssystem der Region zerstört, die Kliniken dem Erdboden gleichgemacht und Ärzte und Krankenschwestern aus ihren Häusern vertrieben. Deshalb hatten die örtlichen Behörden Schwierigkeiten, alle Fälle von Beulenpest zu erkennen und zu behandeln. Das Problem wurde durch den Monsun noch weiter verschärft, der 1994 stärker war als je zuvor. Viele Straßen waren unterspült und machten selbst eine kurze Fahrt zu einer anstrengenden, langwierigen Reise. Ein Reporter, der versuchte, die rund vierhundert Kilometer von Bombay nach Latur zurückzulegen, musste nach vierzehn zermürbenden Stunden aufgeben, nachdem er auf einer Straße, deren Fahrbahn sich oft auf weniger als die Breite eines Lastwagens verengte, ständig Elefanten, Diesellastern, heiligen Kühen und anderen Hindernissen hatte ausweichen müssen.

Doch in Wahrheit hätte Indien diese Schwierigkeiten immer gehabt, ganz gleich, wo *Yersinia* aufgetaucht wäre. Das öffentliche Gesundheitssystem war völlig überfordert. Zu einer Zeit, da das Wirtschaftswachstum alle Rekorde brach, hatte Indien die Ausgaben für öffentliche Gesundheitseinrichtungen radikal zusammengestrichen und die Zuständigkeiten von der Bundes- auf die einzelstaatliche Ebene verlagert. 1991 und 1992 betrug der Etat des Bundes für das öffentliche Gesundheitswesen einschließlich Krankenhausleistungen gerade 0,04 Prozent des Staatshaushaltes; das entsprach weniger als einem Zehntel der staatlichen Gesundheitsausgaben im vorangegangenen Jahrzehnt.

Das war schon katastrophal genug, doch der geplante Etat für das Haushaltsjahr 1992/93 sah eine Kürzung der öffentlichen Ausgaben um weitere zwanzig Prozent vor. Und nur wenige Bundesstaaten glichen dies durch eine Erhöhung ihres einzelstaatlichen Gesundheitsetats wieder aus. Kein Bundesstaat erhöhte diese Ausgaben um mehr als fünf Prozent.

1992 waren nur drei Länder – Brasilien, Mexiko und die Russische Föderation – höher im Ausland verschuldet als Indien mit seinen unglaublichen 77 Milliarden Dollar.[10] Das Vertrauen ausländischer Investoren in Indien war stetig gewachsen, doch ungeachtet der jährlichen Zuwachsraten in den neunziger Jahren beliefen sich die privaten ausländischen Investitionen im Land 1994 auf weniger als 1,5 Milliarden Dollar.[11] Anfang der neunziger Jahre war die indische Wirtschaft jährlich um vier Prozent gewachsen – für Indien eine geradezu atemberaubende Geschwindigkeit, doch, gemessen an regionalen Maßstäben, lediglich Schneckentempo. Zum Vergleich: In Pakistan wuchs die Wirtschaft jährlich um neun Prozent, in Südkorea um zehn Prozent.[12]

Trotz der extrem hohen Auslandsverschuldung und des vergleichsweise langsamen Wirtschaftswachstums galt Indiens finanzielle Situation als vielversprechend; das Land steuerte auf eine freie Marktwirtschaft zu und schaffte ältere Gesetze, die alle Wirtschaftszweige streng regulierten und ausländische Investitionen stark einschränkten, rasch ab. Mit einer geschätzten Bevölkerung von neunhundert bis neunhundertfünfzig Millionen im Jahr 1994 und einem Bruttosozialprodukt von 310 Dollar pro Kopf und Jahr wuchsen alle Sektoren der indischen Wirtschaft Anfang der neunziger Jahre weit schneller als die Volkswirtschaften in den meisten Ländern Afrikas, Osteuropas oder Amerikas. 1991 betrug die

Wertschöpfung im verarbeitenden Gewerbe eindrucksvolle vierzig Milliarden Dollar – eine der höchsten in der Dritten Welt. So konnte das Land problemlos seine Staatsschulden bedienen und trotzdem seinem jährlichen Ausgabenbedarf nachkommen.

Besonders stark war der Boom in den südlichen und westlichen Bundesstaaten Indiens spürbar, wo die wirtschaftliche Deregulierung eine Welle von Existenzgründungen auslöste. In Bangalore beispielsweise schufen fleißige Karnatakianer ein gigantisches Softwarehaus. Bombay wurde schnell zum Zentrum der kapitalistischen Gründerwelle in Indien. Und das nördlich gelegene Surat verwandelte sich beinahe über Nacht.

Zwischen 1971 und 1991 wuchs die Bevölkerung Surats um mehr als 150 Prozent, wobei dieser Anstieg größtenteils auf verarmte Wanderarbeiter zurückzuführen war, die sich in der Textilindustrie (mit einem Jahresumsatz von 600 Millionen Dollar) oder in der Diamantenindustrie (mit einem Jahresumsatz von einer Milliarde Dollar) verdingten. Mit der ansteigenden Bevölkerung wuchs auch die Zahl der Slums – von neunzig in den sechziger Jahren auf dreihundert im Jahr 1994, die von rund 450 000 Menschen bewohnt wurden. In diesen Elendsvierteln gab es weder ausreichende Wasserversorgung noch Abwasserentsorgung, die Behausungen bestanden aus notdürftigen Schuppen oder gar Zelten, Malaria und Hepatitis grassierten, und offensichtlich sorgte keiner für die Einhaltung der an sich schon großzügigen indischen Arbeits- und Sicherheitsbestimmungen in den Betrieben entlang der Ved Road.

Was die Industrie nach Surat zog, war eben diese Schwäche seiner öffentlichen Verwaltung, die nachlässige Durchsetzung von Gesundheits- und Umweltbestimmungen, eine Vielzahl williger, ungelernter Arbeitskräfte und die Steuerfreiheit. 1994 wurde jeder dritte auf der Welt geförderte Diamant in Surat geschliffen.[13]

»Die größte Ironie ist vielleicht darin zu sehen«, schrieb der konservative Bombayer Business Standard, »dass die Seuche eines der wirtschaftlich aktivsten Gebiete des Landes heimgesucht hat, in einem Bundesstaat, der als der wirtschaftsfreundlichste gilt ... Noch dazu hat die Regierung von Gujarat sich besonders bemüht, Betrieben noch mehr entgegenzukommen. Im Gegenzug konnte sie die Früchte einer schnellen Industrialisierung ernten, was für den Rest des Landes nicht gilt. Doch aus irgendeinem Grund vergaß man dabei die Notwendigkeit solider kommunaler Dienstleistungen. Geschäftsleute, die damit beschäftigt waren, Geld zu machen, interessierte es wenig, ob ein Mindestniveau kommunaler Dienstleistungen oder wenigstens eine elementare Lebensqualität gegeben waren. Und als die Seuche zuschlug, waren sie die Ersten, die ihre 1000-er Marutis beluden und schnell wegfuhren. Das Indien von heute hat eindeutig seine Prioritäten falsch gesetzt.«[14] 1992 gab Indien zwanzig Mal mehr für seine Verteidigung als für das Gesundheitswesen aus. Und ein Jahrzehnt lang investierte Indien riesige Summen in ein geheimes Atomwaffenprogramm. Das öffentliche Gesundheitswesen rangierte an unterster Stelle der großen Ausgabenposten. Unmittelbar davor kam das Bildungswesen, das in Indien so dürftig war, dass lediglich fünfzig Prozent der erwachsenen Männer und weniger als ein Drittel der Frauen lesen konnten, womit die Zahl der Analphabeten in Indien nicht nur über dem weltweiten Durchschnitt liegt, sondern auch noch über dem der ärmsten Länder der Erde.[15]

1994 hatte fast ein Viertel aller indischen Kinder nicht die komplette Reihe der von der UNICEF empfohlenen Impfungen erhalten, die Säuglingssterblichkeit war zehn Mal höher als in Europa und Nordamerika, die Lebenserwartung lag bei rund 59 Jahren, und auf jeden Verstorbenen kamen jährlich mehr als drei Neugeborene, was bedeutet, dass die Bevölkerungsexplosion im Land sich bis weit ins einundzwanzigste Jahrhundert fortsetzen wird.[16]

Unterdessen war Indien bestrebt, sich rasch zu einer freien Marktwirtschaft zu entwickeln und sich von seiner früheren, staatlich regulierten, sozialistischen Wirtschaft zu verabschieden. Viele Sektoren wurden privatisiert, darunter auch das Gesundheitswesen. Mitte der neunziger Jahre entfielen mehr als 75 Prozent der gesamten gesundheitlichen Versorgung auf Privatärzte. Die elementare Infrastruktur des öffentlichen Gesundheitswesens löste sich rasch auf.

»Statt Fortschritte zu machen, um den neuen Herausforderungen im Bereich der Gesundheit gerecht zu werden, machen wir Rückschritte«, meinte Dr. Alok Mukhopadhyay, Vorsitzender des Unabhängigen Ärztlichen Ausschusses, und erklärte weiter, dass sich das öffentliche Gesundheitswesen in seinem Land in einem Zustand des »allmählichen, aber sicheren Verfalls« befinde.[17]

In dieser kritischen Situation, die durch das Erdbeben und den Monsun noch verschärft wurde, kämpften Maharashtras oberster Gesundheitshüter Salunke und die kommunalen Gesundheitsbeamten aus Beed und Latur Mitte September darum, die Beulenpest-Epidemie unter Kontrolle zu bekommen. Kursorische Erhebungen ergaben, dass die Zahl der Ratten in Latur um das Zwanzigfache gestiegen war; eine ähnlich explosionsartige Vermehrung der Nager stellte man in Osmanabad fest. Gründliche

Nachforschungen in den kommunalen Archiven ergaben, dass die erste Beschwerde über eine Flohplage am 5. August eingereicht worden, jedoch unbeachtet geblieben war, und dass der erste menschliche Pestfall am 26. August aufgetreten war. Noch beunruhigender klang jedoch die amtliche Statistik: Obwohl in Indien von 1966 bis 1988 keine menschlichen Pestfälle vorgekommen waren, hatte *Yersinia* trotz früherer gegenteiliger Behauptungen 1989 drei Erkrankungsfälle verursacht. 1991 waren es fünfzig, 1992 135 Pestfälle landesweit.

Angesichts der Pestgeschichte Indiens muss man es als ein erhebliches Versäumnis werten, dass die Zunahme der Erkrankungsfälle ignoriert wurde. 1895 war die Pest in Kalkutta ausgebrochen, hatte bis 1918 in ganz Indien gewütet und mehr als zehn Millionen Menschen getötet. Danach trat *Yersinia* in Indien fünf Jahrzehnte lang endemisch, in kleineren Ausbrüchen und lokal begrenzt auf und forderte zwischen 1919 und 1968 nochmals mehr als zweieinhalb Millionen Menschenleben.

Trotzdem hatten es die Regierungen der Bundesstaaten versäumt, ein Pest-Überwachungsprogramm einzurichten. Und auch als die Pest im Bundesstaat Maharashtra bereits ausgebrochen war, verharmlosten Beamte weiterhin den Ernst der Lage und beruhigten nachfragende Journalisten, alles sei unter Kontrolle. Eine wichtige Ausnahme war Dr. Syamal Biswas von der Pest-Überwachungseinheit im fernen Bangalore. Nach der Analyse der epidemiologischen Situation im Bezirk Beed meinte er, dass die Voraussetzungen für eine Lungenpest-Epidemie dort »extrem günstig« seien. Seine Warnung wurde ignoriert.

Zu diesem Zeitpunkt waren in sechs Bezirken des Bundesstaates Maharashtra insgesamt 317 Fälle von Beulenpest erkannt worden. Obwohl hochrangige Beamte, darunter Indiens Gesundheitsminister G. Shankaranard, weiterhin darauf beharrten, dass »kein Anlass zur Besorgnis« bestünde, begannen die Zeitungen in Bombay, Sharad Pawar, den Gouverneur von Maharashtra, und seine Regierung zu attackieren und ihnen Fahrlässigkeit vorzuwerfen.

»Doch nun, da es passiert ist, sage ich: keine Angst«, beteuerte Maharashtras oberster Gesundheitsbeamter Salunke hartnäckig. »Wir haben wunderbare Antibiotika. Wir sind nicht im Mittelalter. Wir haben Pestizide. Wir überwachen alles. Ich verspreche Ihnen, in Maharashtra wird es nicht einen Todesfall geben. Keinen einzigen.«

Doch die Pest hatte sich bereits ausgebreitet und wuchs noch unerkannt etwa sechshundert Kilometer nordwestlich in Surat zu einer tödlichen Bedrohung heran.

Das schmutzige, heruntergekommene Surat hatte der Monsun von 1994 schwer erschüttert. 87 Tage ergoss sich der Regen auf die Stadt. Der Fluss Tapti schwoll an, trat über seine Ufer und setzte die Ghettos und Slums der Stadt unter Wasser. In der berüchtigten Ved Road, die durch Surats grässlichstes Elendsviertel verläuft, stieg das Hochwasser des Tapti Ende August bis an die Dächer der Häuser. Zehntausende von Suratis flohen Anfang August und suchten in trockenen Teilen der Stadt nach einem Obdach. Im August war es nicht ungewöhnlich, ein Dutzend Menschen zusammengepfercht in einer Hütte zu finden, die sonst vier Personen beherbergte, oder Wanderarbeiter zu sehen, die zwischen den Webstühlen und Diamantschleifmaschinen, an denen sie sich tagsüber abmühten, auf dem Boden schliefen.

Selbst in der Trockenzeit war die Ved Road ein Horror. Die meisten ihrer Bewohner waren Wanderarbeiter, von denen zehn bis zwanzig Prozent gewöhnlich aus den Bezirken Beed und Latur in Maharashtra kamen. Sie drängten sich in den Häusern und teilten sich eine Handvoll Toilettenanlagen. Die Abwasserrohre lagen offen und verbreiteten einen entsetzlichen Gestank.

Infolge des August-Monsuns zog sich das Hochwasser des Tapti erst in der zweiten Septemberwoche aus der Ved Road zurück. Wie um das Wunder von Ganesh Chaturthi zu bekräftigen, hörte der Regen am 10. September auf, der Wasserspiegel des Tapti fiel wieder unter Uferhöhe zurück, und am 15. September begann der Schlamm in Surat zu trocknen. Es war ein Anlass zu ausgelassener Freude und zum Feiern, wie es sich für das Ganesha-Fest geziemte.

Ganesha, der elefantenköpfige Hindu-Gott, war der Liebling der Armen und Benachteiligten, hatte er doch heldenhaft ein tragisches Schicksal überwunden. Nach Jahren der erzwungenen Trennung überschüttete Ganesha seine Mutter bei der Heimkehr mit Küssen und Umarmungen. Der neue Ehemann der Mutter geriet, als er die beiden herzlich umschlungen sah und dies missverstand, in Wut, ergriff sein Schwert und schlug Ganesha den Kopf ab.

»Was hast du getan!« jammerte die Mutter. »Du hast meinen Sohn getötet!«

Verzweifelt suchte der Mörder nach einem Weg, Ganesha ins Leben zurückzuholen. Er hackte schließlich einem Elefanten den Kopf ab und setzte ihn auf Ganeshas Hals. Und so wurde Ganesha zu einem der bedeutendsten Götter; er war lebenslustig und glückerfüllt und sorgte sich um die Armen.

Traditionsgemäß wird das Ganesha-Fest am 18. September gefeiert. Haushalte und Stadtviertel wetteifern miteinander um die schönsten Ganesha-Elefantenstatuen. Tanzend und singend trägt man die Statuen durch die Straßen und setzt sie schließlich in einem Gewässer ab. In Surat vertraute man die Ganesha-Figuren dem Fluss Tapti an.

Nach dem wochenlang anhaltenden Monsun waren die Ufer des Tapti größtenteils aufgeweicht, so dass sich die Feierlichkeiten, die sich sonst entlang des ganzen Ufers verteilten, nun auf eine kleine Fläche konzentrierten. Scharen von feiernden armen Menschen hielten ihren Elefantengott hoch. Irgendwo inmitten der Menge befand sich mindestens eine Person aus Maharashtra, ein Pestträger, dessen Infektion unbehandelt geblieben und in seine Lungen gewandert war. Drei Tage später suchten sieben Festteilnehmer mit Fieber und Lungenentzündung Hilfe bei Dr. Pradeep Gupta und seinen Mitarbeitern in der Notaufnahme des Staatlichen Krankenhauses in Surat.

»Um zwölf Uhr dreißig stellten wir fest, dass sieben Menschen aufgenommen worden waren«, erinnert sich der erschöpfte Gupta drei Tage später. »Zwei waren gestorben. Sie hatten alle eine beidseitige Lungenentzündung und Blut im Sputum. Ihre Krankheitsgeschichte war kurz – sicher kürzer als vier Tage. Dann gab es weitere Zugänge und bis Donnerstag [22. September] morgen elf Uhr hatten wir dreizehn Patienten. Und sieben von den ersten dreizehn waren tot.«

Diese erste Patientenwelle kam vollständig aus den Slums von Ved Road.

Sechs Wochen nachdem Yashitha Langhe im fernen Dorf Mamala in Maharashtra an Beulenpest erkrankt war, beharrte die Bundesregierung weiterhin darauf, dass weniger als siebzig Personen in Indien die Pest hätten und alle davon an der leicht zu behandelnden Beulenform litten.

Gupta, ein tatkräftiger junger Arzt im Staatsdienst, vermutete sofort, dass seine toten und sterbenden Patienten Opfer der Lungenpest waren, einer Krankheit, die er nur aus Lehrbüchern kannte. Er wandte sich mit seinem Verdacht an Dr. B. D. Parmar, der Sputumproben von den Toten unter dem Mikroskop untersuchte. Parmar war Professor für Medizin an der Medizinischen Fakultät Surat und wurde normalerweise immer dann konsultiert, wenn die Ärzte am Staatlichen Krankenhaus auf rätselhafte Infektionskrankheiten stießen.

»Ich diagnostizierte den ersten Fall hier am 20. September«, erinnert sich Parmar. »Der Patient wurde unter der Verdachtsanalyse einer sich schnell entwickelnden Malaria aufgenommen. Ich ordnete eine Röntgenaufnahme an, die dann eine beidseitige Lungenentzündung zeigte. Wir behandelten diesen Fall als Lungenpest, da aus dem Bezirk Beed bereits einige Fälle von Beulenpest gemeldet worden waren. Wir hegten den Verdacht auf Lungenpest, da sich die Symptome in einem Zeitraum von nur sechs Stunden entwickelten. Und die Patienten zeigten innerhalb kürzester Zeit Blut im Sputum und Atemversagen, bei beidseitiger Lungenentzündung.«

Parmars erster Fall war ein 35-jähriger Wanderarbeiter aus Maharashtra. »Er wurde in einem privaten Krankenhaus geröntgt«, berichtet Gupta über diesen ersten Patienten. »Das war um acht Uhr morgens. Er wirkte völlig normal. Um Mitternacht bekam er dann hohes Fieber. Als wir ihn eine Stunde später hier röntgten, stellten wir massive Anzeichen von Lungenpest fest. Massive. Er starb in jener Nacht. Daran zeigt sich die Virulenz des Erregers.«

»Hat Ihnen das Angst gemacht?« fragt ein Reporter.

»Natürlich!« versetzt Gupta; seine Stimme klingt gedämpft wegen der drei Atemschutzmasken, die er trägt; eine davon dient dem Schutz vor Chemikalien.

Am 20. September wandten sich Parmar und Gupta an ihren Chef, den vor kurzem ernannten Ärztlichen Leiter des Staatlichen Krankenhauses. Dr. Dinesh Shah, ein Mann mittleren Alters, der es gewohnt war, die Zügel in der Hand zu halten, wollte die Sputum-Abstriche selbst sehen. Nach einem Blick in das Mikroskop sagte er: »Ja, sieht aus wie Lungenpest.«

Shah ordnete nun an, Abstriche an das Nationale Zentrum für Infektionskrankheiten in Neu Delhi zu schicken, und setzte sich mit den Behörden vor Ort in Verbindung. Ihn beunruhigten einige merkwürdige Aspekte bei dem Ausbruch der Pest in Surat. In der Stadt gab es keine pesttoten Ratten; die ersten Opfer waren ausnahmslos erwachsene Männer – es gab anfänglich keine pädiatrischen Fälle –, was dem historischen Muster widersprach.

»Das ist höchst erstaunlich«, teilte Shah seinen Mitarbeitern mit. »Kein Befall von Ratten. Die Stadt wurde direkt von der pneumonischen Form ereilt. Ist jemand aus Beed hierher gekommen? Vielleicht. Oder vielleicht«, fuhr er mit einem Schauder fort, »ist der Erreger *Yersinia* mutiert.«

Auch Professor Parmar war beunruhigt über die offensichtlichen Besonderheiten der Epidemie in Surat. Ohne die Hilfe der 137 Privatärzte, so Parmar, werde sie sich wie ein Lauffeuer ausbreiten. »Das ist der Schwarze Tod.«

Die Ärzte im Staatsdienst erhielten volle Unterstützung von Gujarats Gesundheitsminister Subash Shelad und taten ihr Bestes, in ruhigem Ton die Nachricht zu verbreiten, dass offensichtlich die Pest ausgebrochen sei. Sie hofften, auf diese Weise die Unterstützung durch die privaten Ärzte der Stadt zu erhalten. Auf das, was dann folgte, waren sie nicht im Geringsten vorbereitet. Die Privatärzte gerieten in Panik. Achtzig Prozent von ihnen flohen aus der Stadt, schlossen ihre Kliniken und Krankenhäuser und ließen ihre Patienten im Stich. Die Befürchtungen jener Ärzte blieben bei der Bevölkerung nicht unbemerkt, und rasch verbreiteten sich unter den weitgehend ungebildeten Massen Gerüchte über eine große, unmittelbar bevorstehende Katastrophe. Surats Mittelklasse packte diskret ihre Koffer und verschwand aus der Stadt. Dann, am 22. September, erschienen die Zeitungen in Surat und Bombay mit der Schlagzeile »Surat-Fieber!«.

»Es wird befürchtet, dass über achtzig Menschen gestorben sind, nachdem hier letzte Nacht ein mysteriöses Fieber ausgebrochen ist«, begann einer von vielen Artikeln in den Bombayer Zeitungen an jenem Morgen.[18] »Dr. Mahendra Gandhi, der in der Stadt eine Privatpraxis hatte, bestätigte fünfundvierzig Todesfälle und sagte, man müsse wahrscheinlich mit achtzig Opfern rechnen.«

Die in Indien äußerst beliebte BBC griff diese Meldungen auf und berichtete, dass am 22. September ein mysteriöses, tödlich verlaufendes Fieber in Surat ausgebrochen sei. Der Exodus begann.

Innerhalb von zwölf Stunden nach der BBC-Sendung bestiegen schätzungsweise 100 000 Suratis Züge mit jedem nur erdenklichen Ziel auf dem indischen Subkontinent. Da es in Surat keine Arbeitslosigkeit gab, hatte die Stadt Arbeiter aus so weit entfernten Gebieten wie Bangladesh, Tamil Nadu, Uttar Pradesh, dem Punjab und sogar aus Nepal angelockt. Nun flohen sie heimwärts und nahmen möglicherweise ansteckende Mikroben mit.

Am Freitag, dem 23. September, standen schätzungsweise weitere 300 000 Suratis mit ums Gesicht gewickelten Tüchern Schlange und warteten auf einen Zug. Bis zu diesem Zeitpunkt waren im Staatlichen Krankenhaus einunddreißig Patienten an Lungenpest gestorben, und auf den Stationen drängten sich weitere Kranke und Menschen, die sich Sorgen machten. Selbst Beamte nannten Surat nun eine »Geisterstadt«, und fünf Bundesstaaten, darunter Gujarat und Maharashtra, riefen den gesundheitlichen Notstand aus.

Die Zeitungen Indiens berichteten Widersprüchliches, von der verhältnismäßig beruhigenden Schlagzeile »Die Krankheit ist ansteckend, aber heilbar« der Times of India bis hin zur Behauptung im Daily, mehr als 250 Suratis seien gestorben und 10 000 hätten die Pest. Einmal hieß es sogar, ganz Surat sei »von der Krankheit betroffen«.

Bombay war in heller Aufregung. Der größte Teil der aus Surat Geflohenen kam nach Süden in Indiens Metropole an der Arabischen See. In den lokalen Radio- und Fernsehsendern sowie in den Zeitungen kursierten Gerüchte über tote Ratten und Menschen innerhalb der Stadtgrenzen. Es hieß, in den Bombayer Vororten Borivili und Dadar seien in der Nacht zuvor acht Menschen an Pest gestorben. Bis zu diesem Zeitpunkt war das einzige eindeutige Opfer der Pest die Wahrheit. Fehlinformationen, Ausflüchte seitens der Regierung und der Rummel in den Medien zogen so weite Kreise, dass Inder vom Himalaya bis Goa davon überzeugt waren, dass die Pest unter ihnen wüte.

Doch die Bundesregierung unternahm nichts, um den Exodus aus Surat aufzuhalten, und bot der überlasteten Ärzteschaft des Staatlichen Krankenhauses keinerlei konkrete Unterstützung an. Am anderen Ende des Bundesstaates Maharashtra, in Bombay, fehlte es der Regierung ebenfalls an einer klaren Strategie. Sie schien nicht in der Lage, dem gewaltigen Strom von Suratis Einhalt zu gebieten, der sich aus Bombays Bahnhöfen über die Stadt ergoss und eilends in den Vorstädten und Slums der dichtbevölkerten Metropole verschwand.

Die Hysterie wurde durch den speziellen Blickwinkel, unter dem man in Indien die Medizin betrachtet, noch weiter geschürt. Ende des zwanzigsten Jahrhunderts sind nur wenige Gesellschaften auf der Erde kulturell so komplex wie Indien. Indien ist wie eine Zwiebel: Man schält Schicht um Schicht ab und muss dabei oft weinen, doch wenn man den Kern erreicht hat, stößt man darin auf eine neue Zwiebel. Jede der vielen Religionen in Indien fordert von ihren Anhängern eine umfassende Hingabe, die sich auf alle Aspekte des Lebens bezieht. Und bei Indiens Experimenten mit der Demokratie muss unbedingt vermieden werden, dass eine der religiösen Anschauungen über die anderen dominiert. Ein falscher Schritt bei diesem delikaten Balanceakt führt gewöhnlich zu massiven Gewaltausbrüchen.

Im westlichen Denken basieren Medizin und Gesundheit primär auf einer naturwissenschaftlichen Tradition, die nicht nur für logische Theoreme, sondern auch für die Praxis empirische Bestätigungen fordert. Der Körper ist ein ganz konkreter, prinzipiell durchschaubarer Bausatz aus molekularen und organischen Systemen. Krankheiten können durch eine Reihe von Interventionen behoben werden, mit denen man versucht, defekte Systeme zu reparieren oder eindringende Mikroorganismen zu vernichten.

Diese westlich geprägte Medizin wird überall in Indien praktiziert, und der Indische Ärzteverband hält sich an naturwissenschaftliche Traditionen und in etwa an die berufsständischen Standards, die in England gelten.

Doch dieser naturwissenschaftlich orientierten Medizin sind nach indischem Gesetz Ayurveda, Homöopathie, Yoga, tibetische Heilverfahren und eine Reihe weiterer altüberlieferter Behandlungsmethoden gleichgestellt, bei denen der menschliche Körper und seine Krankheiten von einer grundlegend anderen, zumeist spirituellen Warte aus betrachtet wird.

Dies hat zur Folge, dass praktisch jeder ein Schild aufhängen und sich zum Arzt erklären kann. Die »Mediziner« in der Stadt sind eine verrückte Mischung aus echten Heilkundigen, Spinnern und ausbeuterischen Scharlatanen. Mehr als 75 Prozent der gesamten Gesundheitsversorgung in Indien erbringen »private« Ärzte, die meisten ohne seriöse Ausbildung und vermutlich mit einem Behandlungsrepertoire, das in westlichen Ländern verboten wäre. Die neue Atmosphäre der freien Marktwirtschaft, die 1994 das Gesundheitswesen beherrschte, verschärfte das Problem noch weiter, da Scharlatane ohne jegliche Ausbildung mit ordnungsgemäß approbierten Ärzten konkurrierten, die mehr als zehn Jahre ihres Lebens für ihr Studium aufgewandt hatten.

Es herrschte ein erbitterter Wettbewerb, und die härtesten Kämpfe fanden in Indiens Großstädten statt, wo es Ärzte aller Heiltraditionen auf die Herzen, Seelen und Rupien der wachsenden Mittelschicht abgesehen hatten. 1994 war es in Mode, als Arzt gegen den Staat zu sein und über die Dummheit und Korruption der Bundesbehörden zu lamentieren. Es war schick, die meisten Erklärungen staatlicher Funktionsträger über das öffentliche Gesundheitswesen als Lügen zu bezeichnen. Diese Einstellung spiegelte sich auch in der Arztwahl der Patienten wider: Bei den mittleren und oberen Kasten wurden gerade die schillerndsten »Ärzte« bevorzugt.

Indiens Gesundheitsminister Shankaranand war kein Arzt, sondern ein Geschäftsmann, der beschuldigt wurde, auf seinem vorherigen Posten als Erdölminister öffentliche Mittel verschleudert zu haben. Shankaranand und sein Vorgänger im Gesundheitsministerium unterstützten ein ungewöhnliches medizinisches Konzept: das tägliche Trinken des eigenen Urins zur Behandlung von Krebs oder AIDS.[19]

So wurde die indische Öffentlichkeit bezüglich der Epidemie in Surat vom ersten Moment an mit ebenso vielen Fehlinformationen wie stimmigen Fakten überflutet. Und obwohl es nahe lag, den Medien Ungenauigkeit und Sensationsjournalismus vorzuwerfen, trugen auch die Verantwortlichen des indischen Gesundheitswesens mit Schuld daran. Das Schwanken zwischen Wahrheit und Fantasie, zwischen wirklichkeitsgetreuer Berichterstattung und Übertreibung sollte sich in den kommenden Tagen als katastrophal für Indien erweisen.[20] In Surat selbst waren nur noch wenige Bürger übrig, die man falsch informieren konnte, und bis auf die engagierten Schwestern und Ärzte am Staatlichen Krankenhaus hatte sich fast die gesamte Ärzteschaft aus dem Staub gemacht.

Eine Ausnahme war Dr. Lalgibai Patel, der am Morgen des 22. September voll Sorge und Verzweiflung durch die Säle des Staatlichen Krankenhauses schritt. Seine Frau, Durga Watideri, hatte nachts Nasenbluten bekommen. Das schien nicht gravierend, so Patel, doch im Laufe der Nacht verschlimmerten sich die Symptome. Ihr Hals begann so stark zu brennen, dass sie nicht mehr schlucken konnte.

»Und dann entdeckte ich, dass sie wohl ernsthaft erkrankt war«, erinnert sich Patel. »Sie hatte Schmerzen in der Brust und musste sich übergeben. Ich wollte sie zur Behandlung in ein Krankenhaus bringen, ein privates Krankenhaus. Doch das Krankenhaus war geschlossen. Zu diesem Zeitpunkt erbrach sie schon Blut. Also brachte ich sie dann hierher.« Kaum lag die 28-jährige Watideri in einem Bett auf der Peststation des Staatlichen Krankenhauses, da erkrankten auch Patels siebenjähriger Sohn und sein 22 Jahre alter Bruder.

»Als Mediziner war ich zuversichtlich, dass sie genesen würden«, sagt Patel. »Doch als ich sah, wie schlimm es war, bekam ich schreckliche Angst.« Es sollte noch Wochen dauern, bis Patels Verwandte tatsächlich gesund wurden; glücklicherweise sollten alle überleben und von der Pest von 1994 erzählen können.

Überall im Krankenhaus berichteten beunruhigte Familienangehörige ähnliche Geschichten und schilderten einen plötzlichen Krankheitsausbruch, gekennzeichnet durch Erbrechen von Blut, Atemnot, Schmerzen in Brust und Bauch und hohem Fieber. Alle trugen Atemschutz-Masken und achteten darauf, dem erschöpften Klinikpersonal nicht im Weg zu stehen. Auf dem Gang zur Peststation wischten Frauen unterer Kasten mit Mundschutz und farbenfrohen Saris den Boden und schrubbten die Wände, als könnte man durch derartige Säuberungen die Ausbreitung von *Yersinia* innerhalb des Krankenhauses verhindern. Die in der Mitte durch einen langen Vorhang abgeteilte Station verfügte etwa über achtzig Eisenbetten, deren weiße Farbe von den rostigen Rahmen abblätterte. Auf der linken Seite des Vorhangs befanden sich die weiblichen, rechts die männlichen Patienten. Da alle Betten belegt waren, wurden weitere Patienten auf fahrbaren Krankenliegen untergebracht. Trotz der vielen Menschen war es relativ still; die meisten Patienten waren zu krank, um zu sprechen oder auch nur zu stöhnen.

Hinter dicken Isolationstüren lagen in zwei hermetisch abgedichteten Räumen die ansteckendsten Patienten – diejenigen, die aktiv *Yersinia*-verseuchtes Blut und Sputum abhusteten. Der nervöse Dr. Gupta, der immer noch seinen dreifachen Mundschutz trug, bewegte sich zwischen den Patienten hin und her, prüfte ihre Antibiotika, das Fieber und die Schmerzen. Sein torkelnder Gang zwischen den Betten verriet, dass er drei Nächte nicht geschlafen hatte.

Am Freitag darauf begann Indien einen, wie sich später zeigen sollte, gewaltigen Preis für seine Epidemie zu zahlen. Der Sicherheitsrat der Vereinten Nationen forderte einen umfassenden Bericht über die Maßnahmen, die Indien ergriffen hatte, um die Pest unter Kontrolle zu bringen, wobei die unausgesprochene Drohung eines Boykotts indischer Waren im Raum stand. Damit kam die Pest auf Premierminister Narasimha Raos Tagesordnung. Er entsandte M. S. Dayal, den Staatssekretär im Gesundheitsministerium, nach Surat. Der flog am Freitagmorgen dorthin, kam noch am Nachmittag desselben Tages nach Delhi zurück und berichtete den Journalisten und Premierminister Rao, dass vierundvierzig Einwohner an der Beulenpest gestorben und 174 Patienten in Behandlung seien.

»Die Situation in dem betroffenen Gebiet ist unter Kontrolle«, behauptet Dayal und fügt hinzu, dass Gesundheitsbeamte in Surat von Haus zu Haus gehen und nach weiteren Fällen suchen.[21]

Doch Dayals Verlautbarung war kaum geeignet, die Befürchtungen der Öffentlichkeit – und der internationalen Staatengemeinschaft – zu beschwichtigen. In ganz Indien schnellte der Absatz von Tetrazyklinen in die Höhe. Die Vorräte der Apotheken waren bald erschöpft, da die breite Öffentlichkeit überzeugt war, dass die Gefahr in jedem Winkel des Landes groß war. Um ausreichende Mengen für die Behandlung sicherzustellen, sah Indiens Lebens- und Arzneimittelbehörde sich gezwungen, geheime Vorräte an Tetrazyklinen anzulegen.

Am Samstagmorgen erfuhr das indische Volk aus den Zeitungen, Raos Regierung habe Surat offiziell als »pestbefallen« erklärt und die Schnelle Eingreiftruppe der Armee in die Stadt entsandt; sie solle für die Einhaltung der Quarantäne sorgen und die Abwanderung potentieller *Yersinia*-Träger in andere Landesteile unterbinden.

Als die mit blauen Tarnkampfanzügen und Barett bekleideten Soldaten der Eingreiftruppe am Samstagnachmittag eintrafen, hatte Surat bereits drei Viertel seiner Bevölkerung verloren, schätzungsweise 450 000 bis 600 000 Menschen. Kritiker warfen der Bundesregierung vor, sie habe zu spät gehandelt. Die Eisenbahnbehörden, die sich ebenfalls einem Sturm der Kritik ausgesetzt sahen, begannen alle durch Surat fahrenden Züge zu versiegeln und ließen nur noch die Entladung von medizinischen Hilfsgütern zu.

Die internationale Besorgnis wuchs. Die Weltgesundheitsbehörde bezeichnete den Ausbruch in Indien als den weltweit »ernstzunehmendsten« seit Jahrzehnten. Behörden auf der ganzen Welt wandten sich ratsuchend an Pestexperten.

Sie stießen auf verlegenes Schweigen. Indien war nicht das einzige Land, das in der Überzeugung, *Yersinia* stelle keine Bedrohung mehr dar, seine Pest-Kontrollprogramme eingestellt hatte. Das einst ausgedehnte Netz der Pestüberwachung in der ehemaligen Sowjetunion war drei Jahre nach dem Zusammenbruch der UdSSR gänzlich zerfallen. Nur wenige europäische Wissenschaftler beschäftigten sich noch mit *Yersinia*. Und Vertreter der US-amerikanischen Behörden für Krankheitsüberwachung und -verhütung, der CDC (*Centers for Disease Control and Prevention*), mussten zu ihrer äußersten Verlegenheit zugeben, dass nur ein Angestellter – ein Teilzeit-Wissenschaftler in Fort Collins, Colorado – Fachkenntnisse über die Pest besaß.

Der Generaldirektor der Weltgesundheitsorganisation, Dr. Hiroshi Nakajima, blieb stumm. Die internationale Staatengemeinschaft, die bei der Entscheidung, wie man auf die Katastrophe in Indien reagieren sollte, auf sich allein gestellt war, geriet nun auch in Panik. Flughäfen begannen aus Indien eintreffende Flugzeuge zu überprüfen, auch restriktivere Maßnahmen waren im Gespräch. Die Funktionäre in Delhi hatten geglaubt, eine derart drastische internationale Reaktion könne verhindert werden, solange die Pest auf das entlegene Beed und die Stadt Surat begrenzt bliebe.

Über das Wochenende tauchten in Delhi und Baroda angebliche Pestfälle auf. Ein Patient, der an Pest zu leiden schien, floh aus der Quarantäne des Krankenhauses und löste eine hysterische Suchaktion in den alten Slums der Hauptstadt aus. Man sollte ihn nie finden.

Als der internationale Druck stieg, reiste Gesundheitsminister Shankaranand am Sonntag persönlich nach Surat. Mit seinem Gefolge von hohen Beamten aus Delhi begab er sich ins Staatliche

Krankenhaus, wurde jedoch schon draußen vor dem Gebäude von einer aufgebrachten Menge von Einwohnern und Journalisten umlagert, die wissen wollten, was die Bundesregierung zu tun gedenke, um die Stadt zu retten. Der bedrängte Minister schrie jedoch nur auf die Menge ein, forderte zu seinem Schutz Armeetruppen an und floh aus der Stadt.

Inzwischen erstickte das verlassene Surat im Gestank des nicht abgefahrenen Mülls, der verhungernden Tiere und der verfaulenden Lebensmittel. In Surat waren zu wenig Arbeiter übrig, um die Geschäfte weiterlaufen zu lassen. Wenn in einer Stadt, in der Profit bekanntermaßen an erster Stelle steht, rund 45 000 Diamantschleifanlagen stillstehen, ist es kein Wunder, dass elementare Versorgungsbedürfnisse der Bürger nicht mehr erfüllt werden.

Am Montagmorgen geriet die Situation außer Kontrolle. Der Tetrazyklin-Einsatz im ganzen Land hatte solche Ausmaße angenommen, dass die Weltgesundheitsorganisation davor warnte, Indien könne möglicherweise tetrazyklin-resistente Mikroben aller Art heranzüchten. Allein im Bundesstaat Gujarat wurden mehr als zehn Millionen Dosen des Mittels ausgegeben.[22]

»Wir versuchen alles«, klagt Subash Shelad, Gesundheitsminister des Bundesstaates Gujarat. »Wir sagen den Menschen, dass nur diejenigen Tetrazyklin nehmen sollen, die mit einem eindeutig nachgewiesenen Pestkranken in Berührung gekommen sind. Nur wenn Symptome auftreten. Das ist die Leitlinie der Regierung. Wir sind da sehr deutlich.«

Shelad, der im Staatlichen Krankenhaus von Surat eine Einsatzzentrale eingerichtet hat und rund um die Uhr an der Koordinierung der Notmaßnahmen zur Eindämmung der Pest arbeitet, klopft auf die Tasche seiner Uniform. »Ich habe meines hier in der Tasche. Ich habe es nicht genommen.«

Doch die Öffentlichkeit nahm solche amtlichen Beteuerungen auch weiterhin nicht zur Kenntnis. Die stark geschrumpfte Bevölkerung von Surat verbrauchte innerhalb einer Woche fünfzehn Millionen Tetrazyklin-Dosen. Pharmafirmen, darunter amerikanische und europäische Hersteller, füllten die Zeitungen mit ganzseitigen Werbeanzeigen nicht nur für Tetrazyklin, sondern auch für eine lange Liste anderer Antibiotika sowie für Reinigungsmittel, Pestizide und Rattengifte. Auch Inder, die Hunderte von Kilometern von Surat entfernt lebten, rissen sich um diese Waren.[23]

Am Dienstag beging Indien den Welttourismustag mit dem einschneidendsten Rückgang der Besucherzahlen seit mehr als zehn Jahren. Zwanzig Prozent aller für Oktober gebuchten Pauschalreisen nach Indien wurden storniert. Touristen, die bereits im Lande waren, brachen ihre Reise ab. Normalerweise überfüllte Sehenswürdigkeiten wie das Taj Mahal, die Strände von Goa, die »Rosa Stadt« von Jaipur und der Berg-Buddha von Bodhgaya blieben verwaist. Am härtesten traf es die Urlaubsorte und Hotels, die auf Touristen gehobener Klasse und Geschäftsreisende eingestellt waren: Plötzlich standen die Luxushotels leer.[24]

Während die Wirtschaftsminister noch darüber brüteten, wie diese Verluste am besten ausgeglichen werden könnten, meldeten zehn weit auseinanderliegende indische Bundesstaaten mehrere Pest-Verdachtsfälle. Das führte zur wirklichen Katastrophe, zum völligen wirtschaftlichen Zusammenbruch. Am Mittwoch, dem 28. September, erteilten die Golfstaaten (Kuwait, Saudi-Arabien, Qatar, Oman und die Vereinigten Arabischen Emirate) ein Verbot für alle Flüge, Güter und Bürger aus Indien. Pakistan und Sri Lanka – beide aus langjährigen politischen Motiven bestrebt, Indien zu schwächen – schlossen sich sofort an.

An der Aktienbörse von Bombay kam es zum Crash, zum stärksten Kurseinbruch seit der Ermordung Rajiv Gandhis im Jahre 1989. Das jährliche Handelsvolumen zwischen den Golfstaaten und Indien belief sich normalerweise auf drei Milliarden Dollar. Am Golf arbeiteten etwa 400 000 Inder, die ihre Familien in der Heimat durch Überweisungen in harter Währung unterstützten. Dieser Geldstrom brach nun abrupt ab, da die Golfstaaten alle postalischen Verbindungen von und nach Indien sperrten – eine Maßnahme, die die Pest nicht eindämmte, mit der jedoch der von Hindus beherrschten indischen Wirtschaft ein weiterer muslimischer Schlag versetzt werden konnte. Alle Flüge zwischen dem Golf und Indien, die gewöhnlich zwölftausend Passagiere pro Tag beförderten, wurden gestrichen. Auch die in Indien hergestellten Waren wurden in den boykottierenden islamischen Ländern aus den Regalen verbannt.

Innerhalb von 48 Stunden brachen andere wichtige Handelspartner alle Beziehungen zu Indien ab: die Russische Föderation, China, Ägypten, Malaysia und Bangladesch. Und die meisten Länder, die nicht so weit gingen, indischen Personen den Zutritt auf ihr Hoheitsgebiet völlig zu untersagen, bestanden zumindest auf einer medizinischen Kontrolle indischer Reisender.

So wurde am 29. September Nobelpreisträgerin Mutter Teresa genötigt, sich am römischen Flughafen Leonardo da Vinci einer ärztlichen Überprüfung zu unterziehen. Ehe sie das Flugzeug verließ, um sich mit Papst Johannes Paul II. zu treffen, lächelte die gebeugte kleine Nonne ihren Mitreisenden zu und sagte, sie hätten von der Pest nichts zu befürchten.

Die WHO unternahm kaum etwas, um die internationale Stigmatisierung Indiens zu unterbinden, sieht man einmal von Pressemitteilungen ab: »Es besteht kein Grund zu Angst oder Panik ... Es handelt sich um eine behandelbare Krankheit, und die in Indien getroffenen Maßnahmen werden als völlig ausreichend angesehen.« Aber die Grenze zwischen begründeter öffentlicher Gesundheitsvorsorge und weltweiter Panik war längst überschritten. Die internationale Staatengemeinschaft taumelte unter der Last einer Furcht, die auf das vierzehnte Jahrhundert zurückging, und nur wenige maßgebliche Stimmen versuchten der verschreckten Menschheit in Erinnerung zu rufen, dass die Wissenschaft *Yersinia pestis* inzwischen längst besiegt hatte.

Das indische Kabinett, darunter auch der Delegierte Indiens bei den Vereinten Nationen, trat am 29. September zu einer Dringlichkeitssitzung zusammen. Zu diesem Zeitpunkt gab es bereits 1463 Fälle mit Verdacht auf Pest und 47 Todesfälle im Land – alle in Surat. Allein im Staatlichen Krankenhaus Surat befanden sich 659 Patienten unter Pestverdacht. Weitere Bundesstaaten mit unbestätigten Fällen waren Delhi, Westbengalen, Rajasthan, Maharashtra und Gujarat – Gebiete, die sich nahezu über den gesamten Subkontinent verteilten. In Delhi, wo pestverdächtige Patienten die Betten des All India Institute of Medical Sciences, des Gesamtindischen Instituts für Medizinische Wissenschaften, füllten, führte die Panik zur Schließung aller öffentlichen Schulen. Die örtlichen Behörden ließen verlauten, zwei Menschen seien an der Pest gestorben, einer in Delhi, einer in Bombay. Die Minister versprachen ihren Bürgern trotz allem: »Indien wird in drei Wochen pestfrei sein.«

Die Börse in Bombay reagierte darauf mit einem Kurseinbruch um weitere 77,3 Punkte an einem einzigen Handelstag. Auch Bundesstaaten ohne Pestfälle standen vor dem Ruin. Der südliche Bundesstaat Kerala beispielsweise musste miterleben, wie nahezu alle Touristengruppen für Oktober ihre Reisen stornierten.[25]

In Europa und Nordamerika blieben der Handel mit Indien und entsprechende Reisen offen, doch verlangte man von den Passagieren eine ärztliche Untersuchung. Am 1. Oktober wurde ein indischer Reisender an Bord des Air-India-Flugs Nr. 101 am Londoner Flughafen Heathrow wegen Pestverdachts in Gewahrsam genommen.[26] Der Mann wurde stundenlang in einem fensterlosen Raum des Flughafens eingesperrt, während die Behörden händeringend versuchten, geeignete Quarantäne-Einrichtungen zu finden. Doch in England gab es auf den Flughäfen schon lange keine Quarantäne-Räume mehr. Die Isolierung des Mannes löste einen politischen Skandal sowohl in Neu Delhi als auch im englischen Unterhaus aus. Nach fünf Stunden wurde der Mann – der gar keine Pest hatte – in einem luftdichten Ambulanzwagen für ansteckende Krankheiten von Heathrow ins Northwick Parks Hospital gebracht und dort unter Quarantäne gestellt, bis die Laboranalyse seiner Blut- und Sputum-Proben abgeschlossen war.[27] In London wohnhafte indische Staatsbürger prangerten das britische Vorgehen als rassistisch an. Unabhängig davon, ob nun tatsächlich Rassismus dahinterstand oder nicht, war die extreme Reaktion medizinisch nicht zu rechtfertigen. Selbst wenn der unglückliche Reisende mit dem Bakterium infiziert gewesen wäre, hätte die Ausgabe von Antibiotika an seine Mitpassagiere als vorbeugende Maßnahme ausgereicht – nicht jedoch seine Inhaftierung.

In Washington rief die Pest beträchtliche Aufmerksamkeit und Besorgnis hervor. Wenn auch das US-Außenministerium wiederholt beschwichtigte, war man insgeheim doch beunruhigt, ein Träger des Pest-Bakteriums könne in einem städtischen Ballungszentrum untertauchen, unbehandelt bleiben und in Amerika einen Ausbruch der normalerweise heilbaren Krankheit auslösen. Pest war leicht mit Antibiotika zu behandeln, doch Regierungsbeamte vertrauten wenig darauf, dass durchschnittliche amerikanische Notärzte die Lungenkrankheit richtig diagnostizieren und die geeigneten Therapie- und Vorbeugungsmaßnahmen einleiten konnten. Mehr als neunzig Prozent aller Flüge aus Indien, die entweder direkt oder nach einer Zwischenlandung in Europa eintrafen, landeten auf dem internationalen Flughafen John F. Kennedy in New York City. Jeden Tag kamen etwa zwei- bis dreitausend Passagiere aus Indien auf diesem Flughafen an, viele davon Verwandte der schätzungsweise 100 000 indischen Immigranten in New York.

Am 27. September entwarfen die US-Behörde für Krankheitsüberwachung und -verhütung, die CDC, und die Städtische Gesundheitsbehörde von New York City eine Strategie für das schnelle Auffinden von Pestfällen und die Verhinderung eines Ausbruchs in New York.[28] Die CDC richteten eine Pest-Hotline ein, bei der zwischen dem 27. September und dem 31. Oktober 2692 Anrufe besorgter, bisweilen hysterischer Bürger eingingen.

In New York fiel die Verantwortung Dr. Marcelle Layton, der neuen Leiterin der Abteilung für Infektionskrankheiten der städtischen Gesundheitsbehörde, zu. Die junge Layton gilt als besonnene Wissenschaftlerin und genießt bei Kollegen im ganzen Land hohes Ansehen.

Einen Monat zuvor (am 27. August 1994) hatte Layton eine

Mitteilung der CDC über den Ausbruch der Beulenpest im Bezirk Beed im indischen Bundesstaat Maharashtra erhalten. Als Direktorin der Abteilung für übertragbare Krankheiten erhielt sie routinemäßig derartige Meldungen über ungewöhnliche Ausbrüche. Die meisten Informationen aus dem Ausland lösten jedoch nur geringes Interesse aus, da sie keine wirkliche Bedrohung für New York darstellten. Doch als sich im September die Berichte über Lungenpestfälle in Surat verbreiteten, stieg die Besorgnis in Amerika. Von besonderem Interesse für Layton war die Meldung der CDC, dass »in Indien die [Flugzeug-]Passagiere nicht auf Infektionskrankheiten untersucht werden«. Dies bedeutete, dass die Behörden an den Zielorten der Flüge mögliche Pestüberträger identifizieren mussten.

Während Laytons Mitarbeiter die Vorbereitungen für den ambitionierten Versuch unternahmen, alle 31 Flugzeuge aus Indien, die täglich am John-F.-Kennedy-Flughafen landeten, zu überprüfen und das medizinische Personal der Metropole vorzubereiten, traf sich die Leiterin der Gesundheitsbehörde, Dr. Margaret Hamburg, mit Bürgermeister Rudolph Giuliani. Hamburg überzeugte den New Yorker Bürgermeister, dass, so fern Indien auch war, die Gesundheit der Einwohner von New York bedroht war, da die meisten Besucher, Touristen und Immigranten aus dem indischen Subkontinent über den John-F.-Kennedy-Flughafen in die Vereinigten Staaten einreisten. Giuliani fragte, warum man Flüge aus Indien nicht einfach unterbinden und ihnen die Landung gänzlich verwehren könne. Und Hamburg legte die medizinischen und logistischen Gründe dar, weshalb eine solche politisch heikle Maßnahme lediglich eine Scheinsicherheit bringen würde: Schätzungsweise eine halbe Million Einwohner aus dem pestbefallenen Surat waren bereits aus der Stadt geflohen und hatten sich auf dem ganzen Subkontinent verteilt – und nicht nur dort; tatsächlich stiegen die meisten Passagiere aus Indien in Frankfurt, Amsterdam, Paris und London um und konnten damit nach wie vor in die Vereinigten Staaten gelangen. Darüber hinaus war die Pest mit modernen Antibiotika vollständig heilbar, erinnerte Hamburg den Bürgermeister. Giuliani sicherte Hamburgs Gesundheitsbehörde seine Unterstützung zu.

Am 27. September begann man mit der Umsetzung von Laytons Vorsorgeplan. In enger Zusammenarbeit mit Wissenschaftlern am CDC-Pestlabor in Fort Collins, Colorado, entstand eine dreigleisige Strategie: Als Erstes machten die Mitarbeiter sich daran, die Mediziner im Großraum New York City zu alarmieren. Ein spezielles Informationsblatt mit einer Beschreibung der Anzeichen und Symptome der Pest wurde an die Notaufnahmen und Infektions-Abteilungen von 102 Krankenhäusern in der Stadt und an Dutzende von Einrichtungen in den angrenzenden Bezirken Westchester, Suffolk und Nassau gefaxt. Zusätzlich wurden Bulletins an zwanzigtausend in New York praktizierende Ärzte verschickt, und im Stadtteil Queens verteilte man Flugblätter in Hindi.

Die wichtigste Rolle bei den Bemühungen der Stadt spielten die Maßnahmen am John-F.-Kennedy-Flughafen. Mitarbeiter der CDC verteilten an alle Fluggesellschaften Broschüren über die Pest, und erklärten, dass schon die Bediensteten der Fluggesellschaften die Symptome der Krankheit erkennen mussten. Gleichermaßen informierten die CDC die US-Einwanderungs- und Einbürgerungsbehörde sowie den US-Zoll, da deren Bedienstete – und nicht die Gesundheitsbeamten – routinemäßig alle internationalen Passagiere zu Gesicht bekamen. So wurde die Verantwortung für die Identifizierung möglicher Pestfälle zunächst an die Beschäftigten der privaten Fluggesellschaften, der Einwanderungs- und Einbürgerungsbehörde und des Zolls delegiert: Keiner von ihnen hatte eine medizinische Ausbildung.

»Bei einem Infektionsverdacht würde ein Amtsarzt aus New York City zur Landebahn kommen und den Verdächtigen wegbringen«, erklärt Layton später. »Alle anderen Passagiere würden an Bord bleiben, bis die Diagnose vorlag.«

Sollte sich bestätigen, dass sich ein Pestkranker an Bord eines Flugzeugs befand, mussten sich nach US-amerikanischem Gesetz alle Passagiere einer ärztlichen Untersuchung unterziehen, den Beamten ausführliche Angaben zu ihren weiteren Zielorten machen und sich für eine ärztliche Folgeuntersuchung von einwöchiger Dauer bereithalten.

»Wenn eine Infektion nicht entdeckt würde, bevor die Passagiere von Bord gingen, wäre es sehr schwierig, die anderen, als Überträger in Frage kommenden wiederzufinden«, meint Layton.

Tatsächlich wurde ein Pest-Verdachtsfall an Bord eines Flugzeugs aus Indien festgestellt, und damit hatte Laytons Plan zunächst Erfolg. Doch alle übrigen neun verdächtigen Passagiere wurden erst entdeckt, nachdem sie das Flugzeug verlassen hatten: Zwei fielen aufmerksamen Beamten des US-Zolls auf, einer einem Mitarbeiter an einer Ticket-Verkaufsstelle, die übrigen wurden von Ärzten der Notaufnahme-Stationen im Raum New York City entdeckt.

Ein Zollbeamter blickte von den Reisetaschen eines indischen Passagiers auf und sah, dass eine rote Flüssigkeit aus dessen Mund tropfte. Der Beamte erschrak und löste, überzeugt, der Mann würde bluten, bei den Gesundheitsbeamten am Flughafen Pestalarm aus. Es stellte sich dann heraus, dass der Inder nur Betelnüsse kaute, die einen hellroten Saft absondern, der Mund und Zähne blutrot färbt.

Doch die anderen verdächtigen Passagiere hatten weniger Glück – alle litten an schwerwiegenden Krankheiten; drei hatten Malaria, einer von ihnen starb. Vier litten an Virusinfektionen, einer hatte eine chronische Lebererkrankung und ein anderer Typhus. Zum Glück, so Hamburg, habe es sich bei keinem dieser Krankheitsfälle um Pest gehandelt, denn die Geschehnisse hätten deutlich gezeigt, dass es in Amerikas seuchenmedizinischem Sicherheitsnetz eine Reihe von Schwachstellen gebe, von denen einige wohl nur schwer, falls überhaupt, zu beseitigen seien.

Ein großes Problem, so Nobelpreisträger Joshua Lederberg von der Rockefeller-Universität, seien in erster Linie die vagen und oft widersprüchlichen Informationen aus Übersee. Bezeichnenderweise wurden Ausbrüche, die sich in armen Ländern ereigneten, nur unzulänglich beschrieben, ja sogar falsch diagnostiziert. Im Falle der Pest in Indien wurden erst im Februar Laborbefunde bekannt, die zweifelsfrei nachwiesen, dass *Yersinia pestis* die Ursache der Epidemie war, fast sechs Monate nach dem Ausbruch. Die diagnostischen Ungenauigkeiten im Ausland machten Layton und ihre Mitarbeiter nervös. Was wäre, wenn ihr gesamtes Frühwarnsystem auf die falsche Mikrobe ausgerichtet war und eine andere Krankheit unbemerkt auf den John-F.-Kennedy-Flughafen eingeschleppt würde? Was wäre, wenn Indien falsch lag und *Yersinia* gar nicht das Problem war, und wenn sich, während Laytons sämtliche Ressourcen anderweitig gebunden waren, ein gefährliches Virus in New York einschlich?

Einem armen Land Versagen vorzuwerfen war einfach. Ruth Berkelman, Jim Hughes und Grant Campbell von den CDC gaben aber im Nachhinein zu, dass auch auf amerikanischer Seite gravierende Defizite bestanden. Die Ärzte in den Vereinigten Staaten konnten überwiegend nicht sicher zwischen der Pest und anderen Erkrankungen unterscheiden. An den meisten medizinischen Fakultäten hatte man die obligate Ausbildung in Gesundheitswissenschaften (»Public Health«) und Infektionsmedizin seit langem abgeschafft und diese Disziplinen zu Wahlfächern herabgestuft, zu Kursen für Fortgeschrittene beziehungsweise künftige Spezialisten. Die Berührungspunkte zwischen Medizin und öffentlicher Gesundheitsvorsorge in Amerika waren, gelinde gesagt, schwach. Und zwischen der Identifizierung jener möglichen Krankheitsfälle in New York City und der Isolation der an Lungenkrankheiten leidenden Personen klafften große zeitliche Lücken, was dazu führen konnte, dass eine große Anzahl von Menschen in Kontakt mit dem Erreger kam.

»Im Endeffekt zielte unser enorm aufwendiges Programm darauf ab, die entsprechenden Personen schon an Bord der Flugzeuge ausfindig zu machen«, sagt Layton. »Doch die meisten potentiellen Krankheitsfälle wurden erst erkannt, als sie bereits in der Stadt waren.«

Landesweit blieben im Sicherheitsnetz des öffentlichen Gesundheitswesens dreizehn potentielle Pestfälle hängen, die mit dem Ausbruch in Indien in Zusammenhang standen, zehn davon in New York City. Mochte die Gesundheitsbehörde der Stadt New York City auch überfordert gewesen sein, so habe sie sich doch als die wachsamste und effizienteste kommunale Behörde im Land erwiesen, betonten CDC-Beamte.

»Die jüngste Erfahrung mit der Pest in Indien ist ein deutlicher Beleg dafür, was für einen hohen Preis man bezahlen muss, wenn man über die weltweite Bedrohungen durch Mikroben nicht Bescheid weiß«, folgern Hughes und Campbell und monieren, das öffentliche Gesundheitssystem in den USA nehme Ausbrüche von Epidemien im Ausland seit langem nicht mehr mit der gebotenen Wachsamkeit zur Kenntnis.[29] Doch zu diesen Schlussfolgerungen kommt man erst nachträglich. Während der ersten Woche im Oktober 1994 hatte jedes Land der Welt irgendeine Form von Seuchenalarm ausgelöst, und Indien war ein Paria.

Indien selbst wurde im Oktober plötzlich von einer hygienischen Massenhysterie erfasst. Ratten wurden gejagt und Straßen gescheuert. Der beißende Rauch der verbrannten Müllberge trieb einem die Tränen in die Augen. Allein in Surat sollten in den nächsten Wochen dreitausend Tonnen Müll verbrannt und Unmengen von DDT verstreut werden. (Da es keine infizierten Ratten und damit keine von Flöhen übertragenen Bakterien in Surat gab, bestand keine sachliche Notwendigkeit für den Einsatz des Pestizids.) Jemand hatte der riesigen Statue Mahatma Gandhis in Neu Delhi einen chirurgischen Mundschutz umgebunden. In der Stadt Thane im Bundesstaat Maharashtra verdächtigte ein in Panik geratener Mann drei Besucher aus Gujara, Träger des Pest-Bazillus zu sein; in der Nacht des 2. Oktober ermordete er alle drei, darunter ein siebenjähriges Mädchen.

Die Börse von Bombay setzte ihr Talfahrt fort und war, seit die Pest einen Monat zuvor Surat heimgesucht hatte, um insgesamt 213 Punkte oder fünf Prozent ihres Gesamtwerts gefallen. Das große Zittern an der Börse spiegelte die wachsende Besorgnis in Wirtschaftskreisen wider. Würde die Regierung angesichts der Krise regierungsfähig bleiben?

»Zu viele Menschen in Indien und im Ausland stehen kurz vor einer Panik«, klagte die Times of India. »Zu wenige unserer führenden Politiker auf bundes- und einzelstaatlicher Ebene scheinen in ausreichendem Maße aufgerüttelt. Es sollte umgekehrt sein. Um es auf den Punkt zu bringen: Indiens Zukunft steht auf dem Spiel.«[30]

Am 2. Oktober veröffentlichte Neu Delhi alarmierende neue Pestzahlen: Landesweit gebe es, wie es hieß, 4059 Fälle, 1297 im Bundesstaat Gujarat und 2105 in Maharashtra. Gleichzeitig appellierte man an die internationale Staatengemeinschaft, die Ruhe zu bewahren.

Oman reagierte darauf mit der Einrichtung einer Luftbrücke zur Evakuierung seiner Bürger aus Bombay. Bis zum 4. Oktober gab es offiziell 4780 Fälle mit Verdacht auf Pest und achtundvierzig Todesfälle. Als ein fünf Jahre altes Kind in Old Delhi starb, gab man die Schuld daran der Pest. Und dann brach ein intellektueller Krieg aus: Einige der führenden Naturwissenschaftler und Mediziner Indiens bekämpften sich gegenseitig und lieferten neuen Zündstoff für alte Verdächtigungen und Hassgefühle.

Zunächst hatte das NICD, das Indische Bundesinstitut für übertragbare Krankheiten (National Institute of Communicable Diseases) – das große Bundesforschungszentrum in Neu Delhi –, Proben von Pest-Verdächtigen gesammelt. Doch das All India Institute of Medical Sciences (AIIMS, Gesamtindisches Institut für medizinische Wissenschaften) hatte ebenfalls Patienten-Proben gesichert. Es folgte eine bizarr anmutende Schlammschlacht zwischen den beiden Instituten. Das AIIMS, das sich mit allen Verdachtsfällen in Delhi befasste, verweigerte die Herausgabe seiner Blut- und Sputum-Proben an das NICD: Das Material solle in den AIIMS-Labors verbleiben, und die NICD-Mikrobiologen sollten ins AIIMS kommen, wenn sie mit den Proben arbeiten wollten. Das NICD seinerseits bestand darauf, als Referenzlabor für alle *Yersinia*-Proben zu fungieren. Wohl aus falschem Stolz lehnte es zudem die labortechnischen Hilfsangebote der US-amerikanischen CDC, der Londoner Fakultät für Hygiene und Tropenmedizin und des Pestlabors Odessa in der Ukraine ab.[31]

Im obersten Stockwerk eines alten Gebäudes richtete das NICD sein provisorisches Pestlabor ein. Hier mühten sich in der glühenden Oktoberhitze Neu Delhis Laboranten der Zoonose-Abteilung unter einfachsten Bedingungen rund um die Uhr ab.

Gut ausgebildete Mikrobiologen, von denen einige an den besten Universitäten im Westen studiert hatten, arbeiteten mit einer Ausrüstung, die man im Unterrichtslabor einer amerikanischen High School hätte finden können. Es gab keine Klimaanlage, und sie schwitzten in der Schutzkleidung aus Kunststoff. Sputum- und Blutproben verkamen in der tropischen Hitze auf den Labortischen.

Im Pestkontrollraum versuchen Dr. D. C. Jain und ein Team von Epidemiologen, sich einen Überblick über die Pestmeldungen zu verschaffen, die mittlerweile aus allen Teilen des Landes hereinströmen. Der sichtlich übernächtigte Jain reagiert nervös auf die ununterbrochene Flut von Telefonanrufen sowie Fragen von Mitarbeitern und vorgesetzten Dienststellen. Er kann kaum einen Satz beenden, schon trifft ihn die nächste Frage. Er scheint auf jede einzelne körperlich zu reagieren, zuckt zusammen. Die entscheidende Frage, die Beamte des Gesundheitsministeriums stündlich an Jain richten, lautet: »Handelt es sich um eine *Yersinia pestis*-Epidemie und sind die landesweiten Erkrankungen in der Tat auf die Pest zurückzuführen?«

»Die molekulare Epidemiologie ist noch nicht abgeschlossen«, stammelt Jain und gibt zu, dass die Art von Detektivarbeit, die bei einer Epidemie unbedingt erforderlich ist, im Fall des Ausbruchs von Surat noch gar nicht begonnen habe. »Wir sagen immer noch nicht, dass es Pest ist, aber unser Labor kommt zu dem Befund, dass die isolierten Bakterien morphologisch dem Pest-Bazillus sehr ähnlich sind. Die Leute aus dem Labor sagen nicht, es *ist* Pest; sie sagen nur, es ist sehr ähnlich. Die Frage, ob es sich um Pest handelt oder nicht, kann ich zu diesem Zeitpunkt nicht beantworten. Das muss sich erst noch bestätigen.«

Doch am Krankenhaus für Infektionskrankheiten in Neu Delhi wird Dr. K. N. Tewari von mutmaßlichen Pestfällen überschwemmt. Die meisten der 749 untersuchten Personen sind einfache Leute, die sich Sorgen machen, sie könnten die Pest haben, oder solche, die an anderen, leichteren Infektionskrankheiten leiden. Tewari verlegt diese Patienten auf die allgemeinmedizinischen Stationen des Krankenhauses. Doch bei einigen Erkrankungen ist Tewari überzeugt, sie seien tatsächlich durch *Yersinia pestis* verursacht. Sein Labor bestätigt dies.

»Wir haben definitiv drei Fälle, die im [Seuchen-]Zeitraum Delhi ganz sicher nicht verlassen haben«, betont Tewari. »Alle kommen aus den Slums von Delhi. Und sie hatten keinerlei Kontakt mit Pestkranken. Es ist Lungenpest. Und wir haben noch dreizehn weitere harte Verdachtsfälle.«

Einer von Tewaris gesicherten Pestfällen ist der vier Jahre alte Vijay Kumar, der vier Tage lang an hohem Fieber, Atembeschwerden und starkem Nackenschmerz gelitten hat. Der schmächtige Kumar stiert mit starrem Blick über den Rand seiner Atemmaske. Neben Kumar liegt der 22-jährige Harish. Fünf Tage lang hat er an Fieber und unkontrollierbarem Husten gelitten. Zwischen Hustenanfällen berichtet er: »Ich bekam ganz plötzlich Fieber. Und ich kann mich nicht daran erinnern, dass ich mit irgendjemand in Berührung gekommen bin, der krank war.«

Auf der anderen Seite des Flurs, gegenüber der fast leeren Isolierstation, befindet sich die überfüllte »Pestphobie-Station«, wie Tewar sie nennt, voller Patienten, die seiner Meinung nach eigentlich gesund sind. Doch die Patienten weigern sich zu gehen, überzeugt davon, an der gefürchteten Krankheit zu leiden. Zu Tewari gesellt sich eine Gruppe junger Kollegen, die betonen, die Pestangst sei »töricht« und schrecklich übertrieben.

»Bei Seuchen dieser Art muss es eine einheitliche globale Strategie geben«, fordert Dr. Dinesh Gupta laut und übertönt dabei den Rest der Ärztegruppe. »Keine Verbote! Keine geschlossenen Grenzen!«

Während das Krankenhaus für Infektionskrankheiten in Delhi und die Mitarbeiter des Staatlichen Krankenhauses Surat absolut überzeugt waren, dass laborbestätigte *Yersinia*-Fälle vorlagen, gab sich das NICD zurückhaltend, da es nicht in der Lage war, klare epidemiologische Daten oder Labornachweise zu erbringen. Die AIIMS-Ärzte hingegen gaben ihre Proben weiterhin nicht heraus, waren aber selbst nicht imstande, die Kontroverse zu klären. Zudem waren sie mit einem mysteriösen Ausbruch von Hepatitis E beschäftigt, die sich bei ihnen im Institut verbreitete und mit der sich bereits sechzig Angestellte infiziert hatten.

In Surat verkündete am 1. Oktober eine aus vier privaten Ärzten bestehende Gruppe, sie habe Beweise, dass es in der Stadt gar keine *Yersinia* gebe. Die Seuche gehe auf Hanta-Viren zurück, die von Nagetieren übertragen werden. Diese Behauptung erregte den Zorn der hart arbeitenden Ärzte am Staatlichen Krankenhaus, die am 3. Oktober jedem, der ihnen nachweisen könne, dass ihre *Yersinia*-Diagnose falsch sei, eine fürstliche Belohnung versprachen.

Das Quartett der Kritiker (Dr. Bipin Desai, Dr. Sudhir Marfatia, Dr. Nainesh Parikh und Dr. Balwant Mistry) musste angesichts der erdrückenden Beweislage seine Behauptung bezüglich des »Hanta-Virus« zurückziehen: Die erkrankten Patienten genasen nach der Antibiotika-Behandlung, die nur gegen Bakterien wirksam ist. Also lieferte die Gruppe am 6. Oktober eine neue Hypothese: Es handele sich nicht um Pest, sondern um Melioidose. Man gab zu, keinen Patienten oder sein Sputum zu haben, um den Erreger nachweisen zu können, »daher ersuchen wir die betreffenden Ärzte, diese Theorie zu überprüfen und Surat, Gujarat und dem ganzen Land die richtige Lösung für diese Krankheit zu bringen.«

Eine andere Gruppe von Ärzten an der Medizinischen Fakultät in Pune, Maharashtra, gab an, ihre angeblichen Beulenpest-Patienten seien in Wirklichkeit von *Burkholderia pseudomallei* befallen, einem Bakterium, das nur selten Erkrankungen bei ansonsten gesunden Personen hervorruft.[32] Schließlich schalteten sich auch die Wissenschaftler vom AIIMS ein und schufen zusätzlich Verwirrung. Sie gaben bekannt, dass ihre »Versuche, *Yersinia pestis*-Kulturen aus Patientenproben anzulegen, bis dato gescheitert sind, obwohl es sich um einen Organismus handelt, dessen Anzucht nicht schwierig ist.« Stattdessen legten sie nahe, Hanta-Viren, Melioidose oder eine andere bakterielle Erkrankung – Leptospirose – könnten die Epidemie verursacht haben. Doch dabei hatten sie ein wichtiges Detail außer Acht gelassen: In ihren Proben hatten sie keinen dieser Erreger isoliert.

Die Ärztegruppe aus Pune, die ursprünglich *Burkholderia* als den wirklichen Übeltäter bezeichnet hatte, versuchte sich in einer weiteren Diagnose und setzte auf die Spezies *Pseudomonas pseudomallei*. Man behauptete, das Melioidose verursachende Bakterium aus den Lymphknoten-Proben von dreißig Prozent der diagnostizierten Beulenpest-Fälle in Kultur isoliert zu haben.

Bei diesem diagnostischen Durcheinander stand viel auf dem Spiel, medizinisch und politisch. Sollten die Kritiker Recht behalten, dann hätte sich der öffentliche Gesundheitsdienst in Surat schändlich geirrt und Schmach und wirtschaftlichen Ruin über das Land gebracht. Sollten die Kritiker aber Unrecht haben, könnte sich die Bundesregierung das Verdienst zuschreiben, die Welt auf die Seuche aufmerksam gemacht zu haben. Die Ärzte am Staatlichen Krankenhaus aber waren zu sehr damit beschäftigt, die Epidemie zu bekämpfen, und zu machtlos, um sich wirksam in den Streit einzuschalten. Und die Wissenschaftler in Delhi waren nicht in der Lage, schnell genug schlüssige Daten beizubringen und damit die Debatte im Keim zu ersticken.

Melioidose kommt auf dem indischen Subkontinent nur selten vor; typisch ist sie eher für Südostasien. Die Bakterien werden normalerweise durch kontaminiertes Wasser über Hautverletzungen weitergegeben. Ein Melioidose-Ausbruch dieser Größenordnung, eine Epidemie, war noch nie gemeldet worden, nicht einmal in Südostasien. Der Erreger ist nach allem, was man weiß, nicht direkt von Mensch zu Mensch übertragbar. Und die meisten Träger von *Pseudomonas pseudomallei* werden nie krank, bleiben aber ihr Leben lang Träger dieser im Allgemeinen harmlosen Bakterien. Es sollte daher nicht überraschen, wenn dreißig Prozent der Bewohner eines erdbebenerschütterten ländlichen Gebiets diese Mikroben in ihren Lymphknoten hätten. Nach allem, was man über die Melioidose beim Menschen weiß, wäre es allerdings höchst erstaunlich, wenn über zehn Prozent einer Dorfpopulation akute Melioidose-Symptome ähnlich denen der Beulenpest entwickelten.

Tularämie – eine weitere vorgeschlagene Ursache für die Epidemie – ist eine schwerwiegendere bakterielle Erkrankung, mit ähnlichen Symptomen wie die Lungenpest, zum Beispiel hohem Fieber und geschwollenen Lymphknoten. Doch die meisten Tularämie-Patienten entwickeln auch grässliche Hautgeschwüre, die man bei den Patienten aus Beed und Surat nicht gesehen hatte. Außerdem sind diese Bakterien auf dem indischen Subkontinent nicht endemisch, und sie werden für gewöhnlich durch Zecken übertragen, die nur in viel kälteren Klimazonen wie den nordamerikanischen Ebenen und den russischen Steppen vorkommen.

»Ich wünschte, diese so genannten hochrangigen Wissenschaftler hätten sich die Zeit genommen, mit dem NICD-Labor zu sprechen«, empört sich der Staatssekretär im Gesundheitsministerium, Dayal. »Es bestehen keinerlei Zweifel, dass es sich in Beed um Pest handelt. Im Serum wurden Antikörper nachgewiesen. Es war zweifelsfrei Beulenpest – die Symptome waren klar erkennbar und eindeutig. Wir haben Kulturen aus Blutproben angelegt! Wir haben entsprechende Erreger isoliert! Es stimmt, dass die molekulare Epidemiologie noch nicht durchgeführt wurde. Aber wenn man all unsere bisherigen Befunde zusammennimmt – Sputum, PHA, hohe Titer, Antikörper-Reaktionen –, dann deutet das stark auf *Yersinia pestis* hin!«

Doch das indische Volk glaubte nur allzu bereitwillig alles andere. In Bombay war an jeder Straßenecke von einer pakistanischen Verschwörung die Rede. »Wer hat denn als Erster zum Boykott Indiens aufgerufen?« fragte man Besucher mit wissendem Blick. »Pakistan! Es gibt gar keine Pest. Das alles ist eine große pakistanische Lüge, die unsere Wirtschaft zu Fall bringen soll.« In Kalkutta sprach man hingegen von einer Vertuschungsaktion seitens der Regierung: »Jeden Tag sterben Tausende an Pest, aber das verheimlichen sie! Und jetzt behaupten sie, es ist etwas anderes. Das ist eine Lüge.« Mit jedem Tag wuchs das Misstrauen, sank die

Glaubwürdigkeit des NICD und führten mehr Länder Strafaktionen gegen Indien durch. Die holländische Fluggesellschaft KLM versprühte nach der Landung in Indien Pestizide in den Flugzeugkabinen. In Nordkorea durften Schiffe jedweder Nationalität, die sich zuvor in indischen Gewässern aufgehalten hatten, nicht anlegen. Der Sudan verhängte über alle Reisenden aus Indien eine sechstägige Quarantäne. China ließ überhaupt keine Inder mehr ins Land, und Hongkong teilte ihnen mit, sie hätten sich zwangsweise einer zweitägigen Quarantäne zu unterziehen, oder sie würden sofort abgeschoben. Die Ukraine stellte hundert Passagiere aus Indien unter bewaffnete Aufsicht und verweigerte ihnen die Erlaubnis, aus dem Flugzeug zu steigen.

Die Staatengemeinschaft verhielt sich nicht sonderlich rational gegenüber einer vollständig verhütbaren bakteriellen Erkrankung. Die Reaktionen in Indien waren natürlich verworren, widersprüchlich und unangemessen. Doch die Weltgesundheitsorganisation setzte sich bis zum 7. Oktober, fast zwei Monate nach Beginn des Ausbruchs der Pest in Beed, kaum für die Belange Indiens ein. An jenem Morgen flog der WHO-Generaldirektor Hiroshi Nakajima, begleitet von indischen Regierungsmitgliedern, nach Surat, inspizierte Patienten im Staatlichen Krankenhaus und kehrte dann nach Neu Delhi zurück, um sich den indischen Medien zu stellen. Sich auf Artikel 11, Absatz 3, der Internationalen Gesundheitsbestimmungen berufend, sagte er, er sei auf Ersuchen der Golfstaaten gekommen, um sich ein Bild von der Epidemie in Indien zu machen.

Nakajima sprach mit starkem japanischem Akzent, so dass die indischen Journalisten Mühe hatten, ihn zu verstehen. Er kritisierte die »sehr große Lücke zwischen so genannten verdächtigen und den bestätigten Pest-Fällen« in Surat, gab jedoch zu, dass es »tatsächlich eine große Zahl von Lungenpestfällen« gebe.

Dann macht er eine Äußerung, die Verwirrung stiftet: »Was Surat betrifft, so würde ich heute sagen, dass es die Pest dort gibt. Doch wenn man die Zahl der 192 bestätigten Fälle mit der Zahl der Einwohner von 1,8 Millionen vergleicht, dann können wir hier nicht von einer Epidemie sprechen. Ich stelle fest, dass es in Surat die Pest gibt. Aber ich bin nicht bereit zu sagen, in Surat gibt es eine Epidemie.«

Während Nakajima spricht, entsteht ein Geraune unter den indischen Journalisten. Da er den Grund für die Aufregung nicht kennt, spricht Nakajima nervös weiter, sein Akzent verstärkt sich, und damit werden die Verständnisschwierigkeiten des Pressekorps noch größer. »Was die Laborarbeit betrifft«, meint Nakajima, offensichtlich verwirrt, »so verfügt das NICD über eine gute Technologie. Aber die Arbeitsbedingungen sind so schlecht, dass ich dem Gesundheitsminister empfohlen habe, diese zu verbessern. Das Labor ist überfordert. Ich fürchte fast, das NICD-Labor ist unter diesen Bedingungen nicht in der Lage, seine Aufgaben zu erfüllen.«

Der WHO-Generaldirektor kritisiert scharf die Qualität der Laboreinrichtungen in Surat, empfiehlt groß angelegte epidemiologische Untersuchungen und Überwachung der Rattenpopulation und fordert die indische Regierung zur Einleitung gründlicher epidemiologischer und mikrobiologischer Untersuchungen auf. In Bezug auf den internationalen Boykott gibt sich Nakajima ausweichend. Er sagt, die offizielle WHO-Politik verlange keine derartigen Aktionen, doch Artikel 7 der Internationalen Gesundheitsbestimmungen besage, dass eine Epidemie erst dann für beendet erklärt werden darf, wenn das Doppelte der durchschnittlichen Inkubationszeit vergangen ist, ohne dass neue Krankheitsfälle aufgetreten sind. Im Fall der Pest seien das zwölf Tage. Daher würde die Epidemie in Indien – eine »Epidemie«, deren Existenz er doch gerade noch bestritten hat – offiziell bis November fortbestehen. Die anwesenden Journalisten toben.

»Sie kommen hierher wie Cäsar und richten über uns!« brüllt ein Reporter.

»Sie ziehen vorschnelle Schlüsse!« schreit ein anderer. »Was werden Sie den Golfstaaten über diesen Boykott sagen?« ein dritter.

»In Indien gibt es keine Pest! Sie sind ein Lügner«, ruft ein Chor aus Reportern. Chaos macht sich breit, und die besorgten WHO-Leute verschwinden eilig.

Erst zwei Wochen später sollte Indiens internationale Bedrängnis aufhören. Bis dahin hatte sich der Ausbruch als wirtschaftlich verheerend erwiesen. Dr. Ann Marie Kimball von der Universität Washington in Seattle beziffert allein die Einnahmeausfälle im Tourismus und im Handel auf 1,3 Milliarden Dollar.[33] Diese Zahl kommt anderen veröffentlichten Schätzungen über die Einnahmeausfälle in Tourismus und Handel sehr nahe.[34] Keine der veröffentlichten Schätzungen über die durch die Pest verursachten Kosten in Indien berücksichtigt den fast zweiwöchigen Stillstand in der Textil- und Diamantenindustrie in Surat, die landwirtschaftlichen Produktionsverluste in Maharashtra, Panikkäufe von Antibiotika oder direkte medizinische Kosten.

Berücksichtigt man auch diese Bereiche, so kann man durchaus von Kosten in Höhe von zwei Milliarden Dollar ausgehen: ein außerordentlich hoher Preis für insgesamt sechsundfünfzig Tote und weniger als 6500 Fälle einer mit Antibiotika erfolgreich behandelbaren Infektion.[35] Noch lange, nachdem man alle Peststationen geschlossen und die letzte *Yersinia* tragende Ratte getötet hatte, zahlte Indien einen hohen politischen Preis für seine Epidemie. Es waren die Kosten für die unzureichende Aufmerksamkeit, die die Regierung dem öffentlichen Gesundheitswesen hatte zuteil werden lassen.

Die Tatsache, dass in den Proben von kranken und sterbenden Patienten nicht rasch und zweifelsfrei der *Yersinia pestis*-Erreger nachgewiesen wurde, und das Fehlen einer eindeutigen epidemiologischen Erklärung für die beiden gesonderten Ausbrüche von Beulen- und Lungenpest öffneten Tür und Tor für Fanatismus, Verschwörungstheorien, versponnene Ideen und regierungsfeindliche Ressentiments. Als die US-amerikanischen CDC schließlich gebeten wurden, aus Surat zur Verfügung gestellte Patienten-Proben zu untersuchen, bestätigten sie in der Tat das Vorhandensein von *Yersinia*. Die Mehrzahl der Sputum- und Blutproben, die man der ersten Welle von Fällen im September entnommen hatte, war jedoch aufgrund unsachgemäßer Behandlung und Kühlung in Surat und Delhi inaktiviert. Darum war es auch nicht möglich, jeden einzelnen Fall daraufhin zu überprüfen, ob die Symptome und die Laborbefunde bezüglich einer *Yersinia*-Infektion zueinander passten. Dies ließ eine Menge Raum für andere Deutungen.

Die CDC veröffentlichten eine genetische Analyse des in Surat aufgetretenen Stammes und gelangten zu dem Schluss, dass es sich um einen völlig neuen *Yersinia*-Stamm handele. Wissenschaftler vom Institut Pasteur in Paris und vom Pestlaboratorium in Stavropol in Russland kamen zu ähnlichen Ergebnissen. Obwohl die CDC damit lediglich meinten, dass der Stamm *Isolat* aus Surat mit keinem der bisher dokumentierten Stämme übereinstimme, heizte dieser Befund neue Verschwörungstheorien an. Vor allem die Hindustan Times behauptete, dieser Stamm werde in einem Labor für biologische Kriegführung in Kasachstan hergestellt und an die »Ultras«, eine Rebellengruppe im Kaschmir, verkauft.[36] Dies genügte, um das Verteidigungsministerium dazu zu veranlassen, alle verbliebenen *Yersinia*-Proben zu beschlagnahmen und so für immer der Analyse durch die Gesundheitsbehörden zu entziehen.

Ehe die »Ultra«-Theorie Mitte 1995 in die Schlagzeilen kam, hatten die WHO und die indische Regierung die CDC um epidemiologische Unterstützung gebeten. Dr. David Dennis, der einzige in den USA beschäftigte Pestexperte, leitete ein kleines Team von Forschern, die 1994 in den letzten beiden Novemberwochen Fälle in Surat, Delhi und im Bezirk Beed untersuchten. Sie kamen zu dem Schluss, dass es sich tatsächlich um eine Epidemie handelte, konnten *Yersinia* aus den meisten Proben jedoch nicht isolieren, zum Teil wohl deswegen, weil der weit verbreitete, massive Einsatz von Antibiotika den Nachweis der Erreger erschwerte. Dennoch veröffentlichte das NICD im März 1995 mit Unterstützung der CDC eindeutige Nachweise für *Yersinia pestis* in Proben sowohl aus Beed wie auch aus Surat. Ein paar Monate später sollten Forscher vom *Central Public Health Laboratory*, dem Zentrallabor für öffentliche Gesundheit in London, den Nachweis führen, dass die für Melioidose verantwortliche Mikrobe bei den Krankheitsopfern überhaupt nicht auftrat. Damit widerlegten sie endgültig die Behauptungen, die Ärzte aus Pune im Oktober 1994 gemacht hatten.

Doch gerade als es so aussah, als sei die Kontroverse darüber, ob *Yersinia pestis* den Ausbruch verursacht habe, endgültig beigelegt, entfachten Berichte aus den Vereinigten Staaten und Frankreich über die genetische Sequenz des Erregers – erhoben mit der Polymerase-Kettenreaktion-Methode (PCR) – gänzlich neue Anschuldigungen, die sich direkt gegen die Vereinigten Staaten richteten. Die PCR-Sequenzierung des Bakteriengenoms enthüllte, dass der *Yersinia*-Stamm aus Surat von vergleichsweise niedriger Virulenz war und einen bislang unbekannten Satz Gene enthielt. Die Funktion dieser Gene war unklar, doch man hielt sie nicht für besorgniserregend, denn russische Versuche hatten gezeigt, dass dieser *Yersinia*-Stamm in hohem Maße auf eine große Bandbreite weithin verfügbarer Antibiotika ansprach. Wenige Tage nach der Veröffentlichung dieser Meldungen wurde die amerikanische Botschaft in Neu Delhi regelrecht belagert: Einheimische Wissenschaftler und Reporter behaupteten, das mysteriöse zusätzliche Gensegment bei dem *Yersinia*-Stamm aus Surat könne nur künstlich eingefügt worden sein. Das »neue« Bakterium sei, so sagten sie, ein gentechnisches Laborprodukt. Und die Technologen seien entweder amerikanische oder kasachische Wissenschaftler, die im Auftrag der US-Regierung arbeiteten. US-Botschafter Frank Wisner wurde persönlich angegriffen und beschuldigt, das ganze Komplott ersonnen zu haben.[37]

Dass diese Argumentation den grundlegenden Gesetzen der bakteriellen Evolution widersprach und ganz offensichtlich falsch war, spielte keine Rolle. Die Verschwörungstheoretiker beharrten darauf, dass nur die US-Regierung geeignete Technologien für die Erzeugung derartiger Super-Erreger besitze. In einigen indischen Zeitungen wurde im Sommer 1995 behauptet, die Vereinigten Staaten würden ein massives Programm zur biologischen Kriegführung entwickeln. Als Beweis führte man die 300 Millionen Dollar an, die der US-Kongress in jenem Jahr für Schutzmaßnahmen gegen biologische Waffen und die Entwicklung entsprechender Impfstoffe bewilligt hatte.

Die sich anbahnende diplomatische Krise brachte ein entscheidendes Problem für die öffentliche Gesundheit zum Vorschein, das man vorher übersehen hatte: die Bio-Waffen-Technologie. Als technologische Fortschritte in den achtziger Jahren zuvor undenkbare Formen von Terrorismus zu ermöglichen begannen, mussten Regierungen zwischen natürlichen und künstlichen Ausbrüchen von Infektionserkrankungen unterscheiden. Dies brachte besonders die USA in eine schwierige Lage: Ihre Bio-Waffen-Forscher gehörten zu den wenigen Wissenschaftlern auf der Welt, die sowohl solche schrecklichen Bio-Waffen herstellen konnten als auch abzuklären in der Lage waren, ob ein Ausbruch künstlich herbeigeführt worden war oder nicht. Im Falle des Surat-Stammes wurde von indischer Seite die Beschuldigung erhoben, er sei entweder auf dem alten Militärversuchsgelände in Dugway oder in dem kasachischen Labor von Dr. I. L. Martinevsky hergestellt worden, einem russischen Experten für biologische Kriegführung. Die indische Presse behauptete, sein Laboratorium sei vom amerikanischen Verteidigungsminister William Perry besucht worden, und Martinevsky arbeite nun für das US-Verteidigungsministerium und stelle biologische Angriffswaffen her.

Welches Motiv steckte dahinter, und wie kam die angebliche biologische Waffe nach Surat? Es wurde behauptet, die Vereinigten Staaten testeten neue Biosensoren in der Stadt und benutzten die Suratis als Versuchskaninchen. Dass solche Messfühler in Surat nicht gefunden wurden, die so groß sind, dass sie kaum unbemerkt bleiben können, wurde nicht erwähnt. Geleitet wurde die Operation angeblich von keinem anderen als David Dennis von den CDC – eben der Person, die zwei Monate nach Beginn der Epidemie an der Spitze eines Forscherteams stand, das auf Bitten der indischen Regierung Untersuchungen in Surat durchführte.

Die Beteiligung von Botschafter Wisner an der Verschwörung sei »bewiesen«, da er bei den Vertragsverhandlungen mit China und Indien eine Schlüsselrolle gespielt und versucht habe, die beiden bevölkerungsreichen Nationen zu überzeugen, dem Abkommen über biologische Waffen von 1972 beizutreten. Er, der sich als Friedensstifter ausgebe, sei in Wirklichkeit der Angelpunkt eines fürchterlichen Plans, der schließlich die Pest über Indien gebracht habe.

Die Anschuldigungen brachten die Vereinigten Staaten in Verlegenheit und lenkten von der Empörung über politisches Versagen der indischen Behörden ab. Als die Pest in Surat ausbrach, hatte die indische Presse zunächst laut über das Fehlen der notwendigen Leistungen im öffentlichen Gesundheitswesen, über den Schmutz, die allgemeine Verwahrlosung, die fehlende Pestüberwachung und die langsame Reaktion der Regierung lamentiert. Nun, da die Bundeswahlen näher rückten und Premierminister Raos Führungsstil selbst innerhalb seiner Kongresspartei höchst unpopulär war, schien es vorteilhaft, mit dem Finger auf ein anderes Land zu zeigen. Die Defizite der indischen Gesundheitsbehörden ließen sich indes nicht leugnen.

»Unser Land möge die Lektion lernen: Wirtschaftlicher Fortschritt erfordert angemessene Investitionen in das Gesundheitswesen«, so Dr. Jacob John.[38] »Die zweite Lektion: Infektionskrankheiten sind immer noch die wichtigste Krankheits- und Todesursache. Gut informierte Touristen, die nach Indien kommen, lassen sich gegen japanische B-Enzephalitis, Hepatitis A und Typhus impfen, führen eine chemische Malaria-Prophylaxe durch und bringen Medikamente gegen Lambliasis und Cholera mit. Manche versorgen sich sogar mit Tollwut-Antiseren. Möchten wir etwa, dass reiche Touristen ihre Gesundheit aufs Spiel setzen? Dritte Lektion: Infektionskrankheiten müssen mit modernen Labormethoden diagnostiziert werden und nicht durch einen Erlass der Regierung. Vierte Lektion: Mikrobiologische Labors und Mikrobiologen sollten in allen Bezirken zur Verfügung stehen ... Fünfte Lektion: Die Ursachen von Krankheits- und Todesfällen sollten beständig überwacht werden, damit Epidemien rechtzeitig entdeckt werden.«

Das krasse Gefälle zwischen Gesundheitszustand und Gesundheitsversorgung der armen Schichten in Indien und der Situation der kleinen Elite der höheren Kasten bildete letztlich die Grundlage für die harschen Kritiken an der Reaktion des Landes auf die Pest. In einem Land, in dem nach der amtlichen Statistik 53 Prozent aller Kinder unter fünf Jahren untergewichtig und in ihrem Wachstum gehemmt sind, 21 Prozent davon schwer, werden grundlegende gesundheitliche Bedürfnisse der Bevölkerung offensichtlich nicht erfüllt.[39] Den wohl deutlichsten Hinweis auf die Defizite des öffentlichen Gesundheitswesens in Indien lieferte die explosionsartige Verbreitung der eigentlichen Seuche HIV. In der Erkenntnis, dass Indien aufgrund seiner sozialen Gegebenheiten extrem anfällig für die rasche Verbreitung des tödlichen Virus sei, gewährte die Weltbank dem Land 1992 einen Zuschuss in Höhe von 84 Millionen Dollar für AIDS-Verhütungsmaßnahmen. Sechs Jahre später wussten die indischen Behörden immer noch nicht, wie sie das Geld ausgeben sollten, und das AIDS-Programm der Vereinten Nationen (UNAIDS) war überzeugt, dass es in Indien mehr HIV-Infizierte gab als in Mexiko, den Vereinigten Staaten und Kanada zusammen.

1998 schätzte die Weltbank, dass Indiens Tatenlosigkeit angesichts der anfänglichen Ausbreitung von HIV unter Prostituierten und i.v.-Drogenkonsumenten Anfang der neunziger Jahre das Land bis zum Jahr 2000 elf Milliarden Dollar oder fünf Prozent seines Bruttosozialprodukts für direkte medizinische Versorgung und todes- und krankheitsbedingte Produktivitätsrückgänge kosten würde.[40] Und das UNAIDS-Programm war 1999 überzeugt, dass über anderthalb Millionen Inder infiziert seien. Wie bei *Yersinia* verbreitete sich die HIV-Epidemie in Indien hauptsächlich unter den Ärmsten – eine Tatsache, die, wie Kritiker monierten, eine hinreichende Erklärung in der unzulänglichen Reaktion des öffentlichen Gesundheitswesens fand.

»Die Wahrscheinlichkeit, als Reicher an Pest zu erkranken, ist in Indien oder in einem anderen Land der Welt etwa so gering wie die Möglichkeit, dass der Rattenfloh aus seinem Lebensraum, dem Slum, in die weit entfernte, elektronisch abgeschirmte Lebenswelt der Reichen hüpft«, hieß es in einem Leitartikel des Lancet.[41] »Der Abstand zwischen Slum und Fünf-Sterne-Komfort beträgt mehr als zweieinhalb Zentimeter.«

Die britische medizinische Fachzeitschrift bezeichnete die Pest als Krankheit der Armen und zog das Fazit: »Ist es eine Chance oder ein Verhängnis, dass diese medizinische Katastrophe zu einer Zeit stattfindet, da Indien, ja der gesamte Planet sich zu einer ›freien Marktwirtschaft‹ hin bewegt, von der einige wenige profitieren. Die Pest-Epidemie bewirkte, dass die Existenz der Armen in abgelegenen Slums nicht mehr marginalisiert werden konnte, sondern plötzlich ins Bewusstsein der Reichen drang.«

Indische Kritiker neigten nun eher dazu, eine Schuld direkt bei der wirtschaftlichen Elite und bei den unfähigen politischen Führern des Landes zu suchen. »Wenn sich Indien einen Flugzeugträger leisten kann«, so Dr. Eswar Krishnan, »dann kann es sich sehr wohl auch mehr Epidemiologen und die von ihnen benötigten Mittel leisten. Es ist nur eine Frage der Prioritäten.«[42]

In Bombay widmete sich die Presse im November 1994 der Aufgabe, die Reaktion des Bundesstaates Maharashtras auf die Ausbrüche in Beed und Surat detailliert zu analysieren. Das Ergebnis war nicht eben erfreulich: Beamte der Gesundheitsbehörden wurden namentlich der Fahrlässigkeit, Dummheit und Faulheit bezichtigt. Doch auch die indischen Medien konnten sich kaum von Schuld freisprechen, da besonders die indischen Massenblätter die ursprüngliche Seuchengefahr maßlos übertrieben und die landesweite Hysterie geschürt hatten, um dann, Monate später, dem Verschwörungsfieber zu erliegen.

In der Zwischenzeit streuten in Surat arme Frauen mit bloßen Händen DDT-Pulver entlang der Ved Road aus. Andere mussten in Bergen verfaulten Mülls wühlen und Tierkadaver in ein riesiges Feuer werfen.

Die Armen taten, was sie in Indien immer getan haben: Sie kümmerten sich selbst um sich.

Vier Tage vor dem 1. November empfahl die WHO endlich die Aufhebung aller Boykotte und Reisebeschränkungen gegen Indien. Seit zwölf Tagen waren keine Todesfälle mehr gemeldet worden. Die Epidemie hatte offiziell aufgehört. Kurz vor der WHO-Erklärung, doch zu einem Zeitpunkt, als die Seuche bereits eindeutig unter Kontrolle ist, steigt ein müder Reporter in Bombay in ein Flugzeug der British Airways Richtung London. Die Kabine riecht stark nach Insektiziden, mit denen man jeden Zentimeter eingesprüht hat. Und nachdem die Passagiere Platz genommen haben, werden auch sie und ihr Handgepäck besprüht. Noch Stunden später kündet der beißende Chemikalien-Geruch von Großbritanniens Furcht, die Passagiere könnten mit *Yersinia* infizierte Flöhe transportieren.

Nach der Landung bleibt das Flugzeug gleich am Ende der Landebahn stehen und kommt nicht an ein Terminal. Die Passagiere werden aufgefordert, sitzen zu bleiben. Zwei uniformierte Mitarbeiter der öffentlichen Gesundheitsbehörde kommen an Bord, in ihrer Mitte eine kräftig gebaute Ärztin Anfang sechzig.

»Fühlt sich irgend jemand nicht wohl?« fragt sie, während sie langsam durch die Flugzeuggänge schreitet und jeden Passagier aus der Nähe inspiziert. »Hat jemand Fieber? Kopfschmerzen? Anzeichen von Delirium? Sagen Sie es, bitte.«

Als die Ärztin weg ist, meint ein gutgekleideter Bombayer Geschäftsmann: »Nur ein blutiger Narr würde mit Ja antworten«, und die Passagiere brechen in lautes Gelächter aus. Niemand an Bord glaubt offensichtlich, dass derartige Maßnahmen die Pest im Ernstfall stoppen könnten.

Während des Pestausbruchs im Jahr 1994 wurde in Indien im Bereich der öffentlichen Gesundheit das Vertrauen in eine effektive Zusammenarbeit zwischen Behörden, Wissenschaft, Medizin und der Weltöffentlichkeit auf jede nur erdenkliche Art verletzt. Die indischen Behörden hatten es versäumt, den Ausbruch rechtzeitig und eindeutig zu diagnostizieren, den überforderten Ärzten vor Ort zu helfen, sowie die Öffentlichkeit zu beruhigen beziehungsweise zutreffende Informationen zu liefern. Die Unzahl widersprüchlicher Gerüchte richtete auf dem Land schon verheerende Schäden an, bevor ernstzunehmende Epidemiologen und Mikrobiologen zur Klärung des Infektionsgeschehens bereitstanden.

Aber auch die internationalen Behörden hatten falsch reagiert. Die Macht der Weltgesundheitsorganisation beruht tatsächlich auf ihrer Glaubwürdigkeit als Stimme der wissenschaftlichen Vernunft, die sich über die internationale Politik erhebt und der internationalen Staatengemeinschaft rechtzeitig zuverlässige Orientierungshilfe geben kann. Doch die Presseverlautbarungen und Stellungnahmen der WHO waren halbherzig, politisch beeinflusst und erfolgten zu spät. Statt die internationale Hysterie und die Boykottmaßnahmen gegen Indien anzuprangern, erlag die WHO offensichtlich dem Einfluss von Ländern, die mit Indien in einem politisch motivierten Konkurrenzkampf standen. Die WHO stützte so den unsinnigen Boykott indischer Waren durch die Golfstaaten, die behaupteten, dass von indischen Briefmarken, Orangen, Seidenballen aus Madras und Computerchips aus Bangalore eine Ansteckungsgefahr ausgehe.

Das Wort *Pest* löst, auch Jahrzehnte nachdem Vorbeugungs- und Heilmittel weltweit verfügbar sind, immer noch tiefsitzende Ängste aus. Man braucht keine neue Technologie, um *Yersinia pestis* zu besiegen, man muss nur ganz grundlegende Regeln öffentlicher Gesundheitsvorsorge umsetzen. Die WHO und die Gesundheitsbehörden weltweit aber schätzten die historisch bedingten, fast schon instinktiven Reaktionen, die das Wort *Pest* auslöst, falsch ein. Vielleicht ließen sie bei Telefonaten mit Kollegen in aller Welt das Wort *Yersinia* deshalb leichtfertig fallen, weil es sich ihres Erachtens um einen kontrollierbaren, harmlosen Erreger handelte. Dabei verkannten sie letztlich, dass dieser Erreger zwar leicht mit den Mitteln moderner Medizin besiegt werden kann, dass aber der Panik, die sein Auftreten auslöst, kaum mit rationalen Argumenten beizukommen ist.

Letztlich verursachte ebendiese Panik die höchsten Kosten. Und in den Monaten danach machte die Panik den ihr verwandten Verschwörungstheorien Platz. Epidemien mit geheimen Intrigen zu erklären, liegt besonders nahe, solange es keine eindeutigen, rechtzeitigen und wissenschaftlich begründeten Erklärungen durch den öffentlichen Gesundheitsdienst gibt. Dieses Verschwörungsdenken untergräbt die Glaubwürdigkeit der Gesundheitsbehörden, in die die Öffentlichkeit ihr Vertrauen setzen soll. Dieses Vertrauen sollte an einem der abgelegensten Orte der Erde bald einer erneuten Prüfung unterzogen werden.

KAPITEL ZWEI

Afrika
Das Ebola-*Virus* und ein korruptes Gesundheitssystem

»*Man ist immer wachsam und schützt sich vor den Objekten, die einem die Seele rauben können, die* landa-landa, *die alle Formen von Unglück, Krankheit und, oft, den Tod bringen. Der Tod kommt in diesen Fällen als unauffälliger Dieb.*«

Kibari N'sanga und Lungazi Mulala[1]

»*Wir sind diejenigen, die das Leben zur Welt bringen, aber wir haben nie an eine so mächtige Krankheit geglaubt. Doch es ist wahr: Wir haben die Brüder und Schwestern verloren, mit denen wir gearbeitet haben. Im Namen unserer Ahnen sage ich: Nehmet den bösen Geist von uns, oder wir können nicht in Frieden arbeiten.*«

Twela Say Ntun, Oberschwester in der Entbindungsklinik Nr. 2 in Kikwit

In der nächtlichen Luft hängt, wie immer, der Geruch von brennenden Kochfeuern, von Holz, Paraffin, Propan oder billigem Benzin. Die verzerrten Klänge übersteuerter *Ramba*-Hits schallen aus den wenigen Kneipen am Boulevard Mobutu, die über elektrische Generatoren oder gut geladene Autobatterien verfügen. Mit weit geöffneten Augen bewegen sich Gestalten durch die Nacht, umspielt von den winzig kleinen Lichtern tanzender Leuchtkäfer. Leise Schritte verraten, was das Auge in einer mondlosen Nacht kaum sehen kann – die fortwährende Bewegung von Menschen, die durch ihre dunkle Hautfarbe von der Nacht verschluckt werden.

In der Ferne schreit eine Frau mit durchdringender Stimme auf KiCongo: »*Afwaka!* Jemand ist gestorben! Er war mein Mann!« Während sie den Himmel anruft und die Vorzüge des gerade Verstorbenen preist, stimmen auch ihre Verwandten in das schaurige Wehklagen ein. »Jemand ist gestorben! Er war mein Vater!« – »Jemand ist gestorben! Er war mein Sohn!«

Das Geräusch der Schritte auf den Lehmpfaden von Kikwit verstummt, als sich Menschen umdrehen, um den Namen des jüngsten *landa-landa*-Opfers zu erfahren. In einer Stadt ohne Zeitungen, ohne Radio, Fernsehen, Telefon sind solche Laute die einzige Nachrichtenquelle. Und kaum haben die Fußgänger ihren Weg fortgesetzt, als auch schon eine andere Stimme aus dem entgegengesetzten Teil der Stadt ohne elektrischen Strom erschallte: »Jemand ist gestorben!«

Landa-landa. Fremde in der Stadt. Etwas, das Virus genannt wird. Etwas, das *Ebola* genannt wird. Diese Dinge flößen den schätzungsweise 400 000 Einwohnern von Kikwit einen panischen Schrecken ein, schlimmer als alles, was sie je erlebt haben. Dabei ist ihnen die Angst nicht unbekannt: Haben sie nicht über dreißig Jahre unter dem brutalen Regime von Mobutu Sese Seko gelebt? Ist der Tod durch Malaria, Masern, HIV, Tbc und Unterernährung nicht bereits ihr ständiger Begleiter? Aber dieses *landa-landa* ist anders, erschreckender als all die anderen Krankheiten, an denen Kinder und junge Erwachsene in Kikwit gestorben sind. Die Opfer sterben schnell. Aber zuvor bluten sie, haben Schluckauf, schreien vor qualvollen Schmerzen – manche verlieren sogar ihren Verstand und stoßen unzusammenhängende Sätze aus, die ihnen offenkundig ein böser Geist eingegeben hat. Sie scheinen besessen zu sein.

Von ihren Ahnen kennen sie altüberlieferte Rituale zur Austreibung böser Geister – gewöhnlich vertreiben diese das *landa-landa*. Diesmal nicht. Der magische Bann ist zu stark, zweifellos das Werk eines außergewöhnlich bösen Dämons.

Gerüchte gibt es viele, Mulengamungu verkündet, es sei das Werk des Satans höchstpersönlich, dem Gott erlaubt habe, frei in Kikwit umherzustreifen, um die Menschen zu strafen. Kikwit, so erklärt der Prediger, sei zu einem modernen Sodom verkommen, einem Pfuhl aus Prostitution, Korruption, unehelichen Kindern und sich selbst überlassenen betagten Eltern.

Auch von der Baptistischen Gemeinde Westafrikas (Baptist Community of West Africa, CBCO) hören die Menschen von Satans Missetaten. Als Mitglieder der CBCO an der neuen mysteriösen Krankheit sterben, erklären deren Führer, Kikwit habe Gott aus den Augen verloren. Da es keinen großen Kern wahrer Gläubiger gebe, könne Satan sogar eine kleine Gruppe der Frommen für sich fordern. Und Pastor Kutesa Mayele von der Pfingstgemeinde Versammlung Gottes gelangt zu einem ähnlichen Schluss, als auch Mitglieder seiner Gemeinde erkranken: Es ist Gottes Strafe für die Sünden Kikwits.

Nur Dechant Alexandre Mbuka Nzundu von der katholischen Kirche glaube den Fremden, dass es sich nicht um ein *landa-landa* handele, sondern um ein todbringendes Virus, das durch Berührung von einer Person auf die andere übertragen wird: ein Virus, das jene Augenblicke nutzt, in denen der Ehemann über die Stirn seiner schwer fieberkranken Frau streicht; ein Kind die blutbefleckten Leintücher wäscht, auf denen der todkranke Bruder geschlafen hat; eine Mutter ihren deliriösen Sohn mit einem Löffel füttert; trauernde Angehörige ehrfurchtsvoll den Leichnam ihres verstorbenen Verwandten abwaschen, Schweiß und Blut seines Sterbens wegspülend.

Das Virus ist nach dem Fluss *Ebola* benannt, der nahe an der Ortschaft Yambuku in Nordzaire vorbeifließt. Hier hatte der Erreger im Jahr 1976 die erste bekannte Epidemie ausgelöst.[2] Obgleich in Yambuku weniger als vierhundert Dorfbewohner und belgische Nonnen der Klinik ums Leben kamen, erinnern sich die Mitglieder des internationalen Teams von Wissenschaftlern, das in die Region entsandt worden war, um den mysteriösen Ausbruch unter Kontrolle zu bringen, noch immer mit Schaudern an *Ebola*. Bei ihren Treffen mit anderen Gesundheitsexperten in den Jahren nach dem Ausbruch ordneten überlebende Mitglieder des Yambuku-Teams das tödliche Filo-Virus in eine eigene, besonders furchteinflößende Kategorie ein: in die Gruppe von hämorrhagischen Fieberviren, zu denen Lassa, Gelbfieber und ähnliche Erreger gehören, die größtenteils erst in den letzten drei Jahrzehnten des zwanzigsten Jahrhunderts entdeckt worden waren.

Die durch *Ebola* ausgelöste Furcht im Westen hängt mit seiner rätselhaften Natur zusammen: In der europäischen und amerikanischen Tradition flößt das, was man versteht, keine Furcht mehr ein, auch wenn es nach wie vor gefährlich ist. Doch auch zwanzig Jahre nach dem letzten Ausbruch des Virus in Zaire kann die Wissenschaft wichtige Fragen über *Ebola* noch immer nicht beantworten: Woher stammt es? Welche Tier- oder Pflanzenarten sind sein natürlicher Wirt, das Reservoir, von dem es auf Menschen übergeht? Wie genau wird es von Mensch zu Mensch übertragen? Kann das Virus eventuell auch durch die Luft übertragen werden und auf diese Weise Menschen infizieren, die gar keinen körperlichen Kontakt zu Patienten haben? Wie hoch ist die Sterblichkeit unter den Infizierten tatsächlich? Kann die Erkrankung erfolgreich mit Medikamenten oder Methoden behandelt werden, die den Medizinern 1995 zur Verfügung standen? Da diese Fragen noch immer weitgehend unbeantwortet sind und keine kausale, direkte Therapie verfügbar ist, stützen sich die Gesundheitsbehörden auf klassische Maßnahmen, die sich seit hundert Jahren bei Epidemien bewährt haben.

Die unerklärliche Natur eines solchen Unglücks erschreckt die

Einwohner von Kikwit nur selten, da über dreißig Jahre einer immer brutaleren Diktatur bei den meisten Menschen das Gefühl zurückgelassen haben, nicht Herr über ihr Schicksal zu sein. Die schwersten Schicksalsschläge in ihrem Leben hängen nur selten mit Umständen zusammen, die sie selbst herbeiführen oder gänzlich verstehen; vielmehr können sie das Ergebnis einer beiläufigen Bemerkung sein, die der Diktator am Tag zuvor in der Hauptstadt Kinshasa gemacht hat. *Landa-landa* dient als Allzweckerklärung für ansonsten rätselhafte Schrecken, Todesfälle, Schmerzen und Traumata.

Nach den Statistiken des Kinderhilfswerks der Vereinten Nationen (UNICEF) nimmt Zaire bei der Kindersterblichkeit den zwölften Platz ein; dies bedeutet, dass nur elf Staaten in der Welt noch höhere Sterberaten bei Kindern unter fünf Jahren haben.[3] Alljährlich kommen in Zaire knapp über zwei Millionen Säuglinge zur Welt. Davon sterben 442 000 vor ihrem fünften Geburtstag. Fast die Hälfte der Kinder des Landes ist unterernährt, fünfundvierzig Prozent leiden infolgedessen an Wachstumsstörungen. Die Hauptursachen für die hohe Kindersterblichkeit sind Malaria (in zunehmenden Maße deshalb, weil die Parasiten gegen die verfügbaren Medikamente resistent werden), Unterernährung, Masern und HIV-Infektionen.

Wenn ein Kind seinen fünften Geburtstag erlebt, hat es gute Aussichten heranzuwachsen. Dann sieht sich der Jugendliche einer neuen Phalanx von Bedrohungen ausgesetzt: AIDS, Tuberkulose, Tod während der Schwangerschaft oder Niederkunft.[4] Malaria-Anfälle sind häufig, desgleichen Syphilis, Gonorrhoe und Chlamydien-Infektionen. Die Hauptstraße von Kikwit – der nach dem Diktator benannte Boulevard Mobutu – ist gesäumt von Apotheken in Lehmhütten, die von wundersamen Kräutermixturen bis zu überalterten Antibiotika alles Mögliche als Heilmittel gegen Erkrankungen anbieten, was scheinbar zum Leben am Äquator dazugehört. Nein, Tod und Krankheit sind nicht die Ursache für die schreckliche Angst der Einwohner Kikwits vor *Ebola*.

Diese rühre vielmehr von dem schauerlichen Erscheinungsbild der Krankheit selbst und ihrem raschen tödlichen Verlauf her. »Ich wage zu behaupten, dass jeder, der einmal einen Fall von *Ebola* gesehen hat, diesen nie mehr vergessen wird«, so Dr. Tamfum Muyembe.[5] Über seine erste Begegnung mit dem Virus im September 1976 berichtet Muyembe, er habe mit bloßen Händen Patienten versorgt, die in einer Lache ihres eigenen Blutes lagen. »Ich hatte noch nie zuvor gesehen, dass es nicht mehr aufhört, aus der Einstichstelle zu bluten«, erinnert sich Muyembe, der *Ebola* beschreibt als eine »seltsame Fiebererkrankung, die weder auf Antibiotika noch auf Malariamittel ansprach«. Muyembe spricht als Wissenschaftler und Arzt und ist beunruhigt wegen Details, die auch seinen westlichen Kollegen Kopfzerbrechen bereiten. Doch auf dem Markt von Kikwit, wo alle Arten von Tieren und Pflanzen aus dem Regenwald feilgeboten werden, weckt *Ebola* andere Ängste.

»Ich bete jetzt die meiste Zeit um Gottes Schutz«, sagt die Fischhändlerin Kieghilamga, während sie ihre Handflächen an ihre tätowierten Wangen hält und in den wolkenverhangenen Himmel blickt. Die Menschen, die starben, so beteuert sie, seien »vergiftet worden. Doch ich weiß nicht, wer sie vergiftet hat. Das macht mir Angst«. Der normalerweise geschäftige Markt ist ungewöhnlich ruhig; die übliche Menge der morgendlichen Käufer bleibt aus. Die Zuckerverkäuferin Pascaline winkt anderen Händlerinnen zu, die jetzt ebenfalls Mühe haben, die Waren loszuwerden, die sie auf behelfsmäßigen hölzernen Tischen aus Lattenkisten anbieten. Für gewöhnlich ist die füllige Frau von einer Menschentraube umringt, man schätzt ihren Humor und ihre gute Laune. Doch jetzt wirkt Pascaline verschlossen: »Es ist verboten, sich zu begrüßen. Ich umarme niemanden, und ich möchte nicht mit anderen zusammen essen.«

Pascalines Hang zur Geselligkeit wird durch *Ebola* gezügelt, das, wie sie sagt, ihren guten Freund Willy Ndumba, einen Krankenpfleger im Allgemeinen Krankenhaus von Kikwit, »auf der Stelle« getötet habe. Während Pascaline spricht, nickt die junge Erdnussverkäuferin Brigitte traurig, dann nennt sie die Namen von Bekannten, die alle plötzlich an der gefürchteten Krankheit gestorben sind. Gefragt, wie sie ihre Ängste bewältige, senkt die katholische Brigitte ihren Blick und flüstert: »Ich bete.«

Weit entfernt von der unter Quarantäne gestellten Provinz Bandundu, die nur mit einem Charterflugzeug oder einer dreieinhalbtägigen Fahrt über den mit Schlaglöchern übersäten Mobutu Highway erreicht werden kann, herrscht in der Hauptstadt Zaires ein kriegsähnlicher Belagerungszustand. Nachrichtenagenturen haben in Hotelsuiten improvisierte Büros eingerichtet, mehrsprachige Abenteurer werden von den Medien bereitwillig als Übersetzer angestellt, Handys piepen auf den Korridoren. Ein Heer von Journalisten, die meisten noch geschockt, nachdem sie in den vergangenen Wochen die Greuel des Bürgerkriegs in Ruanda als Augenzeugen miterlebt haben, schlagen in Kinshasa ihr Lager auf. Mit dem gleichen aggressiven Eifer, der sie in einem der brutalsten Konflikte Afrikas am Leben gehalten hat, wetteifern Medienleute aus der ganzen Welt nun um Nachrichten von der vordersten Front des Kampfs gegen die tödliche Bedrohung. Die Reporter zeigen ihre Angst vor dem Virus nicht, denn das Schlimmste, was ihnen passieren kann, ist, Termine zu versäumen oder von ihren Konkurrenten ausgestochen zu werden.

Unweit der improvisierten Büros hat sich eine weitere rasende Horde um den Gesundheitsminister Lonyangela Bompenda geschart. Beamte, Generäle und die Kader des Diktators mühen sich, die Launen Mobutus vorherzusehen und gleichzeitig eine Panik in der Hauptstadt zu verhindern. Die Regierungsmitglieder, die sich der Satellitenschüsseln auf dem Hotel Intercontinental nur allzu bewusst sind, versuchen, das Gesicht der Nation zu wahren und gleichzeitig den Zugang zu den Erdöl- und Diamantenvorkommen Zaires offen zu halten.

Die Kaffeesatzleserei, die den Willen des Diktators ergründen soll, hat sich in Kinshasa zu einer Art Kunst entwickelt. Niemand überlebt es politisch oder physisch, wenn er den Zorn Mobutus auf sich zieht. Doch der jeweilige Gemütszustand des 65-jährigen Diktators lässt sich nur schwer ausmachen. Selten hält er sich länger in der Hauptstadt auf, die Sicherheit und Einsamkeit von Gbadolite, das etwa 1200 Kilometer nordöstlich von Kinshasa liegt, zieht er vor. Dort ist er von alten Weggefährten des Mouvement Populaire de la Révolution und Generälen der siebzigtausend Mann starken Armee Zaires umgeben. Die Speichellecker verbeugen sich vor ihrem »demokratisch gewählten Führer« auf dem Thron, den traditionellen Stab der Stammeshäuptlinge fest umfassend und in die königlichen Leopardenfelle gekleidet. Mobutu, der seine Augen immer hinter einer pechschwarzen Sonnenbrille versteckt, herrscht ununterbrochen seit 1964.

Damals hieß Zaire noch Belgisch-Kongo, und es litt seit fast vierhundert Jahren unter Kolonialismus, Sklaverei und Ausbeutung. Obgleich der Kongo siebenundsiebzig Mal so groß war wie Belgien, wurde er zwischen 1876 und 1908 von einem weißen, in Brüssel inthronisierten König regiert. Von 1908 bis 1960 bestimmte das belgische Parlament die Geschicke der größten Nation Afrikas. Da betrat eine mutige Führungspersönlichkeit die Bühne: Patrice Lumumba; er verband den afrikanischen Nationalismus mit vagen sozialistischen Idealen. Im Jahr 1960, nur wenige Monate nach seinem Amtsantritt, drohte Lumumba, dem Westen den Zugang zu den riesigen Rohstoffvorkommen im Kongo, darunter Kobalt und Uran, die damals für die Herstellung von Atomwaffen benötigt wurden, zu untersagen.

Überzeugt davon, Lumumba würde dem sowjetischen Kommunismus die Tür zu Afrika öffnen, ordnete CIA-Direktor Allen Dulles die Beseitigung des kongolesischen Staatschefs an.[6] Beeinflusst wurde Dulles Entschluss durch eine Reihe von Telegrammen aus Leopoldville (der kolonialzeitliche Name Kinshasas), die der Leiter des CIA-Büros im Kongo, Lawrence Devlin, geschickt hatte. In einem Telegramm behauptete Devlin: »Botschaft und Büro sind der Überzeugung, dass im Kongo klassische kommunistische Anstrengungen zur Übernahme der Regierung stattfinden ... Egal, ob Lumumba nun wirklich ein Kommunist ist oder nur den Kommunisten spielt, um seine Macht zu festigen, gewinnen die anti-westlichen Kräfte im Kongo rasch an Einfluss, und es bleibt vermutlich nur noch wenig Zeit, um Maßnahmen zu ergreifen, die ein zweites Kuba verhindern.«

Auf direkte Weisung von Dulles und des Nationalen Sicherheitsrats von Präsident Eisenhower zettelte der CIA gewalttätige Ausschreitungen in Kinshasa an und erkor in Erwartung der bevorstehenden Ermordung Lumumbas den 31-jährigen Oberst Joseph Mobutu zum rechtmäßigen Erben. Zwei Mordanschläge auf Lumumba mit biologischen Waffen des CIA scheiterten. Dieser brachte bewusst das Gerücht über die geplante Ermordung Lumumbas in Umlauf, was den gesetzlich gewählten Staatschef zur Flucht aus der Hauptstadt ins ferne Lumbumbashi veranlasste. Dort umstellten ihn die Truppen Mobutus mit Hilfe des CIA; am 13. Januar 1961 wurde der unbewaffnete Lumumba ermordet. Seine Leiche fand man im Kofferraum eines Autos.

Mobutu riss die Macht an sich, musste sich jedoch sogleich bewaffneter Aufstände in den Provinzen Katanga und Shaba erwehren. Um das politische Überleben des Mobutu-Regimes in den stürmischen Jahren zwischen 1961 und 1967 zu gewährleisten, flog der CIA anti-kommunistische Söldner aus Kuba ein, bildete in Israel eine Elitetruppe von 243 zairischen Soldaten aus und ließ Elitesoldaten der *U. S. Special Forces* über heftig umkämpften Gebieten abspringen. Auch Belgien unterstützte Mobutus Aufstieg durch Entsendung von Kommando-Einheiten, die dessen Truppen im Kampf gegen die Katanga-Rebellen anführten.

Von Anfang an erwies sich Mobutu als gerissener Führer. Nach außen hin gab er sich als entschiedener Anhänger des afrikanischen Nationalismus. Er trug die Tracht der traditionellen Häuptlinge, kombiniert mit den für ihn typischen Sakkos – eine eigenartige Kreuzung aus indischen Nehru-Jacken, chinesischen Mao-Jacken und dicken europäischen Sakkos. Der Staat wurde in Zaire umbenannt, ein künstliches Amalgam aus Bantu-Namen. Im Jahr 1971 wurden alle Bürger Zaires verpflichtet, ihre christlichen Namen, die seit über zweihundert Jahren gebräuchlich waren, abzulegen und neue Namen anzunehmen. Der neue Anführer änderte seinen eigenen Namen von Joseph in Sese Seko Kuku Ngbendu wa za Banga (»der alles erobernde Krieger, der über alle Hindernisse triumphiert«). Die nationalistische Fassade täuschte viele Pan-Afrikaner, die Mobutu für einen Anführer von der Qualität eines Kwame Nkrumah in Ghana, eines Nelson Mandela in Südafrika und des Tansaniers Julius Nyerere hielten.

Der krebskranke algerische Intellektuelle Franz Fanon hatte auf seinem Sterbebett im Jahr 1961 mit prophetischer Weitsicht gewarnt: »Unser Fehler war es, dass wir geglaubt haben, der [westliche] Feind habe seine Kampfbereitschaft und seine Zerstörungskraft verloren. Wenn Lumumba im Weg ist, verschwindet Lumumba ... Wir dürfen niemals vergessen: Im Kongo steht unser aller Schicksal auf dem Spiel.«

In den siebziger und achtziger Jahren erwies sich Mobutu als getreuer Verbündeter Europas und der Vereinigten Staaten; er bot sein Land als Aufmarsch- und Ausbildungsgebiet für rebellenfeindliche Streitkräfte an, die Regierungen und Guerillafronten stürzen sollten, welche dem Apartheidstaat Südafrika feindlich gegenüberstanden: angolanische Truppen, die gegen die MPLA (Volksbewegung für die Befreiung Angolas) kämpften, Söldner und südafrikanische Spezialeinheiten, die die SWAPO (Southwest African People's Organization) in Namibia, die Frelimo (die antikoloniale Organisation Mosambiks) und kubanische Söldner überall in Afrika bekämpfen sollten. Die Tatsache, dass all diese Organisationen schließlich in ihren jeweiligen Ländern an die Macht kamen – und in einigen Fällen am Ende des zwanzigsten Jahrhunderts noch immer an der Macht sind –, zeigt, dass die Zaire-Strategie des Westens gescheitert ist, die man während des Kalten Krieges und bis weit in die achtziger Jahre hinein verfolgte. Erst nach dem Amtsantritt der Regierung Clinton in den Vereinigten Staaten spürte Mobutu eine leichte Abkühlung in der Beziehung mit dem Westen.

Für seine Bereitwilligkeit, stellvertretend die westlichen, antisowjetischen Interessen in Afrika wahrzunehmen, erhielt der Diktator eine enorme Machtfülle und ein riesiges persönliches Vermögen. Von 1963 bis 1984 unterstützten Frankreich, Belgien, Südafrika und die Vereinigten Staaten ihn mit erstaunlichen Summen – oftmals in Form zinsloser Darlehen ohne Auflagen – und mit militärischer Hilfe.[7] Über die Korruption in Zaire und Mobutus Raffgier sah der Westen hinweg. Während sich die Tresore Zaires mit Bargeld füllten, war allgemein bekannt, dass das Mobutu-Regime keine ordentlichen Belege ausstellen konnte, da die Gelder nur selten bei den vorgesehenen Projekten ankamen. Ein klotziger Staudamm durch den Kongo, der von *General Electric* errichtet worden war und der genügend Strom liefern sollte, um den Strombedarf ganz Afrikas südlich der Sahara zu decken, verfiel, weil die für die Wartung vorgesehenen US-amerikanischen Hilfsgelder rätselhafterweise nie auf das Konto der Elektrizitätsbehörden gelangten. Geplante Straßen wurden nie gebaut, Krankenhäuser und Schulen verfielen; die meisten befanden sich in einem schlechteren Zustand als zur Zeit der belgischen Kolonialherrschaft, als das Gesundheits- und Bildungssystem des Kongo überwiegend in der Hand belgischer Missionare gelegen hatte. Nur zweiundvierzig Prozent der Bevölkerung hatten Zugang zu Wasser, das immerhin annähernd Trinkwasserqualität besaß, und nur fünfzehn Prozent der Bevölkerung verfügten über sanitäre Einrichtungen und eine Müllabfuhr. Die öffentliche Infrastruktur des Landes – vom Telefonnetz bis zu den Flughäfen – funktionierte nur unzuverlässig. Die landwirtschaftliche Produktion war gering, Lebensmittel erreichten die Bevölkerung nicht. Kritik aber wurde mit brutaler Repression, Folter und militärischen Strafaktionen beantwortet.

Unterdessen zahlten nordamerikanische und europäische Unternehmen Jahr für Jahr saftige »Gebühren« an Mobutu und seine Schranzen und sicherten sich so den Zugriff auf den wahren Reichtum Zaires: Kobalt (sechzig Prozent der weltweiten Gesamtvorkommen), Kupfer, Kadmium, Gold, Silber, Uran, Zinn, Germanium, Zink, Mangan, Erdöl, Diamanten, Elfenbein und Kautschuk.[8] Während das Pro-Kopf-Einkommen zwanzig Jahre lang stagnierte und nie 180 Dollar pro Jahr überschritt, wurde Mobutu zu einem der reichsten Männer der Welt, zum größten Grundbesitzer Belgiens und zu einem der größten Immobilienbesitzer in Frankreich und der Schweiz. Bereits 1977 soll Mobutu ein Privatvermögen angehäuft haben, das der offiziellen Auslandsverschuldung Zaires entsprach: fünf Milliarden Dollar. Um sich die Loyalität seines Hofes zu sichern und seine persönliche Sicherheit zu gewährleisten, gestattete es der Diktator, dass Bestechungsgelder an eine kleine Clique ihm verbundener Schergen in seiner Nähe flossen. Mobutus Onkel beispielsweise hinterließ ein Vermögen von über einer Milliarde Dollar.

Zu der Zeit, als *Ebola* Kikwit heimsuchte, hatten der Diktator und seine Freunde dem Volk Zaires mindestens elf Milliarden Dollar gestohlen.[9] Die Nationalbank war 1991 geschlossen worden, als Soldaten Kinshasa plünderten, nachdem sie erfahren hatten, dass die Währung, in der ihnen ihr Sold ausbezahlt wurde, wertlos war. Die Bank hatte kein Bargeld, und es gab keinen amtlichen Wechselkurs. Der Schwarzmarkt war Zaires einziges Währungssystem, und dort konnte ein einziger 100-Dollar-Schein zwei fünfundzwanzig Pfund schwere Taschen voller 100- und 500-Zaire-Scheine einbringen – mit dem Konterfei des größten Diebes der Nation. Für eine Tankfüllung Benzin musste man einen 2,5-Zentimeter dicken Stapel der größten Noten des Landes, 500-Zaire-Scheine, hinlegen. Zairische Geschäftsleute trugen immer dreißig Zentimeter dicke Bündel von 100- und 500-Zaire-Scheinen bei sich, die mit Gummibändern umspannt waren und deren Wert mit 5000 oder 20000 Zaire angesetzt wurde. Zahlungen wurden mit Bündeln abgewickelt, und nur die billigsten Waren konnten mit einzelnen 100- oder 500-Zaire-Scheinen bezahlt werden. In diesem nationalen Klima der Korruption und des Währungsbetrugs fand das *Ebola*-Virus einen idealen Nährboden.

Als es nach einer neunzehnjährigen Pause wieder in Kikwit auftauchte, existierten das öffentliche Gesundheitswesen und die medizinische Infrastruktur nur noch dem Namen nach. Auf jedes Krankenhausbett kamen vierundzwanzigtausend Zairer. In diesem Land, in dem es weder Kondome noch Verhütungsmittel gab, war die Mehrheit der Bevölkerung unter achtzehn Jahren alt. HIV grassierte; fast zehn Prozent aller Erwachsenen waren infiziert. Das multinationale »Project SIDA«, einst das produktivste AIDS-Forschungszentrum in ganz Afrika, war geschlossen worden, nachdem marodierende Soldaten 1991 seine Ausrüstung geplündert hatten.

Und was am wichtigsten war: Die öffentlichen Bediensteten des Landes, mehr als 95 Prozent seiner Ärzte und Pflegekräfte, hatten seit den Ausschreitungen keine Gehälter mehr bekommen. Der Diktator, der auf seine alten Tage völlig hemmungslos sein wahres Gesicht zeigte, tat nicht einmal mehr so, als würde er nationale Bargeldreserven aufrechterhalten, um die Gehaltsschecks der Beamten zu decken: Mobutu und seine Höflinge ließen ab 1995 unverhohlen jeden Pfennig direkt auf ihre persönlichen Bankkonten leiten.

Wenn ein Zairer 1995 krank wurde, hatte seine Familie drei Optionen: das Leiden ignorieren und beten, der Kranke werde es schon irgendwie überstehen; den kranken Verwandten in ein Missionshospital bringen und dort um kostenlose Behandlung bitten; oder, der Regelfall, den Verwandten in eine der staatlichen Polikliniken beziehungsweise in eines der Krankenhäuser Zaires schaffen. In den vom Ausland finanzierten Missionskliniken wurde der

Kranke von im Westen ausgebildeten Ärzten, die über ausreichend Geräte und Medikamente verfügten, gut versorgt. In den staatlichen Einrichtungen dagegen stellte der Arzt oder die Pflegekraft eine Diagnose, oft ohne sich dabei auf funktionstüchtige medizinische Hilfsmittel wie Röntgenapparate, Labortests, Computertomographen oder Blutdruckmesser stützen zu können. Selbst Thermometer waren Mangelware.

War die Diagnose gestellt, sagte der Bedienstete des öffentlichen Gesundheitswesens den Angehörigen, was ihr Verwandter zur Genesung benötigte. Die zairische Familie legte pflichtgetreu ihre Mittel zusammen und suchte in ihren Häusern und in den örtlichen Geschäften nach den verschriebenen grundlegenden Dingen: Bettlaken, Narkosemittel, sterile medizinische Hilfsmittel, Antibiotika, Lebensmittel, Verbandszeug. Dabei waren sterile Hilfsmittel häufig gar nicht verfügbar. Dagegen gab es auf dem Schwarzmarkt und in privaten Apotheken alle möglichen Medikamente einschließlich moderner Breitband-Antibiotika.

Der Markt war deshalb so gut versorgt, weil Ärzte und Pflegekräfte, die weder Gehaltsschecks noch andere Mittel hatten, um ihre Familien zu ernähren, sämtliche medizinischen Bedarfsgüter verkauften, die ihre Einrichtungen erreichten. Diese wurden entweder in kleinen Mengen vom Gesundheitsministerium zugeteilt oder, was häufiger der Fall war, von privaten ausländischen Hilfswerken und religiösen Organisationen gespendet. Alles, was verkäuflich war, von Latexhandschuhen bis zu Röntgenfilmen, war seit 1991 aus den Ambulatorien und Kliniken verschwunden, und bis zum Jahr 1995 hatte sich die Bevölkerung Zaires widerwillig daran gewöhnt, ihre irdischen Habseligkeiten und Dienstleistungen gegen medizinische Bedarfsgüter und die Fähigkeiten der Medizinmänner vor Ort einzutauschen.[10]

Zwei Dinge sind klar: *Ebola* verbreitete sich in Kikwit, weil die grundlegenden, wesentlichen Elemente einer öffentlichen Gesundheitsversorgung nicht vorhanden waren. Und es mangelte deshalb an diesen elementaren Gesundheitsleistungen in Kikwit – ja in ganz Zaire –, weil Mobutu Sese Seko und seine Schergen dreißig Jahre lang die Staatskasse ausgeplündert hatten. Das Virus hatte keine geheimen Kräfte, und es war auch nicht ungewöhnlich ansteckend. Jahrhundertelang hatte *Ebola* irgendwo in den Dschungeln Mittelafrikas geschlummert. Erst die Mithilfe von Habgier, Korruption und Despotismus sorgte dafür, dass es auf die menschliche Bevölkerung übergriff. Was sich 1995 in Zaire entwickelte, war weniger die in den weltweiten Massenmedien geschilderte Regenwald-Gruselgeschichte, als vielmehr das unvermeidliche Ergebnis der schändlichen Gleichgültigkeit, ja Geringschätzung gegenüber den Gesundheitsproblemen des zairischen Volkes.

Gaspard Menga Kitambala ist ein vierzigjähriger Köhler, ein Zeuge Jehovas, verheiratet und Vater von fünf kleinen Kindern. Er wohnt nahe der Ndala Avenue in einem bescheidenen Haus aus Lehmziegeln, das an einem abschüssigen, morastigen Pfad steht, der abwechselnd von Regenwaldvegetation überwuchert und während der äquatorialen Monsunregen in einen Wasserfall verwandelt wird. Menga ist ein fleißiger Mann, ein frommer Zeuge Jehovas und ein hingebungsvoller Vater. Mengas muskulöser Körper zeugt von den harten physischen Anstrengungen, die ihm sein Beruf abverlangt. Die Herstellung und der Transport von Holzkohle sind mühsam und unglaublich kräftezehrend. Regelmäßig fährt Menga mit dem Fahrrad in den Regenwald, oder er geht zu Fuß. Bis in die siebziger Jahre hat der Regenwald den größten Teil des heutigen Kikwit bedeckt, aber unter den Äxten der Feuerholz suchenden Kikwiter weicht er jedes Jahr weiter zurück. Nach zwei Jahrzehnten schonungslosen Holzeinschlags ist der Rand des Waldes über einen ganzen Tagesmarsch entfernt. Und um in die dichteren Regionen zu gelangen, in denen sich Menga abplagt, braucht man bis zu drei Tage.

Wenn er dort anlangt, schlägt Menga sein Lager auf, hebt breite Gruben aus und füllt sie mit dem Holz gefällter Bäume. Dann zündet er das Holz an und deckt es leicht mit Erde ab, damit die schwelende Glut die Bäume zu stattlichen Stücken Holzkohle verkohlt. Nach zweiwöchiger Plackerei transportiert Menga dann seine schwere Fracht nach Kikwit und verkauft sie an Nachbarn, die dringend Brennmaterial benötigen. Es ist nicht schwer, die Holzkohle zu einem vergleichsweise ordentlichen Preis zu verkaufen, da es in Kikwit kaum andere Brennmaterialien gibt. Propan und Benzin sind viel teurer und so knapp, dass Fahrzeuge mit leerem Tank oftmals am Straßenrand liegenbleiben. Die meisten so genannten Tankstellen bestehen aus Holzkisten, auf denen verschiedene Flaschen und Plastikkannen mit Benzin stehen, von denen man in der Regel dreißig braucht, um einen Autotank zu füllen. Insofern gibt es in Kikwit nur wenige Autos, und die meisten Einwohner gehen wie Menga überallhin zu Fuß, wobei sie ihre Lasten auf dem Kopf tragen.

Im Dezember 1994 hat Menga sein Lager tief im Dschungel aufgeschlagen, unweit des Flusses Lwemi. Es ist ein Ort mit üppiger Vegetation, erfüllt vom Geruch des fruchtbaren Bodens und der duftenden Blüten. Schmetterlinge tanzen auf den von der Sonne beschienenen Stellen. Hohe, lianenbehangene Bäume ragen aus dem dichten Unterholz heraus. An einigen Stellen erstickt eine Pflanze, die von den Einheimischen »quatre-vingt« (»achtzig«) genannt wird, jegliche andere Vegetation. Niemand weiß, woher »quatre-vingt« gekommen ist. Ihr Name bezeichnet das Jahr, in dem das eingeschleppte Kraut plötzlich überall in der Provinz Bandundu aus dem Boden schoss. Es verdrängte die einheimische Flora, so wie Kudzu vor langer Zeit die Brachflächen im tiefen Süden der Vereinigten Staaten erobert hatte. Statt der einstmals artenreichen Vegetation mit einer Fülle essbarer Pflanzen und Tiere, wucherte nun das giftige »quatre-vingt«.[11] Wo immer das hohe Kraut auftauchte, wurden die heimischen Tier- und Pflanzenarten auf stetig schrumpfende Areale zurückgedrängt.

Die so genannte Stadt Kikwit mit ihren 400000 Einwohnern war kaum mehr als ein riesiges Dorf, da ihr jegliche städtische Infrastruktur fehlte. Der größte Mangel herrschte an Arbeitsplätzen: Kikwit hatte weder Industrie noch größere Unternehmen. Wären die Menschen in ihren Dörfern geblieben, hätten sie von ihrem Land, vom Anbau von Cassava, Maniok und Mais leben können. Doch in Kikwit standen ihre Flechtwerk-Hütten dicht an dicht, so dass kein Platz für Ackerbau blieb. Da es in der Stadt keine Arbeit gab, hatten die Kikwiter keine andere Wahl, als im Morgengrauen aufzustehen und zur Nahrungssuche in den Wald ziehen; die Raupen, Schlangen, Arzneipflanzen und alles, was nur irgendeinen Wert hatte, verkauften sie schließlich in der Stadt. Diese Lebensweise aber wurde Jahr für Jahr schwieriger, da die Rodungen den Wald immer weiter zurückdrängten, so dass sie bei ihren regelmäßigen Wanderungen immer längere Strecken zurücklegen mussten. Einige wenige findige Köpfe setzten ihren Anspruch auf das frisch gerodete Land durch und bepflanzten kleine Parzellen mit Mais, Maniok und Cassava. Sie führten ihren täglichen Kampf gegen das vordringende »quatre-vingt«-Kraut, konnten jedoch gerade ihren Eigenbedarf auf diesen Parzellen decken.

Gaspard Menga besitzt eine solche Parzelle, die an seinem Weg in den Regenwald liegt. Damit erzielt er zwar keine Einnahmen, aber immerhin reichen die dort angebauten Feldfrüchte aus, um die große, hungrige Menga-Sippe mit Nahrungsmitteln zu versorgen. Für Menga bedeuten die langen Wanderungen in den Wald eine Trennung von seiner Familie und stundenlanges einsames Arbeiten inmitten von riesigen schwarzen und roten Ameisen, mit Malaria-Erregern infizierten Moskitos, Giftschlangen, Spinnen und Fledermäusen. Menga verzehrt alles, was er fangen kann. Nachts schläft er in einer behelfsmäßigen Hütte, gepeinigt von Insekten.

Kurz nach Weihnachten 1994 lädt sich Menga einen weiteren Stapel Holzkohle auf und macht sich auf den Weg zurück nach Kikwit. Niemand weiß, wann der hart arbeitende Mann die ersten Anzeichen von Fieber, Halsentzündung, Erschöpfung und Muskelschmerzen verspürt hat. Auch wenn er sich noch so krank fühlt, ihm bleibt nichts anderes übrig, als sich nach Kikwit durchzukämpfen, da es entlang seines Weges weder Rasthäuser noch medizinische Hilfe gibt. Als er schließlich sein bescheidenes Zuhause in der Ndala Avenue erreichte, hat Menga Fieber und ist völlig erschöpft. Seine Frau, Bébé Ando, pflegt ihn, nachdem sie ihre jüngsten Söhne, den siebenjährigen Judo und den zweijährigen Michael, fortgeschickt hat. Am 6. Januar 1995 steigt Mengas Fieber plötzlich stark an, er hat blutigen Durchfall. Bébé Ando ist beunruhigt und bringt Menga in die örtliche Poliklinik, wo er Blut erbricht und bereits so schwach ist, dass er nicht mehr gehen kann. Die Poliklinik überstellt Menga ins Allgemeine Krankenhaus von Kikwit, wo er im Trakt Nr. 3 aufgenommen wird. Die Ärzte, die ihn dort versorgen, sind wegen der raschen Verschlechterung seines gesundheitlichen Zustandes besorgt; in der Annahme, er leide an Bakterien-Ruhr, behandeln sie ihn massiv mit den örtlich verfügbaren Antibiotika.

Am 13. Januar stirbt Gaspard Menga, und die Familie bringt seinen Leichnam nach Hause. Dort waschen Bébé Ando und Gaspards jüngere Brüder, Pierre und Bilolo, liebevoll die Leiche und ziehen dem Toten seine Kirchenkleider an. Mengas Angehörige kommen aus fernen Dörfern zu der Totenfeier am offenen Sarg, und wie es unter den örtlichen Katholiken üblich ist, berühren beziehungsweise küssen sie die Leiche und beten für Gaspards baldige Aufnahme in den Himmel. Fotos von der Beisetzung zeigen Angehörige, die außer sich sind vor Schmerz über den Verlust.

Einige Tage später erkrankt Gaspard Mengas Bruder Bilolo und zeigt ähnliche Symptome wie jener. Bilolo stirbt am 3. Februar in der Notaufnahme des Allgemeinen Krankenhauses von Kikwit. Als Bébé Ando spürt, dass sie ebenfalls an einem schrecklichen *landa-landa* erkrankt ist, schickt sie ihre Kinder zusammen mit deren Tante Marie-José zu den Großeltern ins Dorf Ndobo. Und dann beginnt auch sie unkontrollierbar aus Darm und Nase zu bluten. In einer örtlichen Sanitätsstation wird ihre Erkrankung zunächst als Malaria und, als sie Blut erbricht, als Lungenentzündung diagnostiziert. Wie ihr Schwager stirbt Bébé Ando im Krankenhaus von Kikwit.

Unterdessen erkrankt im Dorf Ndobo, eine Tagesfahrt entfernt, Bébé Andos jüngster Sohn, Michael Jackson Menga (benannt nach dem Lieblings-Popstar der Familie); er leidet unter denselben Symptomen: Kopfschmerzen, Fieber, Erschöpfung, Depression, Appetitlosigkeit, Muskelschmerzen, heftigen Magenschmerzen, Schluckbeschwerden, Nasenbluten, Erbrechen, Schluckauf, geröteten Augen, blutigem Durchfall und Urin. Am 11. Februar 1995 verblutet er. Seinen älteren Bruder Judo ereilt fünf Tage später das gleiche Schicksal.

Ndobo ist eines von sechs Dörfern, das von der Tragödie der Familie Menga betroffen war. Gegenüber von Kikwit, am anderen Ufer des Flusses Kwilu gelegen, waren die Dörfer durch ein Netz von Feldwegen miteinander verbunden, die selbst für ein Fahrzeug mit Vierradantrieb kaum passierbar waren. Auf einigen Abschnitten waren die Straßen kaum mehr als ein Meter breite Trampelpfade durch ausgedehnte Savannengrasfelder.

Jedes Dorf besaß sein unverwechselbares, oftmals von seinem Bürgermeister bestimmtes Gepräge. Der Bürgermeister von Ndobo, Santu, war ein weißbärtiger, glatzköpfiger Mann, der recht betagt wirkte, obgleich er vermutlich weniger als fünfzig Jahre alt war. Wenn Besucher kamen, versuchte Santu die Horden ungebärdiger Dorfkinder zum Schweigen zu bringen, die die Erwachsenen zahlenmäßig um das Fünfzehnfache übertrafen. Nur durch das energische Schwingen seines Stocks, der gelegentlich auf das Hinterteil eines Kindes niederging, konnte Santu einen Anschein von Ordnung aufrechterhalten. In der Dorfmitte stand ein großes, rechteckiges Gebäude mit Strohdach, in dem Michael Jackson, Judo, ihre Tante Marie-José und ihre drei Schwestern Lenza, Asinta und Gizelle nach dem Begräbnis von Gaspard bei ihren Großeltern wohnten. Bis zum 1. März waren beide Großeltern an *Ebola* gestorben.[12]

Niemand in Ndobo verstand das schreckliche *landa-landa*, das die Angehörigen der Familie Menga heimsuchte. Es sollte Monate dauern, bis Erklärungen aus dem fernen Kikwit eintrafen. Für den Dorfvorsteher Santu und die ungestümen Kinderhorden, die in der Ortschaft herumrannten, war das Leiden der Menga-Sippe nur eine weitere rätselhafte und erschreckende Spielart des Todes, der ihrer aller Leben ständig überschattete. Einige der Kinder waren AIDS-Waisen. Doch AIDS tötet langsam – dieses *landa-landa* zerstörte Körper und Seele binnen einer Woche. Damit das furchteinflößende *landa-landa* keinen Besitz von den Dorfbewohnern ergreifen konnte, wenn sie nachts schliefen, ordnete man an, die

Leichen der Familienangehörigen weit weg von ihrem kleinen Dorf zu begraben.

Als man zählte, wieviele Angehörige der Familie Menga in Kikwit und den Dörfern ums Leben gekommen waren, fand man heraus, dass sechzehn der dreiundzwanzig, die an Gaspards Begräbnis teilgenommen hatten oder diejenigen gepflegt hatten, die sich *Ebola* von Gaspard zugezogen hatten, schließlich an der Krankheit gestorben waren. Erschreckenderweise starb jeder Menga, der Symptome entwickelte – eine ungewöhnliche hundertprozentige Sterblichkeit. Ebenso erstaunlich war die Tatsache, dass mehrere Angehörige der Familie Menge nicht erkrankten. Der 26-jährige Pierre beispielsweise hatte den Leichnam seines Bruders gewaschen, ohne von den Gefahren des virusverseuchten Blutes und der anderen Körperflüssigkeiten zu wissen. Und er hatte auch seinen anderen sterbenden Bruder, Bilolo, und seine Schwägerin, Bébé Ando, gepflegt. Und doch sagte Pierre, er habe nicht einmal an Kopfschmerzen gelitten. Und das Gleiche galt für Pierres und Gaspards Vater, Innocent, der an mehreren Begräbnissen der Familie teilgenommen hatte. Da Innocent seit langem an Tuberkulose litt, war er schwach und anfällig. Obwohl er mithalf, drei seiner Söhne, drei Schwiegertöchter und mehrere Enkel zu bestatten, infizierte er sich nicht mit *Ebola*.

In ähnlicher Weise kamen Lenza, Asinta und Gizelle mit der Leiche ihres Vaters in Kontakt, und sie versorgten ihre sterbenden Brüder, Judo und Michael Jackson. Nachdem die Jungen gestorben waren, bereiteten die Schwestern ihre Leichen für die Bestattung in Ndobo vor. Und als ihre Großeltern wenig später an *Ebola*-Fieber erkrankten, waren die drei kleinen Mädchen erneut dem Virus ausgesetzt. Dennoch blieben sie ebenso verschont wie die Angehörigen der Mbelo-Familie, die den drei kleinen Waisen halfen und alle Mengas beerdigten, die in Ndobo starben. Nachdem die Großeltern Menga gestorben waren, forderte *Ebola* in dem Dorf Ndobo keine weiteren Opfer. Weshalb? Niemand weiß es. Ndobos Heimsuchung durch das gefürchteten Virus war lange vorbei, als die Menschen die Ursache ihrer Tragödie erfuhren und die Weltöffentlichkeit zur Kenntnis nahm, dass in Zaire *Ebola* ausgebrochen war.

Ein ähnliches Muster zeigte sich in anderen Dörfern, in denen Angehörige der Menga im Anschluss an die Bestattung Gaspards wohnten. In dem gepflegten, ordentlichen Dorf Kimputu-Nseke beispielsweise starben die 35-jährige Romaine Mawita – die Ehefrau von Gaspards Bruder Nico Menga – und ihre beiden kleinen Kinder Mitte Februar. Und obgleich sich die Dorfbewohner an der Pflege der drei Todkranken beteiligt und ihre Leichen bestattet hatten, erkrankten keine weiteren Einwohner von Kimputu-Nseke an dem Virus. Im März waren dann die Kämpfe der Dörfer mit dem Virus vorüber. Als *Ebola* Monate später in Kikwit wütete, blieben die Einwohner von Kimputu-Nseke von der Seuche und der Panik verschont. Und während der größte Teil der Region von Furcht ergriffen war, begrüßten die Einwohner von Kimputu-Nseke nach wie vor jeden Fremden, indem sie die flachen Hände zum Zeichen der Freundschaft aufeinander legten und sich *Mbote*-Grüße zuriefen. Mitte März 1995 war der Todeszyklus vorüber, und die Dörfer Ndobo, Kimputu-Nseke, Nkara, Mukolo, Bulunga und Ikubi kehrten wieder zum normalen Leben – und Sterben – zurück.

In Kikwit verhielt es sich anders. In den Dörfern, in denen die einzige medizinische Versorgung in der Pflege durch Freunde und Verwandte bestand, breitete sich *Ebola* nicht über seine anfängliche Infektionskette hinaus aus. In Kikwit hingegen, wo das öffentliche Gesundheitswesen ein Scherbenhaufen war, aber viele Kliniken vorhanden waren, fand das Virus einen idealen Nährboden: Gaspard, Bilolo und Bébé Ando starben alle in der baufälligen Notaufnahme des Allgemeinen Krankenhauses von Kikwit. Und auch Gaspards Tante, Rosalie Sandrala, starb hier am 14. Februar 1995.

Ein breiter Feldweg führt zur Rampe der *Salle d'Urgence* des Allgemeinen Krankenhauses von Kikwit. Verrostete Krankentragen aus schwerem Stahl, von dünnen, abgenutzten Kunststoffmatten bedeckt, stehen wahllos auf dem Gelände herum; einige sind halb verdeckt vom Strauchwerk und zum Teil im morastigen Gelände des Hospitals eingesunken, wo sie der äquatorialen Hitze und den täglichen Regengüssen ausgesetzt sind, während sich andere am oberen Ende der Rampe befinden, unter der türkisfarbenen Veranda aus Schlackenstein vor dem Eingang zur Notaufnahme. Jeden Tag laufen Dutzende von Familienangehörigen auf dem Gelände herum; sie benutzen die Bahren als Sitzbänke und Betten, während sie darauf warten, etwas über den Zustand eines kranken Verwandten zu erfahren.

Ein diensteifriger Stationsgehilfe versperrt den Zugang zur Notaufnahme mit seinem Tisch; so hält er besorgte Verwandte davon ab, die ohnehin schon überfüllte medizinische Einrichtung zu stürmen. Wenn ein Bett in der Notaufnahme frei und ein neuer Patient aufgenommen wird, schreibt er Name und Symptome pflichtbewusst in sein Dienstbuch – in einer Mischung aus Ki-

Congo und Französisch. Geschützt vor dem tropischen Regen liegen die Schwerkranken in der Regel auf dem Betonboden der Veranda und warten darauf, dass ein Arzt sie untersucht. Die meisten sind unterernährte Kinder – genaugenommen Kleinkinder –, deren Augen leer aus fiebrigen Köpfen starren. Malaria, Masern, bakterielle Infektionen und Meningitis sind die häufigsten Erkrankungen.

Neben Kleinkindern sind überwiegend gebrechliche Erwachsene Opfer von Infektionen: Sie spucken Blut aus ihren Lungen, die von Tuberkulose-Bakterien befallen sind; sie wanken auf stockdünnen, durch jahrelange HIV-Infektionen ausgezehrten Beinen; sie kämpfen gegen Malaria-Fieber von über 39,4°C; die meisten aber kämpfen gegen ein geheimnisvolles *landa-landa*, das plötzliche Müdigkeit, Fieber, Kopfschmerzen und Unwohlsein auslöst. Diese Patienten können warten, hat der Stationsgehilfe gelernt. Höchste Priorität genießen die vergleichsweise seltenen Fälle von Verletzungen, etwa ein blutendes Unfallopfer. An zweiter Stelle folgen Säuglinge mit Fieber, denn jeder in Kikwit weiß, wie schnell Kleinkinder sterben können: Heute wirken sie noch völlig gesund, und am nächsten Tag sind sie schon tot.

In der Notaufnahme sind indirektes Sonnenlicht bei Tag und Kerosinlampen bei Nacht die einzigen Lichtquellen, die Ärzten und Pflegekräften zur Verfügung stehen. Jahrzehntealte Stahlgestell-Betten säumen die beiden Wände und lassen dazwischen nur Platz für einen schmalen Gang. Der Raum ist derart überfüllt, dass Pfleger sich ständig gegenseitig den Weg versperren, wenn sie sich zwischen den Patienten bewegen. Die meisten Patienten starren ins Leere, gepeinigt von Schmerzen und Fieber; über Tropfinfusionen, die durch mehrfach benutzte Nadeln verabreicht werden, erhalten sie physiologische Kochsalzlösung, Antibiotika oder Malaria-Mittel – zusammen mit den Infektionskeimen, die sich in und auf den nicht sterilisierten Nadeln befinden.

Gleich nebenan, in einer kleinen Kammer, steht der Transfusionstisch, der diagonal zu einem nach Osten gehenden Fenster ausgerichtet ist. Wenn Malaria-Parasiten massiv die sauerstoffübertragenden roten Blutkörperchen im Körper eines Individuums befallen, zählen Minuten. Der Tod kann augenblicklich eintreten, wenn der Kranke nicht unverzüglich Millionen von gesunden, sauerstofftragenden roten Blutkörperchen erhält. Diese müssen von einem genetisch weitgehend identischen Verwandten stammen, andernfalls reagiert das Immunsystem des Opfers auf das fremde Blut, und es kommt rasch zum anaphylaktischen Schock und zum Tod.

Oft liegen hier Kinder unter fünf Jahren. Sie erhalten Blut von einem Elternteil oder von älteren Geschwistern. Der von eingetrocknetem Blut und Rost überzogene Transfusionstisch erinnert an eine mittelalterliche Folterbank. Und obgleich der alte Stahltisch Leben retten kann, ist auch er eine tägliche Infektionsquelle, durch die der Empfänger der Blutübertragung entweder durch nicht-sterile Nadeln oder direkt durch das verseuchte Blut des Spenders mit HIV, Hepatitis B, *Plasmodium falciparum*-Parasiten und anderen gefährlichen Keimen infiziert wird. Die Ärzte und Pflegekräfte tun in Anbetracht der fast völlig fehlenden Ausstattung ihr Bestes. Spritzen und chirurgische Instrumente werden in einem Autoklaven sterilisiert – wenn der elektrische Generator funktioniert. Das Krankenhauslabor führt Schnelltests durch, um festzustellen, ob bei Transfusionen die jeweiligen Blutgruppen übereinstimmen. Es fehlen allerdings Schnelltests, mit denen man das Blut auf HIV, Hepatitis und andere Infektionserreger untersuchen kann.

Die chirurgischen Operationsräume sind ähnlich dürftig ausgestattet. Massive runde Deckenleuchten, wie sie vor vierzig bis fünfzig Jahren in europäischen Operationssälen üblich waren, hängen über den Operationstischen, sind jedoch nur selten in Betrieb, da Strom Mangelware ist. In der Regel leitet das durch das gitterlose Fenster einfallende Sonnenlicht die Hände der Chirurgen. Die Patienten, Pflegekräfte, Anästhesisten und Chirurgen werden durch ein Minimum an Hygiene vor den Keimen der anderen geschützt: Mundschutz aus Stoff, wiederverwendete Latexhandschuhe und OP-Kittel aus Baumwolle. Das alles wird ebenso wie die chirurgischen Instrumente jeden Tag mit Wasser gereinigt. Das Krankenhaus verfügt jedoch weder über geklärtes Leitungswasser noch über sterile Waschflüssigkeit. Stattdessen »desinfizieren« die Ärzte ihre Hände in Fässern mit herbeigetragenem Flusswasser, wobei sie oftmals sogar auf Seife verzichten müssen, die wenigstens ein bisschen Hygiene bedeuten würde. Wenn es keinen Strom gibt, werden die chirurgischen Instrumente über einem Holz- oder Holzkohlefeuer abgekocht – die Bandundu-Wälder liefern Brennmaterial für die Sterilisierung und sind doch zugleich die Heimstatt eben jener Erreger, die für die meisten *landa-landa* in Kikwit verantwortlich sind.

Patienten werden nach ihrer Aufnahme auf eingeschössige Stationstrakte aufgeteilt, wo sie auf blanken Stahlgestell-Betten liegen müssen. Nur eine dünne Kunststoffmatte schützt ihre Körper vor dem scharfkantigen Stahl. Nahrung, Kissen und Leintücher müssen ihnen Verwandte mitbringen. Die Bezeichnungen der Stationen spiegeln die dringlichsten gesundheitlichen Bedürfnisse von Kikwit wider: Die größte Station ist die pädiatrische, auf der Mütter mit ihren kranken Kindern schlafen. Während diese Säuglinge dem Tod entgegendämmern, werden andere Kinder auf der überfülltesten Station des Krankenhauses, der Entbindungsstation, geboren. Die werdenden Mütter müssen sich oft ein Doppelbett teilen, wobei sie schräg Kopf-an-Fuß nebeneinander liegen und ihre Neugeborenen um Platz rangeln. Die Schwangeren werden von Hebammen ohne Handschuhe entbunden, die ihre Arbeit mitten im Blut von Neugeborenen und Müttern verrichten; im Schummerlicht einer Kerosinlampe führen sie Scheidendamm- und Kaiserschnitte aus, durchtrennen Nabelschnüre und richten Steißgeburten.

Seitlich, getrennt vom Rest des Krankenhauses, befindet sich die *Salle du tuberculose et de la SIDA*, wo erwachsene AIDS- und Tbc-Patienten dahinsiechen.

In zwei sehr kleinen Kammern am Ende des langen unüberdachten Flurs, der die Trakte miteinander verbindet, sind die Labors und das Büro für Statistik des Krankenhauses untergebracht. Dort beugen sich technische Assistenten über eines der zwei vorhandenen Lichtmikroskope, die nur bei Sonnenlicht benutzt werden können. Das Untersuchungsmaterial bewahren sie in Kühlschränken ohne Strom auf. Glasröhrchen, die mit Fetzen oder Baumwollpfropfen verschlossen sind, stehen in Gestellen und warten auf die Analyse. Und wie den meisten Kollegen im Krankenhaus fehlt auch dem Laborpersonal jegliche Schutzausrüstung, um Infektionen vorzubeugen, falls man sich geschnitten oder sich verseuchte Proben über Hände, Augen oder Nasen geschüttet hat.

Noch schlimmer aber sind die Zustände in der Entbindungsklinik Nr. 2 in Kikwit, wo die meisten Säuglinge der Stadt zur Welt kommen. Am 2. März wird Pauline Kabala mit blutigem Durchfall und blutigem Erbrechen dort eingewiesen. Acht Krankenschwestern und mehrere Freundinnen pflegen die sterbende Kabala; binnen Tagen erkranken alle an derselben blutigen Krankheit. Sechs der acht Krankenhausbediensteten erliegen im März ihrer Erkrankung. Bevor sie sterben – ja bevor sie überhaupt bemerkt haben, dass sie krank sind – übertragen sie ihre Infektionen an weitere Pflegekräfte, Familienangehörige und Patienten und lösen so eine Kette von Todesfällen aus, die sich im April über die Entbindungsklinik hinaus auf die allgemeine Bevölkerung ausbreiten soll. Kikwits rätselhaftes *landa-landa* gerät allmählich außer Kontrolle.

Unterdessen wurden die Ärzte im Allgemeinen Krankenhaus von Kikwit im März mit vermeintlichen Fällen von *Shigella*-Infektionen überschwemmt, der häufigsten Ursache für blutige Durchfälle. Allerdings sieht man nur selten *Shigella*-Patienten, die gleichzeitig unter blutigem Erbrechen und Zahnfleisch- und Nasenbluten leiden und auch noch blutige Augen haben. Das waren keine typischen *Shigellose*-Symptome. Doch im Jahr 1995 war ein neuer *Shigella*-Typus aufgetaucht, und zwar im fernen Osten des Landes, in einer felsigen, vulkanischen Gegend namens Goma. Dort hatten Zehntausende von Flüchtlingen Zuflucht vor dem blutigen Bürgerkrieg im benachbarten Ruanda gesucht, die nun unter primitivsten Bedingungen leben mussten – ohne Obdach, Nahrung und sauberes Trinkwasser. Unter den Flüchtlingen brachen Cholera und *Shigellose* aus und forderten Tausende von Menschenleben.[13] Und aufgrund des weitverbreiteten Missbrauchs von Antibiotika wurde der *Shigella*-Stamm, der in der Region grassierte, gegen fast alle verfügbaren Medikamente resistent – nur noch ein Antibiotikum zeigte Wirkung, war aber mindestens zehn Mal so teuer wie die in der Region gebräuchlichen Medikamente. Ciprofloxacin, ein von einem deutschen Pharmaunternehmen hergestelltes, hochwirksames Antibiotikum der dritten Generation, war die letzte, völlig unerschwingliche Hoffnung für die Menschen in Zentralafrika, die an *Shigella*-Infektionen litten.[14]

So war es auch eine naheliegende Schlussfolgerung, dass die Welle blutiger Todesfälle im Allgemeinen Krankenhaus von Kikwit und in der Entbindungsklinik Nr. 2 durch die neue *Shigella*-Variante verursacht worden war, zumindest nach der Überzeugung von Dr. Mungala Kipassa. Um sicherzugehen, wies der junge Arzt, der eine Zusatzqualifikation für den öffentlichen Gesundheitsdienst besaß, den Laboranten Kakesa Kimfumu von der Entbindungsklinik an, von mehreren Patienten Blutproben zu entnehmen.[15] Wenn sich in diesen Proben *Shigella* nachweisen ließe, müssten Maßnahmen ergriffen werden, um das Trinkwasser von Kikwit zu entkeimen, da sich andernfalls eine regelrechte Ruhr-Epidemie entwickeln konnte.

Der 36-jährige Kimfumu erledigte den Auftrag Anfang April; er entnahm mehreren Patienten Blutproben, darunter auch dem Verwaltungsdirektor der Klinik, Kimbambu. Aus irgendeinem Grund infizierte sich Kimfumu, vermutlich durch einen versehentlichen Stich mit dem Spritzenbesteck, mit dem er Kimbambu (der am 27. März starb) Blut abgenommen hatte. Kimfumu wurde von einem Klinikbediensteten zu einem Patienten.

Am 10. April wurde Kimfumu ins Allgemeine Krankenhaus von Kikwit verlegt, wo Kipassas Team zu ergründen suchte, was dem Laboranten zugestoßen war. Kimfumu zeigte einige der Symptome, die die übrigen vermeintlichen *Shigellose*-Patienten zeigten, allerdings mit zwei wichtigen Ausnahmen: Er hatte keinen blutigen Durchfall, dafür aber einen stark vorgewölbten, aufgeblähten Bauch. Für seine Ärzte deutete alles darauf hin, dass er an Blinddarmentzündung litt. Noch am selben Tag wurde Kimfumu von dem Chirurgen Nyembe der Blinddarm entfernt. Doch die Operation besserte seinen Zustand nicht. Tatsächlich fiel er wenige Stunden später ins Delirium, und die Aufblähung seines Bauches verschlimmerte sich. Die Ärzte folgerten, ihre Erstdiagnose sei falsch gewesen: Kimfumu habe keine Blinddarmentzündung, sondern einen Darmdurchbruch, verursacht durch Bauchtyphus.

Daher wird Kimfumu am 12. April ein zweites Mal operiert, um den vermeintlichen Darmdurchbruch zu beheben. Im Operationssaal anwesend sind der Anästhesist Willy Mubiala und die Krankenschwestern Mingweni Lakamoyo und Schwester Floralba, eine europäische Nonne vom Orden der Schwestern der Armen in Bengame. Die Operation wird von den Chirurgen Nkuku und Bwaka durchgeführt, denen der Medizinstudent Pila Puskas über die Schulter schaut. Als sie ihren Patienten auf die Operation vorbereiten, ist sich das Team bewusst, dass es bei Kimfumu um einen Kollegen geht. Die Dinge aber laufen schon schief, als Nkuku den Bauchraum öffnet. Kimfumus aufgeblähter Bauch ist voller Blut, das über das gesamte ungeschützte OP-Team spritzt. Während die Operateure sich verzweifelt bemühen, die Blutungsquelle zu finden und damit ihren Kollegen zu retten, stehen alle gemeinsam in Kimfumus Blut. Da die Chirurgen keine eindeutige Quelle der Blutung finden können, bleibt ihnen nichts anderes übrig, als den Laboranten wieder zuzunähen und auf die Intensivstation zu verlegen. Dort verstirbt Kimfumu am 14. April.

Am selben Tag, an dem der Chirurg Nyembe dem Laboranten Kimfumu den Blinddarm entfernt hat, operiert er auch Géraldine Katadi, die Frau des bekannten Pastors der Pfingstgemeinde, Kabanga, der ein Anhänger der evangelikalen Sekte Nzambe Malamu (»Gott ist Gott«) ist.[16] Katadi hat bei einem Kaiserschnitt eine *Placenta praevia* erlitten und muss jetzt notoperiert werden. Nyemebe operiert Katadi unmittelbar im Anschluss an Kifumu. Die Pflegekräfte Anne Lusilu Manikasa und Jean Kingangi assistierten Nyembe, während Raymond Katima das ganze Verfahren überwacht. Mit einer Ausnahme werden alle an diesen drei Operationen beteiligten Personen sterben, unter denselben klinischen Erscheinungen, die schon in der Familie Menga aufgetreten sind. Doch zunächst versorgen sie noch andere Patienten, verbringen Zeit bei ihren Familien.

Der Erste, der erkrankt, ist Dr. Nyembe – er stirbt am 20. April, zehn Tage, nachdem er Kimfumu und Katadi operiert hat. Auf seinem Totenschein wird als Todesursache »unbekannt« vermerkt. Zwei Tage später sterben in Kikwit der Medizinstudent Puskas und die Instrumentierschwester Lakamoyo. Als die 70-jährige Schwester Floralba erkrankt, übergeben die Nonnen ihres Ordens sie in die Obhut von Personen, die sie zu Schwester Daniella bringen sollen. Schwester Daniella arbeitet als Krankenschwester in einem katholischen Krankenhaus in der 120 Kilometer entfernten Stadt Mosango. Das vom katholischen Hilfswerk der Vereinigten Staaten finanzierte Krankenhaus mit 590 Betten ist größer, sauberer und besser ausgestattet als das Allgemeine Krankenhaus von Kikwit.

Die Straße nach Mosango ist in passablem Zustand, größtenteils sogar asphaltiert. Die Fahrt verläuft durch eine malerische Gegend: Jacarandas, Palmen und hohe Topffruchtbäume an sattgrünen Hängen, roter Lehmboden und ein steter Strom bunt gekleideter Fußgänger, die auf ihren Köpfen Körbe voller Bananen, Brotfrüchte, Mais und Fisch tragen. Die Straße führt über den Fluss Nko und weiter durch weitläufige Graslandschaften, die sich bis zum Horizont erstrecken. Die Missionsstation und das Krankenhaus von Mosango befinden sich auf einem Hügel am Ende des Graslandes und bieten Erleichterung von der tropischen, schweißtreibenden Hitze.

Die todkranke Schwester Floralba dürfte von der pittoresken Landschaft wenig gesehen haben. Als die aus Belgien gebürtige Ärztin Marie-Jo Bonnet die italienische Nonne zu Gesicht bekam, litt die Schwester »an den schlimmsten Blutungen, die ich je gesehen habe. Sie war betagt. Und aus ihrem Mund floss unentwegt eine große Menge Blut. Ihre Zunge war dick, überzogen von Wunden und blutete. Ihr Zahnfleisch, ihre Zunge und ihre Lippen ... alles blutete«, erinnert sich Bonnet einige Tage später mit Schaudern.

Bei ihrer Ankunft in Monsango am 23. April kann Floralba nur noch einzelne Silben flüstern, und sie hat über 39,5°C Fieber. In der Nacht, als sich Schwester Daniella um sie kümmert, verschlechtert sich Schwester Floralbas Zustand. Rote, nadelstichgroße Flecken erscheinen überall auf ihrem Körper, zusammen mit blauen Flecken, die auf massive Blutungen unter der Haut hindeuten. Ganz gleich, an welcher Stelle ihres Körpers die Ärzte Flüssigkeiten und Antiobiotika injizieren, sofort setzen Blutungen ein, die dann nicht mehr zu stillen sind. Mittlerweile hat Bonnets Gruppe fünf verschiedene Antibiotika probiert, ohne eine erkennbare Wirkung damit zu erzielen.

Am nächsten Tag, dem 28. April, reist Schwester Daniella ab, nachdem sich Floralbas Zustand hoffnungslos verschlechtert hat und dringliche Angelegenheiten in einer anderen, fernen Klinik auf sie warten. Sie hat Floralba nur wenige Stunden betreut. Nach Daniellas Abreise versucht die Ärztin Bonnet verzweifelt, Floralbas Blutungen mit hohen Dosen von gerinnungsförderndem Vitamin K zum Stillstand zu bringen. »Es war unglaublich«, erinnert sich Bonnet später. »Das Blut wollte einfach nicht gerinnen. Egal, was wir taten, die Blutung hörte nicht auf.« Am 25. April verliert Schwester Floralba das Bewusstsein, ihr Blutdruck sackt ab und um zehn Uhr morgens stirbt sie.

Bonnet, die seit zehn Jahren im Missionskrankenhaus von Mosango arbeitet, ist ratlos. Das bloße Ausmaß der Blutungen und die Tatsache, dass nichts darauf hindeutet, dass sich Schwester Floralba bei einem der verbluteten Patienten im Allgemeinen Krankenhaus von Kikwit angesteckt hat, sind verstörend. Dr. Bonnet und ihre Kollegen fragen sich, ob der Tod von Schwester Floralba möglicherweise von demselben Erreger verursacht worden ist, der schon vier weiteren Patienten in Mosango das Leben gekostet hat.

Akamituna, ein junger zairischer Mediziner, erinnert an den Fall von Pila Kikapindu, der im Allgemeinen Krankenhaus von Kikwit eine Lehre als Krankenpfleger absolviert hatte: Er war am 3. April in Mosango eingetroffen, nachdem er vier Tage zuvor in Kikwit erkrankte. »Sein Schwager sagte: Es ist AIDS«, erinnert sich Akamituna. »Doch seine Schwester, die ihn pflegte, entwickelte die gleichen Symptome.«

Kikapindus Schwester lag zur selben Zeit im Sterben wie Schwester Floralba. Wie auch seine Mutter. Ihre einzige Verbindung zu der schrecklichen Krankheit war die Tatsache, dass sie Pila gepflegt hatten, der trotz intensivster Bemühungen des Krankenhauses am 14. April starb. Am selben Tag, an dem Pila Kikapindu verblutete, traf ein weiterer kranker Flüchtling aus Kikwit ein: Sambubanda Wagona. Er litt unter ähnlichen Symptomen und starb drei Tage später. Die Ärzte erörterten sämtliche Aspekte dieser Fälle: Bestand ein Zusammenhang zwischen ihnen? Waren die Mitarbeiter des Krankenhauses gefährdet, da Mosango keine

Handschuhe, keinen Mundschutz und keine sterilen Kittel für seine Bediensteten mehr hatte?

Wenige Stunden vor dem Tod von Schwester Floralba traf eine weitere kranke Pflegekraft des Allgemeinen Krankenhauses von Kikwit in Mosango ein: Der 25-jährige Ekara Mpolo suchte hier nach einer Therapie, von der er wusste, dass er sie in dem weitaus ärmeren staatlichen Krankenhaus nicht erhalten würde. Er wies das mittlerweile bekannte Repertoire hämorrhagischer Symptome auf und starb ein paar Stunden nach seiner Ankunft. Sein Tod löste eine Kette von acht weiteren Krankheitsfällen unter den Bediensteten von Mosango aus. Schwester Daniella starb, ebenso Krankenpfleger Nzaka Munsango, der Mpolo versorgt hatte. Ein Laborant, weitere Pflegekräfte, die Frau eines dieser Männer – alle starben in rascher Folge zwischen dem 26. April und dem 11. Mai.

Für die Mitarbeiter des Krankenhauses war es besonders belastend, den gesundheitlichen Verfall von Munsango mitansehen zu müssen, denn bei ihm griff die Krankheit das Gehirn an. In seinem Wahn begann er zu toben und zu schreien und bezichtigte seine Kollegen aller möglichen Untaten, wobei er wild mit den Armen um sich schlug. Unter den Mitarbeitern des Krankenhauses breitete sich Panik aus, und Gerüchte über merkwürdige Vorgänge kursierten in den umliegenden Dörfern. Dann geschah etwas wirklich Schreckliches: Die Frau eines der verstorbenen Laboranten starb an schweren Blutungen. Ihr Zimmer wurde gründlich gescheuert, die Matratzen gereinigt, und über zwei Wochen lang betrat niemand den Raum. Dann wurde die 20-jährige Mupangi, die aus anderen Gründen ins Krankenhaus eingewiesen worden war, in dem Zimmer untergebracht und schlief auf dem Bett der toten Frau. Als Mupangi dann auch zu bluten begann, bekam es Bonnet mit einer an Panik grenzenden Auflehnung ihrer Mitarbeiter zu tun.

Mupangis Situation wurde gründlich analysiert. Bonnet machte klar, dass die Frau sich nirgendwo sonst infiziert haben konnte. Als einzige Infektionsquelle kam die Schaumstoffunterlage in Frage, die ihr als Matratze diente. Hier musste der Todeskeim irgendwie fünfzehn Tage überlebt haben. Bonnets Mitarbeiter drohten, das Krankenhaus zu verlassen, doch die leitenden Ärzte wendeten das ab, indem sie echte Isolationsräume für die verbliebenen Patienten einrichteten und Munsango und die übrigen Fieberpatienten persönlich versorgten. Einer davon, der 39-jährige Krankenpfleger Jean-Pierre Sabkuti, hatte Munsango gepflegt. Als er Ende April starb, »wollte niemand die Leiche anrühren«, sagt

Bonnet. »Ich tat es, nachdem ich vorsichtshalber einen Mundschutz und einen Kittel und so weiter angezogen hatte. Akamituna, Mazaya und ich brachten ihn zu seinem Grab.«

Als die drei Ärzte die Leiche des Krankenpflegers den Hügel hinunter zum Friedhof trugen, flohen die von panischer Angst ergriffenen Bewohner des Dorfes Mosango mit ihren Kindern in die Häuser, um sich vor *landa-landa* zu verstecken. Als die Ärzte niedergeschlagen ins Krankenhaus zurückkehrten, erklärten die Bediensteten, sie würden Sabkutis Zimmer nicht betreten und auch nicht reinigen. Als eine Pflegekraft direkt dazu angewiesen wurde, legte sie die Arbeit nieder. Die drei Ärzte mussten fortan die traurigen Aufgaben selbst ausführen: die Toten in Särge legen, die Leichen zum Friedhof schaffen, sie bestatten und dann die Zimmer der Verstorbenen reinigen.

Am 11. Mai starb Nzaka Munsango. Und an jenem Nachmittag informierte ein Kurzwellenradiobericht aus Frankreich die Ärzte, dass ein Virus namens *Ebola* für die vielen Todesfälle in ihrem Krankenhaus verantwortlich war. Diese Diagnose war nicht schnell gestellt worden. Tatsächlich wurde die Ursache der *landa-landa*-Krise in Bandundu erst im Mai, fünf Monate nach dem ersten *Ebola*-Toten, Gaspard Menga, festgestellt. Und die Diagnose verdankte sich ebenso sehr Glück wie naturwissenschaftlicher Akribie.

Im April waren weitere Krankenhäuser der Region, ähnlich wie Mosango, mit Fällen der rätselhaften, schreckenerregenden Krankheit konfrontiert – sie alle begannen mit einem Besucher aus Kikwit. Und fast alle Todesfälle in den Kliniken betrafen Ärzte und Pflegekräfte. Einer dieser Fälle sollte den entscheidenden Hinweis liefern. In dem etwa 180 Kilometer von Kikwit entfernten Krankenhaus von Yasa-Bonga wurde der Krankenpfleger Jean Kingangi behandelt, und sechzehn Tage, nachdem er sich während der Operation von Géraldine Katadi im Allgemeinen Krankenhaus von Kikwit infiziert hatte, erlag er dort seinen massiven Blutungen. Die Ärzte in Yasa-Bonga hatten alle erdenklichen Behandlungsmethoden bei Kingangi ausprobiert, einschließlich gerinnungsfördernder Medikamente und einer Antibiotika-Therapie, um seine vermeintliche Bakterien-Ruhr aufzuhalten. Sein Blut und Urin wurden zahlreichen Tests unterzogen: Er ist der am besten dokumentierte Krankheitsfall.

Und es sollte sich als ein Glücksfall erweisen, dass sich ein zairischer Militärarzt, Dr. Kongolo, der sich auf Tropenmedizin spezialisiert hatte, zufälligerweise auf der Durchreise in Yasa-Bonga aufhielt und den Tod Kingangis selbst miterlebte. Kongolo fragte sich, ob nicht vielleicht das *Ebola*-Virus, über das er viel gelesen hatte, die Ursache sein könnte. Er war der Erste, der diese Hypothese kurz nach Kingangis Tod, am 26. April, formulierte. Da es kein Telefon in Yasa-Bonga gab, konnte Kongolo zunächst weder Behörden noch Wissenschaftler benachrichtigen, die seine düsteren Vermutungen hätten bestätigen können. Ihm blieb nichts anderes übrig, als die beschwerliche, 420 Kilometer lange Reise nach Kinshasa auf sich zu nehmen und nach Professor Tamfum Muyembe zu suchen, dem berühmten Veteranen des Yambuku-Ausbruchs von 1976.

Unterdessen machte sich Dr. Kipassa in Kikwit große Sorgen: In seinem Krankenhaus häuften sich die Fälle dieser rätselhaften hämorrhagischen Erkrankung auf schreckliche Weise, und die meisten der Kranken gehörten zu seinen Mitarbeitern. Überzeugt davon, mehrfach resistente, hochvirulente *Shigella*-Bakterien seien in Kikwit eingetroffen, schickte Kipassa verzweifelte Bittgesuche um wirksamere Antibiotika an UNICEF und an Prof. Muyembe in Kinshasa. Ende April war sich Muyembe, Zaires führender Wissenschaftler, also wohl bewusst, dass irgendetwas Schreckliches in Zaire im Gange war. Der Virologe, der an der Universität von Kinshasa lehrte, war bekannt für seine Herzlichkeit und seinen ausgeprägten Humor, die auf angenehme Weise seine wissenschaftliche Ernsthaftigkeit umspielten. In der einen Minute runzelte er gedankenversunken die Stirn, in der nächsten Minute brach er in schallendes Gelächter aus.

Nachdem er Kipassas verzweifeltes Gesuch erhalten hatte, schickte er als Erstes ein Telegramm an Schwester Agnes, eine katholische Nonne, die früher als regionale Apothekerin in Bandundu gearbeitet hatte. Sie war seit langem im Ruhestand und lebte jetzt in einem Kloster vor den Toren von Antwerpen in Belgien. Als er die Hypothese des Militärarztes gehört hatte, wonach der Krankheitsfall in Yasa-Bonga möglicherweise von seinem alten unbezwungenen Gegner, dem *Ebola*-Fieber, verursacht worden war, packte Muyembe seine Koffer und nahm das erste Charterflugzeug nach Kikwit.[17]

Unterdessen war Schwester Agnes in Belgien in der Klemme. Muyembe hatte in seinem Telegramm um Tausende von Dosen Ciprofloxacin gebeten, einem Antibiotikum gegen *Shigella*-Bakterien, das die geringen Mittel des armen Nonnenordens bei weitem überstieg. Sie schätzte, dass sie über eine Million Belgische Francs (rund 70 000 DM) bräuchte, um Muyembes Bitte zu erfüllen: eine Summe, die sie unmöglich aufbringen konnte. Im Zweifel darüber, wo beziehungsweise wie schnell sie die lebensrettenden Medikamente beschaffen könnte, suchte die 80-jährige Schwester Agnes Dr. Simon van Nieuwenhove auf, zeigte ihm Muyembes Schreiben und bat ihn um Rat.

Van Nieuwenhove arbeitete am Institut für Tropenmedzin in Antwerpen und hatte bereits Feldforschung in Zaire betrieben. Was den flämischen Wissenschaftler aufhorchen ließ, war nicht die Bitte um die praktisch unerschwinglich teuren Medikamente, sondern ein Postskriptum, das Muyembe hastig an die Nachricht angefügt hatte: Möglicherweise handele es sich nicht um Bakterien-Ruhr, sondern um *Ebola*. Muyembe hatte diesen Nachtrag nach seiner Unterhaltung mit Kongolo geschrieben, obwohl der zairische Virologe noch keine Blutproben von Patienten in Kikwit untersucht hatte. Das Wort *Ebola* ließ Nieuwenhove erschaudern, war doch sein ganzes Berufsleben von diesem Virus beeinflusst worden. Als junger Wissenschaftler hatte er der internationalen Forschergruppe angehört, die den *Ebola*-Ausbruch in Yambuku im Jahr 1976 untersucht hatte. Er kannte Muyembe und nahm die intuitiven Vermutungen des zairischen Wissenschaftlers ernst.

Daher riet van Nieuwenhove Schwester Agnes, sich zunächst nicht weiter um die Beschaffung von Ciprofloxacin zu bemühen. Dann rief er einen weiteren Veteranen der Epidemie von 1976 an, den Amerikaner Dr. David Heymann. Der von der US-amerikanischen Gesundheitsbehörde Centers for Disease Control (CDC) an die Weltgesundheitsorganisation ausgeliehene Heymann arbeitete in Genf für das globale AIDS-Programm der WHO. Sein Kollege hatte kaum das Wort *Ebola* ausgesprochen, als Heymann auch schon im Geist seine Koffer packte, überlegte, welche Personen von der WHO und den US-amerikanischen CDC er gern in seinem Team hätte, und sich bereits einen Schlachtplan zurechtlegte.

Doch zunächst, so sagte er, bräuchten sie Blutproben für die Laboranalysen. Niemand bei der WHO wollte das Wort *Ebola* laut aussprechen, solange man nicht sicher war, dass das Virus tatsächlich nach 19-jähriger Abwesenheit wieder aufgetaucht war. Heymann, der die weltweite Panik wegen des Ausbruchs der Pest in Indien vor ein paar Monaten noch in lebhafter Erinnerung hatte, erkannte, dass für das öffentliche Gesundheitswesen eine neue, globale Ära angebrochen war. Im Jahr 1976, als das Medizinerteam beim *Ebola*-Ausbruch in Yambuku von wirklicher Furcht gepackt worden war, wurde ihr Schrecken nicht durch Medien in die Welt verbreitet: Weniger als zehn telegrafische Berichte hatten über die Ereignisse informiert, und es gab keine Rundfunk- und

Fernsehberichterstattung. Damals hatten sich die Wissenschaftler unter den wachsamen Augen zairischer Soldaten und der panischen Einwohner von Yambuku abgemüht. Scheinbar hatte niemand außerhalb Zaires von dem Ereignis Notiz genommen.

Doch die Zeiten hatten sich geändert. Die Flut an globalen Medienberichten in aller Welt über die Epidemie in Indien war für Heymann eine Warnung. Und damit nicht genug: Auf Platz eins der Bestsellerliste für Bücher in englischer Sprache stand damals *The Hot Zone* von Richard Preston. Die packende Schilderung eines *Ebola*-Ausbruchs in einer Meerkatzenkolonie in Reston, Virginia, hatte international Furore gemacht, indem sie ein vages, allgemeines Angstgefühl an einem Virus festmachte, von dem bis dahin kaum jemand gehört hatte. Das Buch zog das Interesse Hollywoods auf sich, und als Heymann in der Schweiz über die Lage in Kikwit nachsann, standen Kinogänger von Rio de Janeiro bis Tokio Schlange, um sich *Outbreak* anzusehen, einen Thriller mit Dustin Hoffman über eine fiktive *Ebola*-Epidemie.

Heymann verhielt sich diskret. Er packte seine Koffer, kaufte Tickets nach Kinshasa und unterrichtete in aller Stille eine Handvoll Kollegen über den Verdacht von Muyembe.

Inzwischen waren Muyembe und seine technischen Mitarbeiter am 1. Mai in Kikwit eingetroffen; sie untersuchten Patienten und sammelten Blutproben. Aufgrund ihrer Laboranalysen konnten sie *Shigella*-Infektionen sogleich ausschließen. Und als Muyembe aus Kikwit abreiste, war er überzeugt, dass hier das *Ebola*-Virus wieder aufgetaucht war. Am 6. Mai schickte er Proben nach Antwerpen, die von dort aus direkt ans Hochsicherheitslabor (der Sicherheitsstufe 4) der CDC in Atlanta, Georgia, weitergeschickt wurden.

Am 9. Mai erhielt sie C. J. Peters, der Direktor des Labors für Spezielle Krankheitserreger, und in weniger als zehn Stunden konnte sein Team bestätigen, dass es sich bei der Erkrankung tatsächlich um *Ebola* handelte. Binnen zwei Tagen stellte das Labor zudem fest, dass der Virus-Stamm in Kikwit genetisch weitgehend identisch war mit dem Stamm, der neunzehn Jahre früher im fernen Yambuku aufgetreten war.

Eine kleine Gruppe von nur sechs Wissenschaftlern arbeitete während der gesamten *Ebola*-Krise innerhalb des CDC-Hochsicherheitslabors der biologischen Sicherheitsstufe 4 (BL-4) in wechselnden Schichten rund um die Uhr. Die CDC konnten die Flut an menschlichen und tierischen Blut- und Gewebeproben kaum bewältigen, die ab dem 9. Mai aus Kikwit und umliegenden Ortschaften eintrafen. Obgleich viele – vielleicht die meisten – der

Proben negativ auf *Ebola* getest wurden, mussten sie doch alle mit der gleichen Sorgfalt und Umsicht behandelt werden. Da allgemein bekannt war, dass eine *Ebola*-Infektion unheilbar ist, trugen die Wissenschaftler bei der Laborarbeit Ganzkörperschutzanzüge, die an Atemschläuche angeschlossen waren, welche frische Luft in ihre Schutzkleidung pumpten. Das Hochsicherheitslabor in Atlanta wurde nach außen durch ein System geschützt, das den ineinander geschachtelten Russischen Puppen gleicht: Das Hochsicherheitslabor befand sich in einem anderen, größeren Gebäude, das wiederum von einem anderen umgeben war. All diese Gebäude waren luftdicht abgeschlossen, streng bewacht, und weniger als hundert Personen hatten Zugang zu ihnen. Die innersten Kammern der höchsten Sicherheitsstufe, in denen zahlreiche Versuchstiere gehalten wurden, durften sogar nur ein Dutzend Personen betreten.

In den Schutzanzügen arbeiteten die Angehörigen des Teams von C. J. Peters mit größter Sorgfalt. Jeder Flüchtigkeitsfehler konnte für sie tödlich sein und stellte darüber hinaus ein erhebliches Gefährdungspotential für die Bevölkerung dar, wenn der Organismus aus dem hermetisch abgeschlossenen Hochsicherheitstrakt entweichen sollte.

Kurz nachdem das Labor für Spezielle Krankheitserreger der CDC am 9. Mai bestätigte, dass Blutproben aus dem Allgemeinen Krankenhaus in Kikwit das Virus des hämorrhagischen *Ebola*-Fiebers enthielten, wies der Direktor des Labors, Peters, seine Vorgesetzten bei den CDC warnend darauf hin, dass die Erschöpfung in seinem verkleinerten Wissenschaftler-Team zu schwerwiegenden Unfällen führen könnte. Aufgrund der extrem hohen Anforderungen an die fachliche Qualifikation des im Hochsicherheitslabor tätigen Personals konnten die CDC nicht einfach Mitarbeiter aus anderen Abteilungen abziehen, um zeitweilig die Lücken zu füllen, die Budgetkürzungen und vom Kongress geforderte Personaleinsparungen gerissen hatten. Die Personaldecke war zu dünn, und die Wissenschaftler waren erschöpft. Zwanzig Jahre früher hatten die CDC auf solche Krisen reagieren können, indem sie einen Teil der Laborarbeit in zwei Richtungen abgaben: Proben, die nicht in die biologische Gefahrenklasse 4 fielen, konnten in dem unmittelbar benachbarten Labor der Sicherheitsstufe 3 untersucht werden, und ein Teil der extrem gefährlichen Proben der Gefahrenklasse 4 konnte an eines der vier anderen Höchstsicherheitslabors in der Welt abgegeben werden.

Doch im Frühjahr waren einige dieser BL-4-Optionen nicht mehr verfügbar. So gab es beispielsweise ein Labor der Sicherheitsstufe 4 in Sibirien – ein Überbleibsel aus der Hochzeit der sowjetischen Wissenschaft –, doch seine Sicherheit und Zuverlässigkeit hatte sich wie das gesamte öffentliche Gesundheitswesen und die wissenschaftliche Forschung in Russland erheblich verschlechtert. Das britische Forschungszentrum für biologische Kriegführung in Porton Down galt einst als geeignete Ausweichmöglichkeit und hatte noch beim *Ebola*-Ausbruch im Jahr 1976 eine Rolle gespielt. Doch aufgrund einer gewandelten politischen Einstellung zur biologischen Kriegführung und mehreren Budgetkürzungen erfüllte Porton Down 1995 nicht mehr die strengen Anforderungen an ein Hochsicherheitslabor der Stufe 4. Jahrzehntelang war das Institut Pasteur in Paris das führende »Ausweichlabor« für die CDC gewesen. Doch 1995 wollte die WHO nur ungern »heiße« Proben an das französische Labor weiterleiten, weil sich dort ein Wissenschaftler im Herbst 1994 bei seinen Untersuchungen an mit *Ebola* verseuchtem Blut infiziert hatte. Dies deutete auf eine Sicherheitslücke hin.

Am 10. Mai verließ Heymanns kleines WHO-Team aus drei *Ebola*-Experten Genf mit Ziel Zaire. Am selben Tag erklärte die US-Regierung die Kikwit-Epidemie offiziell zu einer Katastrophe. Während der folgenden fünf Tage kamen weitere Experten aus Frankreich, Belgien, den Niederlanden, den Vereinigten Staaten, Schweden, Ghana, Zimbabwe und Südafrika nach Zaire. Den Weg für all diese Ausländer bereiteten Muyembe, Kipassa und ein Team zairischer Gesundheitskräfte, zu denen örtliche Medizinstudenten und das Rote Kreuz in Kikwit gehörten. Gemeinsam sahen sich diese Personen, die über zehn verschiedenen Sprachräumen angehörten und die Kulturen und Weltanschauungen von drei verschiedenen Kontinenten repräsentierten, mit der schwersten Herausforderung der öffentlichen Gesundheitsvorsorge konfrontiert: einen epidemischen Flächenbrand und die durch ihn ausgelöste Panik einzudämmen. In den folgenden sechs Wochen sollten 2793 englischsprachige Medienberichte über *Ebola* im LEXIS/NEXIS-Computersystem gespeichert werden,[18] und Medien sollten in allen größeren Sprachen der Welt täglich Berichte über den Stand der Epidemie bringen: Die öffentliche Gesundheit stieß auf ein ganz neues Medieninteresse.

Aber das war noch nicht erkennbar, als Muyembe und Heymann sich am 10. Mai zum ersten Mal in einer verlassenen Poliklinik für Geschlechtskrankheiten auf ramponierten Vinylstühlen zusammensetzten, um die Lage in der Stadt zu besprechen und eine Strategie zur Eindämmung der Seuche zu entwerfen.

»*Afwaka! Afwaka!*-Rufe (»Sie sind gestorben«) hallen überall in Kikwit wider. Im Allgemeinen Krankenhaus von Kikwit sind jene Mitarbeiter, die sich noch nicht mit *Ebola* infiziert haben, von einer hysterischen Angst ergriffen. Gerüchte über das tödliche *landa-landa* im Krankenhaus haben den Klinikbetrieb praktisch zum Erliegen gebracht; die Kikwiter bleiben, vielleicht zu Recht, lieber krank zu Hause, statt sich im Allgemeinen Krankenhaus behandeln zu lassen. Nur zwanzig Patienten, von denen die meisten an *Ebola* leiden, bleiben dort.

Die Menschen in der Stadt sind sich sicher: Alle an der Seuche Gestorbenen sind in einem der örtlichen Krankenhäuser gewesen. Bei jedem Todesfall spielen chirurgische Eingriffe direkt oder indirekt eine Rolle. Die Ärzte seien korrupt, sagen die Städter. Und deshalb würden sie Menschen umbringen. Die Erklärung für diese scheinbare Flut von Krankenhaus-Todesfällen seien die Diamanten:

Ein großer Teil der Diamantenvorkommen der Welt liegt in Nordangola und Zaire. Um Diebstahl zu verhindern, mussten sich Diamantenarbeiter am Ende ihrer Schichten einer routinemäßigen Leibesvisitation unterziehen. Ein Arbeiter konnte einen vielversprechenden Edelstein nur dadurch aus den Minen schmuggeln, dass er den Diamanten hinunterschluckte. Einige Ärzte verdienten sich ein erkleckliches Zubrot, indem sie Diamanten, die sich irgendwo im Gastrointestinaltrakt festsetzten, statt ihren »natürlichen« Weg aus dem Körper des Schmugglers zu finden, chirurgisch entfernten.

In der zweiten Maiwoche kursierte nunmehr in ganz Kikwit das Gerücht, dass die Ärzte des Allgemeinen Krankenhauses nicht länger mit den üblichen Honoraren für diese Operationen zufrieden waren und daher die Patienten umbrachten und sich die Diamanten aneigneten. Im Krankenhaus gebe es kein *landa-landa*, sondern nur Raffgier.

Das Diamantengerücht war indes für jeden, der die qualvoll an Schmerzen leidenden, blutenden *Ebola*-Patienten mit eigenen Augen gesehen hatte, völlig aus der Luft gegriffen. Aber es war ein äußerst populärer Mythos in Kikwit, der nicht nur die Glaubwürdigkeit von Kipassas Mitarbeitern, sondern auch die der gesamten Ärzteschaft untergrub. Angesichts der zermürbten, ja hysterischen Ärzte und Pflegekräfte vor Ort, einer Bevölkerung, in der sich Panik und irrationale Verdächtigungen breit machten, des völligen Fehlens aller grundlegenden medizinischen Ressourcen zum Schutz der öffentlichen Gesundheit sowie, zum damaligen Zeitpunkt, jeglicher ausländischer Hilfsgelder standen Muyembe und Heymann vor einer gewaltigen Aufgabe.

Erschöpft von der langen Anreise, waren Heymann und der WHO-Mitarbeiter Mark Szczeniowski, zutiefst erschüttert über das, was sie sahen. »Überall war Blut«, erinnert sich Heymann später. »Blut auf den Matratzen, auf den Fluren, an den Wänden. Erbrechen, Durchfall ... Als wir hierherkamen, war es wirklich furchtbar. Apokalyptisch. Überall starben Menschen. Und die Frauen heulten vor Kummer. Es war unwirklich. Sie füllten Grab für Grab, und uns wurde klar, dass dies nicht mit Yambuku zu vergleichen war.«

Heymann und Muyembe, die Veteranen von Yambuku, erinnerten sich, dass die *Ebola*-Epidemie von 1976 zu dem Zeitpunkt, als das internationale Wissenschaftlerteam nach Zaire kam, seinen Zenit bereits überschritten hatte. Einige der Mitglieder des damaligen internationalen Teams hatten keinen einzigen *Ebola*-Fall zu Gesicht bekommen, und selbst Muyembe – der seinerzeit als erster vor Ort war – kam erst, als der Ausbruch in Yambuku schon wieder abflaute. In Yambuku hatten sich fast alle *Ebola*-Patienten an einer von drei Spritzen angesteckt, die belgische Nonnen in einer kleinen Missionsklinik immer wieder verwendet hatten. Nachdem auch die Nonnen der Krankheit erlegen waren und die Klinik geschlossen worden war, flaute die Epidemie in Yambuku ab. All dies fand das internationale Wissenschaftlerteam, das Yambuku erst erreichte, nachdem die Nonnen ihre Missionsstation und -klinik selbst unter Quarantäne gestellt hatten, 1976 erst im Nachhinein heraus. Heymann erinnert sich an den Ausbruch in Kikwit: »[Damals] sagte ich zu Muyembe: Wir erleben gerade den Höhepunkt. – Die Frauen saßen da vor dem Leichenschauhaus, eine Familie nach der anderen, und heulten vor Kummer. Und der Lastwagen des Roten Kreuzes fuhr die Leichen direkt zm Friedhof. Die Freiwilligen trugen dabei keinen Mundschutz.« Die drei Wissenschaftler beobachteten schockiert, wie mit *Ebola*-verseuchtes Blut von den Leichen auf die unerschrockenen Freiwilligen des Roten Kreuzes tropfte. Heymann sagte: »Unser vordringlichstes Ziel ist es, die Epidemie einzudämmen. Alles andere ist zweitrangig.«

Heymann, Szczeniowski und Muyembe entwarfen ihren Plan: Szczeniowskis Zuständigkeit für die Logistik stand dabei von vornherein fest, hatte er doch die gleiche Aufgabe bei zahllosen früheren Epidemien auf hervorragende Weise erledigt. Er sollte dafür sorgen, dass alle erforderlichen materiellen Güter vorhanden waren: Satellitentelefone und Faxgeräte, Fahrzeuge mit Vierradantrieb, sauberes Trinkwasser, Unterkünfte, Landkarten der Region, Übersetzer, Papier, Schreiber, Nahrung – alles Güter, die in Kikwit knapp oder nicht verfügbar waren. Es war ein Beleg für die fulminanten früheren Leistungen Szczeniowskis bei der Bekämpfung von Epidemien weltweit, dass Heymann und Muyembe schlicht davon ausgingen, der findige WHO-Experte könne seine Aufgabe erledigen, und nachdem Szczeniowski die Dinge in die Hand genommen hatte, brauchten sie sich keine Sorgen über zur Neige gehende Benzinvorräte, mit Cholera verseuchtes Wasser oder fehlendes Bettzeug für die große Gruppe von Wissenschaftlern zu machen, die unterwegs waren. Wenn Schlafmangel und der enorme Druck Szczeniowski jemals zugesetzt haben sollten, ließ er sie sich jedenfalls nicht anmerken.

Muyembe, der bekannte zairische Wissenschaftler, hatte die Leitung des Teams inne. Er würde die Prioritäten festsetzen, mit der zairischen Regierung verhandeln und als Stratege des Teams fungieren. Heymann, der sein gesamtes Berufsleben für die CDC gearbeitet hatte, hatte eine Pechsträhne gehabt. Von den CDC zur WHO in Genf abgestellt, war Heymann in den letzten beiden Jahren in ein winziges, fensterloses Büro gesteckt worden, wo er für das AIDS-Programm arbeitete. Dort war er in Ungnade gefallen und hatte sich auf der Verliererseite allzu vieler politischer Kontroversen wiedergefunden. Sein Stern war so tief gesunken, dass in Atlanta Gerüchte kursierten, wonach Heymanns Dienstverhältnis beendigt werden sollte, bevor er Anspruch auf eine nennenswerte staatliche Rente hätte. Nur Wochen bevor er von der Epidemie in Kikwit erfuhr, hatte Heymann seine berufliche Zukunft sehr düster eingeschätzt.

Doch selbst bei seinen Kritikern in Genf bestand kein Zweifel daran, dass Heymann der richtige Mann – der einzige Mann – für das *Ebola*-Problem war. Obwohl er Amerikaner war, sprach er perfekt Französisch. Dem Wissenschaftler eilte der Ruf voraus, selbst in brenzligen Situationen einen kühlen Kopf zu bewahren. Heymann hatte bereits Erfahrungen mit *Ebola* gesammelt und eine Zeitlang in Zaire und in anderen mittelafrikanischen Staaten gelebt. Zudem war er ein Experte in Seuchenbekämpfung und -überwachung. Es war ein Glücksfall für die Einwohner von Kikwit, dass der 49-jährige Heymann nicht zum Rücktritt von seinem Posten bei der WHO gezwungen worden war.

Unter der schwachen Führung von Generaldirektor Hiroshi Nakajima fielen zahlreiche der einstmals zentralen Kompetenzen der Weltgesundheitsorganisation den sich wandelnden Budgetprioritäten, Personalkürzungen und der generell schlechten Arbeitsmoral, die die Stimmung am Hauptsitz der WHO in Genf kennzeichnete, zum Opfer. Heymann war nicht der einzige Wissenschaftler mit einer unsicheren Zukunft. Im Jahr 1995 besaß die WHO keine Abteilung für Notfallreaktionen mehr und nur noch einen – zu hundert Prozent von den CDC bezahlten – Mitarbeiter, der Epidemien in den Tropenregionen überwachte. Dr. James LeDuc hatte 1995 diese Position inne und beaufsichtigte hauptsächlich die Laborkapazitäten des weiträumigen Netzes der WHO-Überwachungsstellen. LeDuc hatte sich in seinem wissenschaftlichen Werdegang auf Erreger konzentriert, die von Säugetieren und Insekten auf Menschen übertragen werden, wie etwa die Erreger von Gelbfieber und der *Hanta*-Viruskrankheit, und er hatte bis dahin noch nie WHO-Maßnahmen in einem seuchenmedizinischen Notfall koordiniert.

Fast alle Gesundheitsexperten, die in den sechziger, siebziger und frühen achtziger Jahren Epidemien bekämpft hatten, hatten schon vor langer Zeit den Dienst quittiert, enttäuscht und entmutigt durch den Führungsstil Nakajimas. Auch Sponsoren zogen sich zunehmend zurück, da sie bezweifelten, dass die einstmals so vitale Weltgesundheitsorganisation noch den Weitblick, den Willen und die Ressourcen besaß, um ihre Aufgabe zu erfüllen. Nakajima, der in jüngster Zeit diplomatische Immunität beanspruchte, nachdem er bei dem Versuch verhaftet worden war, religiöse Ikonen aus Russland zu schmuggeln, wurde von vielen Seiten kritisiert.

So oblag es einem verärgerten Mitarbeiter, die Flagge der WHO in der Krise hochzuhalten. Heymann musste die Aufgaben eines Diplomaten, Attachés, Obersten und leitenden Epidemiologen in einem ausführen. Die Koordinierung der Ärzte und Wissenschaftler sowie der Institutionen, für die sie arbeiteten, war eine gewaltige Herausforderung. Das anfänglich nur aus einer Hand voll Mitarbeitern bestehende Team sollte auf über hundert Wissenschaftler und Freiwillige anwachsen. Persönliche Rivalitäten, sprachliche Unterschiede, institutionelle Machtkämpfe und legitime kulturelle und wissenschaftliche Unterschiede in der individuellen Herangehensweise an die jeweiligen Aufgaben mussten sorgfältig ausgeglichen werden.

Die vierte Schlüsselfigur des Teams traf am nächsten Tag aus Amsterdam ein: Dr. Barbara Kiersteins von Médecins Sans Frontières (Ärzte ohne Grenzen). Die humanitäre Organisation mit Sitz in Europa hatte vielfach, bei Hunderten von Krisen auf der ganzen Welt wirksame Hife geleistet und konnte auf eine über 25-jährige erfolgreiche Arbeit zurückblicken. Anstoß zu ihrer Gründung war eine andere afrikanische Krise gewesen – die Hungersnot in dem vom Bürgerkrieg verwüsteten Nigeria im Jahr

1968. Die Ärzte und Freiwilligen von Ärzte ohne Grenzen wurden auf der ganzen Welt bei gesundheitlichen Notlagen eingesetzt, die durch Krieg, Hungersnot, Despotismus oder Epidemien ausgelöst wurden. Von Anfang an verpflichtete sie sich auf Grundsätze, die für internationale Hilfsorganisationen untypisch waren: Ihre Mitarbeiter ersuchten im Fall eines zivilen Notstandes die betreffenden Regierungen nicht um die Erlaubnis, Hilfe zu leisten; die Ärzte wurden ermuntert, öffentlich politische oder ökonomische Bedingungen anzuprangern, die ihres Erachtens zu den Katastrophen beitrugen. Außerdem war die Tätigkeit für Ärzte ohne Grenzen immer zeitlich befristet. Man war davon überzeugt, dass hauptberufliche Hilfskräfte zu viele Kompromisse mit korrupten Regierungen eingehen und örtliche Katastrophen als Sprossen ihrer persönlichen Karriereleiter benutzen würden.

»Das Krankenhaus war in einem erbärmlichen Zustand«, sagt Kiersteins. »Die Patienten befanden sich in einem noch erbärmlicheren Zustand. Das medizinische Personal hatte keinerlei Schutzkleidung, und sie wurden nicht dafür bezahlt, ihr Leben zu riskieren. Also beschlossen wir, uns auf die Krankenhaushygiene und den Aufbau einer Isolierabteilung zu konzentrieren.«

Kaum waren die gelben Quarantänebänder um die Säulen des zentralen Korridors gespannt, versammelten sich auch schon Dutzende von Familien am äußeren Rand der Quarantänezone und starrten ängstlich auf den Trakt Nr. 3. Innerhalb der Quarantänezone lag das Leichenschauhaus, und in den kommenden Tagen sollte sich ein entsetzliches Ritual in einem fort wiederholen: Während Krankenpfleger einen verstorbenen Patienten ins Leichenschauhaus trugen, verrenkten sich alle wartenden Angehörigen die Köpfe, um zu sehen, wer gestorben war. Sobald die Identität bekannt war, begannen die Angehörigen des Verstorbenen mit ihren Wehklagen und schrien: »Jemand ist gestorben! Jemand ist gestorben!« Das Wehklagen dauerte stundenlang. Und das medizinische Personal hörte es ebenso wie die schwerkranken *Ebola*-Opfer in Trakt Nr. 3. Kiersteins erkannte, dass die Todesfälle, das Wehklagen und der Stress einen gewaltigen Tribut von den Ärzten und Pflegern forderten, die sich abrackerten, ohne auch nur einen Pfennig dafür zu bekommen. Der Tod der Kollegen bestürzte sie, Angst und Schlaflosigkeit wirkten zermürbend. Ein steter Strom von örtlichen Freiwilligen des Roten Kreuzes brachte schwerkranke Patienten in die Klinik und schaffte die Toten zur Bestattung auf den Friedhof. Keiner der unerschrockenen Kikwiter besaß Schutzkleidung, und alle hatten panische Angst. Mindestens drei hatten sich bei ihren Heldentaten infiziert.

Muyembe ordnete an, dass sämtliche Ärzte, Pflegekräfte und Freiwillige, die unter den Fittichen der Médecins Sans Frontières arbeiteten, sofort in die Grundlagen der Infektionsprävention eingewiesen werden sollten, und Kiersteins sorgte für die Ausstattung mit sterilen Kitteln, Gummigaloschen, langen Gummischürzen, Latexhandschuhen, Schutzbrillen, Mundschutz und Kopfbedeckung. Obgleich das Team nicht wusste, ob *Ebola* durch die Luft übertragbar war, lag die Gefahr durch den Kontakt mit Blut oder anderen Körperflüssigkeiten der Kranken oder Toten auf der Hand. Heymann und Muyembe waren überzeugt, dass jede Schutzmaßnahme, die Schranken zwischen infizierten Patienten und dem medizinischem Personal errichtete (wie etwa Latexhandschuhe), die Übertragung blockieren würde.

Verunsicherte Ärzte und Pflegekräfte machen Fehler: Nadeln rutschen ab, Flaschen zerbrechen, Hände zittern – all das schafft Gelegenheiten für die Ausbreitung des Virus. In der Klinik von Kikwit aber war seit langem jedes vertretbare Maß an Schlafentzug und Erschöpfung überschritten worden. Helfen konnten die Freiwilligen, und so wurde deren Professionalisierung mit höchster Eile und Aufmerksamkeit vorangetrieben.

Ärzte ohne Grenzen errichtete eine Reihe von Zelten auf einem kleinen Rasen innerhalb der Quarantänezone mit Betten und Stühlen für das Personal. Kiersteins erstellte Arbeitspläne, um sicherzustellen, dass alle Mitarbeiter des Krankenhauses Ruhezeiten und deutlich kürzere Schichten hatten. Ununterbrochene Nachtschichten waren nicht mehr erlaubt. Erstmals erhielten die Klinikmitarbeiter auch Verpflegung, sauberes Wasser und, vielleicht der entscheidende Faktor, Gehalt. Um die Lage zu normalisieren, griff Kiersteins auf Finanzmittel von Ärzte ohne Grenzen zurück, machte sämtliche Mitarbeiter in Trakt Nr. 3 und im Leichenschauhaus zu Angestellten ihrer Organisation und registrierte die jeweiligen Arbeitsstunden. Die Ausbreitung von *Ebola* im Krankenhaus wurde dadurch sofort unterbunden. Auch den Mitgliedern der Bestattungstrupps vom Roten Kreuz zahlte Ärzte ohne Grenzen einen bescheidenen Lohn und half, Einsatzpläne für die grausige Arbeit zu erstellen, damit niemand überfordert wurde. Man trieb LKWs und einen Bulldozer auf und hob riesige Massengräber am Stadtrand aus, in denen die in Kunststoffplanen gehüllten Körper der Toten übereinandergestapelt wurden.

Doch die Hilfsgüter der Organisation waren begrenzt: Erst am 27. Mai trafen ausreichend Schutzkleidung und steriles Material ein, die den Bedarf von Kikwit deckten. In der Zwischenzeit versuchte man sich zu arrangieren. Am Freitag, dem 12. Mai, telefonierte Kiersteins den ganzen Morgen über mit der Zentrale von Ärzte ohne Grenzen in Brüssel: »Schickt uns Mundschutz, Latexhandschuhe, Schutzkittel, Desinfektionsmittel, Leintücher und Matratzenüberzüge aus Kunststoff, Kunststoffschürzen, einfaches Reinigungsgerät und Reinigungsmittel, Wasserpumpen und Filter, Galoschen, Zelte ...« Kikwit brauchte vor allem die grundlegenden Dinge: Seife, Schutzkleidung und sauberes Wasser.

Zwischen Freitagnachmittag und Montag, dem 15. Mai, trafen die wichtigsten Mitglieder von Heymanns Team ein. Dr. Philipe Calain, ein schweizer Arzt im Dienste der amerikanischen CDC, wurde mit der Leitung von Trakt Nr. 3 und der Isolierstation betraut. Der Belgier Dr. Bob Colebunders übernahm die Leitung der Notaufnahme des Krankenhauses und untersuchte alle eingewiesenen Patienten. Er schickte alle neuen *Ebola*-Fälle zu Calain und die übrigen an andere Krankenhäuser. Die CDC-Experten Pierre Rollin und Ali Khan arbeiteten mit dem WHO-Spezialisten Güenal Rodier zusammen, um sämtliche *Ebola*-Fälle in der Region zu erfassen und die Ausbreitungswege des Virus herauszufinden. Der Südafrikaner Robert Swanepoel vom National Virology Institute, das am Stadtrand von Johannesburg ansässig ist, richtete im Tuberkulose-Zentrum des Krankenhauses ein behelfsmäßiges *Ebola*-Labor ein. Von der Zweigstelle der WHO in Zimbabwe kam der Tierarzt Oyewale Tomori, der herausfinden sollte, ob irgendwelche Tiere in Kikwit das Virus in sich trugen – und möglicherweise verbreiteten. Die Anstrengungen wurden durch Dutzende von Freiwilligen unterstützt, die unter den Studenten einer örtlichen medizinischen Fakultät angeworben worden waren, sowie von einer Vielzahl von Forschungsinstituten in den Vereinigten Staaten, Europas und Afrikas.

Heymann und Muyembe hatten die Zahl der *Ebola*-Opfer überschlägig berechnet und dabei festgestellt, dass sich die Zahl der Toten täglich vervierfache. In seinen Gesprächen mit Kipassa erfuhr Muyembe von den chirurgischen Eingriffen Kimfumus und Katadis, bei denen es offenbar zur Übertragung von *Ebola*-Viren gekommen war, und von den Todesfällen unter dem medizinischen Personal. Muyembe schätzte, dass dreiundsiebzig Prozent der Toten Ärzte oder Pflegekräfte waren.

Am beunruhigendsten war jedoch die Tatsache, so Muyembe, dass diese Epidemie schon seit März anhalte – also seit ganzen drei Monaten – und sich weit über das Allgemeine Krankenhaus von Kikwit hinaus ausgebreitet habe. Obwohl Muyembe zu diesem Zeitpunkt noch nichts von den Fällen in Mosango und den anderen nahegelegenen Ortschaften wusste, war ihm klar, dass sich die Epidemie in Kikwit explosionsartiger ausbreitete als die Epidemie, die er neunzehn Jahre zuvor in Yambuku erlebt hatte. Obgleich der eigentliche Verlauf der Infektionen in Kikwit noch nicht vollständig geklärt war, erkannte Muyembe, dass diese Epidemie viele verschiedene Herde hatte – anders als in Yambuku, wo die meisten Fälle auf die wiederverwendeten Spritzen der Missionsklinik zurückgeführt werden konnten. Die Epidemie in Yambuku konnte von einer einzelnen infizierten Person über die jeweils anderen Fälle weiterverfolgt werden. In Kikwit hingegen gab es offenbar mehrere, scheinbar nicht miteinander zusammenhängende, sich rasch verzweigende Ausbrüche. Die Zusammenhänge zwischen ihnen – und der Ursprung der Epidemie in der Familie Menga – mussten erst noch ans Tageslicht gebracht werden.

Heymann machte sich sogleich mit Rollin und Khan an die Arbeit; er brachte einer Gruppe von Medizinstudenten die Grundlagen der Epidemiologie bei und entwarf einen Plan zur systematischen Erfassung aller *Ebola*-Fälle. Am Sonntag und Montag wurden Teams in alle Viertel von Kikwit entsandt, wo sie auf der Suche nach *Ebola*-Fällen von Tür zu Tür gingen. Als sie in das Hauptquartier zurückkehrten, meldeten die Epidemiologen die aufgespürten aktiven Fälle und schickten das Rote Kreuz hin, um sie aufzulesen. Die wachsende Menge an Daten half, einen sich rasch vergrößernden »Infektionsbaum« zu konstruieren, mit dem Muyembe grafisch veranschaulichte, wer wen mit *Ebola* infiziert hatte. Der Ursprung schien in jenen Operationen zu liegen, die im März im Allgemeinen Krankenhaus von Kikwit vorgenommen worden waren, insbesondere bei den Eingriffen an dem Laboranten Kimfumu. Auf Heymanns Bitte hin wurde die Skizze vom Ablauf des Ausbruchs an die WHO und das Gesundheitsministerium in Kinshasa gefaxt. Es sollte sich allerdings als Fehler erweisen, dass man sich auf die Diskretion Kinshasas verlassen hatte.

Die Mitglieder des Team waren sorgfältig darauf bedacht, sich bei ihren Begegnungen nicht zu umarmen, nicht die Hand zu geben und weder Nahrung noch Wasser zu teilen. Wenn sie Freunde begrüßten, berührten sie sich mit der Außenseite ihrer Unterarme, wobei sie sorgfältig darauf achteten, dass die Handteller von dem Begrüßten abgewandt waren. Die Mitglieder der Teams arbeiteten eng zusammen, trugen weder Mundschutz noch sonstige Schutzkleidung, vermieden aber sorgfältig jede Berührung. Bei der Entnahme und beim Hantieren mit Blut- und Gewebeproben trugen sie dicke Schutzhandschuhe. Und alle Mitglieder des Teams tranken ausschließlich in Flaschen abgefülltes Wasser, das Szczeniowksi aus Kinshasa hatte einfliegen lassen.

Am 11. Mai übermittelte das WHO-Team seinen ersten Feldbericht per Satellitentelefon nach Genf, ein Vorgang, der sich dann täglich wiederholte. Die zairische Regierung stellte Kikwit unter Quarantäne und unterbrach jeglichen Handel und Verkehr zwischen der Stadt und ihrem Umland, mit Ausnahme von Hilfsflügen mit medizinischen Gütern und Personal. In kürzester Zeit verschwanden Lebensmittelkonserven, Reissäcke, Batterien, Werkzeuge und andere Waren, die für gewöhnlich auf den Märkten in Kikwit feilgeboten wurden, die Regale der Geschäfte waren leer.

Zu diesem Zeitpunkt hatten die Behörden von Kikwit zwanzig nachgewiesene *Ebola*-Todesfälle und einundsechzig hämorrhagische Fieberfälle, die vermutlich durch das Virus verursacht waren, registriert. Viele weitere Verdachtsfälle warteten auf ihre labormedizinische Bestätigung. Am 13. Mai kehrten Mitglieder des Teams aus Mosango und anderen Dörfern in der Umgebung zurück und bestätigten Muyembes Befürchtungen: Das Virus hatte sich weit über die Grenzen von Kikwit hinaus ausgebreitet. Heymann hielt es daraufhin für angebracht, das Überwachungsnetz zu erweitern.

Währenddessen strömten weitere Krankheitsfälle in die Notaufnahme des Allgemeinen Krankenhauses von Kikwit, in der Regel getragen von Freiwilligen des Roten Kreuzes und gefolgt von wehklagenden Verwandten. Der belgische Arzt Colebunders sah sogleich, dass die Zustände in der chaotischen Notaufnahme untragbar waren: »Die Menschen kamen und gingen, *Ebola*-Fälle und andere Notfälle wurden einfach durcheinander gelegt, und sechs Pfleger in der Notaufnahme waren an *Ebola* gestorben«, erklärt Colebunders später. »Ich sagte: Ich kann keine sterilen Bedingungen aufrechterhalten, wenn hier ständig Menschen ein und aus gehen. – Das Rote Kreuz aber hatte die gesamte Schutzkleidung mitgenommen. Also benutzten wir das, was an Schutzkleidung übrig geblieben war. Das beste Material ging an Trakt Nr. 3.«

Colebunders, der Kikwit erst am Dienstag, dem 16. Mai, erreichte, musste feststellen, dass sämtliche Schutzausrüstung bereits von Calain für den Isoliertrakt Nr. 3 beziehungsweise von Ärzte ohne Grenzen in Anspruch genommen worden war. Dabei untersuchte das Personal der Notaufnahme ständig blutende Patienten ohne die elementarsten Schutzvorkehrungen – Mundschutz und Handschuhe. Colebunders forderte weitere Schutzkleidung an, doch es sollte zehn Tage dauern, bis sie eintraf. Gleichwohl musste die Notaufnahme über jeden Fall von Diarrhoe und Fieber, der in Kikwit auftrat, entscheiden. Colebunders bemühte sich, die Risiken für sich und für die Mitarbeiter der Notaufnahme zu minimieren, aber er wusste, dass sie alle in erheblicher Gefahr waren. Und er setzte alles daran, die panische Angst zu verbergen, die ihn im Lauf der folgenden Tage ergreifen sollte. Die Mitglieder des Teams waren aus ganz persönlichen Gründen gekommen, um in Kikwit gegen das berüchtigte Virus zu kämpfen. Obgleich Colebunders das einzige Mitglied des Teams war, das unter dem Druck einen völligen Nervenzusammenbruch erlitt, hatten alle Wissenschaftler Momente von Gereiztheit, Streitlust, Erschöpfung und Selbstzweifeln.

Am Sonntag, dem 14. Mai, charterte eine Gruppe von dreiundzwanzig Reportern ein altes Flugzeug, das sie von Kinshasa nach Kikwit bringen sollte. Nach der Landung auf der von Rissen übersäten Rollbahn des kleinen Flughafens von Kikwit schwärmten die Reporter sogleich aus. Obwohl sie sich in Kikwit nicht auskannte, fand die Horde mit dem instinktiven Gefühl alterfahrener Afrika-Journalisten schon bald Heymanns Team und den Trakt Nr. 3 des Krankenhauses.

Die Wissenschaftler wurden völlig überrumpelt. Niemand von ihnen hatte auch nur einen Gedanken an die Medien verschwendet, vor allem deshalb, weil die vielen Epidemien und Katastrophen Afrikas in den Fernsehnachrichten in Nordamerika, Westeuropa, ja allen anderen nicht-afrikanischen Ländern nur selten mehr als ein paar Minuten pro Jahr einnahmen. Nur eine Hand voll ausländische Reporter war während der Pest-Epidemie in Indien nach Surat gereist: Die Berichterstattung in den Medien hatte sich weitgehend auf Regierungsquellen im fernen Delhi gestützt. Und da *Ebola* erheblich gefährlicher war als die Pest, erschien es den Wissenschaftlern unwahrscheinlich, dass mehr als ein paar Reporter in Kikwit auftauchen würden.

Die Fotografen wollten Aufnahmen von den Patienten in Trakt Nr. 3 machen. Aber in Anbetracht der Tatsache, dass diese Station als Isolierabteilung diente und die meisten Patienten zu krank waren, um ihre Einwilligung zu geben, äußerte Calain heftige Bedenken. Die Gemüter erhitzten sich, man schrie sich an, und Calain warf einen Locher nach einer Fotografin, die im Auftrag der Nachrichtenagentur Reuters vor Ort war. Später behaupteten Zeugen, beide Seiten hätten die Nerven verloren. Die Fotografin aber schürfte sich während des Tumults ihr Knie auf dem möglicherweise kontaminierten Boden auf. Dass man sie nach Kinshasa zurückkehren ließ, verstieß gegen die Richtlinien zur Infektionsverhütung. (Glücklicherweise war sie nicht infiziert, obgleich das niemand wusste, als sie Kikwit verließ.)

Einige aufgebrachte Mitglieder des medizinischen Teams beschwerten sich per Funk in Kinshasa über die Reporter, und als die 23-köpfige Gruppe noch am selben Tag bei Einbruch der Dunkelheit in der Hauptstadt landete, umstellten Soldaten der zairischen Armee das Flugzeug. Während die Reporter in der sengenden äquatorialen Hitze im Flugzeug festgehalten wurden, teilte man ihnen mit, dass sie auf unbestimmte Zeit unter Quarantäne gestellt seien. Nach einer Stunde intervenierten dann Diplomaten mehrerer Botschaften und überredeten die zairischen Beamten, die Journalisten freizulassen.[19]

Der Vorfall führte dazu, dass das zairische Informationsministerium sich stärker für die Einzelheiten der Akkreditierung von Journalisten interessierte. Die Behörde, die eher die Bezeichnung »Ministerium für Bestechung und Desinformation« verdient hätte, nahm als Gegenleistung für die Akkreditierung von Ausländern gerne Geld entgegen und versorgte nur selten jemanden – ob Ausländer oder eigene Bürger – mit wahrheitsgemäßen Informationen über die Vorgänge im Lande. Das Ministerium war in einem der zahlreichen baufälligen Regierungsgebäude untergebracht, die sich in beträchtlicher Entfernung vom Zentrum Kinshasas befanden.

Obwohl die Ministerialbeamten den großartigen Rundblick rühmten, den man von ihren Fenstern (im 19. Stockwerk) aus auf Kinshasa und den Kongo-Fluss hatte, waren es doch die Büros selbst, die den deutlichsten Einblick in das Mobutu-Regime gewährten: Wasserflecken und kriechender Schimmel an Wänden und Decken offenbarten den Zustand des Gebäudes, der den äquatorialen Regenfällen nicht widerstand. Verrostete, frei verlegte Leitungen führten dazu, dass aus den Wasserhähnen im 19. Stock kein Wasser mehr floss. Eine eingestürzte Decke verriet die allgemein schlampige Arbeit der Handwerker und die schlechte Wartung des Gebäudes. Und von allen Wänden blickte der Diktator herab; Fotos aus seiner Jugend zeigten ihn in arroganter Pose, mit finsterem Blick – und mit einem Sammelsurium edler Accessoires: einer Sonnenbrille von Pierre Cardin, einer Rolex-Uhr, einem Hut aus Leopardenfell und einem Sakko im europäischen Stil. Ohne dass sich die Beamten des Informationsministeriums dessen bewusst waren, präsentierten sie ein wirklichkeitsgetreues Bild des modernen Zaire.

Die Beamten gerieten in Verlegenheit, als sie darum gebeten

wurden, über die Epidemie in Zaire zu berichten. Zutreffende Informationen waren nicht ihre Stärke – eher das Vertuschen derselben. Aber während das Verbergen der Wahrheit vielleicht die inländischen Kritiker des Diktators ruhigstellen mochte, machte es ausländische Journalisten umso hellhöriger. Deshalb sollte das Gesundheitsministerium Informationen über die Epidemie sorgfältig zensieren. Während das Land mit der schwersten gesundheitlichen Krise seiner Geschichte rang und der Gesundheitsminister Mbumb Musong seltsamerweise außer Landes war, lavierten die Mitarbeiter des Ministeriums. Bei einer in Kinshasa abgehaltenen Pressekonferenz am 15. Mai spöttelte Generalsekretär Lonyangela Bompenda, die vielen Journalisten brächten durch ihre Berichterstattung nur Menschen in Gefahr.

»Wenn die Quarantäne nicht eingehalten werden kann, machen wir die Grenzen einfach dicht. *Voici la verité!*

Wenn sie nach Kikwit gehen, setzen sie sich über die Quarantäne hinweg«, sagt Bompenda. Dann fügt er drohend hinzu:»Ich sage es also noch einmal: Sollten wir einige Leute in Haft nehmen müssen, so wird das die Polizei erledigen.«

In der Zwischenzeit schoss in Kinshasa ein neuer Gewerbezweig aus dem Boden; die darin tätigen »Geschäftsleute« hatten es darauf abgesehen, den ausländischen Journalisten so viel Geld wie möglich aus der Tasche zu ziehen. Die Taxifahrer erhöhten die Fahrpreise, für Telefongespräche aus den Hotels musste man nun zwischen zwanzig und fünfzig Dollar Schmiergeld an die Bediensteten der Vermittlungszentrale berappen, die Preise für Hotelzimmer und für ein Essen in den örtlichen Speiselokalen schnellten in die Höhe. Als sich der Konkurrenzkampf unter den Journalisten verstärkte, besonders unter den rivalisierenden Fernsehsendern, erreichten die Bestechungsgelder schwindelerregende Höhen. Inländische Chartergesellschaften verlangten für die Beförderung nach Kikwit unter Verletzung der Quarantänesperre 25 000 Dollar. Während die Regierung auch mit Drohungen die Dinge zu vertuschen suchte und Gerüchte über Todes- und Krankheitsfälle in der Hauptstadt grassierten, bemühten sich sowohl die internationalen wie auch die Zairer Medien, Dichtung und Wahrheit auseinanderzuhalten.

Mobutu, der nach Kinshasa flog, um dort den amerikanischen Fernsehprediger Pat Robertson zu treffen, und dann wieder in sein Refugium im Norden Zaires zurückkehrte, das weit von der Kikwit-Krise entfernt war, dankte Robertson »aus tiefstem Herzen«. Auf die *Ebola*-Epidemie seines Landes angesprochen, sagte Mobutu:»Ich wäre gerne nach Kikwit gereist, aber meine

Ärzte haben mir verboten, dieses Gebiet aufzusuchen. Die oberste Pflicht eines Staatsführers ist es, Solidarität mit seinen Bürgern zu zeigen und sich für sein Volk einzusetzen. Ich möchte den Menschen helfen und mit allen internationalen Gruppen zusammenarbeiten.«

Eine der beliebtesten örtlichen Zeitungen, *Salongo*, machte mit der frechen Schlagzeile auf: »*Ebola*-Virus. Blutiger Durchfall. Wer hat Schuld?« – Mobutu, lautete die rhetorische Antwort. Das Blatt bemerkte, die Epidemie sei »zweifelsohne« die Folge einer weitverbreiteten sozialen und ökologischen »Verschlechterung«, die von den »Demagogen« in der Regierung zu verantworten sei, die an der »alten Ordnung« festhielten und den Demokratisierungsprozess blockierten. Als die Seuche immer weiter um sich griff, gelangten sogar die Wissenschaftler, die sich in Kikwit abmühten, zu der Überzeugung, dass die Ursachen für die Epidemie in Zaire nicht nur biologischer, sondern mindestens ebenso sehr politischer und wirtschaftlicher Natur waren. Despotismus und Korruption haben das *Ebola*-Virus zwar nicht erzeugt, aber sie haben mit Sicherheit einen hervorragenden Nährboden für seine Ausbreitung geschaffen.

Mittlerweile war eine Woche vergangen, seit die CDC die Rückkehr des *Ebola*-Virus nach Zaire bestätigt hatten. Unbegründete Gerüchte über Krankheitsfälle in Kinshasa waren nach der Festnahme zweier verdächtiger Patienten, bei denen sich herausstellte, dass sie nicht mit dem Virus infiziert waren, endgültig widerlegt. Auf den Straßen der Hauptstadt beklagten Verkäufer, dass sie wegen der Quarantäne kein Obst und Gemüse aus der Provinz Bandundu mehr bekämen. Entlang der Hauptverkehrsstraßen und Gassen hielten die Leute weiße Journalisten an, baten um Informationen über die Epidemie und fragten, was sie von den Bestrebungen der Regierung, *Ebola* einzudämmen, hielten.

»Gibt es genügend Wissenschaftler in Kikwit?« fragten sie. »Sagt die Regierung die Wahrheit – gibt es wirklich keine Krankheitsfälle in Kinshasa?« – »Glaubt der Regierung nicht – sie lügt nur! Wird uns die internationale Staatengemeinschaft retten?«

Offensichtlich hatte die Regierung bei den Bewohnern von La Cité und wohl auch aller anderen Orte des Landes das letzte Körnchen Glaubwürdigkeit verspielt. Die Massen zählten auf die WHO und die Ausländer, deren Anwesenheit für sie die einzige Hoffnung in der sich ausweitenden Krise war. Inzwischen waren sechsundachtzig Menschen nachweislich an *Ebola*-Fieber gestorben, und zahlreiche weitere Verdachtsfälle waren ans Tageslicht gekommen. In Kikwit gab es eine neue Welle von Krankheitsfällen. Die Betreffenden hatten sich nicht mehr im Krankenhaus infiziert, sondern in den Familien. Das wachsende internationale Team sah, wie sich eine Epidemie, die zunächst vor allem Ärzte und Pflegekräfte erreicht hatte, zu einem allgemeinen Phänomen auswuchs. Heymanns Team aus einheimischen Medizinstudenten und ausländischen Wissenschaftlern fand so genannte »heiße Häuser«, in denen ganze Familien an *Ebola* erkrankt waren, von denen die meisten starben.

In einem der weitgehend unzugänglichen Viertel von Kikwit, dessen morastige, ausgefahrene Straßen für Autos unpassierbar sind, taumelt eine junge Frau langsam auf ihrer winzigen Veranda vor und zurück, während sie ihr Baby stillt. Sie blickt, wie unter Schock, starr geradeaus. Sie muss sich jetzt ganz allein um ihr Baby, ihre halbwüchsige Schwester und sechzehn weitere Kinder kümmern.

Der Schrecken begann, so sagt sie, als bei ihrer Nichte im April im Allgemeinen Krankenhaus von Kikwit ein Kaiserschnitt gemacht wurde. Neun Tage später starb die Mutter an *Ebola*. Ihr Neugeborenes folgte ihr zwei Tage später. Beim Begräbnis ihrer Tochter setzte dann bei der Großmutter, die sich um die sterbende Mutter und das sterbende Kind gekümmert hatte, ein stechender Kopfschmerz ein. Die Familie brachte sie rasch in eine örtliche Poliklinik, wo eine Krankenschwester eine Verdrehung der Gebärmutter diagnostizierte und die Gebärmutter der Hinterbliebenen mit bloßen Händen wieder in die richtige Lage bringen wollte.

Eine Woche später waren sowohl die Frau als auch die Krankenschwester tot, beide Opfer von *Ebola*. Kurz danach starben weitere Verwandte, die an der Bestattung teilgenommen hatten: der traumatisierte Vater und zwei weitere Schwestern der Frau. »Sie hatten Schluckauf«, sagt die Überlebende, sichtlich erschüttert. Alle *Ebola*-Opfer leiden im Sterben unter unkontrollierbaren Anfällen von Schluckauf.

Einer der Epidemiologen fragt die junge Frau, ob er Blutproben von ihr und den Waisen, die sie nun in ihrer Obhut hat, entnehmen dürfe. Sie springt entsetzt auf und ruft: »Meine Schwestern bekamen Spritzen in den Arm! *Afwaka* – sie starben. Meine Mutter hat Spritzen bekommen. *Afwaka!* Mein Vater – *afwaka!* Nein! Das erlaube ich nicht!«

Die Furcht vor den Krankenhäusern von Kikwit und insbesondere vor deren Spritzen und chirurgischen Instrumenten war natürlich berechtigt. Für das WHO-Team war offensichtlich, dass mehrere medizinische Einrichtungen in der Provinz Bandundu als Ansteckungsherde für *Ebola* gedient hatten: Aufgrund der schlechten hygienischen Verhältnisse führten vereinzelte Krankheitsfälle, die in die Krankenhäuser eingeliefert wurden, zu einer Kette weiterer Infektionen. Die lokalen Gesundheitseinrichtungen hatten genau das Gegenteil dessen bewirkt, was ihre Aufgabe gewesen wäre: Sie hatten aus einem Problem, das ursprünglich auf die Familie Menga begrenzt war, überhaupt erst eine Epidemie gemacht.

Dank der Bemühungen der Ärzte ohne Grenzen wurde Mitte Mai die Übertragung in den Krankenhäusern weitgehend unterbunden. Es war klar, dass sich *Ebola* nunmehr vor allem innerhalb so genannter »heißer Häuser« verbreitete. Die genauen Übertragungswege aber waren nach wie vor unbekannt.

An den Abenden kamen Mitglieder des internationalen Teams erschöpft in einem der wenigen Restaurants von Kikwit zusammen, das sich im einzigen Hotel der Stadt befand, dem »Kwilu« – benannt nach dem Fluss, der die Stadt durchschnitt und vor nicht einmal zehn Jahren noch die Grenze zum Regenwald markiert hatte. Wie Soldaten, die sich im Krieg befinden, neigen auch die Wissenschaftler dazu, bei diesen Gelegenheiten ausgelassen zu sein und viel Bier zu trinken. Oft diskutieren sie über das, was sie während ihrer Untersuchungen am Tage gesehen haben.

Beim Essen – Fisch, Bananen, Reis und mit scharfem Pfeffer gewürztes Ziegenfleisch – grübeln die Experten – es sind fast ausschließlich Männer – über die Eigentümlichkeiten des tödlichen hämorrhagischen Fieber-Virus. Besonders der Mosango-Fall verwirrt sie, da er darauf hindeutet, dass das Virus tagelang im tropischen Klima an der Luft überleben kann. Ist Dr. Bonnets Beobachtung richtig? Ist das Krankenhauszimmer selbst Quelle der Infektion dieser unglücklichen Patienten, oder gibt es noch andere mögliche Ursachen? Vielleicht, so stimmen sie überein, befindet sich das Virus an den Händen einer Pflegekraft. Oder an ihrem Geschirr. Oder im Trinkwasser.

Rodier von der WHO bringt eine verbreitete Besorgnis zum Ausdruck: Falls sich das Virus in einem Brunnen oder auf einem Glas Wasser befindet, kann man dieses Wasser dann gefahrlos verwenden? Er denkt über die Lektionen der Yambuku-Epidemie nach. Als sich Rodier an die anfängliche Laborarbeit im Jahr 1976 erinnert, kommt er zu der Überzeugung, dass dieser Verdacht nicht unbegründet ist, da die damaligen Proben aus Yambuku unsachgemäß verpackt worden waren und im Pariser Institut Pasteur in einem Zustand ankamen, der sie für den Nachweis der vielen

Viren unbrauchbar machte. Der flüssige Stickstoff, der die Reagenzröhrchen mit dem virusverseuchten Blut gefroren halten sollte, hatte sich bald verflüchtigt, und die Viren waren tagelang Zimmertemperatur ausgesetzt gewesen. Dennoch hatte Dr. Pierre Sureau keine Mühe gehabt, aus den Proben lebendes, infektiöses *Ebola*-Virus zu isolieren.

Dieser Umstand, so folgert Rodier, verlange, dass die Wissenschaftler in Kikwit besondere Vorsicht walten ließen, da Grund zur Annahme bestehe, dass das Virus trotz der tropischen Hitze auch in Nahrungsmitteln und im Trinkwasser überleben könne. Muyembe missfiel dieser Gedanke: Es mochte wohl für die Ausländer in Ordnung sein, abgefülltes Wasser zum Trinken und auch zum Waschen zu benutzen, das unter erheblichem Kostenaufwand aus Kinshasa herbeigeschafft wurde, für die Kikwiter waren solche Maßnahmen unmöglich. Das Gerede über virusverseuchtes Essen oder Trinkwasser würde die hysterische Stimmung innerhalb der Bevölkerung noch verschlimmern.[20]

In Amerika beschäftigten sich Wissenschaftler in Fort Detrick am Medizinischen Forschungsinstitut für Infektionskrankheiten der US-Armee (USAMRID) und bei den CDC eingehend mit der Frage, wie *Ebola* übertragen wird. Ihre Ergebnisse wurden – vielleicht zum Glück – erst bekannt, als die Epidemie in Kikwit vorüber war. Dr. Nancy Jaax vom USAMRID zeigte beispielsweise, dass das Einatmen von künstlich vernebelten *Ebola*-Viren bei Rhesusaffen eine tödliche Infektion auslösen kann.[21] Zudem fand die CDC-Forschungsgruppe Hinweise heraus, dass *Ebola*-Viren in menschlichen Hautzellen vorkommen können, so dass möglicherweise der bloße Hautkontakt zur Infektion genügt.[22]

Die Kenntnis von diesen beiden Entdeckungen hätte womöglich bei dem internationalen Team Ängste geschürt, sich durch versehentliches Einatmen oder Hautkontakt mit *Ebola*-Viren zu infizieren. Aber auf der Grundlage des damaligen Wissensstands waren die Mitglieder des Teams der Ansicht, dass die amerikanischen Bestimmungen über allgemeine Vorsichtsmaßnahmen, ergänzt um Schutzbrillen und Gummistiefel, für die Mitarbeiter des Roten Kreuzes und das medizinische Personal ausreichen. Ungeachtet der drückenden Hitze und Feuchtigkeit hielt man hingegen für Swanepoel und seine kleine Laborarbeitsgruppe Ganzkörperschutzanzüge für angebracht.

Den Einwohnern von Kikwit wurden in einer Aufklärungskampagne »von Haus zu Haus« zwei Schutzmaßnahmen empfohlen: Sie sollten keine Menschen pflegen, die an hohem Fieber oder Durchfall litten, und keine Bestattungsriten mit der Waschung der

Toten und der Trauerfeier am offenen Sarg durchführen. Vielmehr sollten sie, sobald ein Familienmitglied erkrankte, einen Boten zum Roten Kreuz schicken. In einer Stadt ohne Leichenhallen und Räumlichkeiten für Totenfeiern bedeutete dies, dass die Familien ihre schwerkranken Angehörigen verlassen und es zulassen sollten, dass ihre Leichen »unrein« und ohne katholisches Ritual begraben wurden. Obwohl diese Maßnahmen für die Angehörigen belastend waren, hielt Muyembe sie am ehesten dazu geeignet, die Epidemie zum Stillstand zu bringen.

»Jemand ist gestorben! Er war mein Papa!« schreit ein halbwüchsiges Mädchen. Umgeben von ihren weinenden sechs jüngeren Geschwistern, sind Gesicht und Bluse des Mädchens von Tränen durchnässt. »Er war mein Papa«, schreit sie und drückt einer vorbeikommenden Fremden ein Foto des Verstorbenen in die Hand. Während ihre Brüder und Schwestern wehklagen – sie vollführen krampfartige Totentänze –, erzählt das verwirrte Mädchen einer Ausländerin von der Tragödie ihrer Familie.

»Mama hatte *Ebola*«, erklärt sie und drängt der Besucherin ein Foto einer dicken Frau in den Dreißigern auf. »Sie haben sie uns weggenommen. Sie haben sie ins Krankenhaus gebracht. Dann wurde Papa krank, und sie haben ihn mitgenommen. Und heute ist er dort gestorben. Er starb im Krankenhaus. *Afwaka!*« Als die anderen Kinder den Todesgruß *Afwaka* hören, steigern sie ihre Klagelaute, und ein Junge von etwa fünf Jahren bricht wimmernd auf dem kleinen Hof des Hauses der Familie zusammen. »Mama hatte Kopfschmerzen. Und sie hatte hohes Fieber«, fährt das älteste Kind fort. »Sie ist immer noch im Krankenhaus. Ach Mama! Ach Papa! Wer wird für uns sorgen?«

Seit Tagen haben sich die Kinder allein durchgeschlagen. Sie beobachten den steten Strom von Lastwagen des Roten Kreuzes, die an ihrem reinlichen Haus vorbei zu den Massengräbern auf dem Hügel tuckern. Bei jedem vorbeifahrenden LKW haben sie sich bekümmert gefragt: Transportiert er Mama oder Papa? Und gerade jetzt, so wird ihnen erzählt, ist der Lastwagen mit dem weißen Plastiksack, in den der Leichnam ihres Vaters gehüllt ist, tatsächlich vorbeigefahren.

Das Wehklagen der Kinder wird schwächer, bis es schließlich vom knirschenden Lärm eines Rot-Kreuz-Wagens, der in einer morastigen Fahrspur auf dem Hügel steckengeblieben ist, übertönt wird. Ein Pulk aus Männern und Frauen mit farbigen Schutzanzügen hält die Leichensäcke auf der Ladefläche fest, damit keiner durch die Neigung des Fahrzeugs auf den Straßenrand fällt. Ein solcher Zwischenfall wäre gleichermaßen schauerlich wie würdelos und würde mit Sicherheit von den Menschenmassen, die aus sicherer Entfernung das traurige Schauspiel verfolgen, als unheilvolles Vorzeichen gedeutet. Nachdem sich der LKW endlich aus der schlammigen Fahrspur befreit hat, steuert er auf den Rand eines tiefen Grabens von zehn Metern Breite zu, in dem bereits erdbedeckte Leichen gestapelt liegen. Zwei Freiwillige des Roten Kreuzes ziehen ihre großen kniehohen Gummistiefel an und springen von der Ladefläche hinunter in die Grube. Die anderen reichen die schweren weißen Leichensäcke hinunter: mal einen langen, dann einen in Säuglingsgröße, dann einen von mittlerer Größe – der Leichnam des Vaters der wehklagenden Kinder.

Die beiden Freiwilligen in der Grube nehmen die Leichen, von denen einige immer noch mit *Ebola*-Viren angereicherte Körperflüssigkeiten absondern, vorsichtig entgegen und legen sie nebeneinander auf den Boden der Grube. Dann springt ein dritter Mann mit einem großen Behälter auf seinem Rücken in die Grube, richtet die Düse auf die Körper und sprüht sie mit DDT ab. Als die Arbeit nahezu vollendet ist, werden auch alle Freiwilligen mit DDT eingesprüht, und eine zweite Erdschicht wird in die Grube geschüttet. Schließlich fährt die Gruppe ins Krankenhaus zurück, um die nächste, grausige Ladung abzuholen.

Jede Equipe besteht aus sieben Freiwilligen. In Kikwit arbeiten vierzehn Equipes rund um die Uhr. Sie machen die Kranken ausfindig und bringen sie ins Krankenhaus, und sie sorgen für die Bestattung. Drei der Freiwilligen sind an *Ebola* gestorben, bevor Kiersteins die Schutzkleidung verteilt hat, und zwei kämpfen im Isoliertrakt Nr. 3 um ihr Leben. »Es sind Freiwillige, die dies aus freien Stücken tun«, sagt Kadiata Vunga, der Generalsekretär des Roten Kreuzes. »Die Regierung hat sie nicht dazu aufgefordert. Sie sind bereit, für andere ihr Leben zu lassen. Sie tun, was Gott von ihnen verlangt, um Leiden zu lindern.«

Weder die Internationalen Komitees des Roten Kreuzes und Roten Halbmondes noch die Schwesterorganisationen in reichen Staaten (wie das Amerikanische Rote Kreuz) bieten der heldenhaften Gruppe in Kikwit ihre Unterstützung an. In der Tat muss das Rote Kreuz bei örtlichen Firmen Bündel der nahezu wertlosen zairischen Währung sammeln, um damit Benzin und Ersatzreifen für die LKWs und Bulldozer kaufen zu können. Als die Spenden versiegen, greifen die Freiwilligen in ihre eigenen, nahezu leeren Taschen. »Niemand hilft uns«, sagt Vunga, der aus seinem Unmut keinen Hehl machte. »Wir machen alles selbst ... Das Amerikanische Rote Kreuz sollte unsere Situation sehen – uns mangelt es hier an allem! Wir brauchen Geld und Hilfsgüter.

Sie sollten die Bedingungen sehen, unter denen wir hier in Zaire arbeiten.«

Ebenso wichtig wie die bedrückende Aufgabe, Leichen zu transportieren, ist vielleicht die Aufklärung der Bevölkerung. Denn es sind die Freiwilligen des Roten Kreuzes, die mit den Einheimischen sprechen und vor der tödlichen Krankheit warnen. Ihre Schutzkleidung, so Vunga, verschreckt die Menschen, deshalb führen die Freiwilligen ihre Aufklärungskampagne auch in normaler Kleidung durch: »Seht ihr? Wir sind genauso wie ihr! Habt keine Angst.«

Doch Misstrauen, Aberglaube und Angst halten sich hartnäckig. Die Menschenmengen, die die mittlerweile regelmäßigen Beerdigungen mit ansehen, erzählen von den DDT-Einsätzen und behaupten, das Rote Kreuz braue zu diesem Zweck einen Zaubertrank. Zehn Tage, nachdem Heymann, Muyembe und ihr Team eingetroffen sind, kommt ein Bote ins Krankenhaus und meldet, soeben sei seine Nachbarin an *Ebola* gestorben. Da der Name auf keiner Überwachungsliste steht, folgen Khan und Heymann dem Roten Kreuz zum Ort des Geschehens.

Eine Totenfeier ist im Gange. Ein älterer, dünner Mann starrt, wie von Sinnen, neben dem offenen Sarg seiner verstorbenen Ehefrau vor sich hin. Unglücklicherweise hat er seine Frau selbst versorgt und sie nicht zur Behandlung ins Krankenhaus geschickt. Denn wie fast alle in Kikwit fürchtet auch der Witwer die Krankenhäuser. Er hat den Leichnam seiner Frau für die Beisetzung vorbereitet. Sie ist – nach dem erwachsenen Sohn – das zweite Familienmitglied, das an *Ebola* gestorben ist. Der alte Mann wirkt völlig verstört, als die Freiwilligen des Roten Kreuzes, die allesamt Schutzkleidung tragen, fragen, ob sie den Leichnam mitnehmen dürfen. Er nickt still, und der Pulk der Trauernden klagt und weint, als der Sarg geschlossen und von Freiwilligen des Roten Kreuzes zum LKW getragen wird. Als der LKW langsam davonfährt, bittet der alte Mann Heymann inständig um eine Erklärung. Pflichtgemäß und in perfektem Französisch erklärt ihm der Amerikaner, wie das Virus im Zuge der liebevollen Dienste, welche die Gesunden den Kranken erweisen, übertragen wird. Dann fragt er ihn, ob er ihm eine Blutprobe entnehmen dürfe. Als der Medizinstudent Norbert Lafulu eine Nadel in den Arm des alten Mannes einführt, zuckt dieser nicht einmal, und er wendet seinen Blick nicht von Heymanns Gesicht ab, dessen Züge keine Regungen verraten.

»Können Sie mir jetzt ein Medikament geben?« fragt der alte Mann, als es ihm dämmert, dass er sich womöglich angesteckt

hat. Heymann schüttelt den Kopf. Plötzlich schreit einer aus der trauernden Menge: »Schaut euch das Rote Kreuz an – Le Croix Rouge! Regardez!« Zwei verbliebene Rot-Kreuz-Freiwillige, die dem LKW noch nicht gefolgt sind, schrubben die Stelle im Haus, wo der Sarg gestanden hat, und besprühen den Bereich mit DDT.
»Warum sprüht ihr das Haus ein?« will der alte Mann wissen. Dann hebt er die Arme: »Sprüht mich auch ein! Sprüht mich ein! Warum sprüht ihr mich nicht auch ein?« Heymann erklärt ihm geduldig, dass das DDT eine Vorsichtsmaßnahme für den Fall ist, dass Insekten das Virus übertragen. Er fügt hinzu, dass niemand wisse, ob Insekten bei der Verbreitung von *Ebola* eine Rolle spielen oder nicht. Das DDT könne ihn jedoch nicht schützen, falls sich das Virus bereits in seinem Körper befinde.

Ein amerikanischer Fotograf macht, ohne um Erlaubnis zu bitten, ein Foto von dem versteinerten Gesicht des alten Mannes. Ali Khan verflucht den Fotografen leise. Heymann dankt dem Alten für sein Blut. Die Fremden gehen weg und lassen den fassungslosen Witwer inmitten des Gedränges zurück.

Bei einem weiteren Missverständnis zwischen den Einheimischen und den Seuchenbekämpfern wäre es in einem Stadtviertel beinah zu gewalttätigen Ausschreitungen gekommen. Alles begann, als ein Mann und eine Frau zu einem Haus fuhren, das an einer Straße in der Nähe der Universität von Bandundu lag: Die erschöpfte, schwache Frau wartet im Auto, während der Mann nach ihrem Bruder ruft. Niemand antwortet, und so kehrt der Mann zum Auto zurück und fordert die Frau auf auszusteigen. Sie steht regungslos da und hält ihr zusammengeschnürtes Kleiderbündel umklammert, als der Mann mit quietschenden Reifen davonfährt. Mit schwindender Kraft humpelt sie auf das Haus zu, doch bevor sie es erreichen kann, bricht sie auf der Straße zusammen. Nachbarn kommen ihr zur Hilfe und merken, dass sie fiebert und sehr schwach ist. Sie erklärt, ihr Mann sei in ihrem Haus im Dorf Mosango an der neuen Krankheit gestorben, und sie suche nun Hilfe bei ihrem Bruder.

Doch niemand unter den sich um sie scharenden Einwohnern des Viertels hat jemals von ihrem Bruder gehört. Sie ist offensichtlich nicht bei klarem Verstand und hat die falsche Adresse aufgesucht. Als ein Teenager das Wort *Ebola* hört, läuft er so schnell er kann zum Roten Kreuz. Als Freiwillige des Roten Kreuzes aber die Frau auf eine Trage legen, kommt es zu Tumult und Handgreiflichkeiten: Die Bewohner des Viertels bedrohen sich gegenseitig. Die einen glauben, die Kranken und Toten seien die Ansteckungsherde und müssten deshalb zum Wohle der Gemeinschaft weggebracht werden, die anderen sind der Auffassung, die böswilligen Ärzte sammelten die Kranken ein, um sie – mit Absicht oder durch Zufall – mit dem Virus zu töten.

Eine Frau sagt: »Ich bin doch kein Arzt, ich weiß nichts über das Virus. Ich habe aber gehört, dass es ein tödliches Virus ist, also habe ich Angst, ins Krankenhaus zu gehen. Wir haben doch gesehen, dass dort die Quelle ist.«

Heymann und Muyembe arbeiteten bis spät in die Nacht in ihren behelfsmäßigen Büros und diskutierten, was man mit Gemeinden machen solle, die über das Ziel hinausschossen und alle Kranken ohne Rücksicht auf die Art der Erkrankung an den Straßenrand legten, damit sie vom Roten Kreuz aufgelesen wurden. Einige Kikwiter missbrauchten das Rote Kreuz gar für die kostenlose Bestattung ihrer Verwandten, die nicht an *Ebola*, sondern an AIDS, Malaria oder anderen Krankheiten gestorben waren.

Außerhalb von Kikwit entstanden noch größere Probleme. Im Dorf Kimbinga beispielsweise regierte der Ortsvorsteher Justin Muntunu mit eiserner Hand. Er war entschlossen, *Ebola* auf seine eigene Weise zu stoppen. In Kimbinga schien alles damit angefangen zu haben, dass eine Frau aus dem Dorf nach Kikwit ging, um ihren kranken Bruder zu pflegen. Nachdem er an *Ebola* gestorben war, so Muntunu, sei die Frau nach Kimbinga zurückgekehrt. Muntunu besuchte sie in ihrer Strohhütte, und als er sah, dass sie krank war, befahl er ihr, unverzüglich zu ihrer Familie ins benachbarte Insomi zu gehen, was sie dann auch tat. (Es ist Sitte, dass Frauen jederzeit in ihren Geburtsort zurückgeschickt werden können, falls sie den Bürgermeistern, Ehemännern, Schwiegermüttern oder ältesten Söhnen in irgendeiner Art und Weise missfallen.) Zwei Tage später starb sie in Insomi. Die letzten vier Tage waren die beiden jungen Männer, die die schwerkranke Frau in das Dorf ihrer Eltern getragen hatten, auf Geheiß von Bürgermeister Muntunu in einer notdürftige Quarantäne-Station im Dorf eingesperrt worden. »Ich habe gehört, dass die Inkubationszeit des Virus einundzwanzig Tage betragen kann«, sagt der Bürgermeister völlig richtig, »also bleiben sie für weitere siebzehn Tage unter Quarantäne.«

Muntunu deutet mit einer autoritären Geste auf das einige hundert Meter entfernte strohgedeckte Gebäude. Ein junges Mädchen, das gerade neben der Quarantäne-Station damit beschäftigt ist, Maniok zu zerstampfen, beginnt zu kichern. Der erzürnte Muntunu eilt zu dem Gebäude hinüber und findet es leer vor.

»Sie sind in den Wald geflohen«, sagt eine Dorffrau. »Du hättest sie nicht gehen lassen dürfen«, schreit Muntunu. »Wenn sie sterben, bist du schuld, nicht ich!«

In Kikwit ging das internationale Team derweil hartnäckig allen Hinweisen auf *Ebola*-Fälle nach, da das Überwachungsnetz mittlerweile fertiggestellt war. Am 19. Mai – zehn Tage nachdem die ersten Mitglieder des Teams angekommen waren – war Heymann zuversichtlich, dass die Bemühungen zur Eindämmung der Seuche Früchte tragen würden. Seine Truppen hatten sich installiert, alle bekannten *Ebola*-Fälle befanden sich im Trakt Nr. 3, und seine Informanten durchkämmten nahegelegene Ortschaften. Die Epidemiologen konnten nun zu den »heißen Häusern« zurückkehren, um Blutproben von Überlebenden zu entnehmen und sich wichtigeren wissenschaftlichen Problemen zuzuwenden. Man wusste beispielsweise noch nichts über gesunde Träger des *Ebola*-Virus: Gab es sie überhaupt? Konnten sie das Virus auf andere übertragen? Außerdem stand fest, dass einige Infizierte das *Ebola*-Fieber überlebt hatten – weshalb? Wie hatte ihr Körper das Virus ausgetrickst, wo es doch keine Behandlung für die Krankheit gab?

Heymann und Khan beschlossen zum vermeintlichen Ursprung der Epidemie im Krankenhaus zurückzugehen: zum Fall des Laboranten Kimfumu. Nach einer Wanderung über Hügel, die für Fahrzeuge und Fahrräder unpassierbar waren, kamen die beiden zu Kimfumus hübscher junger Witwe. Sie saß vor ihrer Strohhütte neben ihrer Schwester und beantwortete ruhig die Fragen der Wissenschaftler. Niemand sonst in ihrer Familie hatte sich die Krankheit zugezogen, obgleich sie Kimfumu in den ersten Tagen seiner Erkrankung gepflegt hatten.

Plötzlich stürmt der Schwager der Witwe herbei und will zornig wissen, was Khan und Heymann im Schilde führen. »Wir sind alle gesund«, beteuert er, »warum sind sie hier?«

Heymann beginnt in ruhigem Ton zu antworten, doch der Schwager unterbricht ihn und schreit: »Warum behaupten alle, dass Kimfumu diese Seuche ausgelöst hat? Ich hab es im Radio gehört – auf Radio France und auf Voice of America!«

Heymann weiß, dass der Name des armen Kimfumu mittels Radio und Fernsehen um die Welt geistert. Er weiß auch, dass er nichts dagegen unternehmen kann. Betrübt schüttelt er den Kopf und versucht das Vertrauen des Schwagers zu gewinnen. Doch es hilft nichts. Und so erfahren Heymann und Khan bei ihrem Besuch nichts Neues, außer, dass das Persönlichkeitsrecht ihres Patienten missachtet worden ist. Diese Missachtung aber hat ihren Ursprung in Kinshasa, wo Regierungsbeamte noch immer versuchen, Panik zu verhindern.

In der Hauptstadt mit ihren heruntergekommenen Gebäuden und von Schlaglöchern übersäten Straßen kocht die Gerüchteküche. Der Distriktgouverneur Bernadin Mungul Diaka erklärt, dass alles Notwendige unternommen werden müsse, um die schätzungsweise sechs Millionen Einwohner der Hauptstadt zu schützen: »Wenn die Krankheit Kinshasa erreicht, wäre dies eine Katastrophe«, verkündet er, wobei er mit finsterer Miene hinzufügt, das städtische Leichenschauhaus biete nur Platz für 150 Leichen.

Der Generalsekretär des Gesundheitsministerium, Loyangela Bonkuma Bompenda, bestätigt am Dienstag, dem 16. Mai, Gerüchte, wonach in Kinshasa mindestens zwei mit *Ebola* infizierte Individuen »auf freiem Fuß« seien, und erklärt, die Armee werde die Stadt um jeden Preis schützen.

Muyembes eilig skizziertes Schaubild, aus dem hervorgeht, dass Kimfumu Auslöser der Epidemie in Kikwit gewesen ist, scheint auf rätselhafte Weise von Unbekannten in ganz Kinshasa verteilt worden zu sein. Niemand hat sich jemals zu dieser Veröffentlichung bekannt, doch irgend jemand muss gegen ein Dogma des öffentlichen Gesundheitswesens verstoßen haben: die ärztliche Schweigepflicht. Muyembes Schaubild zeigt alle Patienten, die von dem ursprünglichen Ausbruch der Epidemie im Krankenhaus von Kikwit betroffen gewesen sind. Von »Kimfumu« aus zeigen Pfeile auf verschiedene Namen. Innerhalb von Stunden gilt der arme Kimfumu als Ursprung allen Übels und wird in den Medienberichten von Hongkong bis Buenos Aires als Ausgangspunkt der jüngsten Katastrophe Afrikas genannt.

Die Leidtragenden dieser Indiskretion sind die trauernden Angehörigen. Nachbarn greifen die Witwe an und beschuldigen sie, die Krankheit verbreitet zu haben, so dass sie gezwungen ist, mit ihren Kindern zur Familie ihrer Schwester in einen entlegenen Ortsteil von Kikwit zu fliehen. In seiner blinden Wut bezichtigt der Schwager Heymann und Khan nicht nur der Verleumdung Kimfumus, sondern auch der Fehldiagnose. Er behauptet, der Laborant sei nicht an *Ebola* gestorben, vielmehr sei er verblutet, nachdem ihm ein mörderischer Arzt im Allgemeinen Krankenhaus von Kikwit eine Arterie durchtrennt habe.

Heymann und Khan stapfen zu ihrem Fahrzeug zurück. Sie sind wütend auf die Behörden in Kinshasa, die sie im Verdacht haben, Muyembes Schaubild den Medien zugespielt zu haben. Khan flucht, Heymann schüttelt nur den Kopf und sagt ruhig: »In Yambuku hatten wir dieses Problem nicht. Dort gab es keine Presse.

Heutzutage haben sie ihre Satellitenverbindung und errichten sofort ein Büro, und wir haben keinerlei Einfluss darauf.«

Die öffentliche Gesundheitsvorsorge war in eine neue Ära eingetreten, in der jede Maßnahme, die Wissenschaftler in einer Krise ergriffen, genau beobachtet wurde. Die Fernseh-Liveübertragung von sich entwickelnden Epidemien war jetzt und in Zukunft unvermeidbar. Heymann dachte darüber nach, was dies wohl für die Zukunft der öffentlichen Gesundheitsvorsorge bedeute: düstere Aussichten.

In der Zwischenzeit wollte der nigerianische Tierarzt Oyewale Tomori, der in seinem Heimatland als ausgewiesener Experte für Lassa-Fieber-Epidemien galt, sichergehen, dass die Tiere in Kikwit das Virus nicht verbreiteten. Er begann damit, die Stadt nach Kleinaffen, Schimpansen und Gorillas zu durchkämmen, die in der ganzen Stadt als Haustiere beziehungsweise als mögliche Einkommensquellen gehalten wurden. Viele der Tiere – besonders die Gorillas und Schimpansen – waren in einer besorgniserregenden Verfassung, da sie eindeutig an einer Vielzahl bakterieller Infektionen litten. Doch keines der Tiere zeigte Symptome von *Ebola*.

Während Mavita auf die Verantwortlichen in Kinshasa Druck ausübte, die lähmende Quarantäne von Kikwit aufzuheben, waren Heymann und Muyembe überzeugt, dass sie ihre ursprüngliche Mission, die Epidemie aufzuhalten, bald erfüllt haben würden. Heymann unterrichtete die CDC und die WHO, dass die Entlastungsteams bald kommen sollten, um die Mitglieder des Krisenteams nach zwei zermürbenden Wochen abzulösen. Als sich die Anzahl der Neuerkrankungen auf wenige Fälle pro Tag verringerte, konzentrierte sich das Team auf die beiden wichtigsten wissenschaftlichen Aufgaben. Erstens sollte die Entwicklungsgeschichte der Epidemie mit Hilfe ihres detaillierten Fall-Verfolgungssystem von Gaspard Menga bis zum Ende rekonstruiert werden. Dabei galt es auch festzuhalten, wer das Virus von wem bekommen hatte und wie es übertragen worden war. Darüber hinaus sollte nach Hinweisen auf nicht erkrankte Träger des Virus gesucht werden.

Zweitens mussten sämtliche Tiere und Pflanzen ausfindig gemacht werden, die natürliche Wirte des Virus waren. Um dies zu bewältigen, bedurfte es eines großen Teams von Ökologen, die den Mwembe-Wald durchkämmten, Tausende von Proben sammelten und das sorgfältig katalogisierte Material zur Analyse ans Hochsicherheitslabor der CDC schicken mussten. Aber noch bevor solche Aktivitäten ernsthaft in Angriff genommen werden konnten, brauchte Kikwit unbedingt mehr medizinische Hilfsgüter, insbesondere Schutzkleidung für die Mitarbeiter der Krankenhäuser und des Roten Kreuzes. Szczeniowski telefonierte wieder nach Genf. Die WHO, knapp bei Kasse und ohne nennenswerte gesundheitliche Notfallressourcen, leitete die Anfragen einfach an mehrere nordamerikanische und westeuropäische Regierungen weiter.

Als am 26. Mai eine neue Gruppe von Wissenschaftlern nach Kikwit anreiste, wo in den letzten 48 Stunden keine neuen *Ebola*-Fälle aufgetreten waren, beschloss Heymann, nach Hause zu fahren. Seine einzige Sorge bestand darin, dass wichtige medizinische Versorgungsgüter noch immer nicht eingetroffen waren und dass die Epidemie wiederaufflammen könnte, sollten die Ärzte ihre Behandlungen ohne Schutzkleidung durchführen. Dann wären all ihre heroischen Anstrengungen umsonst gewesen.

Am nächsten Morgen steht Heymann in der brennenden Hitze an der kleinen Rollbahn von Kikwit und wartet auf ein Charterflugzeug aus Kinshasa. Umsonst sucht er den Himmel nach den mehrfach erbetenen Hilfslieferungen ab. Das einzige Flugzeug, das er sieht, ist jenes, welches ihn nach Kinshasa fliegen soll. Aber wenige Stunden nach Heymanns Abflug landet tatsächlich ein mit Hilfsgütern und Wissenschaftlern aus Schweden beladenes Hercules-Transportflugzeug rumpelnd auf dem Rollfeld von Kikwit. Neben den dringend benötigten Einweg-Spritzen, Schutzhandschuhen und dergleichen bringt das Flugzeug auch einige vollklimatisierte Ganzkörperschutzanzüge mit, genau die richtigen Anzüge für Hollywood, und sie treffen ein, als die Epidemie fast vorbei ist.

Im Hotel Intercontinental in Kinshasa genießt Heymann am Abend desselben Tages seine erste Dusche nach sechzehn Tagen; dann feiert er die Nachricht von der Ankunft der schwedischen Hilfsgüter mit einem eisgekühlten Bier. »Wir haben es geschafft!« meint er überglücklich. »Wir haben das Virus besiegt!«

Einen Monat später berichteten CDC und WHO, bei der Epidemie in Kikwit seien 296 Menschen an *Ebola* gestorben, fast achtzig Prozent aller nachgewiesenen Infektionen seien tödlich verlaufen, bei einem Drittel der Toten handele es sich um Ärzte und Pflegekräfte. Die Epidemie war in der Zeit zwischen Februar und Juni mehrere Male abgeflaut und wiederaufgeflammt; ihren Höhepunkt hatte sie genau zu dem Zeitpunkt erreicht, als Heymann eintraf. Im August, als die mögliche Inkubationszeit – maximal einundzwanzig Tage – seit dem letzten *Ebola*-Fall lange vorüber war, erklärte die WHO die Epidemie offiziell für beendet.

Aber kaum hatte die Welt aufgeatmet, als das Virus Hunderte von Kilometern entfernt in der westafrikanischen Elfenbeinküste wieder zuschlug. Der 25-jährige Jaster Chea reiste aus dem benachbarten Liberia in die Elfenbeinküste und erkrankte am 8. Dezember 1995. Ein von Dr. Deo Barakanfitiye – der Muyembes Team in Kikwit angehört hatte – geleitetes Team der WHO fand binnen weniger Stunden heraus, dass Chea aus dem liberianischen Dorf Plibo stammte, wo drei weitere Männer an der Krankheit litten. Wenig später wurde ein fünfter Fall – eine Frau, die ebenfalls aus Plibo stammte – in Abidjan, der Hauptstadt der Elfenbeinküste, aufgespürt.[23]

Die Regierung der Elfenbeinküste schloss unverzüglich ihre Grenze zu Liberia, was den gesamten Warenverkehr zwischen den beiden Staaten zum Erliegen brachte. Die Beobachter der WHO aber wurden unversehens in den laufenden Bürgerkrieg hineingezogen, da sich Plibo in einer Region befand, die von der Guerilla der National Patriotic Front of Liberia kontrolliert wurde. Die Rebellen kooperierten jedoch mit der WHO und gestatteten eine Untersuchung. Die Epidemiologen gelangten zu dem Schluss, dass der Ausbruch auf die Familie Chea begrenzt war.

Dieser Vorfall führte dazu, dass zwei frühere *Ebola*-Ereignisse in derselben Regenwaldregion noch einmal überprüft wurden. Im November 1994 kam es zu einem kleinen Ausbruch in Lagern von Goldminenarbeitern tief in den Wäldern von Gabun.[24] Die nur mit dem Kanu erreichbaren Lager befanden sich – besonders abgelegen – in Makokou. Die verdächtigen *Ebola*-Fälle brachte man in ein gabunisches Militärkrankenhaus, wo sie sofort unter Quarantäne gestellt und ausschließlich von Ärzten und Krankenpflegern in einfacher Schutzkleidung behandelt wurden. Die Blutproben wurden im Pariser Institut Pasteur analysiert, wo sich vier der ersten acht *Ebola*-Verdachtsfälle bestätigten. Nach dreijähriger Analyse kamen französische Forscher zu dem Schluss, dass sich in den Lagern insgesamt 44 Menschen mit *Ebola* infiziert hatten, von denen 28 der Krankheit erlegen waren. Das Militärkrankenhaus verhinderte durch eine umsichtige Infektionsprävention die weitere Ausbreitung des Virus.

Der Ausbruch weckte das Interesse örtlicher Schimpansenforscher, die in dem 4200 Quadratkilometer großen Tai-Regenwald, der sich über Teile Liberias, Gabuns, der Elfenbeinküste und Kameruns erstreckt, ungewöhnliche Todesfälle unter den Primaten festgestellt hatten. Wenige Monate vor dem Ausbruch in den Minenlagern hatte ein Team unter der Leitung des Wissenschaftlers Christophe Boesch vom Schweizer Institut für Zoologie zwölf tote

Schimpansen (aus einer 40-köpfigen Herde) gefunden und bei einer Autopsie entdeckt, dass das Blut der Tiere nicht gerann. Zudem fand man Hinweise auf innere Blutungen. Die Wissenschaftler befürchteten, dass es sich um eine neue furchtbare Krankheit handelte.

Acht Tage nach den Autopsien an den Schimpansen erkrankte eine daran beteiligte schweizerische Wissenschaftlerin und wurde ins Institut Pasteur überstellt. Obgleich die Diagnose *Ebola* lautete, überlebte sie, und die Standardmaßnahmen zur Infektionsprävention verhinderten eine weitere Ausbreitung. Niemand konnte sagen, wie sich die Tierärztin überhaupt angesteckt hatte, da sie während der gesamten Autopsie Schutzkleidung getragen hatte. Die beiden Ausbrüche im Tai-Wald lösten weitreichende Spekulationen unter Wissenschaftlern aus, da Tiere, die als natürliche Wirte des Virus in Frage kamen, in dieser Region in großer Anzahl vorkamen und engen Kontakt zu Menschen hatten. Das konnte bedeuten, dass man nahe daran war, das Reservoir für das *Ebola*-Virus aufzudecken.

Acht Wochen, nachdem der Liberianer Chea erkrankt war, tauchte *Ebola* erneut auf, dieses Mal in Gabun, und zwar ebenfalls in Dörfern der Region Makokou, wo sich zuvor schon die Minenarbeiter infiziert hatten.[25] Mindestens neunzehn Dorfbewohner, die aus der entlegenen Siedlung Mayibout stammten, waren infiziert; alle wurden unverzüglich im Krankenhaus von Makokou unter Quarantäne gestellt. Auch hier konnte durch entsprechende Maßnahmen eine weitere Ausbreitung verhindert werden. Im Centre International de Recherches Médicales von Franceville, einem hochmodernen, von der französischen Regierung finanzierten Labor, wurde Ebola diagnostiziert.

Teams von international renommierten Wissenschaftlern strömten nach Gabun und nahmen die beschwerliche, 150 Kilometer lange Kanufahrt zur entlegenen Siedlung Mayibout mit ihren nur 150 Einwohnern auf sich. Ende Februar stellte sich heraus, dass ein Fünftel der Dorfbewohner mit dem schrecklichen Virus infiziert war. Die Regierung Gabuns machte rasch sämtliche Personen ausfindig, die mit den ursprünglichen Mayibout-Fällen Kontakt gehabt haben konnten und stellte sie unter Beobachtung.

Im Dorf hatten Kinder – so fanden die Forscher heraus – am 26. Januar einen toten Schimpansen gefunden. Die zehn ersten Todesfälle betrafen ausnahmslos Personen, die in dieser Nacht den Schimpansen gegessen hatten. Als die Regierung von der Verbindung der Infektion mit dem Verzehr von Schimpansen-Fleisch erfuhr, warnte sie über den Rundfunk landesweit vor dem Berühren oder dem Verzehr toter Schimpansen oder anderer Affen.

Am 19. Februar hatten sich zwanzig *Ebola*-Fälle bestätigt; dreizehn waren bereits tot. Die WHO hielt internationale Fluggesellschaften und angrenzende Staaten erfolgreich davon ab, Sanktionen gegen Gabun zu verhängen; das Militär aber stellte den Distrikt Makokou unter strenge Quarantäne. Angesichts der Unzugänglichkeit der Region ließ sich eine Quarantäne leicht durchsetzen, selbst gegenüber Journalisten. Die WHO lobte die Bemühungen Gabuns und erklärte, die Regierung habe »alle geeigneten Maßnahmen [ergriffen] ..., um den Ausbruch zu begrenzen«.

Ende Februar waren zwanzig Prozent der Dorfbewohner erkrankt: neun Prozent waren gestorben. Doch die zügigen Präventionsmaßnahmen, die von der Regierung Gabuns und den örtlichen Krankenhäusern ergriffen worden waren, verhinderten eine weitere Ausbreitung. Zwölf der Toten hatten beim Zerlegen des Schimpansen geholfen und anschließend von seinem Fleisch gegessen. Die übrigen waren Verwandte, die sich um die zuerst Erkrankten gekümmert hatten.

Neun Monate später brach *Ebola* jedoch erneut in Gabun aus, in einem Gebiet namens Boué. Das WHO-Team, zu dem auch Rodier, der schon in Kikwit dabei gewesen war, und Mike Ryan von den CDC gehörten, identifizierte im Laufe des Oktobers 1996 ungefähr fünfzig Verdachtsfälle und acht *Ebola*-Tote in Boué. Obgleich Boué relativ nahe am Distrikt Makokou lag, waren Ryan und Rodier überzeugt, dass diese Epidemie nichts mit dem vorherigen Ausbruch in Mayibout zu tun hatte.

Überprüfungen der örtlichen medizinischen Aufzeichnungen ergaben, dass unter den Menschen, die am Rand des Tai-Waldes in Gabun lebten, seit mindestens zehn Jahren drei bis neun offensichtliche *Ebola*-Todesfälle pro Jahr aufgetreten waren. Es erhärtete sich der Verdacht, dass der Regenwald die Quelle, der natürliche Lebensraum des berüchtigten Virus war. Heymann, der seit seiner Rückkehr aus Kikwit mit dem Aufbau einer WHO-Abteilung für neuartige Infektionskrankheiten beschäftigt gewesen war, sammelte Gelder für den Bau einer *Ebola*-Station im Tai-Wald.

Ein Jahr nach dem Ausbruch der Seuche im Jahr 1996 in Boué fliegt ein kranker gabunischer Arzt nach Johannesburg in Südafrika, um sich in der exklusiven Morningside-Klinik im eleganten Vorort Sandton behandeln zu lassen. Der Patient befindet sich hier »in einer großstädtischen Spitzenklinik«, so Dr. Adrian Dusé. Die

Ärzte diagnostizieren damals zwar kein *Ebola*-Fieber, stellen den Gabuner jedoch unter Quarantäne. Innerhalb von zwei Wochen erholt er sich vollständig. Am 11. November haben die Ärzte noch immer keine End-Diagnose gestellt, und der Doktor wird aus dem Krankenhaus entlassen.

Am 2. November 1997 treten bei Marilyn Lehana, einer 46-jährigen Krankenschwester der Morningside-Klinik, plötzlich stechender Kopfschmerz, hohes Fieber und eine erhöhte Leukozytenzahl auf. Zunächst vermutet niemand einen Zusammenhang zwischen Lehanas Fall und dem des Arztes aus Gabun. Und erst im Nachhinein erinnern sich Dusé und Gerry Sharpe, ein Pfleger auf der infektiologischen Abteilung, daran, dass Lehana sich mit einer Nadel gestochen hat, als sie versuchte, dem Gabuner eine Infusion zu legen.

Als sich der Zustand Lehanas stetig verschlechtert, setzen die Ärzte alles daran, eine genaue Diagnose zu stellen. Wie soll man die Krankheit behandeln? Das Krankenhauslabor macht Tests auf jede Mikrobe, die je zuvor in Südafrika klinisch in Erscheinung getreten ist, doch alle Befunde sind negativ. Am 11. November entwickelt Lehana am ganzen Körper Punktblutungen, die an ein Masernexanthem erinnern. Aus dem Labor kommt die Meldung, dass man unter dem Elektronen-Mikroskop im Blut der Krankenschwester die klassische Fragezeichenform des *Ebola*-Virus entdeckt hat.

Als sich die Diagnose in der Klinik herumspricht, bricht Panik aus, und schon bald verbreiten die lokalen Radiosender die Meldung. In den folgenden Tage lassen Hunderte von Eltern ihre Kinder nicht zur Schule gehen, während andere ihren Kindern einen Mundschutz umbinden und sie ermahnen, diesen auch in der Schule zu tragen. Die Zahl der Besucher sportlicher und kultureller Veranstaltungen in Johannesburg nimmt drastisch ab, und selbst die äußerst populären Rugbyspiele sind nur noch spärlich besucht.

Lehanas Krankheit zieht auch deshalb besonderes Interesse auf sich, weil ihr Mann ein gefeierter Bowlingspieler ist, ein beliebter Sport in Südafrika. Ihre Erkrankung wird zu einem nationalen Medienereignis, über das der bekannteste Sender Johannesburgs, Radio 702, jeden Morgen live aus der Morningside-Klinik berichtet. Es vergeht kein Tag ohne detaillierte Zeitungsberichte über ihren Zustand. Tausende Menschen, die am Schicksal Lehanas teilnehmen, schreiben Briefe.

In der Zwischenzeit machen sich Dusé und Sharpe daran, jeden Krankenhausmitarbeiter aufzuspüren, der mit dem gabunischen

Arzt, mit Lehana oder mit ihren Blut- und Gewebeproben in Kontakt gekommen war. »Die Anzahl dieser Personen war enorm hoch«, sagt Sharpe: 360. Jeder von ihnen wurde auf Antikörper gegen *Ebola* getestet und beraten.

Unterdessen empfinden es Lehanas Kollegen trotz ihrer Angst vor *Ebola* als lästig, die ganze Zeit über Handschuhe und Mundschutz zu tragen, während sie die beliebte Krankenschwester versorgen. Viele legen ihre Schutzkleidung ab und plaudern mit Lehana, um der kranken Kollegin neuen Mut einzuflößen. Dusé und Sharpe stellen zudem zahllose Verstöße gegen die Vorschriften zur Infektionsverhütung im Krankenhaus fest: Laborunfälle; Mitarbeiter, die im Labor essen oder rauchen; Pflegekräfte, die bei der Versorgung von Patienten keine Schutzhandschuhe tragen; unsachgemäße Abfallentsorgung. Selbst angesichts der offenkundigen Gefahr fällt es dem medizinischen Personal schwer, sich an die strengen Richtlinien zur Infektionsprophylaxe zu halten.

Glücklicherweise fällt der *Ebola*-Test bei keiner der 360 Kontaktpersonen Lehanas positiv aus. Aber am 24. November stirbt Lehana. Ihr Gehirn ist mit von *Ebola* verseuchtem Blut angefüllt. »Selbst in einem hochmodernen Krankenhaus kann es also zu einer Ausbreitung von *Ebola* kommen«, sagt Dr. Neil Cameron, der Generalsekretär des Referats für Infektions-Krankheiten im südafrikanischen Gesundheitsministerium. »Morningside ist die beste Privatklinik Afrikas. Sie ist besser als viele amerikanische Privatkliniken – und mit Sicherheit besser als die städtischen und öffentlichen Krankenhäuser in den Vereinigten Staaten.«[26]

Der Vorfall in Südafrika hatte sich noch nicht ereignet, als sich die meisten *Ebola*-Experten der Welt im September 1996 im belgischen Antwerpen trafen, um ihre Erkenntnisse auszutauschen. Es waren dreizehn Monate vergangen, seitdem die WHO die Epidemie in Kikwit offiziell für beendet erklärt hatte, und im westafrikanischen Tai-Wald war es zu mindestens drei kleinen Ausbrüchen gekommen. Es war genug Zeit verstrichen. Jetzt wollten die Wissenschaftler ihre Labor- und Felddaten zusammentragen, in der Hoffnung, das hämorrhagische Filo-Virus besser zu verstehen. Guido van der Groen, ein Veteran des Yambuku-Ausbruchs, organisierte das Internationale Kolloquium über die *Ebola*-Virus-Forschung, das am Institut für Tropenmedizin stattfand, an dem er tätig war.

Nahezu alle erfahrenen *Ebola*-Experten waren anwesend – die »Elder Statesmen«, die Yambuku miterlebt hatten, das Team aus Kikwit und eine Schar junger, tatkräftiger Forscher, die sich mit komplexen Fragen der Molekularbiologie des Virus beschäftigten beziehungsweise den Tai-Wald auf der Suche nach dem *Ebola*-Reservoir systematisch durchstöberten. Ein begeisterter Teilnehmer bezeichnete das Treffen gar als das »Woodstock der *Ebola*-Forschung«. Mit Ausnahme Muyembes fehlten allerdings die meisten afrikanischen Experten. Der zairische Virologe erklärte verbittert, die belgische Regierung habe seinen Kollegen die Visa verweigert, da sie befürchte, die Afrikaner würden nicht mehr in ihre Heimat zurückkehren. Muyembe erklärte, dies sei typisch für die Art und Weise, wie Belgien die Einwanderung von Afrikanern in sein kleines Fleckchen des europäischen Kontinents unterbinde.[27]

Heymann gab bei dem Treffen den Ton an und sagte den versammelten Wissenschaftlern, es gebe wenig Anlass zu Optimismus. *Ebola* sei im Januar 1995 in Kikwit ausgebrochen, und die Weltöffentlichkeit habe erst am 9. Mai davon erfahren. Er führte eine lange Liste von epidemischen Krisensituationen an, die sich in den neunziger Jahren zugetragen hatten und machte auf ihre Gemeinsamkeiten aufmerksam: Die Krisen ereigneten sich in armen Ländern, und zwar vor allem wegen grundlegender Defizite der gesundheitlichen Versorgung.[28] Die Außenwelt erfuhr von den Problemen erst dann, wenn die Ausbrüche solche Dimensionen angenommen hatten, dass sie nicht mehr leicht einzudämmen waren. Allein die Hilfslieferungen der reichen Länder blieben dürftig. Alles in allem waren 3,5 Millionen Dollar für die Bekämpfung der Seuche in Kikwit ausgegeben worden. Mehr als zwei Millionen Dollar davon stammten von europäischen Unternehmen und Hilfsorganisationen. Lediglich eine Million Dollar war von den US-amerikanischen CDC beigesteuert worden. Um die Welt auf das einundzwanzigste Jahrhundert vorzubereiten, betonte Heymann, bedürfe es »einer grundlegenden Neudefinition der Rolle der Weltgesundheitsorganisation«.

Ohne eine eigenständige, elementare Infrastruktur der öffentlichen Gesundheitsvorsorge, die zugleich eng an die medizinischen Behandlungssysteme angebunden sein müsse, könnten sich solche Ereignisse wie die *Ebola*-Epidemie in Kikwit ständig wiederholen – bis weit ins einundzwanzigste Jahrhundert hinein. Nur wenige der armen Länder verfügen am Ende des zwanzigsten Jahrhunderts über ein öffentliches Gesundheitswesen, das diesen Namen verdient. Stattdessen haben sie ein finanziell schlecht ausgestattetes medizinisches Versorgungssystem und kleine Gesundheitsämter in den großen Städten, in denen Bürokraten über die jährlichen Todesfälle Buch führen.

Zur Zeit der Antwerpener Konferenz gaben 92 von 193 Staaten, über die UNICEF Daten erhob, weniger als zehn Prozent ihres Etats für gesundheitsbezogene Leistungen aus.[29] Das entspricht 48 Prozent der Länder, die weit über vier Milliarden Menschen gesundheitlich versorgen. Dagegen entfielen zwölf Prozent des Staatshaushalts der Industrienationen – und neunzehn Prozent des US-Etats – auf Gesundheitsausgaben. Schlusslicht war die Demokratische Republik Kongo, das vormalige Zaire, die weniger als ein Prozent ihres Etats für das Gesundheitswesen ausgab. Weltweit wandten sechzehn Prozent aller Staaten weniger als fünf Prozent ihres Budgets für den Schutz und die Verbesserung der Gesundheit ihrer Bürger auf.

Heymann warnte davor, dass das *Ebola*-Virus und viele weniger exotische Organismen stets Teil der globalen Ökologie sein würden. Jederzeit könnten sie den *Homo sapiens* infizieren. Dr. Reva Khabbaz von den CDC teilte Heymanns Einschätzung und verwies darauf, dass es in Afrika seit 1986 zu mindestens dreizehn Ausbrüchen von virusbedingten hämorrhagischen Fiebern gekommen sei. Alle Fälle seien erst bemerkt worden, als die Epidemien bereits in vollem Gang waren. Khabbaz plädierte für ein leistungsfähigeres Frühwarnsystem für gefährliche Infektionskrankheiten.

»Aber wie soll man denn ein Frühwarnsystem aufbauen, wenn es nicht einmal ein öffentliches Gesundheitssystem gibt«, kontert Michel Pletschette von der Europäischen Kommission, wobei er einräumt, dass die fünfzehn Staaten der Europäischen Union nicht angemessen auf den Ausbruch in Kikwit reagiert hätten. Doch Pletschette beharrt darauf, dass das Fehlen einer öffentlichen Gesundheitsinfrastruktur für die zairische Krise verantwortlich gewesen sei. Andererseits sei das Unvermögen Europas, angemessen darauf zu reagieren, bezeichnend für die Unzulänglichkeiten im öffentlichen Gesundheitswesen der reichen Nationen. In ganz Europa gebe es kein Labor mehr, das die WHO als Hochsicherheitslabor der Stufe 4 anerkenne. Praktisch alle Europäer, die an der Eindämmung der Epidemie in Kikwit beteiligt gewesen seien, hätten Hilfe unter der Schirmherrschaft der CDC, der Ärzte ohne Grenzen oder der WHO geleistet – und nicht unter der ihres eigenen Landes. Im Allgemeinen, so Pletschettes Fazit, wollten die europäischen Regierungen kein Geld für ein afrikanisches Problem ausgeben, und ihre inländischen *Ebola*-Präventionsmaßnahmen orientierten sich nicht an wissenschaftlich fundierten Erkenntnissen.

Der Veterinär Frederick Murphy von der Universität von Kalifornien in Davis ging noch weiter: Die in Nordamerika und Westeuropa bereitgestellten Finanzmittel seien gegenwärtig reine »Augenwischerei ... Es handelt sich um symbolische Alibibeträge, damit wir Wissenschaftler aus den Büros der Politiker verschwinden ... Wer soll zahlen? Heutzutage ist die Infrastruktur zur Bekämpfung tropischer Krankheiten wegen mangelnder finanzieller Mittel nur noch ein Skelett dessen, was sie vor 20 Jahren einmal war. Dies spricht Bände mit Blick auf den politischen Scharfsinn derer, die dafür verantwortlich sind.«

Murphy fragt: »Wer soll der Doktor des öffentlichen Gesundheitswesen in der Welt sein?« Wer sollte die Führung übernehmen? In dem Maße, wie nach dem Zweiten Weltkrieg die kolonialen Interessen in Afrika abgenommen hätten, schwände auch der politische Wille der nordamerikanischen und europäischen Regierungen, die Erforschung und Eindämmung tropischer Krankheiten zu unterstützen. Großbritannien, Frankreich und die USA, einst die maßgeblichen kolonialen Akteure, hätten sich zurückgezogen, mit der Folge, dass sich fortan kein Staat und keine Institution mehr verantwortlich fühlte. Für die Erforschung der meisten »tropischen Krankheiten« – die man sachgerechter »Krankheiten der armen Länder« nennen sollte – würden praktisch keine öffentlichen Gelder mehr zur Verfügung gestellt. Murphy beklagt, dass sich kein Staat mehr entschieden zu dieser Verantwortung bekennen wolle.

Die Liste der offenen Fragen hinsichtlich der Epidemie in Kikwit bleibt lang, obwohl Hunderte von Stunden für die Forschung und die Entnahme von mehr als 50 000 menschlichen Blutproben sowie die Sammlung von Tieren und Pflanzen im Mwembe-Regenwald aufgewendet wurden. Der Südafrikaner Swanepoel sagt, die Übertragungswege seien immer noch nicht völlig aufgedeckt, da das CDC-Team nicht erklären könne, wie sich fünf Prozent der Erkrankten in Kikwit *Ebola* zugezogen hätten: Ist es möglich, dass *Ebola* durch die Luft übertragen wird? Oder vielleicht durch Gebrauchsgegenstände oder Nahrungsmittel? Swanepoel berichtet, er habe eine Reihe verseuchter Spritzen untersucht, die er im Allgemeinen Krankenhau von Kikwit eingesammelt habe: Mehr als einen Monat später, und obwohl sie die ganze Zeit auf seinem Arbeitsplatz einer Temperatur von über 33°C ausgesetzt gewesen seien, habe er von den Nadeln infektiöses *Ebola*-Virus isolieren können.

Auch Murphy beklagt das Fehlen verlässlicher immunologischer Daten. »Die hohe Sterblichkeit unter den *Ebola*-Infizierten und ihr rapider gesundheitlicher Verfall« werfen die Frage auf, »warum in Yambuku zwölf Prozent und in Kikwit einundzwanzig Prozent der Infizierten überlebten? Es ist eines der schrecklichsten Krankheitsbilder, das man bei einer akuten Erkrankung zu sehen bekommt.«

Nachdem das WHO-Team abgereist war, führten Ärzte aus Kikwit Bluttransfusionen zwischen *Ebola*-Überlebenden und immer noch kranken Patienten durch – in der Hoffnung, die Kranken damit zu kurieren. Einer der Patienten starb, sieben überlebten. War das Experiment geglückt? Muyembe bezweifelte dies mit dem Hinweis darauf, dass alle fünf weiteren *Ebola*-Patienten, die später ähnliche Transfusionen erhalten hatten, gestorben seien. Es war demnach möglich, dass die sieben Überlebenden, die allesamt nicht so schwere Fälle gewesen seien, auch ohne Transfusionen überlebt hätten. Doch das Fehlen verlässlicher Daten über virusspezifische Antikörper und den Status des Immunsystems sämtlicher Krankheitsfälle in Kikwit ließ kein gesichertes Urteil zu.

Die von Peter Jahrling im USAMRID durchgeführten Tierversuche deuteten darauf hin, dass eine solche Transfusion von Antikörpern keine Wirkung mehr hatte, wenn die Affen oder Meerschweinchen erst einmal der *Ebola* ähnliche Symptome zeigten. Auch in Bezug auf die schwer fassbare Quelle der Infektion tappten die Wissenschaftler weiterhin im Dunkeln. Den gesamten Sommer 1995 hindurch durchkämmten Forscher den Mwembe-Wald auf der Suche nach den Tierarten, an denen sich Gaspard Menga angesteckt haben könnte. Um Mengas Lager herum wurde »alles gesammelt, was sich bewegte«, sagt ein britischer Experte. Wissenschaftler aus Belgien, Frankreich, den USA, England und Zaire durchkämmten die Region, und CDC und USAMRID setzten beträchtliche personelle Ressourcen ein, um die Proben zu analysieren.

»Es war eine Menge Arbeit«, sagt der im Hochsicherheitslabor der CDC tätige Wissenschaftler Tom Ksiazcek. »Aber der Heilige Gral liegt noch immer irgendwo da draußen und harrt seiner Entdeckung.« Im vertraulichen Gespräch beklagen sich mehrere Wissenschaftler über die Konkurrenzkämpfe zwischen dem Institut Pasteur, den CDC und dem USAMRID, von denen jeder hoffe, das Geheimnis als Erster zu lüften. Ein Forscher beschwert sich darüber, dass jedes dieser drei Institute seine Proben und Reagenzien horte und anderen Wissenschaftlern den Zugang verweigere. Ein anderer moniert, dass man Entdeckungen, wenn sie denn gemacht würden, nie mit afrikanischen Wissenschaftlern teile, die in den *Ebola*-Endemiegebieten tätig waren.

Aber dann meldet sich Dr. Karl Johnson zu Wort, ein pensionierter CDC-Mitarbeiter, der das internationale Team in Yambuku geleitet hat. Seit Jahrzehnten für seine bahnbrechenden Forschungsarbeiten über hämorrhagische Fieber bekannt, ist Johnson eine Art graue Eminenz auf diesem Gebiet. Er zählt die Liste der Versäumnisse bei der Untersuchung in Kikwit auf und schließt mit einem scharfen Angriff auf die Sammlungen im Mwembe-Wald: »Erstens möchte ich Sie fragen, ob Sie sich bei ihrer Arbeit überhaupt von irgendeiner Hypothese leiten ließen. Und zweitens: Glauben Sie, dass Sie auf der Grundlage Ihrer Untersuchungen auch nur eine Spezies als mögliches Reservoir ausschließen können?«

Die überraschendste Enthüllung kommt jedoch nicht aus dem Herzen Afrikas, sondern von einem wenig bekannten Botaniker der Königlich-Dänischen Hochschule für Tiermedizin und Landwirtschaft in Kopenhagen. Dr. Thorben Lundsgaard hat Jahre mit der Erforschung des Schwingel-Blattstreifen-Virus zugebracht, das Gräser befällt, die als Viehfutter in Europa und Nordamerika verwendet werden. Er hegte den Verdacht, dass das Virus über winzige Fluginsekten, so genannte Zwergzikaden, auf das Gras gelange. Daraufhin züchtete er einen Schwarm dieser Zwergzikaden heran, zermahlte sie zu einer breiigen Masse und durchmusterte diese unter einem leistungsstarken Elektronen-Mikroskop. Das Blattstreifen-Virus fand er nicht. »Ich fand jedoch etwas anderes«, erinnert sich der dänische Wissenschaftler. »Es war reiner Zufall. Ich sah etwas und dann schaute ich es mir natürlich genauer an. Ich schaute nochmals hin, und es sah so aus wie ein Filo-Virus. Da war ich tatsächlich ziemlich aufgeregt.«

Die erfahrenen *Ebola*-Experten auf dem Kolloquium sind sprachlos, als sie Lundgaards Dias sehen, und die meisten sind sich einig, dass die gezeigten Strukturen dem *Ebola*-Erreger bemerkenswert ähnlich sehen, ohne jedoch identisch mit ihm zu sein. Es folgt der fesselnde Bericht von Jim LeDuc von den CDC, der 1981 an einer Suchaktion der US-Armee nach dem natürlichen Wirt von *Ebola* im nördlichen Zaire teilgenommen hatte.

»Alle Dorfbewohner züchteten Meerschweinchen als Fleischlieferanten«, erinnert sich LeDuc. »Und sie fütterten die Tiere mit diesen Gräsern, die voll von Zwergzikaden waren.« Dr. Joseph McCormick leitete zu dieser Zeit das Hochsicherheitslabor für Spezielle Krankheitserreger bei den CDC. Er untersuchte das Blut von Meerschweinchen und Gewebeproben, die LeDuc aus Zaire geschickt hatte. »Die Tests dieser Tiere auf *Ebola* fielen tatsächlich positiv aus«, sagt McCormick. Doch die Methodik, die man vor 15 Jahren zur Überprüfung einer *Ebola*-Infektion verwandte, ergab oft fälschlich positive Resultate, so dass die Verlässlichkeit dieser Befunde fragwürdig ist.

Dr. Elena Ryabchikova vom Staatlichen Forschungszentrum für Virologie (VECTOR) im russischen Nowosibirsk infizierte Labormeerschweinchen mit *Ebola*. Zunächst schien es, als seien sie resistent. Doch als das Virus über acht Generationen von Meerschweinchen weitergegeben worden war, tauchte ein *Ebola*-Stamm auf, der für die Meerschweinchen hundertprozentig tödlich war. Das bedeutete, so Ryabchikova, dass Meerschweinchen in der Natur selten an *Ebola* erkrankten, aber Träger des Virus sein könnten.

Der Zusammenhang zwischen den Zwergzikaden und den Meerschweinchen war kaum mehr als eine Spekulation, und niemand behauptete, dass in Europa und Amerika vorkommende Geradflügler Träger des Virus seien. Mit afrikanischen Zwergzikaden hatte aber auch Robert Swanepoel vom Nationalen Institut für Virologie in Südafrika einige Tests durchgeführt. Es gelang ihm allerdings nicht, Insekten mit dem Virus zu infizieren. Dagegen konnte er drei Fledermausarten, die nur im so genannten *Ebola*-Gürtel Zentralafrikas vorkommen, infizieren.[30] Das Virus vermehrte sich rasch in den Fledermäusen, ohne dass die Tiere erkrankten. Am verwirrendsten, so Swanepoel, war die Entdeckung großer Mengen von *Ebola*-Erregern im Speichel und in den Lungen der Fledermäuse, was auf eine mögliche Übertragung des Virus über die Atemwege der fliegenden Nager auf andere Lebewesen einschließlich des Menschen hindeutete.

Eine völlig andere Beobachtung machten französische Forscher, die im Tai-Wald arbeiteten. Dr. Pierre Formenty von der WHO erforschte wild lebende Schimpansen, unter denen *Ebola* zahlreiche Todesopfer gefordert hatte. Die meisten Todesfälle schienen sich während der Regenzeit ereignet zu haben, wenn die Männchen Seidenaffen (*Colobus*) jagten. Schimpansen, die Seidenaffenfleisch verzehrten, so Formenty, hatten ein fünf Mal höheres Risiko, an *Ebola* zu erkranken, als jene, welche kein Affenfleisch fraßen.

Dr. Tom Monath aus Boston berichtet von einem weit tödlicheren hämorrhagischen Fieber, hervorgerufen durch das Lassa-Virus, das von Ratten der Gattung *Mastomys* in Westafrika übertragen werde. Menschen könnten sich durch das Einatmen von Staub, der mit Rattenurin kontaminiert sei, aber auch durch den Verzehr von Ratten damit infizieren. Monath erklärt, das Rätsel *Ebola* sei wahrscheinlich sehr komplex und erstrecke sich möglicherweise auch auf Insekten, die von Säugetieren gefressen würden. Diese Tiere wiederum würden von Menschen verzehrt. Schließlich könnte *Ebola* auch durch einen Biss auf eine andere Tierart übertragen werden, die wiederum von einem anderen Tier oder Menschen gegessen werde.

Im Laufe der Jahre 1997 und 1998 setzten die Forscher ihre Bemühungen im Tai-Wald fort und errichteten ein ausgeklügeltes Netz von Beobachtungsstationen im Dach des Dschungels, von wo aus sie die Aktivitäten der Schimpansen verfolgen konnten. Obwohl die Erfolgschancen gering waren, hofften die Wissenschaftler doch, eine Antwort zu finden auf die Frage, wie die Viren von einer Wirtsart zur nächsten sprangen und schließlich auf den Menschen übertragen wurden.

In den fünf Ländern, über die sich der Tai-Wald erstreckt (die Zentralafrikanische Republik, Kamerun, Kongo, Gabun und Äquatorial-Guinea), untersuchte ein von Jean-Paul Gonzalez geleitetes Team des Institut Pasteur Blutproben von zahlreichen Tieren sowie von Angehörigen der örtlichen Pygmäenstämme auf Antikörper gegen *Ebola*. Bei fast acht Prozent der untersuchten Ratten der Gattung *Mastomys* fiel der Test positiv aus; diese Tiere hatten sich also in nicht zu ferner Vergangenheit mit dem *Ebola*-Virus infiziert. Verblüffender noch war der hohe Anteil antikörper-positiver Wildschweine, Meerschweinchen und Hunde, der zwischen sechzehn und achtzehn Prozent lag.

Die Befunde bei den Menschen waren besonders aufschlussreich; sie zeigten eindeutig, dass das *Ebola*-Virus häufig die im kongolesischen Tai-Regenwald lebende Bevölkerung befiel. Dass die Infektionsraten von Jahr zu Jahr schwankten, schien darauf hinzudeuten, dass die Menschen dem Virus unregelmäßig ausgesetzt waren. So ließen sich beispielsweise nur in fünf Prozent der bereits 1979 von Pygmäen entnommenen Blutproben *Ebola*-Antikörper nachweisen. 1985 wurde mit fünfunddreißig Prozent seropositiven Blutproben die höchste Rate erreicht. Es schien, als seien *Ebola*-Epidemien bei Mensch und Tier im Kongobecken und im Tai-Wald eine Seltenheit. Andererseits kamen Einzelne offenbar oft mit dem Virus in Kontakt, wurden damit infiziert und häufiger, als man es annahm, von dem Virus getötet.

Der *Ebola*-Erreger war nicht das einzige erst kürzlich entdeckte Virus, gegen das viele Tiere und Menschen der Region Antikörper entwickelt hatten. Die STLV-Typen I und II, das Marburg-Virus und die HIV 1 und 2 waren ebenfalls verbreitet und infizierten neben den Menschen auch mehrere andere Lebewesen. Anfang der neunziger Jahren zeigten mehrere Forschergruppen, dass HIV 2, der weniger pathogene AIDS-Erreger, sich aus einem ganz ähnlichen, bei Mangabenaffen verbreiteten Retrovirus STLV II entwickelt hatte. Das Genom der HIV-2-Stämme ähnelt so sehr dem genetischen Material des Affenvirus STLV II, das häufig in den Populationen westafrikanischer Kleinaffen nachgewiesen wurde.

Die Entstehung von HIV 2 lässt sich nur so erklären, dass die Menschen in der Region oft mit Affenblut in Berührung kamen – wahrscheinlich beim Schlachten der Tiere vor dem Verzehr –, dass die SIV-2-Viren der Kleinaffen immer wieder in die menschliche Bevölkerung eingeschleppt wurden und sich so in HIV 2 umwandelten.[31]

1999 entdeckten zwei Forschergruppen, geleitet von Beatrice Hahn von der Universität von Alabama in Birmingham beziehungsweise von Francoise Barré-Sinoussi vom Institut Pasteur, dass dies vermutlich auch für das gefährlichere HIV 1 gilt. Das Schimpansen-Virus STLV I ließ sich ausschließlich bei einer der vier Unterarten des Schimpansen nachweisen, dem *Pan troglodytes troglodytes*, der im Tai-Wald und in den Regenwäldern des Kongobeckens lebt. Beobachtungen bei nur einer Handvoll infizierter Tiere ergaben, dass das Virus für Schimpansen harmlos, für mehr als 95 Prozent der infizierten Menschen dagegen tödlich war.

Angesichts der Tatsache, dass sich Schimpanse und Mensch sehr ähneln – ihre Genome unterscheiden sich lediglich in 1,5 Prozent ihrer Bausteine voneinander –, war dies eine aufsehenerregende Entdeckung. Die Erforschung von *Pan troglodytes troglodytes* unter natürlichen Bedingungen würde womöglich immunologische Geheimnisse enthüllen, die für die Entwicklung wirksamer Medikamente oder eines Impfstoffs gegen HIV genutzt werden könnten.[32] Allerdings hatte der Bestand der Schimpansen in der Region seit 1991 stark abgenommen. Dass ihr Lebensraum immer weiter schrumpfte, war eine Entwicklung mit weitreichenden Auswirkungen nicht nur auf die Zukunft von HIV 1, sondern in Bezug auf alle zentralafrikanischen Tier-Viren.

Bis 1991 hatte die französische Regierung die Währungen aller ihrer früheren westafrikanischen Kolonien durch Stützungskäufe künstlich stabil gehalten. 1991 stellte Frankreich diese Hilfe ein, so dass die afrikanischen Währungen auf ihren »wahren« Wert absackten. Über Nacht waren die Rohstoffe dieser Länder – zu denen die Zentralafrikanische Republik, Äquatorialguinea, die Elfenbeinküste, Kamerun und Gabun zählten – von europäischen Investoren heiß begehrt. Die Kosten für die Erschließung und den Transport von Rohstoffen, für Arbeitskräfte und Waren fielen so tief, dass sogar verhältnismäßig geringwertige Güter wie etwa kleinwüchsige Bäume profitabel verwertet werden konnten. Seit

1992 holzen Dutzende europäischer Unternehmen die Regenwälder der Region in fieberhaftem Tempo ab.[33]

Daher treiben die Holzfäller ihre Straßen bis tief in die vormals unzugänglichen Regenwaldregionen. Und in dem gesamten Gebiet entsteht ein neuer Gewerbezweig: die Jagd auf essbare Säugetiere im Dschungel (»Buschfleisch«). Diese moderne Variante der Jagd unterscheidet sich sowohl quantitativ als auch in der Form von der traditionellen Wirtschaft der Jäger und Sammler. Die neuen Jäger kommen aus den Städten der Region, benutzen Gewehre und automatische Waffen und verkaufen das Fleisch mit sattem Gewinn auf den städtischen Märkten. Die tatsächliche Abschussquote, die Folgen für das lokale Ökosystem und die Anzahl der erlegten Primaten sind vor allem wegen ihrer weitreichenden politischen Auswirkungen heftig umstritten.[34]

In dem Maße, wie sich die Kontroverse verschärft und der Wildfleisch-Handel zunimmt, steigt – zunächst unbemerkt – auch das Risiko einer Übertragung von Affenkrankheiten auf den Menschen, da sowohl Jäger als auch Köche beim Schlachten und Zerlegen der Affen regelmäßig mit potentiell infektionsträchtigem Blut oder Organen in Berührung kommen. 1996 führte schon der Kontakt mit einem einzigen toten Schimpansen zum *Ebola*-Ausbruch von Mayibout. Die verstärkte Jagd auf Primaten erhöhte aber offensichtlich die Wahrscheinlichkeit, dass affenspezifische Viren wie HTLV, *Ebola*, Marburg und Affenpocken – und möglicherweise auch noch andere pathogene Keime, die bislang beim Menschen noch nicht aufgetreten waren – den Sprung über die Artgrenze hinweg schafften und den *Homo sapiens* infizierten.

In Zaire florierte der »Buschfleisch«-Handel nicht so sehr wegen der Rodung durch ausländische Konzessionäre, sondern schlicht wegen des weitverbreiteten Hungers. Ohne das Fleisch aus dem Mwembe-Wald hätten etwa die Kinder von Kikwit gewiss noch schlimmer an Unterernährung, dem so genannten Kwashiorkor, gelitten. Die Habgier des Diktators war die Bürde, die sie und ihr Lebensraum tragen mussten. Diese Gier stand im Zentrum ihrer kollektiven Wut, die im Laufe von Mobutus Herrschaft stetig zugenommen hatte.

Kurze Zeit nach dem Ende des *Ebola*-Ausbruchs in Kikwit flammte in Zaire der langjährige, schwelende Bürgerkrieg wieder auf. Als die Rebellen spürten, dass dem alternden Mobutu die Kontrolle über das zairische Militär allmählich entglitt, schlossen sie ein Bündnis mit der Regierung des Nachbarstaates Ruanda und marschierten vor. Seit Jahren hatten sich rivalisierende Rebellengruppen in entlegenen Teilen der Provinzen Shaba, Katanga und Mitumba kleinere Gefechte mit den Regierungstruppen geliefert. Auf dem Mitumbagebirge, das an den Kivu- und Tanganyika-See sowie an Ruanda und Burundi grenzt, erwuchs nun jedoch eine neue, geeinte Kraft, das Bündnis der Demokratischen Kräfte zur Befreiung von Kongo-Zaire – ein buntes Sammelbecken Mobutu-feindlicher Gruppierungen und skrupelloser Schlächter aus der Volksgruppe der Tutsi, die in Zaire im Exil lebten, seit sich die Konflikte in ihren Heimatländern Burundi und Ruanda zugespitzt hatten.[35]

In außergewöhnlichem Tempo eroberte die neue Bewegung unter Führung des vorher völlig unbekannten Laurent Kabila auf ihrem Feldzug von der äußersten östlichen Grenze des Landes bis hin zum Atlantik zairische Dörfer und Städte. Der Hass in der Bevölkerung auf den Diktator war so groß, dass sich die Rebellen praktisch keinem ernsthaften Kampf mit den immer weiter nach Westen zurückweichenden plündernden Regierungstruppen stellen mussten. Unter dem Jubel der Massen marschierte Kabilas Armee in die Städte von Lumbumbashi bis nach Mbuji-Mayi ein. Als sie im Mai 1997 auf die Hauptstadt vorrückten, trug der Diktator in Frankreich seinen persönlichen Kampf mit einer Krebserkrankung aus. Nachdem die Clique seiner Schranzen erkannte, dass Mobutu nach seiner 31-jährigen Diktatur der Armee wie der zairischen Bevölkerung keine Furcht und keinen Respekt mehr einflößte, flohen sie, die in so hohem Maße von der Raffgier des Diktators profitiert hatten, wobei sie alle erreichbaren Vermögenswerte mit sich in ihre europäischen Verstecke nahmen.

Kabilas Einmarsch in Kinshasa wurde von einer riesigen Menschenmenge aus dem Ghetto von La Cité mit Beifall begrüßt sowie von westlichen Regierungsbeamten und Geschäftsleuten, die des Mobutu-Regimes schon seit langem überdrüssig waren. Die Korruption des Diktators hatte Geschäfte und Investitionen zu abenteuerlichen Unternehmungen werden lassen. Kabila übernahm die Macht in einer Hauptstadt, die nur noch wenig Ähnlichkeit hatte mit dem malerischen Leopoldville, der kolonialen Vorgängerin Kinshasas. Verschwunden waren die sich langsam wiegenden Palmen und Bougainvilleen, die gefegten Boulevards und ruhigen Bistros. Auch die verheißungsvollen Geschäftshäuser, in denen sich während Mobutus ersten Amtsjahren ausländische Banken, Firmen und diplomatische Vertretungen eingemietet hatten, gehörten der Vergangenheit an.

Der Dschungel hatte die Hauptstadt zurückerobert: Lianen,

Moder, Unkraut und Regenwaldsträucher überwucherten die Straßen und Gebäude. Wie in einer postapokalyptischen Science-Fiction-Vision aus den fünfziger Jahren wurden Gehsteige von aggressiven Wurzeln und Sträuchern zersprengt, sprossen Bäume durch Dächer und verwandelten so ganze Gebäude in scheinbar mehrstöckige Blumentöpfe, ergossen sich im Anschluss an die nachmittäglichen Regenschauer Schlammwellen durch die unbefestigten Straßen und schwommen menschliche Fäkalien in offenen Abwasserkanälen und erfüllten die Luft mit einem unglaublichen Gestank.

An dem Tag, als Laurent Kabila die Macht übernahm, beliefen sich die Auslandsschulden Zaires auf 14 Milliarden Dollar. Die Tresore der Nationalbank waren geplündert, und die Weltbank schätzte die Kosten für den Wiederaufbau der elementaren Infrastruktur des Landes – Hauptverkehrswege, Telefonnetz, Kraftwerke und dergleichen – auf 4,5 Milliarden Dollar. Insgesamt wuchs das Bruttoinlandsprodukt aller afrikanischen Staaten 1996 im Schnitt um vielversprechende 4,6 Prozent und um 3,3 Prozent im Jahre 1997. Zaires Bruttoinlandsprodukt dagegen schrumpfte von 1990 bis 1995 um acht Prozent und im Jahr 1997 allein um sechs Prozent.[36]

Im Juni, während Mobutu in Frankreich im Sterben lag, war Kabila in Kinshasa von Bittstellern, ausländischen Beratern und Geschäftsleuten umgeben, die begierig darauf waren, Verträge abzuschließen, die ihnen den Zugang zu Zaires riesigen Erdöl-, Erz- und Edelsteinvorkommen sicherten. Es war eine Zeit des Aufbruchs. Führende westliche Politiker, die Weltbank und der Internationale Währungsfonds zollten Kabila ihre Anerkennung, vermieden es jedoch sorgfältig, Kredite anzubieten, bis die Absichten des neuen Mannes an der Spitze klar wären. Ende 1997 stattete die amerikanische Außenministerin Madeleine Albright Kabila einen Besuch ab und nannte den neuen Staatschef »einen Freund der Demokratie«.

Falls Kabila indes tatsächlich demokratische Verhältnisse anstrebte, so war seine Vorgehensweise, gelinde gesagt, ungewöhnlich. Der vierschrötige, kahlköpfige Führer, der Anzüge trug, die in ominöser Weise an die eigenwillige Garderobe Mobutus erinnerten, lehnte es ab, ein Datum für die nationalen Wahlen anzusetzen. Dringend benötigtes Kapital für den Wiederaufbau Zaires – für Polikliniken, Krankenhäuser und die übrigen Elemente eines öffentlichen Gesundheitssystems – wurde von den Organisationen der Vereinten Nationen zurückgehalten, da Kabila, nach Berichten über einen Genozid im östlichen Kongo, Menschenrechtsbeobachtern den Zugang zu diesen Regionen verweigerte. Zu Beginn des Jahres 1998 war die anfängliche Begeisterung aus Zaire verschwunden und an ihre Stelle waren Sorge und Furcht getreten, dass der eine Diktator schlichtweg durch einen anderen ersetzt worden war. Kabila schien sich anderen afrikanischen Staaten mehr verpflichtet zu fühlen als seinen eigenen Bürgern.

Inmitten des militärischen und politischen Chaos schaffte eine weitere Affenkrankheit den Sprung von den Tieren des Regenwaldes auf den Menschen: die Affenpocken. Obwohl die ersten menschlichen Krankheitsfälle schon im Februar 1996 in der Region Katako-Kombe aufgetreten waren – fast genau ein Jahr, nachdem *Ebola* aus dem Mwembe-Wald gekommen war –, wurden die Informationspolitik und Feldforschungen der WHO durch den Krieg ernsthaft behindert. Es sollte noch ein Jahr dauern, bis sich Wissenschaftler der WHO ein eigenes Bild von der Lage machen konnten, und auch diese Untersuchung wurde aufgrund von Guerilla-Aktivitäten in der Region gestört. Im Oktober 1998 kehrten WHO-Mitarbeiter in das Gebiet zurück und fanden heraus, dass die Epidemie noch andauerte. Vermutlich handelte es sich um den bislang größten Ausbruch von Affenpocken beim Menschen.[37]

Der Erreger, der im zwanzigsten Jahrhundert den größten Tribut forderte, war das Pocken-Virus: Bis zu seiner Ausrottung im Jahre 1977 hatten die Pocken mehr Menschen umgebracht als alle Kriege des Jahrhunderts zusammengenommen. Das Pocken-Virus infizierte ausschließlich den Menschen und wurde durch alltägliche Kontakte und durch die Luft von Mensch zu Mensch übertragen. Die affenspezifische Form des Virus wies so große Ähnlichkeit mit dem Pocken-Virus des Menschen auf, dass viele Wissenschaftler gegen die Erklärung der WHO protestierten, die Pocken seien ausgerottet. Sie betonten, dass die Bedrohung durch die Pocken solange fortbestehe, wie die Affenpocken in den Dschungeln Afrikas existierten.[38]

Der neue Ausbruch von Affenpocken bereitete der WHO Sorgen, da sich das Virus offenbar – anders als früher beobachtet – zunehmend auch durch Mensch-zu-Mensch-Übertragung verbreitete. Während der vorangegangenen 17-jährigen Untersuchungen im zentralafrikanischen Regenwald waren lediglich 476 Fälle von Affenpocken beim Menschen festgestellt worden, und in nur wenigen Fällen waren mehr als zwei Menschen in einer Infektionskette vom Affen ausgehend an den Affenpocken erkrankt. Bei diesem Ausbruch hingegen wurden zwischen Februar 1996 und Oktober 1998 mindestens 511 Krankheitsfälle registriert. Bei einigen schien sich die Infektionskette vom infizierten Affen über mehr als zwölf menschliche Zwischenträger zu erstrecken.

Obgleich die Verbindung zwischen Pocken und Affenpocken beunruhigend war, stellten die Affenpocken für den Menschen offensichtlich keine besonders gefährliche Krankheit dar: Nur acht Menschen waren bei dem jüngsten Ausbruch gestorben. Die politischen und ökologischen Krisen in der Region erhöhten die Wahrscheinlichkeit für das Auftreten von Epidemien, die sich weit über die Grenzen Zaires, das Kabila wieder in Demokratische Republik Kongo umbenannt hatte, auswirken konnte. Der örtliche Vertreter der WHO, Dr. Abdou Moudi, wies warnend darauf hin, dass eine »besorgniserregende« Zahl von Infektionskrankheiten und Mikro-Epidemien in dem Land zu verzeichnen seien und die Informationssysteme zunehmend versagten. Die Geschichte war noch nicht zu Ende.

Im März des Jahres 1998 verschlechterten sich die ohnehin schon fürchterlichen Bedingungen, unter denen die 400 000 Einwohner Kikwits überlebt hatten. Die Küche und der Stromgenerator des Hotels Kwilu waren von Soldaten geplündert worden, ebenso die Wasserpumpe, Türgriffe, Vorhänge, Moskitonetze, Bettlaken, ja sogar Stifte und Papier. Der Mangel an Ausrüstung spiegelte sich in allen Bereichen der Gesellschaft von Kikwit wider; er führte dazu, dass alte Bierdosen und Versandkisten zum begehrten Ersatz für gestohlene Töpfe, Pfannen, Körbe und Taschen wurden. Noch weniger Autos als früher tuckerten über die Straßen, da keine Ersatzteile mehr aufzutreiben waren.

1995 war der 500-Zaire-Schein die größte Note gewesen. Um sich auch nur eine Banane kaufen zu können, brauchte man damals ein dickes Bündel davon. 1998 bestanden die größten Stückelungen aus 500 000- und 1 000 000-Zaire-Noten, die immer noch das Konterfei von Mobutu Sese Seko trugen. Die für die täglichen Einkäufe benötigten Geldbündel wurden zwar dünner, aber die Währung blieb »Monopoly-Geld« von grotesker Wertlosigkeit. Ein 100 000-Zaire-Schein entsprach 1,10 US-Dollar. Eine Flasche Bier kostete 600 000 Zaires.

Die Straßen, die Kikwit mit anderen größeren Städten verbanden, waren während des Bürgerkriegs zerstört worden – wie die meisten Straßen in der Demokratischen Republik Kongo. Der Handel hatte sich seit der durch *Ebola* bedingten Quarantäne von 1995 nicht mehr erholt. Für die meisten der mittlerweile »kongolesischen« Händler waren die Fixkosten nahezu untragbar hoch geworden, da nun alle Waren entweder per Schiff oder per Flugzeug befördert werden mussten. Nach Kikwit war der Transport auf dem Wasserweg kein profitables Geschäft. Charterflugzeuge beförderten die Waren – nebst zahlenden Passagieren, die auf der Fracht saßen und an ihren Cola-Flaschen nippten, verteilt von Flugbegleitern, die sich vorsichtig ihren Weg zwischen den Transportkisten im Inneren alter russischer Frachtflugzeuge bahnten.

Obgleich sich die Zusammensetzung der Armee und die Flagge, unter der sie diente, verändert hatten, standen Soldaten mit M-16-Gewehren 1998 immer noch an denselben Positionen Wache wie 1995. Noch immer säumten mehr als 200 Drugstores den Boulevard Mobutu, und noch war niemand darauf gekommen, den Namen von Kikwits einziger asphaltierter Straße zu ändern. Auf den Märkten Kikwits wurde neben den Pflanzen und Tieren aus dem Mwembe-Wald das übliche, armselige Sortiment geschmuggelter Plastikwaren und Lebensmittelkonserven verkauft.

Von den Regierungsbeamten hatte jedoch nur Makarios Manikasa, der Chef der Zweigstelle des nationalen Sicherheitsdienstes in Bandundu, seinen Job behalten. Die übrigen Beamten aus der Mobutu-Ära hatte man entlassen und durch Kabila-treue Beamte ersetzt. Das ohnehin schon kümmerliche Gesundheitssystem von Kikwit nahm 1998 noch katastrophalere Formen an:

Die wenigen medizinischen Hilfsgüter, die das abgeschnittene Kikwit erreichten, kosteten nun weit mehr als 1995, da die einzige verbliebene Form des Transports aus dem Netzwerk privater Flugzeuge bestand. Gelegentlich brachte ein Flugzeug auch Röntgenfilme für die Diagnose von Tuberkulosefällen, Antibiotika zur Behandlung bakterieller Infektionskrankheiten, Chloroquin gegen Malaria, Operationshandschuhe oder andere lebenswichtige Güter.

1997 reiste Dr. Pius Kongolo aus dem 200 Kilometer entfernten Bomba an, um neuer Leiter des Allgemeinen Krankenhauses von Kikwit zu werden. Obwohl ihn seine Kollegen aus Angst, er könne sich in Kikwit mit *Ebola* infizieren, vor dem Umzug gewarnt hatten, meinte Kingolo, ein in Kinshasa ausgebildeter Internist, dass die Arbeit »ein gewisses Risiko birgt, dieses jedoch kalkulierbar ist«. Man hatte Kongolo versichert, im Rahmen der internationalen Reaktion auf die *Ebola*-Epidemie seien »eine Menge medizinischer Ausrüstungsgüter hierher gebracht worden. Doch meine Überraschung war groß, als ich feststellte, dass nichts da war.«

Alle Mikroskope, alle Wasseraufbereiter, die spezielle Schutzkleidung, Laborinstrumente, Testkits und alle Teile der Laborausstattung, die die Wissenschaftler von CDC, WHO, Institut Pasteur und Médecins Sans Frontières im Mai 1995 mitgebracht hatten, waren im September desselben Jahres wieder verschwunden.

Kikiwits wichtigste medizinische Institution verfügte im Jahre 1998 lediglich über dieselben zwei Mikroskope, die schon vor der *Ebola*-Epidemie dagewesen waren, und die beide nur bei Tageslicht eingesetzt werden konnten. Es gab eine altersschwache Röntgenanlage, und eines der diagnostischen Labors besaß eine vierzig Jahre alte Zentrifuge – ein Gerät, das zur Vorbehandlung der zu analysierenden Blutproben unverzichtbar ist. Da der alte, verrostete Generator des Krankenhauses nur selten funktionierte, gab es keine funktionierenden Gefrierschränke für die Aufbewahrung von Blut- und Gewebeproben und überdies keine Kühlschränke zur sicheren Lagerung von Blutkonserven und temperaturempfindlichen Medikamenten und Impfstoffen. Das Wasser des Krankenhauses war nur dann trinkbar, wenn es zuvor über Kohlefeuern abgekocht wurde. Nächtliche Untersuchungen und Entbindungen – einschließlich der Kaiserschnitte – wurden mit Hilfe einer von drei Kerosinlampen, die sich auf der gynäkologischen Station befanden, durchgeführt.

Im Operationssaal, in dem sich Lusilu Manikasa drei Jahre zuvor mit *Ebola* infiziert hatte, wurden alle chirurgischen Instrumente wiederverwendet, vom Handschuh bis zum Mundschutz, von den Skalpellen bis zu den Gefäßklemmen. Und die Instrumente, die von einer Operation zur anderen genutzt wurden, waren normalerweise nicht steril, sagt Kongolo, »weil uns der Treibstoff für den Betrieb unseres Generators fehlt und wir damit keinen Strom für die Autoklaven haben«, die das Operationsbesteck durch Hitzeeinwirkung sterilisieren.

Das medizinische Personal des Krankenhauses hatte in den letzten fünfzehn Monaten – seit dem Ende des Bürgerkriegs – keinen Lohn erhalten, und Baudouin Ndulu, der Direktor des Krankenhauses, musste dreißig Prozent der Bediensteten vorübergehend entlassen, so dass 256 Ärzte, Pflegekräfte, Wartungsarbeiter und anderes unverzichtbares Personal übrig blieben. Die Klinik hatte schon seit über zehn Jahren keine staatlichen Finanzmittel zur Beschaffung von Geräten mehr erhalten, und das Hospital stand bei den Lieferanten medizinischer Hilfsgüter so hoch in der Kreide, dass es buchhaltungstechnisch bankrott war.

»Abgesehen vom Personalfaktor ist auch die Infrastruktur katastrophal«, betont Kongolo. »Wir müssen ständig improvisieren, um eine Mindestversorgung sicherzustellen. Es gab Zeiten, da hatten wir das Gefühl, geopfert worden zu sein.« Wie das medizinische Personal betonte auch Ndulu, dass das Krankenhaus im Fall einer erneuten *Ebola*-Epidemie »schlimmer dran wäre, da keinerlei Präventivmaßnahmen ergriffen wurden und das Krankenhaus keinerlei Hilfslieferungen erhielt«. Er behauptet, alle internationalen Hilfsorganisationen, die auf die Epidemie des Jahres 1995 reagierten, hätten Hilfszusagen gemacht. Doch keine der versprochenen Lieferungen sei bislang eingetroffen.

»Das ist das übliche Verhalten der internationalen Hilfsorganisationen«, meint der kongolesische Gesundheitsminister Dr. Jean-Baptiste Sondji abschätzig. »Sie kommen, wenn es zu einem Medienspektakel geworden ist, und dann gehen sie wieder, als ob nichts passiert wäre.«[39] Es waren jedoch nicht nur die internationalen Gesundheitsorganisationen, die die Misere des armen Kikwit vergessen hatten. Die eigenen Bürger, Beamten, die Ärzteschaft und der Gesundheitsdienst schienen *Ebola* aus ihren Köpfen radiert und sämtliche Präventionslehren vergessen zu haben.

»Ich habe in Kikwit keinerlei Veränderung festgestellt, da die Menschen nicht wirklich glauben, dass ein Virus Ursache der Katastrophe war«, erklärt der Historiker N'sanga Kibari von der Universität von Bandundu. Kibari, dessen 27-jähriger Bruder Mombolo bei der Epidemie starb, hat eine detaillierte Chronik der Krise geschrieben mit dem Titel *Das Ebola-Virus in Kikwit. Mythos, Rätsel oder Realität?* Er kommt zu dem Schluss, dass trotz aller eindeutigen wissenschaftlichen Beweise dafür, dass das *Ebola*-Virus die Katastrophe in Kikwit ausgelöst hat, ein Großteil der Bevölkerung glaubt, etwas anderes sei für die 296 Todesfälle verantwortlich gewesen.

»Zuerst glaubten die Leute, es handele sich um ein Experiment der Amerikaner«, erinnert sich Kibari. Dann spukte die Idee eines *landa-landa* durch Kikwit. Im nahegelegenen Vanga erzählt man sich, ein amerikanischer Missionsarzt, der seit 1960 im Dorf ein Krankenhaus betreibt, könne sich in ein Flusspferd verwandeln, das durch den Fluss Kwilu schwimme und ominöse spirituelle Akte vollziehe. Und da Gaspard Menga, die erste Person, die sich im Januar 1995 mit *Ebola* infizierte, ein Zeuge Jehovas war, glaubte die mehrheitlich katholische Bevölkerung, die Epidemie sei eine Rache Gottes für falsche Religionen und Verhaltensweisen.

Solche Überzeugungen und die gravierenden Mängel im Gesundheitssystem führen in der Zeit nach der Epidemie zu einem hohen Maß an Verdrängung. Die Menschen kehren zu Praktiken zurück, die 1995 zur Ausbreitung von *Ebola* geführt haben, wie etwa das Waschen toter Angehöriger, bei dem sie mit infektiösen Körperflüssigkeiten in Kontakt kommen. In den Krankenhäusern werden alle während der Epidemie befolgten Maßnahmen zur Infektionsverhütung rasch wieder aufgegeben.

Im Krankenhaus von Kikwit stellt der Statistiker Ebwala Dambwala fest, dass während der Epidemie die Angst vor der Infektion fast alle Verhaltensweisen bestimmt habe, besonders beim medizinischen Personal. Beinahe zweiundzwanzig Prozent der Toten seien Krankenhausangestellte gewesen, bemerkt er und weist auf die Stapel aus von Hand angefertigten Schaubildern und Tabellen, in denen die Zahl der Todesopfer grafisch dargestellt ist: »Sie denken nicht mehr daran. Sie haben vergessen.« Ausgenommen die 88 Überlebenden: Sie haben einen Verein gegründet, dessen Mitglieder sich einmal im Monat treffen, um über ihre Ängste vor einer Rückkehr des tödlichen Virus zu sprechen.

Enery-Raphael Mikolo bewahrt in einer Schublade im Lepra- und Tuberkuloselabor des Krankenhauses Fotos von seinem Kampf mit dem *Ebola*-Erreger auf. Er war am 29. April 1995 erkrankt, drei Tage, nachdem er einen Freund, der an der Krankheit gestorben war, beerdigt hatte. Als er auf dem Wege der Genesung war, benutzten die Ärzte des Krankenhauses sein Blut als Antiserum für andere *Ebola*-Patienten. Drei Jahre später ist er immer noch vom Kampf mit dem Virus gezeichnet. Er muss fortwährend essen, um bei Kräften zu bleiben, und ist ständig nervös. Trotz seiner Ängste arbeitet Mikolo weiterhin im Krankenhaus und entnimmt Tuberkulose- und Lepra-Patienten Blut- und Sputumproben. »Wir testen den Speichel ohne Schutz. Wir besitzen nicht die notwendigen Handschuhe und Instrumente«, sagt Mikolo. »Wir tun unser Möglichstes, um nicht direkt vor den hustenden Patienten zu stehen. Doch bei Leprakranken gibt es keinen Schutz. Sehen Sie, sich hier die Hände zu waschen, ist schwierig, da es keine Seife gibt.«

Pierre Menga erinnert sich noch immer lebhaft an die Beerdigung seines Bruders Gaspard im Januar 1995. Er besitzt Fotos von der Beerdigung, auf denen die um den offenen Sarg versammelten Angehörigen zu sehen sind. Pierre ist der Einzige von allen Geschwistern, der noch am Leben ist. Er trägt die Verantwortung für einen Haufen kleiner Kinder – seine eigenen, die seines Bruders und die der anderen verstorbenen Verwandten. Außerdem pflegt er seinen betagten tuberkulosekranken Vater Innocent. Alles in allem muss Pierre zwölf Menschen versorgen.

»Jeden Tag sind wir auf der Suche nach Nahrung und Geld«, sagt der arbeitslose Pierre. »Aber jeder in Kikwit hilft uns.« Innocent starrt mit feuchten Augen auf seinen Sohn und erwidert scharf: »Tu nicht so, als ginge es uns gut – wir leiden!« Und es geht ihnen in der Tat schlecht. Der 13-köpfige Menga-Klan lebt in einer Zwei-Zimmer-Hütte aus Flechtwerk, die in einer nahezu unerreichbaren Senke abseits der Ndala Road liegt. In der dichtbevölkerten Siedlung hört man ständig das Lachen und das Geschrei kleiner Kinder. Bei heftigem Regen wird der Lehmboden überflutet, und die feuchte, dampfende Luft ist voller Malaria-übertragender Moskitos. Die Kinder laufen barfuß und in zerlumpten Kleidern herum.

Pierre, der ledig ist, hat alle Hände voll zu tun, für die Kinder zu sorgen. Während der *Ebola*-Epidemie hatte Pierre seine Trauer über die Todesfälle in seiner Familie beiseite geschoben und der WHO und den CDC bei ihren Untersuchungen geholfen. Für seine Dienste erhielt Menga weder Geld noch irgendeinen sonstigen Lohn. »Zwischen damals und heute besteht keinerlei Unterschied«, sagt Menga über Kikwit und seine Familie. »Wir sind zu unseren alten Gewohnheiten zurückgekehrt. Wir leiden. Natürlich sind viele von uns weggegangen. Wir wünschten nur, dass die internationale Gemeinschaft unser Leiden hier zur Kenntnis nähme.« Der 34-jährige Mann wirkt innerlich tief bewegt, als er die vielen Kinder, die seiner Obhut anvertraut sind, vorstellt. »Wir haben eines der Kinder die ganze Zeit über in der Schule halten können, aber [wegen des Schulgelds] können wir es uns nicht leisten, die anderen bis zum Abschluss auf der Schule zu lassen. Wir fragen uns, wie wohl die Zukunft für unsere Familie aussehen wird.«

Jeden Morgen erwacht Pierre aus einem Traum. Im Traum hat ihm jemand genug Geld gegeben, um ein Geschäft zu eröffnen, und er ein Haus gebaut, das so groß ist, dass alle Überlebenden der Familie bequem darin leben können, und das während der Stürme trocken und frei von Insekten bleibt. »Es würde das Ende unserer Leiden und unserer Angst bedeuten.«

Nach Meinung des kongolesischen Gesundheitsministers Sondji ist die Situation des Gesundheitssystems in Kikwit nicht besser oder schlechter als die allgemeine Lage »in Hunderten von Städten im ganzen Land. Wir schätzen, dass mindestens 530 Millionen Dollar benötigt werden, um das Problem anzugehen. Wir bemühen uns intensiv darum, diese Gelder aufzutreiben. Aber sehen Sie, der gesamte Staatshaushalt beträgt gerade mal 700 Millionen Dollar!«

Als die Enttäuschung über die scheinbar gelähmte Regierung Kabilas wuchs, brachen im Mai 1998 überall im Kongo konterrevolutionäre Unruhen aus. Die politischen Aktivisten in Kinshasa, die unter Mobutu Folter und Haft mutig ertragen hatten, sahen in dem demokratischen Klima kaum Verbesserungen. Die politischen Oppositionsparteien wurden, obwohl sie gesetzlich zugelassen waren, derart schikaniert, dass einheimische Zeitungen von der »Zeit der Finsternis« sprachen. Regierungsfeindliche Rebellenverbände umstellten im August mehrere wichtige Städte des Kongo einschließlich der Hauptstadt. Daraufhin setzte der Exodus der Ausländer ein, der sämtliche Aktivitäten im Bergbau, in der Erdölförderung und in anderen wirtschaftlichen Sektoren lahmlegte. Selbst in den eigenen Reihen stieß Kabila auf Widerstand – abtrünnige Truppen seiner Armee brachten Flugzeuge, Flughäfen und ganze Städte in ihre Gewalt.

Ende August war Kabilas Allianz zusammengebrochen, und de facto erstreckte sich sein Herrschaftsbereich nur noch wenige Kilometer über die Stadtgrenze Kinshasas hinaus. Die ohnehin schon stark bedrängte Wirtschaft befand sich nun auf steiler Talfahrt. Alle ausländischen Investoren zogen sich zurück. Der Krieg um Zaire beziehungsweise die Demokratische Republik Kongo drohte sich auszuweiten und Widersacher aus ganz Afrika in den Konflikt hineinzuziehen. Angola stärkte Kabila den Rücken. Uganda und Ruanda hatten die Seiten gewechselt und unterstützten die Tutsi-Rebellen, die vormals zu Kabilas Allianz gehört hatten. Simbabwe schickte militärische »Berater« nach Kinshasa. Namibia flog einundzwanzig Tonnen Rüstungsgüter ein und schlug sich ebenfalls auf Kabilas Seite. Die Wasser- und Stromversorgung der Hauptstadt wurden von den Rebellen unterbrochen. Von Südafrika aus bemühte sich Präsident Nelson Mandela um eine friedliche Lösung. Er wurde ignoriert.

Im September 1998 standen Truppen aus mindestens fünf afrikanischen Staaten auf kongolesischem Territorium und kämpften entweder auf Seiten der Regierungstruppen oder der Rebellen. Der gesamte Osten des Landes befand sich unter Kontrolle der Rebellen beziehungsweise ihrer ugandischen und ruandischen Verbündeten. Im Oktober schien es, als hätte Kabila dank der ausländischen Truppen die Rebellen bis in den äußersten Osten zurückgeschlagen und die Kontrolle behalten. Dies hatte den Staat fünf Milliarden Dollar gekostet, was die Staatsverschuldung auf zwanzig Milliarden Dollar anwachsen ließ.[40] Die Beute ging an die Sieger: Jeder Staat, der Kabila unterstützt hatte, beanspruchte seinen Teil der kongolesischen Erdöl-, Erz- und Edelsteinvorkommen.

Mit Anbruch des letzten Jahres des zwanzigsten Jahrhunderts machten die Armeen Afrikas mobil, um über das Schicksal des größten afrikanischen Äquatorialstaates zu entscheiden.

Am 13. November 1998 marschierten bewaffnete Soldaten auf Geheiß Laurent Kabilas in Sondjis Gesundheitsministerium ein. Der Minister wurde wegen »mangelnder Loyalität« seines Amtes enthoben, nachdem er seine Besorgnis darüber geäußert hatte, dass der neue Diktator offenbar nicht die Absicht habe, Wahlen abzuhalten. Sondji wurde eingesperrt, das Volk – und die Einwohner von Kikwit – ohne klare gesundheitspolitische Führung zurückgelassen.

Die Auswirkungen von *Ebola* auf das öffentliche Gesundheitswesen gehen weit über den abfälligen Ton hinaus, der üblicherweise von westlichen Beobachtern angeschlagen wird, wenn sie über die vermeintlich unlösbaren Probleme Afrikas diskutieren. Die Unterlassung entsprechender Präventionsmaßnahmen garantiert, dass solche gesundheitlichen Notfallsituationen erneut auftreten werden, und zwar nicht nur im Kongobecken, sondern überall dort, wo ähnliche soziale und Umwelt-Faktoren zusammenwirken.

Der Ausbruch in Kikwit war zweifelsfrei von den Krankenhäusern ausgegangen. Die örtlichen Krankenhäuser fungierten als Verstärker: Ein sehr dünner Strom von Einzelfällen gelangte hinein und verursachte einen Ausbruch epidemischen Ausmaßes.

Auf dem Höhepunkt des *Ebola*-Ausbruchs brauchte man nichts als einfache Latexhandschuhe und Schutzkleidung sowie eine wohldurchdachte Planung, um die Epidemie unter Kontrolle zu bringen. Die in Nordamerika und Europa bevorzugte High-Tech-Ausrüstung wäre in Kikwit nicht nur nutzlos gewesen, sondern hätte sich wohl auf lange Sicht sogar als schädlich erwiesen.

High-Tech-Lösungen können auch kaum die Diagnostik vor Ort und die Bekanntgabe solcher Krisen wie in Kikwit oder in irgendeiner anderen abgelegenen und verarmten Region der Erde beschleunigen. Wäre dem Allgemeinen Krankenhaus in Kikwit ein Satellitentelefon im Wert von 10 000 Dollar überlassen worden, um damit im Falle einer neuen Epidemie die WHO in Genf anzurufen, so würde das Krankenhaus das Gerät jetzt wohl nicht mehr besitzen. Mit an Sicherheit grenzender Wahrscheinlichkeit wäre das luxuriöse Telefon schon lange für die Benutzung durch einen General der einen oder anderen Armee, die gerade um die Zukunft der Demokratischen Republik Kongo kämpfen, requiriert worden. Vielleicht würde es aber auch der Gouverneur der Provinz Bandundu benutzten, um aus dem Innern des Rettungswagens, den er im Allgemeinen Krankenhaus von Kikwit ergattert hat, zu telefonieren.

KAPITEL DREI
Osteuropa
Der Kollaps allen öffentlichen Gesundheitswesens

»Inzwischen hatte sich Moskau geleert. Noch waren Menschen in der Stadt; ein Fünfzigstel der vormaligen Bewohner blieb da, aber die Stadt war leer. Sie war verlassen, wie ein ohne Königin dahinsiechender Bienenkorb verlassen ist ... Fast alle sind gestorben, ohne Wissen um ihr nahes Ende, an der heiligen Stätte sitzend, die sie bewacht hatten – jetzt nicht mehr. Sie stinken nach Tod und Fäulnis. Ein paar von ihnen rühren sich noch, sie steigen auf, fliegen träge und lassen sich auf der Hand des Feindes nieder, ohne den Mut zu sterben, stechen sie ihn; die übrigen sind tot und werden leicht beiseite gewischt, wie Fischschuppen. Der Imker schließt den Verschlag, zeichnet mit Kreide eine Markierung auf den Korb, dann wählt er die Zeit, wie er es will, zerbricht ihn und verbrennt ihn.«

Leo Tolstoi, »Krieg und Frieden«

»Entweder die Läuse besiegen den Sozialismus, oder der Sozialismus besiegt die Läuse.«

Wladimir Iljitsch Lenin

»Die Gesundheitslage der Bevölkerung verschlimmerte sich so sehr, dass es zunächst nicht glaubhaft schien. Kein Land hat je in Friedenszeiten einen derart abrupten Wandel durchgemacht.«

Wladimir Schkolnikow, Epidemiologe in Moskau, 1994

»Das, womit wir es zu tun haben, ist beispiellos, ungeheuerlich!«

Dr. Gerasimenko von der Russischen Akademie der Medizinischen Wissenschaften in einer Rede vor der Duma im Mai 1997

Als Leonid Breschnew im Herbst 1982 mit fünfundsiebzig Jahren starb, war sein Herz-Kreislauf-System ruiniert. Venen und Arterien des herrschsüchtigen Diktators, der seinem Land achtzehn Jahre lang zuerst als Staatsoberhaupt und später als Generalsekretär der KPdSU gedient hatte, waren derart mit arteriosklerotischen Plaques verengt, dass Blutzellen kaum noch passieren konnten. In seinem Bauchraum war die Aorta zu einem mächtigen Aneurysma angeschwollen. Sein nach unzähligen Herzanfällen vernarbter Herzmuskel – die genaue Zahl der Infarkte war Staatsgeheimnis – war längst keinem regelmäßigen Rhythmus mehr gefolgt, hatte jahrelang einen zähen Kampf ausgefochten, bevor er am Ende aufgab und das Oberhaupt der Union der Sozialistischen Sowjetrepubliken zu Boden streckte. Der Tod des allmächtigen Politikers war die Folge jahrzehntelanger Völlerei und Trunksucht sowie eines unbezwinglichen Hangs zum Kettenrauchen.

Kaum zwei Jahre später starb Jurij Andropow, Breschnews Nachfolger. Der einst gefürchtete Chef des KGB, der stets dunkel getönte Augengläser trug, wurde im Winter 1984 an der Seite des berüchtigten Gründers des KGB, Felix E. Dzierzynski, beerdigt. Offiziell starb Andropow an Nierenversagen. Wie schon bei Breschnew war es die höchst ungesunde Lebensweise, der Zigaretten- und Alkoholmissbrauch, der dem seinerzeit meist gefürchteten Sowjetmenschen den Garaus machte.

Dreizehn Monate später wurde auch der 73-jährige Konstantin Tschernenko auf dem Roten Platz beigesetzt, der als letzter Generalsekretär sein Amt mit stalinistischen Allüren versehen hatte. Auch ihn brachten Jahre des Zigarettenkonsums und ungeheure Mengen Wodka unter die Erde, weil seine Lungen am Ende zu einem von Emphysemen bedrängten, keuchenden Organ und seine Leber zu einer zirrhotischen Schrumpfleber geworden waren.

Im März 1985 ließ das Politbüro schließlich davon ab, Männer an die Macht zu bringen, die sich in Stalins Schatten hochgedient hatten, und hielt sich an Michail Gorbatschow, der mit 54 Jahren vergleichsweise jung war. Das war der Anfang eines umfassenden Wandels. Gorbatschow war der erste politische Führer der Sowjetunion – letztlich sogar der russischen Geschichte –, der sein Amt überleben sollte, denn er starb weder in Ausübung seiner Amtsgeschäfte, noch musste er, durch eine verhängnisvolle körperliche oder geistige Krankheit beeinträchtigt, seinen Amtssitz räumen.

Mochte Gorbatschows gute körperliche Verfassung für die sowjetische Führung auch einen Fortschritt bedeuten, für die Masse der Sowjetbürger war sie keineswegs das gute Omen für eine entsprechende Hebung ihres gesundheitlichen Befindens. Ganz im Gegenteil markierte sein Amtsantritt den Beginn des dramatischsten Zusammenbruchs eines öffentlichen Gesundheitswesens, den man je zu Friedenszeiten in einem Industrieland erlebt hat. Für die Osteuropäer bedeutete er, auch ohne Krieg, den massivsten Aderlass seit den Zeiten des Schwarzen Todes im vierzehnten Jahrhundert.

I.

»*Dann taucht das schreckliche Wort* Demographie *auf, und man begreift, dass Russland sich heute am Vorabend einer demographischen Katastrophe befindet: Die Sterblichkeitsrate liegt über der Geburtenrate, die Lebenserwartung geht drastisch zurück, die Zahl der Selbstmorde nimmt zu, und man zählt 240 Abtreibungen auf 100 Lebendgeburten.*«

Andreij Sinjawski, 1997

Wenn es etwas gab, dessen sich die Sowjetunion zu Recht rühmen konnte, dann war es ihr Gesundheitswesen. Dank einer Serie von Moskau aus umgesetzter, kühner Fünfjahrespläne konnten die Sowjets und ihre osteuropäischen Bundesgenossen einen Sieg nach dem anderen über Leiden und Krankheit in der kommunistischen Welt feiern. So gelang es Russland bis 1970, die Lebenserwartung der Bevölkerung erheblich zu steigern: Bei den Männern betrug sie nun 65 Jahre gegenüber 38 in der Zeit vor der bolschewistischen Revolution, bei den Frauen 74 Jahre gegenüber 43 vor 1917. Die Kindersterblichkeit fiel von 250 Todesfällen bei 1000 Lebendgeburten im Jahre 1917 auf 20 Fälle im Jahre 1970.

Diese Erfolge, die auf der ganzen Welt als Beleg für das menschliche, fürsorgliche Antlitz des Kommunismus herausgestellt wurden, waren in eine derart gut ausgebaute Infrastruktur auf dem Gebiet des öffentlichen Gesundheitswesens eingebettet, dass die Sowjetunion mit Recht behaupten konnte, mehr Ärzte, Krankenschwestern und Krankenhausbetten pro Kopf vorweisen zu können als jedes andere Land der Welt. So war es denn auch für die Experten der Weltgesundheitsorganisation ein Schock, als sie zur Kenntnis nehmen mussten, dass plötzlich, kaum ein Jahr nach dem Zusammenbruch des Sowjetreichs im Jahre 1991, in den zwölf Zeitzonen, über die sich die kommunistische Welt erstreckte, eine Reihe von Epidemien ausbrach.

Insgesamt erkrankten in den verschiedenen Regionen 200 000 Menschen an Diphtherie, von denen 5000 der Krankheit erlagen; 1991 überrollte die Kinderlähmung zunächst Aserbeidschan, 1993 dann Usbekistan und 1995 Tschetschenien; und Hepatitis kam mit einem Mal so häufig vor, dass man sie eher als endemisch denn als epidemisch bezeichnen musste. In der Ukraine trat 1995 die Grippe so vehement in Erscheinung, dass die dortige Regierung für mehr als eine Woche ihre Arbeit aussetzte; 1996 infizierten sich 20 000 Menschen mit Typhus, seither ist die Krankheit dort heimisch. St. Petersburg musste zwischen 1993 und 1998 vier Mal gleichzeitig mit einer Cholera- und einer Typhusepidemie fertig werden. Die Zahl der AIDS-Erkrankungen hat exponentiell zugenommen; in der Ukraine werden allein für das Jahr 2001 20 000 voll entwickelte AIDS-Fälle prognostiziert; Tuberkulose, Syphilis und Gonorrhöe standen den anderen Erkrankungen nicht nach. Ebenso nahmen Alkoholismus, Drogenmissbrauch und Selbstmord nach den internationalen Gesundheitsstandards 1995 epidemische Ausmaße an.

Selbst Kinderkrankheiten wie Mumps wurden zu einem größeren Problem: In dem kurzen Zeitraum von 1992 bis 1994 nahm die Zahl der Fälle um dreißig Prozent zu. Die Lebenserwartung ging rapide zurück; die der Männer fiel zwischen 1992 und 1993 um drei Jahre. Urplötzlich, gerade mal acht Jahre, nachdem die Sowjetunion zu existieren aufgehört hatte, stürzte das umfassendste Gesundheitssystem, das die Menschheit bis dahin gekannt hatte, geradewegs in den Abgrund. Was sich einmal als »menschliches, fürsorgliches Antlitz des Kommunismus« dargestellt hatte, erwies sich nunmehr als ein Bild der Verzweiflung und des Leidens.

In der Ukraine drängt sich dieses katastrophale Bild des Untergangs in einem Ort förmlich auf, wo Drogen vor aller Augen verkauft werden und Hunderte von Jugendlichen und jungen Erwachsenen sich Spritzen mit ein und derselben Nadel setzen, während ein eiskalter Wind durch die Grünanlagen pfeift, in denen sie zusammenhocken. Und auch in den Straßen Odessas, wo eine 14-jährige Prostituierte beteuert, sie benutze immer Kondome, dann aber spöttisch lacht und ihrem in der Nähe herumlungernden Freund wissend zublinzelt.

Auch in einer AIDS-Klinik in Kiew kann man dieses neue Gesicht eines völlig desolaten Gesundheitssystems der früheren UdSSR zu sehen bekommen, wenn etwa eine Krankenschwester einem HIV-positiven Mann Blut abnimmt, ohne Gummihandschuhe zu tragen. Oder auch in Georgien, an einem Treffpunkt für Deserteure in Tiflis, wo Goga, ein Student der Wirtschaftswissenschaften, ohne medizinische Ausbildung an einem Stand unter freiem Himmel Antibiotika verkauft und seinen Kunden Ratschläge gibt, welche Mittel sie nehmen sollen.

Wir sind in Tskinvali, Georgien, in der menschenleeren pädiatrischen Station des »Krankenhauses der Republik«. Nach den Patienten befragt, sagt die Krankenschwester, die die Krankenblätter wie ein Baby im Arm hält: »Spüren Sie denn die Kälte hier nicht? Wir haben sie nach Haus geschickt. Egal, wie krank sie sind, zu Haus sind sie besser aufgehoben als hier, wo wir nicht heizen können.« Auf dem Krankenhausflur wird gerade jemand operiert. Die Beatmung des Patienten erfolgt per Handpumpe, das Narkosemittel wird ihm mit einem Tuch auf das Gesicht geträufelt. Der Chirurg arbeitet rasch, denn der Generator liefert nur fünfzehn Minuten lang Strom für die Beleuchtung.

Mag auch der Zustand des öffentlichen Gesundheitswesens, jetzt am Ende des zwanzigsten Jahrhunderts, nicht in allen Ländern des früheren Ostblocks gleich katastrophal sein, kritisch ist die Situation überall im früheren sowjetischen Herrschaftsbereich.

»Kein Land hat je in Friedenszeiten einen derart abrupten Wandel durchgemacht«, resümierten die Epidemiologen Wladimir Schkolnikow und France Meslé vom Russischen Zentrum für Demographie und Humanökologie beziehungsweise vom französischen Institut National d'Etudes Démographiques in einem Bericht zur Lage der russischen Nation im Jahre 1997.[1]

Noch 1970 waren sowjetische Wissenschaftler so beeindruckt von den Errungenschaften der Nation auf dem Gebiet der medizinischen Vorsorge, dass sie für das Jahr 2000 allein auf dem Boden Russlands eine Bevölkerung von 160 Millionen Menschen voraussagten. Stattdessen schrumpfte die russische Bevölkerung in den neunziger Jahren so rapide, dass für das Jahr 2010 ein Rückgang auf 126 bis 140 Millionen Menschen erwartet wird, der niedrigste Stand seit der Zeit vor der bolschewistischen Revolution.[2]

Die Prognostiker sehen sich indessen getäuscht. Zwar gingen die Selbstmordraten in Russland im Jahre 1999 zurück, aber die Frühsterblichkeit steigt nach wie vor steil an. Pessimistische Voraussagen sprechen mittlerweile in revidierten Vorausberechnungen aus dem Jahr 2000 von einer Bevölkerung von möglicherweise nur noch 80 bis 90 Millionen Menschen, die Russland im Jahre 2050 haben werde, was der niedrigsten Einwohnerzahl seit mehr als zwei Jahrhunderten entspräche. Erwiese sich diese katastrophale Voraussage als korrekt, dann würde Russlands Bevölkerung in nur sechzig Jahren stärker schrumpfen als jede Gesellschaft der nördlichen Hemisphäre in der gesamten uns bekannten Menschheitsgeschichte, Kriegszeiten eingeschlossen. Schon für das Jahr 2016 hat der amerikanische Bevölkerungsstatistiker Murray Feshbach einen Rückgang der russischen Bevölkerung um 17 Millionen prognostiziert.

Im Jahre 1917 konnte ein irgendwo zwischen Wladiwostok und St. Petersburg geborener männlicher Säugling damit rechnen, achtunddreißig Jahre alt zu werden. Wahrscheinlichste Todesursache wäre vermutlich irgendeine der mit erschreckender Regelmäßigkeit in diesen Gegenden grassierenden Infektionskrankheiten gewesen. In den heißen Sommern verbreiteten Mücken Malaria, Gelbfieber und Hirnhautentzündung. Zecken übertrugen lokal hämorrhagische Fieberviren. Ratten verbreiteten Beulenpest. In den Wintern wurden die Hütten hoch oben im Kaukasus ebenso wie die herrschaftlichen Villen in St. Petersburg und die Häuschen in den Steppen von Grippewellen, bakteriellen Lungenentzündungen, Scharlach, Tuberkulose und einer Unzahl anderer Krankheiten heimgesucht.

Dank einer umfassenden medizinischen Versorgung, größerer Wohnungen und besserer Ernährung in der Zeit der kommunistischen Herrschaft hatten allerdings die Enkel jener im Jahr der Oktoberrevolution geborenen Kinder gute Aussicht, doppelt so alt zu werden: Die im Jahre 1970 in Russland geborenen Jungen hatten eine durchschnittliche Lebenserwartung von 65 Jahren vor sich.

Aber schon 1993, als die erste postkommunistische Generation russischer Jungen geboren wurde, war die Lebenserwartung auf bloß noch 58 Jahre gefallen. Und sie ging danach noch weiter zurück: Auf 57 Jahre im Herbst 1998 und auf 56 Jahre gegen Ende desselben Jahres. Eine derartige Entwicklung wäre für die Experten des sowjetischen Gesundheitswesens noch unvorstellbar gewesen. Mit missionarischem Eifer hatten sie den Traum eines Arbeiter- und Bauernstaates verfolgt, in dem Krankheiten unbekannt sein würden.

»Es gab ungeheure, furchtbare Epidemien«, erinnert sich Dr. Sergeij Posorowskij, der 1997 Direktor des Gamaleya-Instituts war, das als Russlands renommiertestes medizinisches Forschungszentrum galt. »Dann kam der Erste Weltkrieg, der Bürgerkrieg, und gegen Ende der zwanziger Jahre starben Millionen an Infektionskrankheiten, besonders an Typhus. Da erneuerte der Herrscher [Stalin] Lenins zündende Parole: Entweder die Läuse besiegen den Sozialismus, oder der Sozialismus besiegt die Läuse.«

Mit einem Lächeln räumt Posorowskij ein, dass Stalins Befehl tatkräftig befolgt wurde, allerdings »wurden dabei nicht immer demokratische Methoden angewendet, um zum Erfolg zu kommen.« Ein Impfstoff gegen Typhus war noch nicht erfunden, und auch ein Schädlingsbekämpfungsmittel gegen Läuse, die ja die tödlichen Bakterien übertrugen, gab es noch nicht. So wurde auf Befehl Stalins jeder Mann, jede Frau und jedes Kind in ein öffentliches Bad beordert, ihre Kleider und Bettlaken wurden entlaust und ihre verseuchten Behausungen wurden häufig bis auf die Grundmauern niedergebrannt.

Was dieser ersten durchgreifenden Kampagne in Sachen Volksgesundheit in der Sowjetunion an wissenschaftlicher Finesse fehlte, das machte sie an Eifer – und wo der ausblieb, an autoritärem Einsatz – wieder wett. Am Ende war sie ein einzigartiger Erfolg und ein Paradestück für die Propaganda gegenüber dem Ausland. Während in vielen kapitalistischen Ländern nach wie vor Typhus grassierte, konnten die Kommunisten einen Sieg des Proletariats verkünden.

Stalin, der im ganzen Gesicht schreckliche Narben trug, Spuren seines Kampfes mit den Pocken in früher Kindheit, stellte sich voll und ganz hinter die Kampagne gegen die Infektionskrankheiten. Und das neue Establishment in den Einrichtungen des Gesundheitswesens tat sich – ganz im Sinne Stalins – voller Überzeugung mit einschlägigen Anordnungen hervor.

Es wurde ein umfassendes Netz sanitärer Einrichtungen und epidemiologischer Zentren geschaffen, welches am Ende nahezu jedes Dorf des Landes erfasste. Überall in der Sowjetunion wurden in den zwanziger Jahren medizinische Hochschulen und Ausbildungsstätten für Krankenpersonal gegründet, die zahllose Fachleute für den mächtigen Sanitäts- und Seuchendienst, den SanEp, heranzogen. Der SanEp besaß ähnliche Befugnisse wie der KGB. Ärzte wurden überwacht und auffälliges Verhalten – in medizinischer und politischer Hinsicht – ausgespäht. Die Bediensteten des SanEp isolierten die Träger von Infektionskrankheiten vom Rest der Gesellschaft, bis sie entweder geheilt oder gestorben waren. Wer an einer so genannten sozialen Krankheit litt – Tuberkulose, Syphilis, Tripper und Alkoholismus –, dessen Name wurde öffentlich bekannt gemacht. Er wurde in seinem Betrieb oder seiner Schule bloßgestellt und zur Preisgabe der Namen all derjenigen gezwungen, mit denen er engeren Kontakt gehabt hatte.

Sobald präventiv-medizinische Behandlungsformen und Impfstoffe zur Verfügung standen, wurden die Massen genötigt, sich vom SanEp impfen und behandeln zu lassen. An dessen Spitze standen stets loyale Mitglieder der KPdSU, während eifrige Komsomolzen regelmäßig eingesetzt wurden, das Proletariat für eine neuerliche Reihenuntersuchung zusammenzutrommeln. Im Laufe der Jahre wuchsen SanEp und Kliniken zu einem so riesigen Komplex heran, dass sie zusammen zu einem der drei großen Arbeitgeber im Staat wurden.

In den Labors wie etwa dem Gamaleya-Institut konzentrierte man sich auf Erforschung und Massenproduktion von Antitoxinen, Impfstoffen und schließlich auch Antibiotika. Nach dem Zweiten Weltkrieg wurde diese Aufgabe gigantischen »Bioschutzfabriken« übertragen – dem sowjetischen Gegenstück zur pharmazeutischen Industrie in den kapitalistischen Ländern –, die für die Zwecke des SanEp in Masse produzierten.

In der Chruschtschow-Ära der fünfziger Jahre wurden die renommierten biomedizinischen Labors wie das Gamaleya zu Zentren der Grundlagenforschung, in etwa so, wie sie es vor der Revolution gewesen waren. Die Wissenschaftler waren Teil einer komplexen Hierarchie, an deren Spitze Mitglieder der Akademie der Wissenschaften der UdSSR standen. Sie führten ein luxuriöses Leben. Ihre Arbeitszimmer waren üppig mit Gegenständen aus den Häusern und Palästen der Bourgeoisie dekoriert; ein Heer staatlich angestellter Diener servierte die Mahlzeiten und reichte den Tee; Automobil und Chauffeur wurden selbstverständlich gestellt.

Darüber hinaus errichtete der SanEp fünf Seuchenlabors, die nur die Aufgabe hatten, die *Yersinia pestis* sowie ihre Wirtstiere, Ratte und Floh, auszurotten. 1970 erklärte das Politbüro nichts Geringeres zum Ziel, als die völlige Ausrottung aller Infektionskrankheiten in der Sowjetunion. »Als wir die Arbeit aufnahmen, war uns klar, dass diese Aufgabe kaum, ja unmöglich zu erfüllen war«, räumt Posorowskij ein. »Eine Zeitlang beflügelte uns dieses Ziel allerdings schon.«

So wurden denn auch zahlreiche Krankheiten, die noch in nicht allzu ferner Vergangenheit die Sowjetmenschen heimgesucht hatten, nahezu besiegt: Diphtherie, Pocken, Cholera, Malaria, Tuberkulose, Typhus, Kinderlähmung, Fleckfieber, Keuchhusten, Masern, Hirnhautentzündung und Tetanus – sie alle wurden durch den SanEp eingedämmt. Und mögen die hierbei angewandten Methoden für manchen ein wenig repressiv, ja unmenschlich gewesen sein, immerhin waren sie wirksam, gibt Posorowskij zu bedenken. »Dann kam das Jahr 1991«, sagt er und sackt in sich zusammen. »Die Wende verursachte nicht nur den politischen Zerfall, sondern auch einen Zusammenbruch des öffentlichen Gesundheitswesens, der ärztlichen Versorgung und der medizinischen Forschung.«

Zunächst entzogen sich die Warschauer-Pakt-Staaten und die baltischen Länder dem sowjetischen Einfluss und vertrieben ihre betagten kommunistischen Führer. Dann hörte die Sowjetunion auf zu existieren, und die ehemaligen sozialistischen Republiken spalteten sich ab und wurden zu Einzelstaaten. Tausende von Wissenschaftlern verließen ihre Labors in Moskau und Sibirien und kehrten in ihre Heimatländer zurück.

»Ab 1993 stellte der [russische] Staat die Zahlung von Forschungsmitteln ein«, erzählt Posorowskij, »und ab 1994 kam er nicht einmal mehr für die laufenden Kosten des Instituts auf. Die Gehälter wurden allerdings noch ausbezahlt. Lächerlich geringe Gehälter – ein Laborleiter bekommt hier weniger als hundert Dollar im Monat ... 1996 erlebten wir dann einen noch größeren Wandel: Es gab überhaupt kein Geld mehr.« Er ist dem Zusammenbruch nahe, als er feststellt: »Das Gamaleya-Institut stirbt. Ich fühle mich wie ein Friedhofswächter.« Wenige Wochen nach dem Gespräch stirbt Sergeij Posorowskij; »an gebrochenem Herzen«, wie ein Kollege versichert.

Dr. N. F. Gerasimenko von der Russischen Akademie der Medizinischen Wissenschaften hat in einer Rede vor der russischen Duma im Mai 1997 die Lage in außergewöhnlich scharfen Worten dargestellt: »Jedem sollte bewußt sein ..., dass die nationale Sicherheit des Landes in Gefahr ist.« Die Zahlen, die er den Abgeordneten vorlegte, waren dramatisch: 1992 betrug die Sterblichkeitsrate in Russland das 1,6-fache der Geburtenrate, was bedeutet, dass drei Millionen Männer als direkte Folge der Krise im Gesundheitswesen vorzeitig ihr Leben verloren, also zehn Mal mehr, als in den Kriegen in Afghanistan[2] und Tschetschenien insgesamt getötet wurden. Er wies darauf hin, dass in den zurückliegenden Jahren jeder dritte Rekrut aus Gesundheitsgründen nicht in die Armee habe aufgenommen werden können. 1985 war das nur bei einem von zwanzig Rekruten der Fall gewesen.

»Mit anderen Worten, die Lage ist katastrophal«, stellte er fest, »wenn sie sich nicht ändert, werden nur vierundfünfzig Prozent der 60-jährigen Männer das Rentenalter erreichen. Das ist schlimmer als vor hundert Jahren.« Dann wendet sich Gerasimenko der medizinischen Versorgung in Russland zu und richtete zumindest einen Teil der Vorwürfe an den staatlichen Gesundheitsdienst: »Artikel 41 der russischen Verfassung garantiert jedem Bürger gesundheitliche Vorsorge und medizinische Hilfe. Aber in den staatlichen medizinischen Einrichtungen müssen Patienten bis zu fünfzig Millionen Rubel für eine Operation bezahlen – und wenn sie diese Operation nicht bekommen, müssen sie sterben! Woher sollen aber Millionen unserer Bürger dieses Geld nehmen, wenn zudem noch ihre Löhne einbehalten werden? ... Außerdem erhielten die staatlichen Zentren 1996 lediglich sechsundvierzig Prozent der angewiesenen Mittel. Ein solcher Zustand liegt irgendwo zwischen finanzieller Ischämie und finanziellem Infarkt!«

In einem Bericht des Ausschusses für Frauenfragen, Familie und Demokratie aus dem Jahre 1997 an Boris Jelzin stellen staatliche Gesundheitsexperten fest, dass die Rate vorzeitiger Todesfälle in Russland zwischen 1991 und 1996 um 26 Prozent gestiegen sei. Der auffälligste Anstieg war bei den Infektionskrankheiten zu verzeichnen.

Zwischen 1990 und 1994 ging die Lebenserwartung russischer Männer um durchschnittlich sechs Jahre zurück, während sie bei Frauen, nach einer gemeinsamen russisch-amerikanischen Untersuchung aus dem Jahre 1998, um drei Jahre gefallen war. Die Sterblichkeitsrate der Männer schnellte in diesem Zeitraum um hundert Prozent in die Höhe.

Der russische Epidemiologe Wladimir Schkolnikow und die französischen Wissenschaftler France Meslé und Jacques Vallin arbeiteten an einer Reihe von Untersuchungen, die vor allem feststellen sollten, wann genau jener große Niedergang begonnen hatte. Sie machten die Entdeckung, dass der Zerfall des öffentlichen Gesundheitswesens in Russland im Grunde schon zur Sowjetzeit, nämlich bereits 1966, eingesetzt hatte, was aber geschickt manipulierte Statistiken etwa über Ziele des Gesundheitswesens oder das Lebensalter der Patienten verschleiert hatten.

Gleichwohl hob die russisch-französische Arbeitsgruppe hervor, dass der dramatische Zusammenbruch des öffentlichen Gesundheitssystems nach 1991 real sei und »unzweideutig das Versagen des Gesundheitssystems zum Ausdruck bringt, irgendwelche Fortschritte bei der Bekämpfung der kardiovaskulären Mortalität zu verzeichnen und das Aufflackern ›künstlicher Krankheiten‹ (Alkoholismus, Drogenmissbrauch und Tuberkulose) einzudämmen.«

Diese Fehlschläge bei der präventiven oder therapeutischen Bekämpfung von Herzerkrankungen erwiesen sich als noch signifikanter, sobald die Forscher die Trends der Sterbefälle in Russland mit denen Frankreichs, Englands und Wales' verglichen. In dem Zeitraum zwischen 1970 und 1995, als in Europa die Zahl der Sterbefälle aufgrund von Herzerkrankungen nachweislich um das Fünffache zurückging, stieg in Russland die Zahl der Fälle um das Drei- bis Fünffache. Größtenteils waren diese erhöhten Sterblichkeitsraten nie in den offiziellen statistischen Tabellen der sowjetischen Behörden aufgeführt worden.

Trotzdem hatte Murray Feshbach sie ausfindig gemacht. Der 60-Jährige hat den größten Teil seines Lebens darauf verwandt, die Wahrheit hinter den vernebelnden »schändlichen Lügen« der Sowjets – und ab 1991 der Russen – aufzuspüren. Seit 1956 hat Feshbach, zunächst im Statistischen Bundesamt der USA, später an der Washingtoner Georgetown-Universität, im Datenmaterial der Sowjets eine Schwindelei nach der anderen aufgedeckt. Er war wie besessen von der Jagd, und der Wunsch, der ihn antrieb, nämlich ein Wissensgebiet zu beherrschen, war der gleiche, der ihn zu seiner rastlosen Suche nach seltenen Briefmarken und ausgefallenen Gesteinsbrocken anhielt. Er sprach fließend Russisch und hatte seit 1973 Reisen in die UdSSR unternommen, um das nötige Material zusammenzubekommen. Wenn es um die Jagd nach den Zahlen ging, war Feshbach unermüdlich.

Schon lange vor dem Zusammenbruch der Sowjetunion hatte Feshbach Belege für das Versagen des Gesundheitssystems beigebracht, die von den findigen Buchhaltern im Kreml vertuscht worden waren. Zum Beispiel war ab 1964 die Zahl der Fälle vorzeitigen Todes bei Erwachsenen in der gesamten Sowjetunion gestiegen, und zwar von jährlich 6,9 pro tausend Erwachsene auf 10,3 im Jahr 1980. Feshbach entdeckte, dass 1980 die Kluft in der Lebenserwartung zwischen sowjetischen Männern und Frauen mehr als elf Jahre betrug, die weltweit größte Differenz in der Lebenserwartung der Geschlechter. Unter Bergen von Daten aus dem Jahr 1979 fand er Zahlen über Fälle von Masern bei sowjetischen Kindern, die fünfzehn Mal höher lagen als bei amerikanischen Kindern. Die Zahl der an Fleckfieber erkrankten Kinder war für Russland fast dreißig Mal so hoch wie für die USA.

1980 fand Feshbach heraus, dass die Sowjets äußerst kreativ die rapide ansteigende Säuglingssterblichkeit zu kaschieren suchten. Zum einen fingen sie schon 1975 damit an, überhaupt jede Veröffentlichung von Zahlen zur Säuglingssterblichkeit zu unterlassen, indem sie den Anteil toter Neugeborener in der umfassenderen Rubrik gestorbener Kinder versteckten. Zum anderen nahm man eine Neudefinition des Wortes »Säugling« vor, das fortan ein vollentwickelt geborenes Baby bezeichnete (nach 28 Schwangerschaftswochen mit einem Gewicht von mehr als 1000 Gramm und einer Körpergröße von mehr als 35 Zentimetern), das wenigstens die ersten sieben Tage nach seiner Geburt überlebt hatte. Damit waren alle Frühgeburten aus den statistischen Aufzeichnungen verschwunden, gerade jene Gruppe von Neugeborenen, die den Hauptanteil der Säuglingssterblichkeit in den USA und Westeuropa ausmachten.

Der in der Bronx geborene Sohn jüdischer Einwanderer aus der Ukraine entdeckte Unmengen von Beweisen für die Verschlechterung der Volksgesundheit während der gesamten Breschnew-Ära, einschließlich extremer Ernährungsdefizite bei Kindern, gewaltiger Kürzungen bei der medizinischen und finanziellen Ausstattung der staatlichen Krankenhäuser, einer alkoholbedingten Sterblichkeitsrate bei Erwachsenen, die im Jahre 1978 hundert Mal höher lag als in den Vereinigten Staaten, und Hinweisen auf eine Zunahme von Herzgefäßerkrankungen.

Mit Gorbatschow kam dann *Glasnost*. Für Feshbach erwies sich die neue Offenheit als wahre Goldgrube. Die Wahrheit kam nicht sofort zutage, aber *Glasnost* eröffnete den Zugang zu russischen Kollegen und damit zu Anhaltspunkten, die beunruhigend genug waren.

Was Feshbach dann beim Lesen der statistischen Unterlagen entdeckte – unendliche, ermüdende Kolonnen zusammengepfuschter Daten –, brachte ihn zwangsläufig auf die Frage: »Wenn es so schlimm« steht, warum sind dann nicht alle tot?« Die Antwort auf diese Frage gab er sich selbst: »Mein Gefühl sagt mir, dass sie tot sind.«

Während die meisten westlichen Beobachter – auch jene US-Regierungsbeamten, die sich jahrzehntelang auf Feshbachs Ergebnisse gestützt hatten – das Ende des Kommunismus feiern, erklärt der Professor der Georgetown University, dass hier das Schicksal erbarmungslos zugeschlagen habe. Sein Büro geht unter in einer Flut von Daten, die urplötzlich zur Verfügung stehen und sich in schwankenden Regalen fast bis zur Decke türmen. Bestürmt ihn ein wissbegieriger Besucher, dann kann Feshbach mit traumwandlerischer Sicherheit auf Anhieb den betreffenden Beleg lokalisieren und scheinbar wahllos aus einem Stapel herausziehen, ohne sämtliche Haufen ins Kippen zu bringen. Wie überall, so erblickt er auch dort eine Ordnung, wo der gewöhnliche Sterbliche vor einem bloßen Chaos zu stehen scheint.

»Sie sehen doch diese Zahlen, nicht wahr?« fragt er und zeigt auf eine kyrillisch beschriftete Zahlenreihe. »Was sagen uns diese Zahlen? Mir ist es egal, wie übertrieben hoch sie sind, sie zeigen in jedem Fall eine Katastrophe an!«

Stapelweise vergleicht Feshbach grausiges Datenmaterial. »Schauen Sie mal hier. In den USA sterben in jedem x-beliebigen Jahr zwischen hundert und vierhundert Menschen an Alkoholvergiftung, ist doch richtig? Gut, und nun schauen Sie sich dies an. 1994 sind 50000 Russen daran gestorben. Man stelle sich vor! Und hier, die Syphilis. Unglaublich! Eine dreißigfache Zunahme bei 10- bis 14-jährigen russischen Mädchen zwischen 1990 und 1994. Sehen Sie? Und was sagen Sie dazu? Schauen Sie! Hier heißt es – und es handelt sich um ein amtliches Dokument, wissen Sie. Es heißt hier: ›Achtunddreißig Prozent aller Neugeborenen werden normal geboren.‹ Nun, was bedeutet das? Das bedeutet: Zweiundsechzig Prozent aller im Jahre 1991 geborenen Babies in Russland hatten *Anomalien*!«

Feshbachs Analyse des demographischen Datenmaterials zeigte für das Jahr 1992 einen ganz entscheidenden Einschnitt für Russland; nur wenige Gesellschaften haben sich je in der Geschichte von einem derartigen Vorgang erholt. Es war das Jahr, in dem auf dem Gebiet der russischen Föderation mehr Menschen starben als geboren wurden. Seither ist diese Kluft Jahr um Jahr größer geworden. Im Januar 2000 lag die Sterblichkeitsrate in Russland um das Zweieinhalbfache über der Geburtenrate, und in manchen Regionen des Landes erschreckenderweise sogar um das Vierfache darüber.

Besondere Bedeutung für die zukünftige Entwicklung, so Feshbachs Voraussage, habe der Umstand, dass der Hauptanteil der Frühsterblichkeit auf die 15- bis 50-jährigen Männer entfalle. Sie sind die produktiven Arbeitskräfte und zukünftigen Väter der russischen Bevölkerung. Ihre Sterblichkeitsrate lag in den neunziger Jahren vier Mal über der gleichaltriger Frauen, was Feshbach zu der Frage veranlasste: »Wo sind die Männer?« Angesichts des Unterschieds in der Lebenserwartung russischer Männer und Frauen von 13,1 Jahren im Jahre 1996 wagte Feshbach die Prognose, dass sich diese Kluft bis zum Jahre 2010 auf 17 Jahre vergrößert haben werde. Da die Mehrzahl der Todesfälle heiratsfähige Männer betraf, sah Feshbach eine zweite ernste Krise bevorstehen, wenn nämlich die Frauen dieser Generation, weil sie keine Partner finden, fast gänzlich aufhören werden, Kinder zu haben. Unter solchen Vorzeichen würden sogar die schwärzesten Voraussagen zur Bevölkerungsentwicklung bis zum Jahr 2010 – dass nämlich Russlands Bevölkerungszahl auf den Stand von 1917 zurückfallen werde – letztlich noch hinter der Realität zurückbleiben.

Die UNICEF kennzeichnete in ihrem Regionalbericht für das Jahr 1994 die dortige Situation als »eine gesellschaftliche Krise mit unerwarteten Ausmaßen, unbekannten Implikationen und ungewissem Ausgang ... Der ›Sterblichkeitsüberschuss‹ zwischen den Jahren 1989 und 1993 ist erheblich größer als der, der nach der großen Wirtschaftskrise der Jahre 1929 bis 1933 in den Vereinigten Staaten zu verzeichnen war. ... Der ›Sterblichkeitsüberschuss‹ des Zeitraums von 1989 bis 1993 beläuft sich auf annähernd 800000 Menschen, eine Zahl, die nur zu deutlich den Ernst der gegenwärtigen Krise unterstreicht.«

Wie konnte es zu diesem Albtraum kommen? Warum hat das größte Gesundheitsschutzsystem der Welt so gründlich versagt?

II.

»*In diesem Jahr starben in Russland ca. 43 000 Menschen an den Folgen des Konsums von minderwertigem Wodka, teilte das Innenministerium heute mit.*«

Agence France Presse, 28. November 1997

»*Die jüngste Welle der Kriminalität ist im Zusammenwirken mit dem Alkoholismus vor allem eine Folge der radikalen Wirtschaftsreformen und Begleiterscheinung eines niedrigen Lebensstandards sowie einer Auflösung der früheren politischen und administrativen Ordnung.*«

Schkolnikow, Meslé und Vallin, 1996

»*Trinken ist das ganze Glück der Russen. Ohne können wir nicht leben.*«

Wladimir von Kiew, Gründer des russischen Reiches, 10. Jahrhundert

Außerhalb der sibirischen Stadt Ulan Ude wurde im Abwind der städtischen Mülldeponie ein kleines Dorf errichtet. 52 Erwachsene und acht Kinder leben in einem Kiefernwäldchen, das mit einem künstlichen Waldboden aus Abfall zugedeckt ist, der von den zehn Stockwerke hohen, übelriechenden Müllhaufen herüberweht. Die lose Gruppe ansonsten obdachloser Sibirjaken hatte Löcher in die Erde gegraben, ungefähr vier Meter tief und mehr als drei Meter breit, in denen sie sogar in den bitterkalten, schneereichen Wintern lebten.

Holzbalken stützen ihre unterirdischen, mit Gegenständen von den nahen Abfallhaufen ausgepolsterten Behausungen. Die Gruppe muss »ohne fließendes Wasser, Strom, Wärme oder frische Lebensmittel auskommen«, sagt Nikolai Konstantinowitsch, der inoffizielle Lagerleiter. Die meisten von ihnen sind um ihre Wohnung in der Stadt betrogen worden; man überredete sie zum Verkauf, als das Eigentum privatisiert wurde. Sie aber waren zu naiv – und auch zu sehr auf den schnellen Rubel erpicht –, um den wirklichen Wert ihrer Wohnungen abschätzen zu können. Da sie mit dem kümmerlichen Betrag, den sie dafür erhalten hatten, unmöglich eine neue Wohnung kaufen konnten – erklärt Nikolai Konstantinowitsch –, waren die etwa sechzig ehemaligen Bewohner von Ulan Ude am Ende obdachlos.

Der 77-jährige Aleksander steckt seinen Kopf über den Rand des Erdlochs, sieht Fremde und taucht sofort wieder ab. Er fürchtet, die Polizei sei aufgekreuzt, aber Nikolai Konstantinowitsch beschwichtigt ihn, und so begrüßt Aleksander die Besucher mit vom Fusel geschwängerten Atem.

»Nie hätten wir uns vorgestellt, dass wir mal hier enden würden«, sagt Aleksander. »Wir lebten doch angeblich im Arbeiterparadies. Nun, ich war Arbeiter! Wo bleibt mein Paradies?«

Tagsüber ist es Aufgabe der Kinder, die stinkende Müllhalde nach Dingen abzusuchen, die man gegen Bargeld verkaufen könnte und die man vor den Ratten, die dort leben, in Sicherheit bringen kann. »Es ist eine widerliche Arbeit, die«, so sagt Aleksander unter Tränen, »mir das Herz bricht.« Aber jeden Tag kehren die Kinder folgsam mit Säcken voller noch brauchbarer Gegenstände zurück. Danach fahren die Erwachsenen abwechselnd mit dem Bus in die Stadt, um Vorräte einzukaufen, Brot und Schnaps.

»Denken Sie nicht schlecht von uns«, sagt Lena, eine Frau in mittlerem Alter mit alkoholgerötetem Gesicht, die neben Aleksander steht. »Wir leben zwar im Untergrund, aber wir sind keine Mörder, uns hat nur das Trinken so fertig gemacht.«

Es ist neun Uhr morgens in Moskau; der Obdachlose Nikolai Jelisarow, ein 34-jähriger Ex-Zuchthäusler, steht auch an diesem trüben Morgen wieder in der Warteschlange, wie jeden Werktag seit zwölf Monaten, um eine Arbeitserlaubnis zu ergattern. Eines schönen Tages, als er sich wieder einmal bewusstlos getrunken hatte, war er ausgeraubt worden. Der Dieb hatte es auf Nikolais wertvollste Besitztümer abgesehen, seine Aufenthaltserlaubnis für Moskau und seine Arbeitserlaubnis. Ohne diese Papiere, sagt Jelisarow mit Tränen in den Augen, »bekomme ich keine Wohnung und keinen Job. Seit damals schlage ich mich mit dieser verdammten Bürokratie herum.«

Auf dem Moskauer U-Bahnhof *Puschkin-Platz* versucht ein Betrunkener mittleren Alters durch ein Drehkreuz zu kommen, das lediglich den Weg zum Ausgang freigibt, wird zurückgeschleudert und landet kopfüber auf den Fliesen. Halb ohnmächtig liegt er einige Minuten auf dem Boden, während ein paar Jugendliche, die ganz scharf auf Heroin- und Speed-Cocktails sind, ein lautes Spottgeheul anstimmen. »Dreckiger Saufkopp«, brüllen sie und treten nach dem am Boden liegenden Mann. Der Betrunkene ist zwar nicht in der Lage zu begreifen, was eigentlich passiert ist, aber er kann sich wieder aufrichten. Die Jungen stehen abseits, lachen und schreien durcheinander: »Komm schon, Alter, du schaffst es! Marschier los!« Noch einmal versucht der Mann von der falschen Seite her durch das Drehkreuz zu gehen, wieder stößt ihn der Mechanismus zurück, und er landet erneut mit dem Kopf auf dem Fußboden. Die Jungen stehen um ihn herum und wollen ihn weiter verspotten. Als sie aber merken, dass der Betrunkene diesmal wirklich ohnmächtig ist, verlieren sie prompt jedes Interesse.

Mitte der neunziger Jahre war die Trunkenheit in Russland gang und gäbe. In den inzwischen verfallenen alten Industriestädten, von Böhmen bis Wladiwostok, vernebeln sich die vielen arbeitslosen Männer, die längst nicht mehr wissen, wie ihre Zukunft aussehen könnte, die Gegenwart mit Alkohol.

Gewalt und Selbstzerstörung durch Alkoholismus sind in Osteuropa wahrlich nichts Neues. Aber nach 1991 hat sich beides zugespitzt. Der Alkoholismus zeugt, ebenso wie die Abtreibungen, von einer gefährlichen Entwicklung, die sich schon in der Sowjet-Ära ankündigte, aber nach 1991 einen dramatischen Höhepunkt erreichte.

Im Jahr 1999 verzeichnete Russland knapp über 1,2 Millionen Geburten gegenüber mehr als 2,1 Millionen Sterbefällen. Jedes Land, das eine so markant höhere Sterberate gegenüber seiner Geburtenrate aufweist, muss mit einem dramatischen Rückgang seiner Bevölkerung rechnen. Zum Teil erklärt sich die sinkende Geburtenrate durch die stark zunehmenden Abtreibungen. In der Sowjetunion hergestellte Kontrazeptiva waren schlecht, Kondome, Diaphragmen und andere sichere Mittel der Empfängnisverhütung faktisch nicht zu bekommen, und die sowjetischen Pillen zur Geburtenregelung enthielten höhere Hormonanteile als die im Westen verbreiteten Präparate, so dass ihre Nebenwirkungen – bis hin zu Herzversagen – wesentlich schlimmer ausfielen.

Dementsprechend sahen die Frauen in der Sowjetunion und in Osteuropa schon lange in der Abtreibung ihr vorrangiges Mittel der Geburtenregelung. Die Zahl der Schwangerschaftsunterbrechungen, die pro Jahr in den staatlichen Krankenhäusern der Sowjetunion vorgenommen wurden, stieg regelmäßig und erreichte im Jahre 1988 7 228 000 Fälle, das heißt, auf eine Lebendgeburt kamen 1,2 offiziell verzeichneter Abtreibungen.

Eine 1995 in Tiflis vom Dschordania-Institut für die Fortpflanzung des Menschen angefertigte Zusammenstellung ergab, dass eine 26-jährige georgische Frau im Durchschnitt zehn bis zwölf Abtreibungen hinter sich hat, wobei die Zahl der mit Gefahren verbundenen, ungesetzlichen Unterbrechungen doppelt so hoch lag wie die Zahl der offiziell im Krankenhaus durchgeführten Abtreibungen. Obwohl Georgiens wirtschaftliche Lage sich leicht besserte und die Abtreibungsrate entsprechend zurückging, kamen 1996 nach Einschätzung des Instituts auf eine Bevölkerung von 5,5 Millionen Menschen noch immer 25000 legale und wenigstens 50000 illegale Schwangerschaftsabbrüche.

»Mir sind Frauen begegnet, die mehr als dreißig Abtreibungen hinter sich hatten. Die höchste Zahl von Abbrüchen habe ich von einer 69-jährigen Frau erfahren, sie sprach von sechzig Abtreibungen«, erklärt Dr. Archil Khomassuridse, der Leiter des Instituts. Als führender Experte für Familienplanung in Georgien und der Sowjetunion ist Khomassuridse dafür verantwortlich, dass die einschlägigen Zahlen über Fruchtbarkeit und Schwangerschaftsabbrüche der Weltgesundheitsbehörde in Genf weitergemeldet werden. In den späten achtziger Jahren verweigerte der WHO-Computer die Annahme seiner Berichte, weil das Computerprogramm nicht darauf eingerichtet war, Daten für korrekt zu halten, nach denen eine Frau in ihrem Leben mehr als zwanzig Abtreibungen hat vornehmen lassen.

So bestürzend diese Zahlen sein mögen, Khomassuridse bringt sein Mitgefühl für diese Frauen zum Ausdruck:»Zum einen kann ich mich nur wundern, wie sie überhaupt so existieren können. Wie sie ihrer Arbeit nachgehen können. Wie sie ein Sexualleben haben können. Warum sie ihre Partner nicht hassen. Ich verstehe das immer noch nicht, weder bei den georgischen noch bei den russischen Frauen.«

Sie haben nicht nur finanzielle Probleme, erläutert Khomassuridse, sie haben überdies Männer, die tätlich werden, oft genug auch betrunken sind und häufig ihre Frauen zum Geschlechtsverkehr nötigen. Und Prostituierte in Russland, Estland und der Ukraine gäben auf die Frage, wie sie die Brutalitäten in ihrem Leben überhaupt aushalten könnten, zur Antwort, dass es nicht schlimmer sei als Heirat.

Zwar sind auch einige Frauen stark alkoholabhängig, gleichwohl ist der Alkoholismus ein überwiegend männliches Problem. Und der Wodka kann, wenn er in dem in Russland üblichen Ausmaß konsumiert wird, die Männer zu erschreckenden Exzessen der Gewalttätigkeit gegen ihre Ehefrauen, Freundinnen, Kinder und sogar – in selbstmörderischer Absicht – gegen sich selbst treiben.

In den sechs Jahren seiner politischen Führung hat Michail Gorbatschow – vorsichtig geschätzt – mehr als eine halbe Million Menschenleben in der Sowjetunion gerettet, allerdings nicht etwa aufgrund einer militärischen oder politischen Entscheidung. Gorbatschow hatte die Nachricht aufgeschreckt, dass die Sowjetmenschen durchschnittlich drei Liter puren Alkohol pro Jahr trinken. Er begann, mit allen klassischen Repressionsmitteln des alten Sowjetstaates einen radikalen Krieg gegen den Alkoholismus zu führen. Man hob Warenlager aus, steckte illegale Händler ins Gefängnis, hob die Wodkapreise künstlich an und gab der Polizei freie Hand bei der Festnahme von Betrunkenen.

Diese Kampagne brach allerdings 1988 in sich zusammen, sie wurde überraschenderweise Opfer von Gorbatschows *Perestroika* und *Glasnost.* Über Nacht erreichte der Alkoholismus erneut ein derartiges Ausmaß, dass der ultra-nationalistische Präsidentschaftskandidat Wladimir Shirinowskij die Mittel für seine Wahlkampagne durch den Vertrieb einer eigenen Wodkamarke zusammenbringen konnte; auf dem Flaschenetikett posierte er selbst im Aufzug eines Wladimir Iljitsch Lenin.

Nach dem Zusammenbruch der UdSSR schnellte der Pro-Kopf-Verbrauch an Alkohol um 600 Prozent in die Höhe, Todesfälle durch Alkoholimus nahmen schlagartig zu. Offizielle Zahlen der Regierung aus dem Jahre 1995 sprechen von einer Quote von 500 Toten pro 100 000 Einwohner, gegenüber einer alkoholbedingten Sterblichkeitsrate von knapp 77 Fällen in den Vereinigten Staaten im selben Jahr. Zwischen 1989 und 1993 verzeichnete Russland eine 550-prozentige Zunahme von Alkoholpsychosen.

Schätzungen gehen dahin, dass achtzig Prozent aller russischen Männer Alkoholiker sind, die *im Durchschnitt* 600 Gramm Schnaps täglich beziehungsweise drei Liter in der Woche trinken. Die Sterblichkeitsrate der Männer infolge von Alkoholvergiftungen lag 1999 in Russland ungefähr um das Zweihundertfache höher als in den USA.[3]

Murray Feshbach ist der Ansicht, dass die Russen nicht nur mehr, sondern auch riskanter als in der Vergangenheit trinken. Was etwa in Moskau als Wodka oder Whisky verkauft wird, kann alles Mögliche sein, vom reinen Wodka über schwarz gebrannten Fusel bis hin zu Rasierwasser oder Kerosin. Und größtenteils werden die Flaschen mit Kronkorken, die also nicht wieder verschließbar sind, verkauft, was den Trinker dazu anhält, den kompletten Inhalt auf einmal zu konsumieren.

»Das Problem ist eigentlich nicht, dass der Alkoholkonsum so hoch ist«, sagt Feshbach, »obgleich er natürlich hoch ist. Vielmehr ist es die Art und Weise, wie sie Alkohol trinken. Das fängt morgens im Büro während der Frühstückspause mit einem kräftigen Schluck aus der Wodkaflasche an und geht so weiter bis in den Abend hinein.«

Auf der Arbeit zu trinken ist in allen Schichten der Bevölkerung Usus, sogar beim Krankenhauspersonal. Ein Besucher eines Moskauer Krankenhauses wird um zehn Uhr morgens von den Ärzten zu einer Runde Cognac eingeladen. In der jenseits des Polarkreises gelegenen Stadt Talnach trinken vier Herzspezialisten zum Mittagessen mal eben eine Flasche Champagner und ein paar Cognac, der gängige Pausentrunk, wie sie sagen. Und im Ärztezimmer eines Kiewer Krankenhauses erholen sich die Chirurgen zwischen zwei Operationen, indem sie eine Flasche Wodka leeren. In der Tschechoslowakei zeigt ein Arzt voller Stolz sein Arsenal diverser Spirituosen, oft die Naturalleistung für seine medizinischen Dienste anstelle eines Honorars.

Diese Form exzessiven Trinkens war in den Ländern des Ostens immer schon üblich, wenn auch nicht auf dem Niveau der postkommunistischen Zeit. »Die Russen trinken hauptsächlich, um sich auszulöschen, um das *Taedium vitae* vergessen zu machen, um sich gegen die Kälte des Winters zu wappnen«, schrieb Hedrick Smith in den Jahren der Breschnew-Ära, »und sie ergreifen auch gern die Flucht vor der Wirklichkeit, die der Alkohol verheißt.«[4]

Zwei in Russland gebräuchliche Praktiken verschärfen das Alkoholproblem: Ein Glas Wodka muss in einem Zug und eine einmal geöffnete Wodkaflasche ganz ausgetrunken werden. In der Männergemeinschaft gilt ein Verstoß gegen dieses Brauchtum rundweg als Beleidigung des Gastgebers und als deutlicher Beweis fehlender Männlichkeit.

Von seiner privilegierten Warte aus, dem größten Giftüberwachungszentrum Estlands in der Hauptstadt Tallin, beobachtet dessen Leiter Dr. Boris Logna diesen Alkoholismus-Trend über Jahre hinweg sehr sorgfältig. Mitte der achtziger Jahre, zur Zeit der Anti-Alkohol-Kampagne Gorbatschows, so berichtet er, gab es im Land ungefähr 120 Todesfälle durch Alkoholvergiftung pro Jahr. 1995 wurden allein in Tallin 400 Todesfälle dieser Art gezählt. »Es gibt hier keine staatliche Alkoholpolizei«, erklärt Logna und wiederholt damit Klagen seiner Kollegen aus anderen Ländern des früheren Ostblocks. »Wie Sie sehen, wird hier überall Alkohol verkauft, sogar nachts an Tankstellen. Da gehen spät abends mehr Leute hin, um zu trinken als um ihren Tank zu füllen.«

Das Problem ist nicht auf die Erwachsenen beschränkt: Zwischen 1991 und 1997 verdreifachte sich die Zahl der wegen alkoholbedingter Delikte einsitzenden Jugendlichen, und auch die Selbstmordrate, die von manchen Gesundheitsexperten unmittelbar mit dem Trinken in Beziehung gesetzt wird, stieg.[5] Für Jugendliche und Erwachsene gleichermaßen ist Alkohol ein Way of

Life, der leicht zugänglich, legal und sehr billig ist. Niemand muss sein Geld für teuren Export-Wodka wie *Stolitschnaja Cristall*, der in Moskau oder Kiew für ungefähr dreißig Dollar pro Liter verkauft wird, zum Fenster hinauswerfen. Der meiste Wodka wird für weniger als acht Dollar pro Liter verkauft, manche Sorte bekommt man in Trinkhallen sogar für nur einen Dollar.

»Zwischen Dezember 1990 und Dezember 1994 sind die Verbraucherpreise [in Russland] für sämtliche Güter und Dienstleistungen um das 2020-fache, für Nahrungsmittel um das 2154-fache, für alkoholische Getränke aber nur um das 653-fache gestiegen«, heißt es in einem Bericht, der gemeinsam von der Rand-Corporation aus Kalifornien und dem Moskauer Zentrum für Demographie und Humanökologie herausgegeben wurde. »Dies bedeutet, dass Alkohol, relativ gesehen, mehr als drei Mal billiger wurde als alle übrigen Waren.«

Der Alkoholkonsum Erwachsener betrug im Jahre 1996 achtzehn Liter reinen Alkohol pro Jahr, was nach Angaben des russischen Gesundheitsministeriums ungefähr 38 Liter hochprozentigem Wodka entspricht. Der Menge nach sind das anderthalb Flaschen pro Woche. In anderen Ländern Osteuropas lag der Verbrauch ebenso hoch: in Estland zum Beispiel 16,5 Liter pro Jahr, in der Ukraine 17 Liter. In Russland, Weißrussland, der Ukraine und anderen osteuropäischen Ländern kam es bald noch schlimmer: Im Herbst 1998 teilte Präsident Jelzin mit, dass der landesweite jährliche Durchschnittsverbrauch in der Gesamtbevölkerung Russlands bei mehr als 25 Litern reinen Alkohols liege. Ein erwachsener Russe konsumiert demnach im Durchschnitt drei Flaschen hochprozentigen Wodka pro Woche.

Aus der rapiden Zunahme des Alkoholismus unter Erwachsenen erklärt sich ein weiterer furchtbarer Trend: die Zunahme von Kindesmissbrauch und Kindesaussetzung. In Pater Aleksanders Kinderhilfszentrum im ukrainischen Odessa leben Dutzende zerlumpter Kinder, die von ihren Eltern verstoßen worden oder wegen Armut und Alkoholismus in ihren Familien von Zuhause weggelaufen sind. Der 14-jährige Mischa hat für zwei Monate in Pater Aleksanders spärlich ausgestattetem Heim, einer umgebauten Kinderkrippe, eine Bleibe gefunden. Die jüngeren Kinder bewundern seine lässige Art und das Piercing an seinem Ohr. Während er sich unterhält, muss er sich ständig am Kopf kratzen, wahrscheinlich wegen der Läuse. Als er erzählen soll, warum er jetzt ohne Zuhause ist, verliert Mischa seine anfängliche Überlegenheitsattitüde: »Meine Eltern trinken viel. Und dann schikanieren sie mich und schlagen mich auch. Das liegt daran, dass sie mich nicht mögen«, sagt er. Tränen laufen ihm über die Wangen, seine Stimme klingt belegt. »Sogar meine Großmutter konnte mich nicht leiden. Ich kam schon oft hungrig in die Schule«, sagt er.

Die Geschichte, die Mischa erzählt, findet tausend Mal Bestätigung in jenen traurigen Berichten der Kinder, die einem überall zwischen Prag und Wladiwostok über den Weg laufen – Opfer von Alkoholismus und Drogenmissbrauch. Pjotr zum Beispiel verließ seine drei Schwestern und seinen Bruder und fand Zuflucht bei Pater Aleksander, weil seine Eltern sich und ihre Kinder durch ihr Trinken um ihre Bleibe brachten. »Es war nichts mehr zu essen da«, erzählt er. Der elfjährige Andrej landete im Kinderhilfszentrum, nachdem sein betrunkener Stiefvater die Mutter in einem Wutanfall vergiftet hatte. Der Stiefvater ist jetzt auf der Flucht vor der Polizei, und Andrej ist allein auf der Welt.

Seit 1988, sagt Pater Aleksander, habe sich die Zahl verstoßener oder entlaufener Kinder in Odessa um das Zwanzigfache erhöht. Manchen mag es erträglicher erscheinen, auf sich gestellt zu sein, als zu Hause die trinkenden Eltern ertragen zu müssen. »Wir wissen, dass es heute Kinder gibt, die zu Hause schlechter ernährt werden als die Straßenkinder«, erzählt Pater Aleksander. »Ich kenne Jungen, die im Winter nicht zur Schule gehen durften, weil sie keine Schuhe besaßen. Einer hat daher seine Füße mit Plastiktüten umwickelt. Sie haben nur eine Mahlzeit am Tag und putzen anderen Leuten die Wohnung.« Als er achtzehn Jahre alt war, trat Pater Aleksander der katholischen Kirche bei, ließ sich taufen und begann eine Ausbildung zum Priester – in den Jahren des Kommunismus beinahe politischer Selbstmord. Er besuchte Priesterseminare in Polen, Brüssel und Rom und kehrte schließlich zurück, um sein Heim für herumstreunende und verstoßene Kinder zu errichten. Der offenherzige Pater hat nur wenige Freunde unter den Mächtigen von Odessa, und die Polizei, der katholische Priester ohnehin verdächtig sind, behandelt ihn mit offenem Hass. Er aber weiß, dass ohne ihn Kinder wie Mischa, Pjotr und Andrej überhaupt keine Bleibe hätten.

Die russische Regierung schätzte 1997 die Zahl der obdachlosen Kinder in Russland auf 700 000; das Moskauer Menschenrechtszentrum sprach von einer Million. Niemand konnte sagen, wie viele Kinder darüber hinaus zwar Eltern und ein Zuhause hatten, wegen des Alkoholismus ihrer Eltern aber weitgehend auf sich allein gestellt waren. Man prägte eine neues Wort für diese Kinder: die verlorene Generation.

Sapar Kuljanow hat in Moskau ein kleines mit Spenden betriebenes Asyl für Kinder gegründet. Etwa 92 Prozent der Kinder kommen aus drogen- oder alkoholabhängigen Familien. Seit dem Zusammenbruch des Kommunismus, sagt der freundliche 45-jährige Mann, habe er eine regelrechte »Lawine« verlassener und missbrauchter Kinder erlebt.

»Es ist gewiss richtig, dass während der Sowjet-Ära die Aufgeschlossenheit geringer war und das Problem auch schon früher bestand«, meint Kuljanow. »Aber ich bin mir absolut sicher, dass es sich zum allergrößten Teil um ein neues Phänomen handelt, das mit dem gesellschaftlichen Wandel zu tun hat ... Als die *Perestroika* begann, zerbrachen die früheren Beziehungen und Bindungen. Jede Familie hatte mit sich und ihren Problemen zu tun. Manchmal ertränkten sie ihre Probleme in Alkohol, und die Kinder mussten dann lernen, ihr eigenes Leben zu leben.«

Die meisten der in Kuljanows Asyl untergekommenen Kinder zeigen die klassischen Symptome elterlicher Vernachlässigung: Bettnässen, nächtliches Schreien, Albträume, die Unfähigkeit, eine Frage direkt zu beantworten. Die achtjährige Katja zum Beispiel geht furchtlos auf einen Fremden zu, erwidert dessen Lächeln mit herzerfrischender Zutraulichkeit und schmiegt sich in seine Arme. Wird sie aber nach den Namen ihrer Eltern oder deren Aufenthaltsort gefragt, dann weiß sie keine Antwort. Alles, woran sie sich erinnern kann, ist, dass sie »zu Hause zur Schule gegangen und in die zweite Klasse versetzt« worden ist.

Als der elfjährige Wanja aufgefordert wird, seine Geschichte zu erzählen, lässt er sich widerstrebend von seinem Hochsitz auf den Fußboden herunter, hockt sich in seinem gestreiften Hemd hin und schlingt seine Arme fest um seine Knie. Wanja kann die nervösen Ticks seines Gesichts nicht unter Kontrolle bringen; er blinzelt fortwährend, und seine Wangen durchzieht ein plötzliches Zucken. Abgesehen von diesen Ticks zeigt sein Gesicht kaum eine Regung, scheint geradezu emotionslos.

Als er neun Jahre alt war, so erzählt Wanja teilnahmslos, wurde bei seinen Eltern das Trinken immer schlimmer. Sein Vater – Wanja sagt, dass er ihn verabscheue – verprügelte ihn und seine Mutter immer wieder. Die Mutter habe ihren Kummer dann im Schnaps ertränkt. Das Gesöff habe sie verrückt gemacht, und deswegen hätten die Gewalttätigkeiten in der Familie noch zugenommen. Eines Tages, nachdem der Vater sie wieder blutig geschlagen habe, packte die Mutter Wanjas Sachen in einen kleinen Koffer, die eigenen in einen etwas größeren, und sagte zu ihrem Sohn: »Wir hauen ab!« Sie schleppte den kleinen Wanja zum riesigen Weißrussischen Bahnhof im Westen Moskaus. Wanja, der dort nie zuvor gewesen war, starrte die vielen merkwürdigen Zuwanderer an, die im Bahnhof ihre Bleibe zu haben schienen. Da waren die so genannten Schwarzen aus dem Kaukasus, die Asiaten aus dem Süden Sibiriens und die Westsibirjaken, alle so dicht aufeinander, dass Wanja und seine Mutter sich kaum hindurchdrängen konnten. Und dann passierte es. Kurz vor Abfahrt eines Zuges ließ Wanjas Mutter die Hand ihres Sohnes los, sprang dann auf den ausfahrenden Zug und sah sich nicht mehr um. »Ich habe sie am Bahnhof aus den Augen verloren«, sagt Wanja und übernimmt die Schuld für etwas, was Kuljanow einen klassischen Fall von Kindesaussetzung nennt. Ein ganzes Jahr lang schlug sich Wanja auf den Straßen Moskaus durch, bettelte sich seine Nahrung zusammen und verbrachte die Nächte in Telefonzellen. Er traf Hunderte von Kindern, die unter ähnlichen Bedingungen allein gelassen worden waren, und sie schlossen sich zu Banden zusammen, um vor älteren Schlägertypen auf den Straßen geschützt zu sein. Einzig wenn er an die noch herumstreunenden Kinder denkt, zeigt Wanja eine Gefühlsregung: Er wünscht, sie kämen ins Asyl.

Kuljanows Zentrum ist eines von nur fünfen in ganz Moskau, und das sind fünf mehr als in praktisch jeder anderen osteuropäischen Stadt. Stattdessen gibt es immer noch Waisenhäuser aus der alten Zeit, die für die Kasernierung verstoßener und behinderter Kinder berüchtigt sind. Kuljanow dagegen versucht ein Netz von Resozialisierungszentren aufzubauen, deren Arbeit darauf zielt, die russischen Familien wieder zu stabilisieren und zusammenzuführen. Bis 1993 waren solche Bemühungen, ja sogar die Einrichtung von Kinderasylen verboten; und bis 1996 war es überdies verboten, Eltern ein Kind fortzunehmen, ganz gleich unter welchen Bedingungen das Kind lebte. Wurde vor 1996 ein nachweislich misshandeltes Kind in ein Krankenhaus eingeliefert, schickte man es, sofern es die Misshandlungen überlebte, regelmäßig wieder nach Hause zu seinen Peinigern zurück.

Kuljanow sitzt in seinem Büro vor einem Tisch, der mit Bildern von misshandelten und vernachlässigten Kindern übersät ist, und zeigt auf Stapel von Plüschtieren und Spielzeug, die jede freie Fläche im Raum ausfüllen. »Diese Dinge«, so sagt er, »gab es in den Familien dieser Kinder überhaupt nicht. Als sie hierher kamen, haben sie das erste Mal in ihrem Leben Spielzeug bekommen.« Leise fährt er fort: »In der Vergangenheit wurden viele Ausgaben vom Staat übernommen, bei den Einkommen herrschte größere Gleichheit ohne diese Extreme von Reich und Arm. Ich bin in einer sicheren Gesellschaft aufgewachsen. Nach der Schule gingen wir zu den Jungen Pionieren, in ihre Vereine und Kurse und zu den

Sportwettkämpfen, was alles nichts kostete ... Aber jetzt gibt es keine Kinderklubs mehr, keine Jungen Pioniere und kein Puppentheater ... Jetzt finden die Kinder ihren Spaß bei bunt zusammengewürfelten Banden von Dieben und Drogenhändlern.«

Der Klub 888 im sibirischen Nowosibirsk ist eine beliebte Oase, vollgestopft mit Andenken an die Zeit des Kommunismus. Unter dem ganzen Nippes findet sich sogar die leere Hülle einer echten Atombombe, auf die ein glänzend roter Stern sowie die Aufschrift CCCP gemalt sind. Junge Künstler und Intellektuelle drücken sich in den Nischen des labyrinthischen Nachtklubs herum, die Zigarette im Mundwinkel und das Wodkaglas vor sich, und debattieren über ihre Zukunft.

»Ich bin bloß ein Mensch, der durchs Leben trudelt«, brüstet sich der 20-jährige DJ Sevi. »Ich bin ganz und gar gegen Drogen. Mein Ding ist Wodka. Ich bin ein Säufer!« Fjodor bringt seine Motorradjacke aus schwarzem Leder in Ordnung, schimpft auf Moskau (wie es die Sibirjaken zu tun pflegen) und erklärt: »Heroin ist eine amerikanische Droge! Unsere Drogen sind anders. Wir nehmen Drogen zur Tarnung, wir tun nur so, als wären wir Aussteiger.« Er hebt sein Wodkaglas und raunt dem gleichaltrigen Sergeij zu, dass der ewige Präsidentschaftskandidat Shirinowskij die Jugend mit Wodka zu gewinnen versuche – und vielleicht sogar Erfolg haben werde.

Sergeij schüttelt den Kopf und erinnert Fjodor daran, dass sie es alle schon mit dem Spritzen von Opium und Amphetaminen probiert hätten. Die jungen Männer werden für einen Augenblick ganz still. Man hört, wie sie, alle gleichzeitig, geräuschvoll an ihren amerikanischen Zigaretten ziehen.

»Was ist für Euch ein Russe?« werden sie gefragt.

»Ein Säufer«, meint der 18-jährige Aleks. »Und ein einsamer Mensch. Niemand ist einsamer als ein Russe.«

Später, als sich das Gespräch um die Auswirkungen des Alkohols auf ihre Zukunft dreht, rückt Sergeij zaghaft mit seiner Vergangenheit heraus. »Ich habe versucht, mich umzubringen«, sagt er und zieht den Ärmel seiner Lederjacke hoch, um die Narben an seinen Handgelenken zu zeigen. »Ich auch«, sagt Aleks und entblößt ähnliche Narben. Und flugs krempeln alle fünf zum Erstaunen des Reporters ihre Ärmel hoch und tauschen sich über Selbstmordmethoden und deren vernarbte Andenken aus.

Sergeij bringt die Gruppe damit zum Schweigen, dass er die Hand des Gastes nimmt und an seine Schläfe führt. »Hier, fühlen Sie mal«, sagt er, und der Besucher ertastet die Umrisse einer Patrone, die nach wie vor in Sergeijs Schädel steckt, das Überbleibsel eines fehlgeschlagenen Versuchs, sich eine Kugel durch den Kopf zu jagen. »Ich habe gedacht, Selbstmord ist die beste Droge.«

Die Psychologin Anna Terentjewa sagt dazu, dass die Gefühle der jungen Männern aus Nowosibirsk typisch seien. Sie ist Mitarbeiterin der Moskauer Arbeitsgruppe für Drogengefährdete NAN – die Abkürzung steht für »Nein zu Alkohol und Drogen« – und sagt, dass sie täglich junge Männer und Frauen wie die aus dem Klub 888 in ihrer Praxis habe. Die Probleme vieler dieser jungen Leute hätten damit zu tun, dass sie auf der Suche nach der eigenen Identität glaubten nichts anderes zu haben als den Alkohol.

»Was ist das eigene Ich?« fragt sie. »Wo liegt die Grenze zwischen dir und den anderen?« Die Fragestellungen seien völlig neu für die Jugendlichen. »Früher wurden diese Dinge vom Staat festgelegt. Individualismus und Selbstreflexion wurden unterbunden, sogar unter Strafe gestellt.«

Terentjewa und ihre Mitarbeiter haben gerade eine Reihe von Untersuchungen an Moskauer Hochschulen abgeschlossen, mit dem erschreckenden Resultat, dass hundert Prozent aller Studenten schon einmal Drogen genommen haben; alle trinken Hochprozentiges, und die Hälfte von ihnen räumt ein, regelmäßig Heroin oder andere Narkotika oder Amphetamine zu nehmen. Die jungen Moskauer geben zumeist an, keine Alternative zu sehen, keine Möglichkeit, mit dem Alltag außer in betrunkenem oder bekifftem Zustand fertig zu werden.

Im Klub 888 sinkt Sergeij vor einem großen Lautsprecher zu Boden, aus dem jetzt in voller Lautstärke Rock'n' Roll ertönt. Zum ersten Mal, seit der Besuch aus dem Ausland anwesend ist, lächelt er und freut sich, seinen Lieblingssong zu hören: »Revolution in Paradise«.

III.

»Es gibt keine Lebensverhältnisse, an die sich der Mensch nicht gewöhnen könnte, besonders wenn er feststellt, dass um ihn herum alle auf die gleiche Weise leben.«

Leo Tolstoi, »Anna Karenina«

Neben einem halbrunden Musikpavillon aus weiß gestrichenem Beton, der in die Angara hineingebaut ist, tanzen Dutzende von Teenagern in Klamotten, die amerikanischen Rockvideos abgeguckt sind. Aus den Lautsprechern plärrt der Text eines Techno-Pop-Songs: »Here we go, here we play! It's revolution in paradise!«

Es ist der 1. Mai, an dem die Kommunisten traditionell den Sieg des Proletariats feierten. Heute feiern die Jugendlichen vor allem das Ende des Winters. Ihr Desinteresse an Politik könnte nicht größer sein. Die jungen Leute von Irkutsk sind ausgelassen und flirten, wie es Jugendliche auf der ganzen Welt tun. Ein junger Mann zieht die Blicke der Mädchen auf sich, als er in den Pavillon spaziert, angetan mit einer echten *Nike*-Jacke und einer Hose, die aus einer amerikanischen Flagge geschneidert ist, ein Bein mit Sternen, das andere mit roten und weißen Streifen.

Diese Jugendlichen sind die erste Generation, die ohne die gesellschaftlichen Zwänge des Sowjetstaates mündig wird, und sie scheinen einigermaßen gesund. Hinter dem Feuer ihrer Jugendlichkeit aber verbergen sich Krebs, Genmutationen, Immunschwäche und andere Leiden. »Das genetische Material der Russen ist zerstört«, erläutert Dr. Askold Maiboroda, der Dekan der Staatlichen Medizinischen Hochschule in Irkutsk. »Erst hat Stalin Millionen von Menschen umgebracht, besonders die Juden und die kreativsten und intelligentesten Leute. Dann schlachteten die Nazis im Großen Vaterländischen Krieg die Kräftigsten ab. Und schließlich kamen im GULag weitere Menschen um, unsere besten Köpfe: Künstler, Schriftsteller, Dichter. Und jetzt leiden wir unter der Gewalt der Umweltzerstörungen ... Wir sind geschwächt. Man kann vom russischen Volk nicht mehr allzu viel verlangen.«

Viele Ärzte und Eltern zwischen Warschau und Sachalin teilen diese Ansicht; diejenigen freilich, die darin ein Beispiel für Massenhysterie sehen, apostrophieren sie als Tschernobyl-Syndrom. Und niemand – von den Ärzten in den Kleinstädten bis zu den Gesundheitsexperten in den Großstädten – kann sagen, ob diese Ansicht auf Fakten oder auf dem weit verbreiteten Ohnmachtsgefühl und der Angst fußt.

Gewiss gibt es gelegentlich nachdrückliche Belege für einen Zusammenhang zwischen Krebserkrankungen und der Explosion des Kernkraftwerks Tschernobyl. Und mittlerweile mehren sich auch die Anzeichen dafür, dass der Raubbau an der Umwelt, zum Beispiel in Norilsk oder Murmansk – Zentren des Bergbaus und der Industrie –, Krebserkrankungen und Herzgefäßleiden zunehmen lässt. Aber bislang gibt es nur wenige zielgerichtete Untersuchungen der gesamten Bevölkerung, die es gestatten, diese Zusammenhänge in einen größeren historischen oder wissenschaftlichen Kontext einzuordnen. Das liegt vor allem daran, dass in der Sowjetunion die meisten Industriezentren, Kernkraftanlagen und militärischen Einrichtungen nicht auf offiziellen Landkarten verzeichnet waren. Ungefähr siebzig Städte wurden als Staatsgeheimnis behandelt. In weiteren etwa sechzig Städten, in denen chemische Waffen hergestellt wurden, war es verboten, wissenschaftliche Mitteilungen über die Umweltverschmutzung vor Ort zu veröffentlichen. Verboten war es auch, die Auswirkungen der sowjetischen Kernkraft- oder Waffenindustrie auf die Umwelt zu erforschen, nicht einmal die Frage nach der Entsorgung des nuklearen Abfalls durfte man stellen.

So gab es denn auch vor 1991 an den Universitäten der Sowjetunion keine Forschung in den Bereichen Toxikologie, Ökologie, Umweltepidemiologie des Menschen oder epidemiologische Onkologie. Es gab kein Team von ausgebildeten Wissenschaftlern, das das Belegmaterial hätte sichten, die Fakten von Mutmaßungen hätte trennen können.

1988 hatte die Sowjetregierung zum ersten Mal versucht, das Thema der Umweltverschmutzung anzugehen. Michail Gorbatschow rüttelte damals mit einer Rede die Nation auf, indem er sagte, dass fünfzig Millionen Sowjetbürger in 102 Städten lebten, in denen die Luftverschmutzung um mehr als das Zehnfache über den Gesundheitsnormen der UdSSR lag. Die Jelzin-Regierung gab preis, dass wenigstens 200 Städte allein in Russland »umweltbedingte Schädigungen der menschlichen Gesundheit« infolge der toxischen Verschmutzung der Luft oder des Wassers verursachen. Die Fakten aber, die schrecklichen ökologischen Wahrheiten, kamen erst 1994 ans Licht, als der Artikel 7 des staatlichen Geheimhaltungsgesetzes erlassen wurde, mit dem eine Veröffentlichung der lange unter Verschluss gehaltenen Umweltdaten verfügt wurde.

Die Folge war ein landesweiter Aufschrei. Das medizinische Personal resignierte und schob sämtliche Katastrophen des öffentlichen Gesundheitssystems – sogar die rückläufige demographische Entwicklung – auf die Umweltverschmutzung und die Strahlenverseuchung. Ein einschlägiges Beispiel dafür liefert die Tschernobyl-Katastrophe. Genaue Zahlen über die Anzahl der Menschen, die von den radioaktiven Niederschlägen im Anschluss an die Reaktorschmelze in Tschernobyl betroffen waren, liegen nicht vor. Die meisten Behörden in Moskau behaupteten, sie liege unter zehntausend, während es in der Ukraine heißt, über 34 Millionen Landsleute seien Strahlungen ausgesetzt gewesen. Kein einziger Aspekt des Unfalls von Tschernobyl – vom genauen Hergang der Ereignisse im April 1986 bis zur Angabe der Zahl der anschließenden Erkrankungen unter Ukrainern, Weißrussen, Russen und Moldawiern – ist bis heute präzise beschrieben.

»Vier Jahre nach der Explosion erklärten Ärzte gegenüber Eltern schlicht jede Erkrankung ihrer Kinder als eine Folge von Tschernobyl«, meint der Psychiater Semjon Gluzman, der dem gemeinsamen ukrainisch-amerikanischen Projekt zur Untersuchung von Kindern nach Tschernobyl angehört. »Aber das entspricht nicht der Wahrheit. Es ist nichts weiter als eine Überreaktion auf all die Lügen, die man uns erzählt hat, als Tschernobyl passierte.«

Die Katastrophe im Kernkraftwerk Tschernobyl vom 25. April 1986 gilt als die größte zivile Strahlenverseuchung in der Geschichte. Die Verstrahlung erfasste an die siebzigtausend Quadratkilometer des Territoriums der Ukraine und erreichte schließlich auch Weißrussland, St. Petersburg und das westliche Russland, Ostpolen, den Osten Deutschlands, die baltischen Länder und Skandinavien.

Am schwersten betroffen war natürlich eine Zone im Umkreis von 30 Kilometern um das Kraftwerk von Tschernobyl. Offiziell wurde dieser Bereich zur »Sperrzone« erklärt. Diese Zone ist von einem Sicherheitsbereich umgeben, den niemand außer den Angestellten des Kraftwerks und den von der Regierung approbierten Besuchern betreten darf. Geisterstädte liegen verstreut in dieser Zone. Mehr als 135 000 Bewohner flohen im April 1986 aus dem Gebiet, um ihr Leben zu retten. Sie nahmen nicht einmal ihre Wäsche von der Leine: Elf Jahre später flattern Tuchfetzen im Wind und könnten dem Anthropologen Hinweise auf die Menschen liefern, die einst hier lebten. Einst bestellte Äcker sind zu Ödland geworden. Kleine Kiefern wachsen wie Unkraut aus Tomatenfeldern.

Nahe der Anlage stehen mehr als dreißig Meter hohe Stahlkonstruktionen, die wie die Mega-Tanks der Imperialen Armee in dem Film *Das Imperium schlägt zurück* aussehen, und rosten vor sich hin. Unkraut wächst um die Fundamente; Kabel und Flaschenzüge, die früher einmal Teile funktionierender Stahlkräne waren, schaukeln quietschend im Wind. Der Erdboden ist braun gefärbt, nur vereinzelt sieht man Bäume.

Die Stadt Pripjat, in der früher die meisten Beschäftigten des Kernkraftwerks gewohnt haben, ist elf Jahre nach der Explosion menschenleer, abgesehen von drei ukrainischen Armeepolizisten, die nachlässig an ihrer Zigarette ziehen, und ein paar schwarzen Krähen.

Das Risiko von Protestaktionen der ausgesperrten Arbeiter wächst, behauptet der Pressesprecher des Kraftwerks, Michail

Bogdonow. »Nach [ukrainischem] Recht ist den Beschäftigten ab sofort jeglicher Streik untersagt. Ich möchte nicht von Sabotage sprechen, das ist praktisch unmöglich. Bei einem normalen, gesunden Menschen ist es unvorstellbar, dass er irgend etwas Böses macht. Allerdings ist es natürlich, wenn jemand im Kontrollraum arbeitet und sich Sorgen macht wegen des Geldes für seine Familie, seine Kinder, dann kam man wohl sagen, dass seine Einstellung nicht so ist, wie sie sein sollte«, meint Bogdonow achselzuckend.

Wenn die 6252 Beschäftigten des Kernkraftwerks das Gebäude betreten, kommen sie an einer großen silberglänzenden Büste Lenins vorbei, sie zeigen dann ihre Sicherheitsausweise und durchqueren Metalldetektoren. Die mürrisch dreinblickenden Arbeiter sind wenig gesprächig und nicht zu Scherzen aufgelegt. Dem Besucher ist es untersagt, mit den Arbeitern innerhalb der Werksanlagen beziehungsweise den wenigen Menschen in der Sperrzone zu reden.

Dem ukrainischen Präsidenten Leonid Kutschma ist sehr daran gelegen, seinen künftigen NATO-Verbündeten gefällig zu sein. Der Präsident will mit Ablauf des Jahres 2000 alle Tschernobyl-Reaktoren abschalten, den Betonsarkophag, der gegenwärtig den beschädigten Reaktor einhüllt,[6] verstärken und aus den übrigen Reaktoren den Kern entfernen lassen. Aber erst Ende des Jahres 2000 ist mit dem Herunterfahren der Anlage begonnen worden, und Präsident Kutschma behauptet, dass es bislang keinen eindeutigen Nachweis für Krebserkrankungen bei den Arbeitern in Tschernobyl gebe, der ein sofortiges Abschalten der Reaktoren rechtfertige.

»Mein Freund hat hier schon vor dem Unfall gearbeitet, und er ist immer noch bei bester Gesundheit«, sagt der Biologe Boris Oskolkow, Leiter der Umweltabteilung von Tschernobyl, in gebrochenem Englisch. »Was Krebserkrankungen und andere langfristige Auswirkungen der Verstrahlung, die Immunschwäche und die Erhöhung der Sterblichkeit, angeht, so gibt es keine verlässlichen Daten, mit denen eine Zunahme nachgewiesen werden könnte ... Ein wesentlicher Faktor, der die Morbiditätsrate beeinflusst hat, ist allerdings in der Stress-Situation infolge des Unfalls zu sehen. Dieser psychologische Faktor tut seine Wirkung. Ganz eindeutig. Aber er hat keine körperliche Voraussetzung.«

Oskolkow tut die seit 1986 von Hunderten von Tschernobyl-Arbeitern vorgebrachten Krankheits- und Arbeitsunfähigkeitsansprüche als pure Masche ab, mit der sie Frührente und Krankengeld ergattern wollten. Obwohl ein offizielles Verbot besteht, das Fleisch von in der Sperrzone erlegten Wildschweinen oder dort gesammelte Pilze zu essen, behauptet Oskolkow, dass Nahrungsmittel, Wasser, Boden und Luft in dem Gebiet jetzt völlig ungefährlich seien. Und nach Berichten seiner Mitarbeiter habe die Regierung der Ukraine die Vorschriften für die Sperrzone gelockert und ungefähr tausend Menschen die Rückkehr in die äußere Zone gestattet.

Wissenschaftler des russischen Sewertsow-Instituts für Ökologie und Evolution haben indessen Messungen an Bodenproben aus der Sperrzone sowie aus bis zu hundert Kilometer entfernten Dörfern in Russland und Weißrussland vorgenommen. Diese ergaben eine Gamma-Strahlung von 100 bis 320 Mikroröntgen pro Stunde.[7] Das ist, nach Angaben des Brookhaven National Laboratory, ein vierzehn bis sechsundvierzig Mal höherer Wert als die Hintergrundstrahlung des Bodens der vor New York gelegenen Insel Long Island, gemessen in unmittelbarer Nähe der dortigen Kernkraftanlage.

Im Jahre 1996 veröffentlichte eine unabhängige Gruppe von Wissenschaftlern des Zentrums für Russische Umweltpolitik in Moskau eindeutige Beweise für eine radioaktive Verseuchung wie auch für Zellveränderungen bei Pflanzen und Wildtieren aus dem Verwaltungsbezirk Brjansk sowie den östlichen Gebieten Weißrusslands.

Der ukrainische Physiker Walerij Kuchar räumt bereitwillig ein, in Tschernobyl würde die Umwelt niemals wieder so sein wie zuvor. Ausführliche Untersuchungen ergaben, dass zwar der Gesamtumfang der Artenvielfalt bei Pflanzen und Tieren nach der Kraftwerkskatastrophe von 1986 unverändert blieb, die Größe der einzelnen Tier- und Pflanzenpopulationen und damit die ökologische Gesamtbilanz sich allerdings grundlegend verändert hatte. Die Konzentration von Plutonium-Isotopen, die zehn Jahre nach dem Unfall in Bodenproben festgestellt wurde, war höher als nach sämtlichen Kernwaffentests seit 1960 zusammen. Die Strahlungen dezimierten Insektenpopulationen, bei einigen Spinnen- und Wurmarten örtlich fast bis zur völligen Auslöschung. Bei Kleinsäugern, wie etwa Wühlmäusen, Ratten und Mäusen, nahmen die Populationen zunächst ab, erreichten dann aber wieder den Stand von vor 1986. Aber die Nüsse und Pflanzensamen, die diese Tieren fressen, sind verstrahlt, und es gibt Belege für eine nachlassende photosynthetische Leistungsfähigkeit bei Bäumen und anderer Großflora mit anschließender Wachstumshemmung. Fische aus der Region sind stark mit Caesium-137-Nukliden kontaminiert, einige Arten weisen Entwicklungsanomalien auf. Auch bei Fröschen und anderen Amphibien lassen sich strahlungsinduzierte Anomalien nachweisen, ihr Immunsystem – gemessen an ihrer Lymphozyten- und Leukozyten-Funktion – scheint geschwächt. Die Mutationsraten nehmen zu, wie aus der Untersuchung tierischer und pflanzlicher Chromosomen zu schließen ist; zudem entsprechen sie voll und ganz den Strahlungsmengen, die auf jeden einzelnen Ort niedergegangen sind, ein Hinweis für die von Toxikologen so bezeichnete Dosis/Wirkung-Kurve.

Demgegenüber behauptet der Biologe Oskolkow aus Tschernobyl: »Der gesamte Fallout liegt jetzt auf dem Grund des Wassers und schafft daher keine weiteren Probleme. Und dort wird derzeit eine Strahlung von 10^{-11} Curie pro Liter gemessen, das ist kein Problem, das versichere ich Ihnen.«

Der Psychiater Semjon Gluzman, ein ukrainischer Jude, der die psychosozialen Folgen von Tschernobyl untersucht hat, meint, dass das Ausmaß der hypochondrischen Leiden der Bevölkerung infolge der Katastrophe von Tschernobyl ganz und gar auf das Konto der staatlichen Atombehörde gehe. »Der frühere Gesundheitsminister hat zu den Leuten gesagt, eine gewisse Strahlenmenge sei gut für sie. Es ist daher verständlich, dass ein Mangel an genauer, korrekter Information Ängste aufkommen lässt.« Noch Jahre nach dem Unfall habe sich die Sowjetregierung unter Gorbatschow geweigert, *Perestroika* und *Glasnost* auch auf Tschernobyl anzuwenden, stattdessen sei die Möglichkeit weitreichender Auswirkungen auf die Gesundheit der Bevölkerung in Abrede gestellt worden, sagt Gluzman. Menschen, die ihre Angst zum Ausdruck brachten, seien als »strahlenphobisch« bezeichnet worden, was heißen sollte, dass sie unter einer hysterischen Strahlungsangst litten, die durch das traumatische Ereignis hervorgerufen worden sei.

»Seit dem Zusammenbruch der UdSSR«, so Gluzman weiter, »lamentieren nun dieselben Leute: ›Alles ist so schrecklich! Die Menschen sterben schon, wenn sie die Straße runtergehen.‹ Damit können sie finanzielle Hilfen und Reisemöglichkeiten aus dem Westen bekommen.«

»Strahlenphobie« oder »Tschernobyl-Syndrom«, welche Bezeichnung man auch wählt, ist ein Zustand, der im Gefolge der Kernkraftwerkskatastrophe von 1986 die Länder der früheren Sowjetunion und des ehemaligen Ostblocks flächendeckend erfasst hat. Und dieser Zustand breitet sich mit jedem Jahr weiter aus und betrifft schließlich jeden Gesundheitsaspekt im Leben der Erwachsenen wie der Kinder.

Natalja Nikiforowa, Chefärztin an der Pädiatrischen Klinik für Infektionskrankheiten Nr. 3 von Nowosibirsk, ist davon überzeugt, dass die ihr anvertrauten sibirischen Kinder unter Störungen des Immunsystems leiden, die die Umweltverschmutzung auslöst. Obwohl sie keinerlei Datenmaterial über weiße Blutzellen vorweisen kann, mit dem sie ihre Forderung belegen könnte, hat sie das medizinische Personal ihrer Klinik angehalten, die kranken Kinder des Jahres 1997 anders zu behandeln als die kleinen Patienten von 1987. Antibiotika werden ausdrücklich zugunsten von heimischen Heilkräutern aus einer Mischung von Rentiergehörn und Rhododendronblättern verworfen. Man injiziert den Kindern zerstoßene tierische Thymusdrüsen. Und in einigen Fällen werden Impfungen ausgelassen, weil, wie die Krankenhauschefin sagt, die sibirischen Kinder zu schwach seien, als dass sie Medikamente vertrügen, die man für körperlich kräftigere Kinder in westlichen Ländern herstelle. Solche unbewiesenen Ansichten sind so stark verbreitet, dass Ärzte und Eltern, mögen sie auch mehr als sechstausend Kilometer voneinander entfernt leben, nahezu gleichlautende Forderungen stellen. Einzig der Übeltäter, den man für die Zerstörung einer ganzen Generation verantwortlich macht, wird an den verschiedenen Orten anders benannt: In Weißrussland und in der Ukraine wird mit dem Finger auf den Unfall im Kernkraftwerk von Tschernobyl gezeigt; in Sibirien wird die gigantische Umweltverschmutzung durch die Industrie gebrandmarkt; in Osteuropa macht man die veralteten Bergbaubetriebe und Fabrikanlagen aus kommunistischer Zeit verantwortlich; und in Moskau sieht man die Ursache für die zerstörte Lebensfreude der Kinder in der Luft- und Wasserverschmutzung.

Die Umweltverschmutzung ist denn auch unleugbar. Sie attackiert die Sinne – physisch und ästhetisch. Mit westlichen Augen betrachtet, erinnern die sowjetischen Industriebauten an die postapokalyptische Szenerie in einem Science-fiction-Film aus Hollywood, wo der Himmel durch giftige Industrieabgase schwarz gefärbt ist, wo alles grau in grau erscheint und überall unförmige Beton- und Stahlkonstruktionen herumstehen. Noch mehr erinnern sie vielleicht an das Pittsburgh der achtziger Jahre des neunzehnten Jahrhunderts, an das London zur Zeit der industriellen Revolution oder an das Ruhrgebiet, als dort die Waffenproduktion für den Zweiten Weltkrieg auf Hochtouren lief; im einen wie im anderen Fall waren dies Zeiten kapitalistischer Wirtschaftsentwicklung, in denen man die Gesundheit der Menschen und der Umwelt sowie die Ästhetik einer unermesslichen Erweiterung der

Produktion und der Vermehrung des Profits opferte. Die sowjetischen Wirtschaftsplaner hatten nur zwei Prinzipien im Sinn: Größe und Nützlichkeit. Die regimekritische russische Dichterin Irina Ratuschinskaja, die inmitten einer solchen Industriekloake aufwuchs, schrieb: »Müssen wir denn wissen, warum / der Fluss sich schwarz färbt?«

Gewiss beleidigt die Umweltzerstörung die Sinne. Aber bedeutet sie auch das Töten von Menschen? Wie groß ist die noch bestehende chemische und radioaktive Bedrohung, und ist sie verantwortlich für die eindeutig beeinträchtigte Gesundheit der Menschen der ehemaligen UdSSR und des Ostblocks? Hat die Strahlenbelastung durch Tschernobyl wirklich Erkrankungen bei einer Bevölkerung verursachen können, die 1986 mehr als dreißig Kilometer vom Atomkraftwerk entfernt lebte? Ist sie schuld an der beeinträchtigten Gesundheit von Kindern, die ein Jahrzehnt später im Westen der früheren Sowjetunion leben?

Krebs ist ein ernstes Problem. Obwohl landesweit die Krebserkrankungsrate im Allgemeinen niedriger ist als in den Ländern des Westens, sind überall im früheren Ostblock und in der Sowjetunion bestimmte Regionen besonders auffällig. In den Industriegebieten Sibiriens etwa erkranken Erwachsene nahezu zweimal so häufig wie in Westeuropa (15 Fälle pro 100 000 Einwohner jährlich gegenüber acht Fällen in Europa).[8] Die Hodgkin-Krankheit tritt in Sibirien doppelt so häufig auf wie in Europa. »Wir sehen onkologisch relevante Hämatologie-Probleme – Leukämien und Lymphome. Es ist ein effektiver Aufwärtstrend zumal bei Kindern festzustellen«, sagt Tatjana Boiko, stellvertretende Vorsitzende des Ausschusses für öffentliche Gesundheit in Irkutsk. »Die diagnostizierten Krebsfälle nahmen bei Erwachsenen in den Jahren von 1992 bis 1996 um hundertdreißig Prozent zu«, fährt sie fort. Bei Kindern unter vierzehn Jahren wurden im Jahre 1996 hundertfünfundvierzig Prozent mehr Krebserkrankungen diagnostiziert als 1992.[9] 1996 belief sich die in Irkutsk ermittelte Rate der bei Kindern diagnostizierten Krebserkrankungen auf 247,5 Fälle pro 100 000 Kinder, diese Rate ist fast fünfzehn Mal höher als die entsprechende in den USA.

Für Boiko steht der Schuldige fest: die Umweltkatastrophe. »Letzten Endes übersteigen die effektiven Schadstoffkonzentrationen in unserer Region die zulässigen Werte um ein Vielfaches.« Nach offiziellen Angaben des Gesundheitsministeriums hat es in den letzten beiden Jahrzehnten des zwanzigsten Jahrhunderts einen langsamen, aber stetigen Anstieg der Zahl diagnostizierter Krebsfälle bei Erwachsenen und Kindern gegeben. Bei den Kindern belief sich dieser Anstieg zwischen 1993 und 1995 auf vierzehn, bei Erwachsenen auf sechs Prozent.

In der Ukraine ist eine ähnliche Entwicklung zu beobachten: Waren es 1988 noch 300 Fälle pro 100 000 Einwohner, so waren es 1994, nach Angaben des Physikers Walerij Kuchar, bereits 410 Fälle pro 100 000 Einwohner. »Das Problem allerdings ist, dass sich seit 1990 der gesamte Gesundheitszustand in der Ukraine verschlechtert hat«, sagt Kuchar. »Die Infektionskrankheiten nehmen zu, ebenso Herzerkrankungen, Traumata, Vergiftungen, Unfälle ... einfach alles. All diese Zahlen – auch die ansteigenden Krebserkrankungen – können ein Resultat der Umweltzerstörungen sein, ebenso gut können sie aber auch auf psychischen Stress, auf die wirtschaftlichen Verhältnisse oder die politisch unsichere Lage zurückgehen, auf alles eben.« Kuchar illustriert seine These am Beispiel einer Krebserkrankung: Wenn im Jahre 1999 ein Mann in Kiew an Magenkrebs erkrankt, liegt das dann an der Stress-Situation, in die ihn seine Arbeitslosigkeit treibt, an einer Qualitätsminderung seiner Ernährung, an einer frisch erworbenen Bakterieninfektion oder an Verdauungsstörungen infolge der Einnahme radioaktiv verseuchter Nahrungsmittel aus dem Gebiet um Tschernobyl?

»In einer Hinsicht haben wir allerdings absolute Sicherheit«, erklärt Kuchar, »dass nämlich der Schilddrüsenkrebs eine Folge von Tschernobyl ist.«

Noch die konservativsten Moskauer Behördenvertreter und ebenso die derzeitigen Betreiber von Tschernobyl räumen ein, dass seit dem Unfall der strahlungsabhängige Schilddrüsenkrebs besonders bei Kindern auffällig zunimmt. In der Ukraine waren die Fälle von Schilddrüsenkrebs bei Kindern im Jahre 1998 zweiundfünfzig Mal so häufig wie vor dem Unfall. In Weißrussland, das die Hauptlast des radioaktiven Fallouts zu tragen hatte, traten hundertdreizehn Fälle mehr auf als noch 1986.[10] Ende 1999 hatte der Bezirk um Tschernobyl die höchste Schilddrüsenkrebsrate der Welt, mit einem Fall auf 3700 Ortsansässige, das entspricht dem Fünfhundertfachen der Rate vor 1986.[11] Auch das Auftreten von Schilddrüsenerkrankungen der unterschiedlichsten Form lag weit über dem Normalzustand. Gegen Ende 1997 wurden in Weißrussland 15 000 und in der Ukraine 50 000 Fälle von Schilddrüsenerkrankungen bei Kindern festgestellt. Acht Jahre nach dem Unfall bildeten 19,5 Prozent der weißrussischen Kinder, die dem radioaktiven Fallout ausgesetzt gewesen waren, Antikörper gegen ihre eigene Schilddrüse, während nur 3,8 Prozent weißrussischer Kinder, die in nicht verstrahlten Gebieten wohnten, die gleichen Antikörper ausbildeten.

Die Behörden der Ukraine schätzen, dass 700 000 Kinder unter vierzehn Jahren bei dem Unfall der Strahlung ausgesetzt waren und dass 1998 336 107 Kinder in strahlenverseuchten Gebieten lebten. Daniel Gluzman, ein Bruder des Psychiaters Semjon Gluzman, und seine Arbeitsgruppe von Molekularbiologen am Kavetskij-Institut für experimentelle Pathologie in Kiew haben mit komplizierten immunologischen Methoden einige dieser Kinder untersucht und dabei nach Anzeichen für eine sich ausbildende Leukämie, für Lymphome oder für andere Blutkrebsarten geforscht, an denen die Atombombenopfer von Hiroshima litten. Bei einer solchen Untersuchungsreihe fand Gluzmans Forscherteam bei 1275 von 7250 strahlenbetroffenen Kindern eine Vielzahl von Blutanomalien – wie etwa Leukopenie und Thrombozytopenie. Und bei der Hälfte dieser Kinder wurden eindeutige Veränderungen ihrer weißen Blutzellen, vor allem der T-Helfer-Lymphozyten festgestellt, die an die Veränderung der Lymphozyten bei Krebspatienten erinnerten. Zellveränderungen dieser Art konnte Gluzman bei keinem der Vergleichskinder aus anderen Teilen der Ukraine, auf die der Atomunfall keine Auswirkungen gehabt hatte, beobachten.

Noch beunruhigender waren vielleicht Gluzmans Untersuchungen in Bezug auf die innerhalb von neun Monaten nach dem Unfall geborenen Kinder, deren Mütter der radioaktiven Strahlung durch Tschernobyl ausgesetzt waren. Mehr als die Hälfte dieser Kinder wiesen Anomalien ihrer Lymphozyten auf. »Weiterhin haben wir vierzig Leukämiefälle bei den Entsorgungsarbeitern festgestellt, die kurz nach der Kernschmelze die Anlage betreten haben«, erläutert Gluzman, ein weißhaariger Mann fortgeschrittenen Alters, in seinem kühlen Labor in Kiew. »Wir müssen uns also darauf einstellen, dass in den kommenden Jahren Brustkrebs, Lungenkrebs und Neoplasie des zentralen Nervensystems zunehmen werden.«

1996 lud das Institut für Biophysik der Ukraine zu einer Konferenz so genannter Radiobiologen ein, von denen die meisten aus Moskau kamen. Die versammelten Forscher verabschiedeten eine Erklärung, die feststellte, dass es über die diagnostizierten Fälle von Schilddrüsenkrebs hinaus keinerlei langfristige gesundheitsschädigenden Folgen des Tschernobyl-Unfalls gebe, was nicht erstaunlich sei, weil der Mensch eine Strahlung von 70 Rem verkraften könne.

Gemessen an der durchschnittlichen Jahresstrahlenbelastung in den USA würde ein Durchschnittsamerikaner allerdings 19 000 Jahre brauchen, bevor er diese Strahlungsdosis aufgenommen hätte.

Eine umfangreiche Untersuchung von Harvard-Forschern kam zu dem Schluss, dass in den verstrahlten Gebieten die Fälle von Leukämie bei Kindern um fünfzig Prozent häufiger auftreten als in den Teilen der Ukraine, die nicht dem nuklearen Fallout ausgesetzt waren: 37,7 Fälle pro 100 000 in den verstrahlten Zonen gegenüber 25,4 Fällen in den Vergleichsgebieten.

Bemerkenswert ist vielleicht, dass es keine Belege für das Auftreten von Geburtsfehlern, für andere Krebsformen, die Zunahme von Fehlgeburten oder für erhöhte Unfruchtbarkeit bei Bewohnern der verstrahlten Gebiete gibt. Ebenso wenig kann man die allgemeine Schädigung des menschlichen Immunsystems nachweisen. Die Umfragen belegen vor allem die Ängste: Zehn Jahre nach dem Unfall nimmt fast die Hälfte aller Erwachsenen, die in den verstrahlten Gebieten gelebt haben, Beruhigungsmittel.[12] Die Menschen sind einer Flut widersprüchlicher Informationen und Prognosen ausgesetzt. Einerseits erklärt die Regierung der Ukraine, dass im ersten Jahrzehnt nach der nahezu völligen Kernschmelze bereits 125 000 Mitbürger als Opfer nicht weiter spezifizierter Strahlenschäden gestorben seien. Andererseits behaupten Wissenschaftler, dass es lediglich eine Handvoll nachgewiesener Todesfälle gegeben habe (oder geben werde), entweder ausnahmslos Männer, die bei dem eigentlichen Unfall starben, oder Kinder, die im Fallwind der Anlage wohnten und Schilddrüsenkrebs bekommen haben.

Die Auseinandersetzung über die Verstrahlung infolge des Unfalls von Tschernobyl erfasste das ganze Land, als die Bevölkerung der ehemaligen Sowjetunion erfuhr, dass man Atommüll über Jahre hinweg in Seen, Meeren und auf Mülldeponien entsorgt hatte; schmutzige »Fabriken« waren in Wirklichkeit geheime Atomanlagen gewesen; Atom-U-Boote lagen aufgegeben auf dem Grund der Ostsee; und in dicht besiedelten Städten hatten sowjetischen Ingenieure gefährliche radioaktive Experimente durchgeführt, bei denen sie Rückstände zurückließen, die noch in mehreren tausend Jahren strahlen werden.

All diese Stätten, sagt Aleksej Jablokow anklagend, trügen dazu bei, dass in den Ländern des Ostblocks, besonders aber in seinem geliebten Russland, eine ungeheure Altlast radioaktiver Verseuchung vorhanden sei. Als Umweltberater Präsident Jelzins konnte er lange geheimgehaltene Dokumente einsehen, die den ganzen Schrecken auflisten. 1992 verlor Jablokow einen Zahn und ließ ihn aus reiner Neugier auf seine Strahlung untersuchen. Zu seiner Überraschung musste er feststellen, dass der Zahn hochradioaktiv war und unterschiedliche Isotope enthielt. Jablokow drängte seine Kollegen in einem Moskauer Labor dazu, sich ebenfalls einem Strahlentest zu unterziehen: Bei allen zeigte sich das gleiche, beunruhigende Ergebnis. Schließlich entdeckte man, dass der Beton des Laborgebäudes – und vieler anderer Moskauer Gebäude – aus den Abfallprodukten sowjetischer Atomanlagen hergestellt worden waren.

Nach drei Jahren trat Jablokow von seinem Amt in Jelzins Beraterstab zurück, resigniert angesichts der Hindernisse, die einem Wandel auf diesem Gebiet im Wege standen. Nach 1995 nahm er als Vorsitzender des unabhängigen Zentrums für Russische Umweltpolitik von außen Einfluss auf die Regierung: »Ihre Gesellschaft will Sicherheit, aber unsere Gesellschaft ist nicht reif ... Meine Regierung hat kein Geld für den Kampf gegen die Umweltverschmutzung. Und jede neu ans Licht kommende Tatsache zeigt eine weitere Katastrophe auf und fordert noch mehr Geld. Daher möchte die Regierung keine handfesten Informationen.«

Die russische Regierung hat ein Programm namens »Schmutzige Städte« entwickelt, das in etwa dem von der US-Regierung geschaffenen Spezialfonds zur Entsorgung von Giftmüll entspricht. Ungefähr dreißig russische Städte wurden offiziell als die »schmutzigsten« im Land benannt und erhielten damit höchste Priorität bei der Zuteilung der kümmerlichen Finanzmittel, die Moskau für den Umweltschutz aufbringen kann. Zudem hat die russische Regierung in den neunziger Jahren die Namen von zweihundert Städten veröffentlicht, die aufgrund vergifteter Luft oder vergifteten Wassers eine »Gefahr für die menschliche Gesundheit« darstellen.

Boris Revitsch, der am Zentrum für Demographie und Humanökologie in Moskau arbeitet, sitzt in dem Gremium, das darüber entscheidet, welcher Stadt der zweifelhafte Ruhm dieser »schmutzigen« Auszeichnung zuteil werden soll und welche wissenschaftlichen Maßnahmen ergriffen werden sollen. In dem Maße, wie Unterlagen freigegeben wurden und die Informationsflut wuchs, erwies sich das Ausmaß der Umweltverschmutzung während der Sowjetzeit als so überwältigend, dass Revitsch und seine Kollegen gar nicht absehen können, welchen Einfluss das alles auf die Gesundheit der Menschen hat.

IV.

»Was bieten die derzeitigen russischen Behörden dem Volk? Unterstützt Jelzin, und Ihr werdet ein Leben haben wie das amerikanische Volk! ... Wie ist es möglich, dass keiner sieht, dass in Russland nichts ›wie in Amerika‹ (oder in Frankreich oder Schweden) gemacht wird, sondern eher wie in Uganda unter Präsident Idi Amin?«

Andreij Sinjawskij, 1997

Die UNICEF betrachtet die Krise des öffentlichen Gesundheitssystems in den Ländern der früheren Sowjetunion und des ehemaligen Ostblocks als Geschichte. »Die Hoffnung, dass mit der Beseitigung autoritärer Herrschaftssysteme und der Einführung einer nachfrageorientierten Marktwirtschaft die Bedürfnisse von Kindern kurzfristig besser befriedigt würden, ist weitgehend enttäuscht worden«, heißt es 1997 im Bericht des Kinderhilfswerks.

»Die Systemveränderungen waren zum größten Teil zu weitreichend und erfolgten zu plötzlich, mit negativen Auswirkungen auf die Wirtschaft; außerdem führen Nationalstolz und ethnische Intoleranz zu erhöhten Spannungen und manchmal auch zu Kriegen. Der Übergang vollzog sich zeitgleich mit einer schweren landesweiten Wirtschaftskrise, deren Auswirkungen sogar die erfolgreichsten Länder getroffen haben. Darüber hinaus beruht der Wandel zugleich auf Marktkräften, die gewaltige menschliche Energien freisetzen können, die allerdings, um sich gleichmäßig zu entwickeln, gesellschaftlicher Werte und Institutionen bedürfen. Da die gesellschaftlichen Normen und Institutionen zusammengebrochen und die Wertvorstellungen zerfallen sind, wird einige Zeit vergehen, bevor neue Werte Fuß fassen können, die zudem der Abstützung durch Gesetze, der Anwendung dieser Gesetze sowie der Anerkennung eines allgemeinen Interesses bedürfen.«[13] Mit anderen Worten, der Wandel tötet die Menschen.

Die Weltbank hingegen argumentierte in ihrem Entwicklungsbericht vom Jahre 1996, dass das Problem nicht so sehr der Wandel sei, sondern die Tatsache, dass der Wandel noch nicht weit genug gediehen sei. Jene Gesellschaften, die den Übergang zur Markwirtschaft im Eiltempo vollzogen hätten, wie etwa die Tschechische Republik und Polen, hätten am wenigsten unter der demographischen Katastrophe zu leiden gehabt. Die Katastrophe des öffentlichen Gesundheitssystem dauere dort an, wo die jeweiligen Regierungen mit einem Bein noch im alten Sowjetsystem stünden und mit dem anderen im Kapitalismus. »Eine rasche Reform wirkt sich nicht zwangsläufig abträglich auf die Gesundheitsindikatoren aus, aber eine langsame Reform oder das Ausbleiben jeglicher Reform ist kaum geeignet, eine langfristige Verschlechterung aufzuhalten.«

1993 schienen die Gesundheitssysteme des gesamten ehemaligen Ostblocks in einer ausweglosen Situation. Drei Jahre später hatte es den Anschein, als ob der Bevölkerungsschwund zumindest in Polen, der Tschechischen Republik, der Slowakei und in Ungarn seinen Tiefpunkt erreicht hätte und die demographische Entwicklung sich erholte. Nach Meinung der Experten der Weltbank war dies ein Beweis dafür, dass eine Bevölkerung sogar eine als »Schocktherapie« wirkende Wirtschaftsreform verkraften könne und langfristig von derart drastischen Maßnahmen profitiere.

Von Beginn an unterstand die Wirtschaftsentwicklung der Sowjetunion dem Diktat der kommunistischen Parteistrategen in Moskau, die offenbar rücksichtslos ganze Völkerschaften von einem Ort an einen anderen verpflanzten, in der menschenleeren Tundra Industrien aus dem Boden stampften, Getreide in eiskalten Gegenden anbauen ließen und Produktionsanlagen für Teilbereiche ein und derselben Industrie Tausende von Kilometern voneinander getrennt errichteten, so dass bei Eis und Schnee zermürbend lange Wegstrecken zurückgelegt werden mussten. Ineffektivität war die Regel bei diesen Planspielen.

Als die UdSSR auseinanderfiel, brachen auch die Industrien weg, da sich die verschiedenen, längst veralteten Produktionszweige nunmehr auf verschiedene Länder verteilten. Über Nacht verloren Millionen ihre Arbeit, und die Mehrheit der Bevölkerung in den Ländern des Ostblocks und der ehemaligen Sowjetunion stürzte in Armut – etwa fünfundzwanzig Prozent der Menschen verarmte kaum achtzehn Monate nach dem Kollaps der Sowjetunion vollends.

1995 lebten in Russland 45 Millionen Menschen, das heißt ein Drittel der Bevölkerung, unter dem Existenzminimum. Wer tatsächlich einen bezahlten Job hatte, musste 1996 im Durchschnitt mit dem kümmerlichen Lohn von 153 Dollar auskommen, mit zehn Prozent weniger als 1992. Weltbank und Internationaler Währungsfonds (IWF) vergaben Kredite in Rekordhöhe, indem sie alle Hebel in Bewegung setzten, um Russland vor dem Ruin zu retten und es dadurch vielleicht in das kapitalistische Lager zu ziehen. Bis 1996 hatte der Internationale Währungsfonds der Russischen Föderation Kredite von mehr als zehn Milliarden Dollar erteilt, die von der Jelzin-Regierung größtenteils zur Deckung der

Kriegskosten in Tschetschenien benutzt wurden. Darüber hinaus wanderte das Geld, wie sich später herausstellen sollte, in die Taschen des Jelzin-Klans.[14]

Anfang 1997 waren Russlands Handelsbilanz und Industrieproduktion für kurze Zeit in der Gewinnzone. Diese positiven Anzeichen täuschten jedoch darüber hinweg, dass sich der Reichtum in den Händen weniger konzentrierte. Das sollte weitreichende Folgen für die Gesundheit der Bevölkerung dieser Länder haben. Die »neuen Rockefellers« schnappten sich die privatisierten Industrien, errichteten landesweit operierende Bankhäuser, schufen riesige Monopole für die Energieversorgung und Telekommunikation, machten, ohne auch nur einen einzigen Gedanken an die Arbeiter zu verschwenden, uneffektive Industrieanlagen dicht und gründeten ökonomische Geisterstädte, die über alle zwölf Zeitzonen des Landes verstreut waren. In einigen Fällen waren ihre engen Beziehungen zu regierungsamtlichen Abwicklern so augenfällig, dass man sich an Al Capones Chicago der zwanziger Jahre erinnert fühlte. Die neuen Herren, die die angeblich freien Märkte beherrschten, setzten nicht nur mehr als ein Drittel der Arbeiter auf die Straße, sondern stellten auch die Lohnzahlungen an diejenigen ein, die wenigstens theoretisch noch einen Job hatten. Millionen von Arbeitern trotteten Tag für Tag zur Arbeit, schufteten in überalterten und zunehmend unsicheren Fabriken, in der Hoffnung, dass eines Tages ein Wunder geschehe und die monatelangen Lohnrückstände doch noch gezahlt würden.

Verzweiflung machte sich breit, als die Bevölkerung gewahr wurde, dass ihre Zukunft in den Händen von Verbrechern lag. In Russland schätzte das Innenministerium, dass Mitte 1997 vierzigtausend der ehemals staatseigenen Betriebe und fünfhundert Banken von Mafiamitgliedern kontrolliert wurden; die Kluft zwischen Arm und Reich war inzwischen so groß wie seit den Tagen der Zaren nicht mehr.

In dem Maße, wie diese Gangsterunternehmen keine Steuern mehr zahlten und den Regierungen in Moskau, Kiew, Baku und Tiflis Milliarden an Dollareinnahmen verweigerten – die dazu hätten benutzt werden können und müssen, um Krankenhäuser zu betreiben, Lehrer zu bezahlen, Straßen zu reparieren und die Gesundheitsversorgung der Bevölkerung dieser Länder aufrechtzuerhalten –, brachen nach und nach die staatlichen Dienstleistungsfunktionen weg. Und weil das Elend der Mehrheit wuchs, beginnen ganz normale Menschen immer häufiger Taten des Wahnsinns. An einem Frühlingstag des Jahres 1997 in Moskau stieß eine Frau namens Irina Smirnowa ihre sechs Jahre alte Tochter Dina aus dem Fenster ihrer Wohnung im vierten Stock, um ihr schließlich hinterher zu springen. Wenige Wochen später zündete sich Oberst Aleksandr Terechow in einer Moskauer U-Bahnstation an. In der gleichen Woche steckte sich, 5000 Kilometer von Moskau entfernt, der Gefreite Sergeij Poljanski die Pistole in den Mund.

Überall im Land veranstalteten Arbeiter, denen man den Lohn vorenthalten hatte, Hungerstreiks, in der vergeblichen Hoffnung, durch ihre Proteste die Regierung zum Eingreifen zu bewegen. Uralte Ressentiments wie der Antisemitismus kehrten mit Gewalt zurück.

Nachdem der IWF monatelang aufgrund von Bedenken wegen der Korruption in Russland gefeilscht hatte, bewilligte er schließlich am 13. April 1998 einen 22,6 Milliarden Dollar umfassenden Kredit für das Land, davon 4,8 Milliarden Dollar zur sofortigen Stützung des schwachen Rubel. Am 1. August 1998 brachte nun aber die russische Zentralbank eine halbe Milliarde Dollar pro Tag auf den Markt, um den Rubel vor dem Zusammenbruch zu bewahren. Obgleich die Regierung verlauten ließ, dass diese Maßnahmen die Währung stabilisiert hätten, blühte der Schwarzmarkthandel mit Rubel: Jede Woche stieg der Preis, der für einen US-Dollar zu bezahlen war, inflationsartig um mehr als dreißig Prozent. Das Kapital floss außer Landes, der russische Aktienmarkt brach schließlich zusammen, und der Wert des Rubel fiel in den Keller. Daraus erwuchs ein sofortiger Inflationsschub, der die Preise für Nahrungsmittel auf eine in Russland nie gesehene Höhe trieb. Rindfleisch wurde binnen eines Tages um fünfundachtzig Prozent teurer, Milch um sechzig Prozent. Die ohnehin schon verzweifelten Menschen verfielen in einen wahnwitzigen Kampf um die allernotwendigste Nahrung.

Ende 1998 glich die politische und wirtschaftliche Lage in Russland einem einzigen Chaos: Das Land hatte Schulden in Höhe von 17 Milliarden Dollar, die Zentralbank verfügte aber nur über einen Betrag von 12,3 Milliarden. Auf den örtlichen Lebensmittelmärkten setzte eine Hyper-Inflation ein.

Führende Ökonomen und Politiker aus dem Westen argumentierten 1999 ganz offen, dass es im besten Interesse der Russen, Ukrainer, Weißrussen und anderer früherer kommunistischer Länder wäre, wenn der Kreditzufluss aus dem Westen einfach gestoppt würde. Die in einem solchen Fall drohende Instabilität schien allerdings überaus real, als im Sommer 1999 durch Bombenattentate ungefähr dreihundert Moskauer Bürger getötet wurden, was den Krieg in Tschetschenien neu schürte.

Zu diesem Zeitpunkt erwirtschaftet Russland zusammen mit seinen verbündeten Nachbarn, der Ukraine und Weißrussland, lediglich ein Prozent des Weltwarenhandels, und die heimische Inflationsrate liegt beständig über der Wachstumsrate des Bruttosozialprodukts. Ein einziger Mann, Boris Beresowski, kontrolliert den überwiegenden Teil des Reichtums und der Kapitalanlagen im Land. Für das Jahr 2000 wird die einst gefürchtete russische Supermacht vom einflussreichen Schweizer Internationalen Institut für Management-Entwicklung als die am wenigsten wettbewerbsfähige große Volkswirtschaft der Welt eingestuft, weit zurück hinter so angegriffenen Volkswirtschaften wie der Tschechiens, Südafrikas, Sloweniens, Mexikos und Indiens.[15]

Ganz und gar nicht ausgeschlossen für die nahe Zukunft des Landes seien Bürgerkriege, sich ausbreitende Anarchie, der Zerfall Russlands in zehn verschiedene Nationen, Militärputsche sowie die Rückkehr eines quasi-stalinistischen Sowjetsystems.[16]

Für das öffentliche Gesundheitssystem bedeutet dies das sichere Aus. Ende 1998 lebten mindestens vierundvierzig Millionen Russen, das heißt einer von drei Einwohnern, monatlich von weniger als zweiunddreißig Dollar. In der Ukraine konnte die Regierung entsprechende Statistiken nicht bereitstellen, und die weißrussische Regierung verweigerte schlicht die Herausgabe ihrer Zahlen.

Die Hauptlast all dessen haben die russischen Kinder zu tragen, eine riesige, verwaiste Subpopulation, die sich im häufig unwirtlichen Klima des Landes auf den Straßen durchschlagen muss. Nach Schätzungen der UNICEF ist in Russland die Zahl der Kindesaussetzungen seit 1989 um dreiunddreißig Prozent gestiegen, die Selbstmordrate bei den unter 19-Jährigen hat sich mehr als verdoppelt, und die Einschulungsquote ist um mehr als zehn Prozent zurückgegangen.

Ende 1998 führte die Universität von North Carolina in Russland eine Erhebung durch, aus der hervorging, dass alle russischen Kinder an Eisenmangel litten. Die meisten erhielten über ihre kärgliche Nahrung nur drei bis vier Prozent der erforderlichen Mindestmenge.[17] Schwangere und Kinder sind unterernährt. Nach Angaben der UNICEF fiel in Georgien der tägliche Kalorienverbrauch einer Mutter mit Kind von 2790 Kalorien im Jahre 1980 auf 1940 Kalorien im Jahre 1995. 1996 verbrauchten die Russen im Durchschnitt einundzwanzig Prozent weniger Kalorien, die Ukrainer dreiundzwanzig Prozent.

Nichts schwächt ein Immunsystem so sehr wie Unterernährung, zumal dann, wenn Familien billiges Fett und Kohlenhydrate anstelle von teuren Proteinen und Gemüse zu sich nehmen müssen. Amerikanische Experten und WHO sahen die Defizite bei Spurenelementen wie Jod, Kalium, Kalzium und Eisen in weiten Teilen der früheren Sowjetunion als so gravierend an, dass sie sie für rückläufige Intelligenzquotienten, Anämien, Wachstumsstörungen und andere weit verbreitete Entwicklungsmängel verantwortlich machten. Einige dieser Nährstoffmängel mögen bei Kindern vielleicht auch zu einer größeren Anfälligkeit gegenüber Umweltverschmutzung und Strahlung geführt haben.

Solange diese Länder zur UdSSR gehörten, waren Mittel wie Jod und Eisenpräparate allgemein zugänglich und wurden von einem Teil des Riesenreichs in einen anderen transportiert. Nach 1991 jedoch musste sich zum Beispiel das verarmte Georgien anstrengen, um überhaupt jodiertes Salz zu bekommen, und in der Ukraine mussten die Menschen völlig ohne Fluorid auskommen.

Die Kinder im heutigen Russland und in den übrigen Ländern der früheren UdSSR sind weniger gesund als die Kinder von vor zehn Jahren. Die Ursachen ihrer Leiden aber sind komplexer, als die Öffentlichkeit annimmt. Umweltverschmutzung und radioaktive Strahlung spielen gewiss eine Rolle, aber auch der Stress, die wirtschaftliche Lage und die Ernährung. Der russische Experte Boris Revitsch urteilt: »Jede epidemiologische Untersuchung, die sich auf Messgrößen des Immunsystems stützt, stößt zwangsläufig auf Veränderungen im Gesundheitszustand der russischen Kinder.«

V.

»Wenn ein langer, hartnäckiger und heißer Kampf im Gange ist, dann kommen nach einer Weile für gewöhnlich die zentralen und grundlegenden Punkte ans Licht, um die es geht und von deren Entscheidung letztlich das Ergebnis der Auseinandersetzung abhängt und im Vergleich mit denen all die kleinen und unbedeutenden Episoden des Kampfes mehr und mehr in den Hintergrund rücken.«

Wladimir Iljitsch Lenin, »Ein Schritt vor, zwei Schritte zurück«, 1904

Konstantin, ein ausgemergelter, 39-jähriger ehemaliger Sowjetsoldat, liegt ans Bett gefesselt im Moskauer Tuberkulose-Forschungszentrum. Eine medikamentenresistente Tuberkuloseerkrankung hat seine Lungen, seine Leber, seine Nieren und sein Herz befallen; er hat den Tod vor Augen. »Es ist wie ein Witz«, sagt er mit seiner sanften, fast tonlosen Stimme, und seine Rede wird immer wieder von Hustenanfällen unterbrochen, »ein spezieller russischer Witz«.

Über einen intravenösen Tropf gelangt Tag und Nacht ein Antibiotikum in seinen Körper. Obgleich sein Krankenhausbett förmlich im warmen Sonnenlicht badet, trägt Konstantin eine wollene Strickmütze und zwei Pullover, liegt unter mehreren Schichten von Decken und fröstelt dennoch. Sein blasses Gesicht und seine eingefallenen Augen verraten den bedrohlichen Zustand, in dem sich Konstantin befindet. Der Arzt bedeutet dem Besucher, dass es wenig Hoffnung für den Mann gebe, jedes lebenswichtige Organ in seinem Körper sei inzwischen von der Tuberkulose befallen.

Er sehe etwas Ironisches in seinem Schicksal, sagt Konstantin unter eruptivem Husten, das seine Lungen regelrecht aus dem schützenden Brustkorb herauszupressen scheint. »Ich habe alles mitgemacht«, beginnt Konstantin zu erzählen, »Komsomol, die Kommunistische Partei und den Krieg in Afghanistan.« Aus diesem Krieg kam Konstantin als hochdekorierter Nachrichtenoffizier nach Moskau zurück, litt seitdem unter post-traumatischem Stress und wurde 1991, kurz vor der Auflösung der Sowjetunion, aus der Armee entlassen. Als Radio Moskau mitteilte, dass ein Sammelsurium aus kommunistischen Genossen und Jelzin-Gegnern das russische Parlament besetzt hielt, griff Konstantin nach dem Afghanistan-Gewehr. »1993 nahm ich aktiv an den politischen Unruhen teil. Ich war für den Aufstand«, erinnert er sich.

Aber die Rebellion scheiterte, und ein Jahr später wurde er unter der Anklage des Hochverrats verhaftet. Man steckte ihn ohne Prozess oder förmliches Verfahren in das Gefängnis von Butirka; dort bekam er 1995 Tbc. In den Monaten danach verschlechterte sich sein Gesundheitszustand, weil er von einem Gefängnis ins nächste verlegt und seine medizinische Behandlung so immer wieder unterbrochen beziehungsweise geändert wurde. Im Januar 1997 wurde sein Fall zum ersten Mal von einem Richter geprüft, der statuierte, dass Konstantin keinen Hochverrat begangen haben könne, da er zur Zeit des Aufstands bereits aus der Armee ausgeschieden sei. Nach nahezu drei Jahren Gefängnis war er frei.

Doch der Freispruch war nur ein schwacher Trost. »Eigentlich«, erklärt Konstantin mit russischem Gleichmut, »habe ich ein Todesurteil bekommen. Das Paradoxe ist, dass es den meisten da drin so ergeht wie mir. Sie warten, dass sie endlich Gerichtsverfahren bekommen, aber sie kriegen nicht mal ein Urteil. Ich erinnere mich an einige, die im Gefängnis an Tbc gestorben sind, ohne je im Gerichtssaal gestanden zu haben.«

Mirian durchwandert die Hallen des Moskauer Lungensanatoriums. Er langweilt sich, gleichzeitig ist er erschöpft. Der abgemagerte, blasse Georgier, der sich 1993 im berüchtigten Matroskaja-Tischina-Gefängnis Tbc geholt hat, kämpft vier Jahre später immer noch mit den jetzt gegen eine Vielzahl von Medikamenten resistenten Bakterien, die seine Lungen befallen haben. Mirian war wegen Raubüberfalls drei Jahre lang in einer vierunddreißig Quadratmeter großen Zelle eingesperrt, die mehr als hundert Gefangene »bewohnten«. Jeder Gefangene hatte somit weniger als einen halben Quadratmeter Platz zur persönlichen Verfügung. Zum Schlafen kamen die Männer immer nur reihum, wobei die einen für acht Stunden wie die Sardinen eng zusammenrückten, während die anderen sich hinlegten.

Die Überbelegung der russischen Zuchthäuser nach 1991 resultierte aus dem neuen Justizsystem. Während früher der leiseste Wink eines KGB-Manns ohne jeden Beweis ausgereicht hatte, jemanden lebenslänglich hinter Schloss und Riegel zu bringen, wurde den Richtern jetzt abverlangt, die Gerichtsverfahren, in denen Staatsanwälte und Verteidiger über den Wert der vorgebrachten Beweise stritten, unparteiisch zu beaufsichtigen. In Russland aber gab es nur wenige Richter und Anwälte des benötigten Formats. Während sich das Land also mühte, ein Rechtssystem auf die Beine zu stellen, sammelten sich in den Gefängnissen die Inhaftierten, von denen die meisten ohne förmliches Urteil einsaßen. In dem Maße, wie Russlands Kriminalitätsrate nach 1991 in die Höhe schoss, wuchs auch die Zahl der ohne Urteil inhaftierten Gefängnisinsassen, die 1996 die halbe Million erreichte. Ähnliche Verhältnisse herrschten in allen Ländern des ehemaligen Ostblocks.

Mirian wurde im Oktober 1996 aus der Haft entlassen und in das Moskauer Sanatorium eingewiesen. Und da war er auch noch ein knappes Jahr später, wie festgenagelt von den Tuberkeln. Auf die Frage, warum seine Tuberkulose sich als unheilbar herausgestellt habe, zuckt der 25-Jährige mit den Schultern: »Ich kann mich erinnern, dass wir in Butirka unterschiedliche Tabletten nehmen mussten, die ständig wechselten.«

Nach Angabe von Tbc-Experten bedeutet ein dreijähriger Aufenthalt in russischen Gefängnissen soviel wie das Todesurteil durch Tuberkulose. Und Experten der Weltgesundheitsbehörde meinen, dass Russland nicht die geringste Aussicht habe, die Tuberkulose in der Gesellschaft insgesamt unter Kontrolle zu bringen, solange es nicht ihre schleichende Ausbreitung in den Gefängnissen unterbinde. Die belgische Ärztin Tine Demeulenaere von Médecins Sans Frontières meint denn auch, der leichteste Weg für Russland bei der Bekämpfung der Tbc-Epidemie sei, sich auf die Gefängnisinsassen zu konzentrieren. »Die müssen geheilt werden. Dort muss der Kreislauf gestoppt werden.«

»Wir wissen, dass schätzungsweise die Hälfte aller [russischen] Gefangenen an Tuberkulose erkrankt ist«, sagt Murray Feshbach. »Und neuerdings haben wir erfahren, dass ca. 850 000 bis zu 1 000 000 Menschen in Gefängnissen sitzen.« Man könne daher darauf schließen, meint er, dass es in Russlands Gefängnissen an die 500 000 Menschen mit Tbc gebe; das entspricht einem Anteil, der vierzig Mal über dem der Gesamtbevölkerung liegt. Tatsächlich stützt ein unveröffentlichtes ministerielles Merkblatt diese Zahlen; dort heißt es, dass allein in den Gefängnissen Sibiriens jährlich 6500 neue Fälle auf 100 000 Inhaftierte auftreten. Das ist, nach Angaben der WHO, die höchste Infektionsrate, die in der zweiten Hälfte des zwanzigsten Jahrhunderts weltweit bei irgendeiner Risikogruppe festgestellt wurde.

Georgien ist ein kleines Land in den Bergen des Kaukasus im Süden der früheren Sowjetunion. Gegen Ende der neunziger Jahre versuchte das Land, die dort grassierende Tuberkulose-Epidemie mit einer Strategie zu bekämpfen, die auch die Zustimmung des Westens fand. Den Schlüssel für einen Erfolg in diesem Kampf sah man in der Eliminierung der Krankheit aus den georgischen Haftanstalten.

George Nashiewili, der Leiter der staatlichen Tbc-Prävention, ging das Problem mit einer Doppelstrategie an, wobei er sich auf die Städte des Landes konzentrierte. Von der Weltgesundheitsorganisation übernahm er ein Therapiekonzept mit Namen DOTS (Directly Observed Therapy System; Therapeutische Direktbeobachtung) und versuchte zunächst, das am Boden liegende Netz ambulanter Tbc-Kliniken wiederaufzubauen, um von dort aus geeignete Antibiotika an eindeutig identifizierte Tuberkulosefälle und Krankheitsüberträger auszugeben. Ihm war klar, dass man ein Übergreifen der Krankheit auf die allgemeine Bevölkerung nur dann würde verhindern können, wenn man sie zuvor aus den Gefängnissen und Haftanstalten des Landes verbannt hätte.

Obgleich die Zahl der Häftlinge, die pro Jahr in Georgiens Gefängnissen an Tuberkulose starben, im Vergleich mit dem Nachbarn Russland verschwindend gering war, galt die Krankheit, nach Auskunft von Givi Kwarelaschwili, dem Leiter des Staatlichen Haftprüfungskommitees, gleichwohl als Haupttodesursache der Gefängnisinsassen, weit vor Gewalttätigkeiten und Herzkrankheiten.

Um des Tuberkuloseproblems in den Gefängnissen Herr zu werden, unterzieht Kwarelaschwilis Ärzteteam auf der Suche nach offensichtlich Erkrankten die Häftlinge regelmäßigen Untersuchungen. Den Kranken wird der Brustkorb geröntgt; bestätigt sich die Tbc-Erkrankung, werden die betreffenden Fälle isoliert: Akute Fälle kommen auf eine spezielle Quarantänestation, chronisch Kranke auf eine andere Station zur Beobachtung. Alle Patienten erhalten gemäß dem DOTS-Konzept Antibiotika in einer Dosierung von vier Tabletten täglich. Die von Tbc befallenen Häftlinge erhalten eine spezielle, nährstoffreiche Diät, außerdem werden Wolldecken an sie ausgeteilt. Dank dieses über zwei Jahre laufenden Programms, sagt Naschiewili, konnte die Sterberate der Tbc-Erkrankten innerhalb dieses Zeitraums um fünfzig Prozent gesenkt werden. Normalerweise wäre dies ein Grund zur Freude, aber Naschiewili ist vorsichtig, was die Interpretation der Entwicklungstrends bei Tuberkulose in den Gefängnissen, aber auch außerhalb angeht; die Statistiken der Sowjet-Ära seien nicht vertrauenswürdig, und für die Zeit des Durcheinanders und Bürgerkriegs nach 1991 fehlen Unterlagen. Dennoch ist auch er überzeugt, dass sich die Tuberkulose-Situation in Georgien inzwischen gebessert hat.

Maja Scharaschidse dagegen ist sich nicht so sicher. Mit ihrer privaten Georgien-Stiftung hat sie Tuberkulosefälle in dem abgelegenen Landesteil Sagarejo untersucht und behandelt. In jedem Dorf fand ihr Ärzteteam verborgene Fälle von Tbc, Menschen, die aus dem einen oder anderen Grund bislang keinen Arzt aufgesucht hatten, um ihre Krankheit behandeln zu lassen, von der sie wussten, dass sie die Ursache für ihren Schwächezustand und ihr ständiges Husten war.

»Die Georgier schämen sich für ihre Tbc-Erkrankung«, erklärt Frau Scharaschidse bei Tee und Chatschapuri-Käsebrot in ihrem Haus in Tiflis. »Sie möchten es für sich behalten. Sie sagen es weder ihren Nachbarn, noch gehen sie zum Arzt.« Obwohl es in Georgien nicht die erforderliche Laborausrüstung gibt, mit der man Tests zur Arzneimittel-Resistenz hätte durchführen können, sind nach Meinung der Ärztin die meisten Tbc-Kranken im Land zumindest gegen eins der bei der Erstbehandlung verabreichten Antibiotika resistent.

Selbst wenn es Georgien eines Tages gelänge zu verhindern, dass die Krankheit aus den Gefängnissen herausgelangt oder sich in Tiflis weiter ausbreitet, würde sich die Epidemie auf dem Lande halten und infolgedessen müsste sich auch die Medikamenten-Resistenz erhöhen. Zudem stehe Georgien nach dem Bürgerkrieg vor neuen Tuberkulose-Problemen bei Flüchtlingen aus den umkämpften Gebieten.

In Südossetien leben vier Tbc-Patienten zusammengedrängt in einem ausgebombten Krankenhaus und versuchen, sich an einem Holzklotz zu wärmen, der auf dem Betonfußboden vor sich hin schwelt. Sie sind die einzigen Patienten des Städtischen Krankenhauses in Tschkinwali, von dem nur noch Reste stehen. Freiwillige Helfer von Ärzte ohne Grenzen haben vor Ort eine Toilette gebaut und die Fenster der Tuberkulose-Station wieder mit Glas verkittet. Die Patienten indessen benutzen den ehemaligen Operationssaal, um Holz und Möbel für ihre winzigen Feuerstellen zu zerhacken. Im Grunde hausen sie in einem großen Trümmerhaufen, wie ihn der Krieg zurückgelassen hat. Der Pfleger Jean-Luc Seugy von Médecins Sans Frontières sagt, die Menschen im vom Kriege verwüsteten Ossetien leugneten die Tuberkulose und nähmen jedes Antibiotikum, das sie gerade auf dem Schwarzmarkt ergattern könnten, bis ihnen das Geld ausgehe. Sie suchten aber niemals einen Arzt auf. Und währenddessen bildeten sich in ihrem Körper medikamentenresistente Tuberkuloseformen aus. Selbst wenn Familienangehörige an Tuberkulose stürben, weigerten sich die Angehörigen, sich testen zu lassen.

Im Chaos des ukrainischen Gesundheitssystem zeigt sich unter Kindern der höchste Stand an Tuberkulose-Erkrankungen, seit vor fünfzig Jahren der Kampf gegen das Leiden mit antibiotischen Präparaten aufgenommen wurde. »Die Lage ist einfach trostlos«, klagt Viktoria Kostromira, Leiterin der Kinderabteilung des Instituts für Lungenheilkunde in Kiew. »Wir sehen nicht nur bedeutend mehr Kinder mit Tbc als in der Vergangenheit, sondern auch bisher unbekannte Krankheitsformen.« Die Zahl der Kinder unter fünfzehn Jahren mit diagnostizierter Tuberkulose sei zwischen 1990 und 1996 auf das Doppelte gestiegen, und da die Diagnosekapazitäten auch für harmlose Fälle auf nahezu Null gesunken seien, lasse sich die tatsächliche Krankheitsrate fast nicht abschätzen.

Immer öfter zeigten sich aussichtslose Fälle unter den an Tbc erkrankten ukrainischen Kindern. Vor 1992 wurde in der Ukraine kein Fall von Meningitis im Zusammenhang mit Tuberkulose festgestellt; 1996 gab es dreißig Fälle, vierundzwanzig Kinder starben. An ihrem Institut habe es lediglich eine Auswahl von vier Haupt-Antibiotika gegeben, deren Nutzen von Tag zu Tag schwand, weil den poliklinischen Apotheken, die an vorderster Front mit Tbc zu tun hatten, die Mittel ausgegangen waren.

Zu Sowjet-Zeiten hatte Moskau je einen zentralen Produktionsstandort für die einzelnen Substanzen, die von dort auf das ganze Land verteilt wurden: Chlor, Impfstoffe, Jod. Die in einem Teil des Landes hergestellten Ausgangsstoffe für Antibiotika wurden in einem anderen Teil des Landes zu verwendbaren Medikamenten verpackt. Fast unmittelbar nach dem Zusammenbruch der Sowjetunion löste sich dieser Produktionszusammenhang auf. Darum musste die Ukraine alle zur Tuberkulose-Bekämpfung nötigen Antibiotika importieren. Das bedeutete, dass die entscheidenden Medikamente für Dr. Kostromira und ihre Patienten 1997 bis zu hundert Mal teurer waren als 1987.

Damals war die Versorgung der an Tuberkulose erkrankten Kinder in Dr. Kostromiras Institut – einschließlich der Mahlzeiten – kostenfrei. Die besorgten Eltern mussten sich also nur bemühen, die Krankheit ihrer Kinder in einer der vielen dezentralen Tuberkulose-Kliniken des Landes diagnostizieren zu lassen und die für eine Reise nach Kiew nötigen Mittel aufzutreiben.

»Wir waren praktisch immer voll belegt«, sagt Kostromira. »Jetzt haben die Patienten nicht mehr das Geld, um zu uns zu kommen.« Großmutter Galina hat es allerdings geschafft, ihren Enkel Janja im August 1996 ins Kiewer Institut zu bringen: Sie wohnten nur fünfzehn Kilometer außerhalb, von daher sei die Reise nicht problematisch gewesen, sagt Galina. Es ist ein kalter, trüber Tag, und sie und ihr Enkel liegen friedlich auf dem Krankenhausbett; den Raum teilen sie sich mit drei weiteren kranken Kindern. Das Licht ist ausgeschaltet, um Strom zu sparen; das Zimmer ist nicht geheizt. In der Dämmerung des späten Nachmittags liest Galina ihrem fünfjährigen Enkel, dessen Wachstum durch den Kampf mit der Tuberkulose sichtlich gehemmt wurde, aus einem Buch vor. Wenn er hustet, hält sie inne, und er hustet häufig, seit er an einer Bronchitis leidet.

Am meisten Sorgen bereitet der WHO allerdings die außer Kontrolle geratene Tuberkulose-Epidemie in Russland. Seit Ende der neunziger Jahre verbreitet sich diese gegen viele Medikamente resistente Epidemie, die zusammengepferchte Gefängnisinsassen *ausbrüten*, in einem Tempo, das auf der Welt seinesgleichen sucht. Die Behandlungsmöglichkeiten in den Gefängnissen sind beschränkt. Das russische Innenministerium hat zwar eine Tbc-Behandlung der Häftlinge in seinen eigenen medizinischen Einrichtungen verfügt, russische Gesundheitsexperten klagen indes darüber, dass die Behandlung mehr schade als nutze. Das hat seinen Grund darin, dass es bei der üblichen Praxis geblieben ist, dem Häftling jedesmal nur ein oder zwei Antibiotika zu verabreichen, statt vier oder fünf, wie von der Weltgesundheitsorganisation empfohlen. Und die Medikamente sind oft heiß umkämpft, denn die Ministerialbeamten unterstützen die Bemühungen nur wenig. Darüber hinaus fördert die aus der ständigen Verlegung der Häftlinge resultierende häufig wechselnde Behandlung die Medikamenten-Resistenz. Nach ihrer Entlassung aus dem Gefängnis fallen fünfundneunzig Prozent der ehemaligen Sträflinge völlig aus dem öffentlichen Gesundheitssystem heraus.

Das führe dazu, so Alexeij Prijmak, der frühere Leiter der Tuberkulose-Abteilung des Gesundheitsministeriums, dass in Russland ungefähr achtzig Prozent aller infizierten Ex-Sträflinge Überträger von medikamentenresistenten Bakterienstämmen seien, von denen die Hälfte innerhalb von zwölf Monaten nach der Entlassung sterbe.

In der Sowjet-Ära war die Tuberkulosevorsorge einfach und unkompliziert. Jeder Mann, jede Frau und jedes Kind in der UdSSR waren gesetzlich verpflichtet, sich einmal im Jahr den Brustkorb röntgen zu lassen. Jede auffällige Aufnahme wurde an den SanEp geschickt, der dann die möglichen Tbc-Überträger zusammenziehen ließ und Speicheltests vornahm. Falls sich der Verdacht bestätigte, wurde der Betreffende für Monate, oft auch für Jahre, in ein Sanatorium gesteckt und von Freunden und Familienangehörigen isoliert, bis weitere Speicheltests einen negativen Befund in Sachen Tuberkulose ergaben. Während ihres Aufenthalts im Sanatorium bekamen die Tbc-Patienten in der Regel ein oder zwei hochdosierte Antibiotika.

Mit dem Zusammenbruch der Sowjetmacht war keine Institution mehr in der Lage, russische oder georgische Bürger wegen des Verdachts auf Tbc zu isolieren. Deshalb griffen auch die Maßnahmen zur Tbc-Bekämpfung nicht mehr. Dementsprechend betrug, nach Angaben offizieller Stellen, die Quote der Erstmedikamenten-Resistenz im Jahre 1997 23,4 Prozent; 21 Prozent gegenüber zwei Medikamenten; 19,4 Prozent gegenüber drei und 6,4 Prozent gegenüber mehr als vier Antibiotika.

In den Gefängnissen breitet sich die medikamentenresistente Tuberkulose ungehindert aus. Im Zentralgefängnis von Tomsk zum Beispiel ist die Tbc-Häufigkeit zehn Mal höher als die allgemeine Tuberkulose-Häufigkeit in Sibirien.[18] Und jeden Tag entlassen die Gefängnisverwaltungen weitere Tbc-Infizierte und gegen mehrere Medikamente resistente Patienten in das ohnehin geplagte staatliche Gesundheitssystem. Ein Aktenvermerk des Innenministeriums aus dem Jahre 1997, der einem ausländischen Besucher zugesteckt wurde, enthält folgende beunruhigende Meldung: »Im Jahr 2000 wird die Häufigkeit [von Tuberkulose] im Vergleich zum jetzigen Zeitpunkt um das Fünfzigfache zunehmen; die Sterblichkeit wird um das Siebzigfache steigen; und der Kindstod wird voraussichtlich neunzig Mal häufiger sein.«

Murray Feshbach kommentiert das mit den Worten: »Nach diesen Zahlen wird es in Russland schätzungsweise 1,75 Millionen Tuberkulose-Tote geben, während ich die Zahl der Todesfälle infolge von Herzerkrankungen und Krebs mit ungefähr 1,5 Millionen ansetze. Diese Zahlen sind eine schockierende Aussage über den Zustand des öffentlichen Gesundheitssystems im Land.«[19]

VI.

»Oh nein, sie haben meine Stadt St. Petersburg genannt. Was ist los? Wo sind all die Freunde, die ich hatte? Es ist alles falsch. Ich fühle mich verloren, als ob ich nicht dazugehöre. Gebt mir, gebt mir mein Leningrad zurück.«

Leningrad Cowboys

»Ich mag Edgar Allan Poe. Seine Gedichte handeln vom Tod. Lebe schnell, stirb jung.«

Aruslan Kurtschenko aus Odessa, siebenundzwanzig Jahre alt, nachdem er sich einen Heroinschuss gesetzt hat

Tuberkulose, Diphtherie, Typhus, Cholera, Alkoholismus, Unterernährung – all diese Krankheiten haben sich nach 1991 in ihrem Ausmaß verschlimmert, obwohl sie auch schon vor dem Ableben des Kommunismus einen Anstieg zu verzeichnen hatten. Das öffentliche Gesundheitssystem der Sowjetunion besaß Vorschriften und Behandlungsrichtlinien für jede dieser Krankheiten. Ob dieses Regelwerk auch wirksam genug war, um sie einzudämmen, ist eine andere Frage. Jedenfalls waren die Leiden bekannt, und genauso natürlich die Vorsorge- und Behandlungsmethoden. Das galt in der postsowjetischen Ära nicht mehr, als das öffentliche Gesundheitssystem in neue Katastrophen stürzte. Eine erste neue Plage zeigte sich schon während der Amtszeit Gorbatschows, nahm aber erst im Verlauf der Jelzin-Ära wirklich katastrophale Ausmaße an.

Die Dias, die er zeigte, waren amateurhaft, von eigener Hand hergestellt. Er sprach mit brüchiger Stimme. Die Aufzeichnungen, die er umklammert hielt, machten ein lautes Knistergeräusch über die Verstärkeranlage des Konferenzsaals, als seine zitternden Hände sich abmühten, die Blätter still zu halten. Dr. Viktor Schdanow war auf der Zweiten Internationalen AIDS-Konferenz 1986 in Paris zwar keiner der offiziellen Redner, sein Auftritt aber war zweifellos die Sensation der Veranstaltung: Schon durch seine altmodische Kleidung unterschied sich der betagte Wissenschaftler von den modisch gekleideten Pariser Konferenzteilnehmern. Vor fünftausend AIDS-Experten aus aller Welt forderte Schdanow die sowjetischen Behörden offen heraus, indem er aufdeckte, dass Moskaus Behauptungen, es gebe faktisch keine HIV- oder AIDS-Fälle im Lande, nicht der Wahrheit entsprachen. Er nannte mehrere Ausbrüche des Virus in verschiedenen Landesteilen.

Gewiss begriffen die Zuhörer, dass es sich bei Schdanows Ausführungen um die mutige Tat eines Einzelnen handelte, aber nur wenigen war klar, wer genau dieser Wissenschaftler war. Und noch weniger Anwesende konnten sich vorstellen, was dem Forscher nach seiner Rückkehr in Moskau widerfahren sollte. Als der 72-jährige Viktor Michailowitsch Schdanow 1986 aus Paris zurückkam, wurde er vom KGB »gnadenlos gehetzt«, wie ein Gewährsmann sagt. Sein Renommee als prominentester Virologe der Sowjetunion schützte ihn keineswegs. Ungeachtet seiner Mitgliedschaft in der angesehenen sowjetischen Akademie der Wissenschaften, seiner Position als Leiter des Virologischen Laboratoriums »Iwanowskij« in Moskau, seiner viermaligen Auszeichnung zum Helden der Sowjetunion und seiner Entwicklung des ersten lebenden Impfstoffs gegen Masern wurde Schdanow »zum Abschuss« freigegeben. »Er wurde als CIA-Spion gebrandmarkt«, erinnert sich Eduard Karamow vom Ivanowskij-Laboratorium mit Bitterkeit. »Er starb kaum ein Jahr nach seiner Rückkehr aus Paris, und ich habe keinen Zweifel daran, dass die Hexenjagd ihm den Todesstoß versetzt hat.«

Gleich nach der Konferenz in Paris inszenierten KGB und führende sowjetische Wissenschaftler eine Kampagne gegen ihn, die demonstrierte, auf welche Weise das Regime intellektuelle Stimmen zum Schweigen brachte. Es begann mit einer Reihe von anonymen Veröffentlichungen in wissenschaftlichen Zeitschriften, in denen Schdanows Glaubwürdigkeit als Wissenschaftler und seine Loyalität als Sowjetbürger in Frage gestellt wurden. Viele dieser Artikel, berichtet Dr. Karamow vom Iwanowskij-Laboratorium, seien von Leuten geschrieben worden, die Schdanow als seine besten Freunde betrachtet habe.

Als sein gefährlichster Feind sollte sich der Vorsitzende der sowjetischen Akademie der Medizinischen Wissenschaften – und nach 1991 Leiter der russischen Nachfolgeinstitution –, Dr. Valentin Pokrowskij, erweisen. Pokrowskij scheint ein fröhlicher Mann zu sein, der seinen Wodka genießt und Besuchern gern um den Hals fällt. Damals stand er dem KGB sehr nahe. Pokrowskij bildete eine Kommission innerhalb der Akademie, um Beschwerden, meist in der Form anonymer Briefe, gegen Schdanow nachzugehen. Die Kommission bestellte Schdanow für einen Dienstagmorgen, damit er sich gegen die Anschuldigungen verteidige. Das befremdete den dienstältesten Wissenschaftler so sehr, dass er seinen Freund Pokrowskij um eine Erklärung bat. Dieser befahl ihm, vor der Kommission zu erscheinen.

In der Nacht zum Dienstag erlitt Schdanow einen Herzanfall, nachdem er, wie Karamow behauptet, »fünf Telefonanrufe erhalten hatte, in denen er gedrängt wurde, vor die Kommission zu treten.« Er erschien trotz seiner Herzattacke, »und dort haben sie ihn in Stücke gerissen«. Kurz darauf starb Schdanow im Alter von dreiundsiebzig Jahren. Wenige Wochen später aber wurde offiziell mitgeteilt, dass Valentin Pokrowskijs Sohn Vadim zum Leiter eines neuen HIV/AIDS-Labors in Moskau ernannt worden war.

In der Infektionsklinik der Republik, etwas außerhalb der 4,5-Millionen-Stadt St. Petersburg gelegen, kann man auf einen Blick die traurige Geschichte der explosionsartigen HIV-Ausbreitung im Russland der Sowjet-Ära erkennen.

Insgesamt sitzen etwa dreißig Menschen im Alter zwischen sechs und fünfzig Jahren um den großen Mittagstisch herum. Sie alle sind mit dem HI-Virus infiziert. »Sehen Sie den kleinen Mischa dort drüben? Er ist zwölf Jahre alt«, flüstert Swetlana, eine 32-jährige Heilsarmistin, die auch HIV-positiv ist. »Er sagt immer: ›Das ist schon in Ordnung, wenn ich groß bin, werde ich heiraten, und mein HIV wird dann verschwinden.‹«

Unter den anwesenden Erwachsenen haben einige, wie etwa Swetlana, sich das Virus über den heterosexuellen Geschlechtsverkehr geholt. Andere – vielleicht die Mehrheit – haben sich durch schmutzige Nadeln infiziert, die sie mit anderen Drogenkonsumenten geteilt haben. Und einer, Nikolaij, infizierte sich durch homosexuellen Geschlechtsverkehr. Die Kinder dagegen bekamen das Virus allesamt in russischen Krankenhäusern auf einem Ansteckungsweg, der im Gesundheitssystem unter dem Namen »Elista-Vorfall« bekannt ist.

Für viele bedeutet die Elista-Tragödie den entscheidenden Einschnitt im Netz der Gesundheitsvorsorge. Viele Menschen in Russland, Georgien und der Ukraine vermeiden Besuche beim Zahnarzt oder kleinere chirurgische Eingriffe aus Angst vor der Ansteckung mit AIDS durch schmutzige Instrumente. Darüber hinaus fürchten sie sich vor Zwangsmaßnahmen – bis hin zur Isolierung durch die Armee –, die man während der Sowjetzeit routinemäßig gegen AIDS-Kranke ergriff.[20]

Zum so genannten Elista-Vorfall kam es 1982, als ein russischer Seemann, der in Afrika gearbeitet und sich dort unwissentlich mit dem HI-Virus angesteckt hatte, nach seiner Rückkehr das Virus auf seine Frau übertrug, die ihrerseits ihren Fötus infizierte. Im Mai 1988 wurde das Kind mit einer Vielzahl hartnäckiger Infektionen, die allesamt keine erkennbare Ursache hatten, in das Kinderkrankenhaus von Elista, der Hauptstadt der Teilrepublik Kalmückien, eingeliefert. Es starb, ohne dass eine Diagnose gestellt worden wäre.

Unterdessen bildete die 23-jährige Mutter dieselben Formen ungewöhnlicher Infektionen aus. Sie ging zur Behandlung nach Moskau, wo sie auf eine Frau mit ähnlichen Symptomen traf, die ebenfalls ein Kind im Krankenhaus von Elista verloren hatte. Als die beiden Mütter ihre Unterlagen verglichen, stellten sie fest, dass ihre Kinder zur gleichen Zeit in der Neugeborenen-Abteilung gelegen und unter den gleichen Infektionssymptomen gelitten hatten. Auf Drängen der Mütter listeten die Ärzte die Übereinstimmungen auf und gestanden beiden einen HIV-Test zu; damit stand fest, dass der erste AIDS-Ausbruch im Gange war. Eine gemeinsam von Russland und den Vereinigten Nationen durchgeführte Untersuchung ergab später, dass es 1994, als sich die letzte Mutter in der Kette und ihr Kind infizierten, bereits zu ungefähr 250 Fällen gekommen war: zum einen durch Injektionen mit wiederverwendeten Spritzen oder Kathetern, zum anderen durch den Müttern von ihren Säuglingen zugefügte Bissverletzungen.

In der sowjetischen Nachsorgepraxis erhielten gesunde Neugeborene und solche mit harmlosen Erkrankungen routinemäßig bis zu dreihundert Vitamin- und Antibiotika-Injektionen jährlich mit Nadeln, die den ganzen Tag über im Einsatz waren. Ernsthaft erkrankte Neugeborene bekamen regelmäßig Infusionen über wiederverwendete, nur dürftig sterilisierte Katheter.

»Am Anfang war es nur ein Fall«, sagt Dr. Saladin Osmanow von UNAIDS, der Initiative der UN gegen Aids. »Aber die schreckliche Krankenhauspraxis reichte aus, um einen Krankheitsausbruch auszulösen.« Und dieser Ausbruch beschränkte sich keineswegs auf das Krankenhaus von Elista. Einige Babies wurden in Krankenhäuser anderer russischer Städte wie Rostow am Don, Wolgograd und Stavropol verlegt, bevor es überhaupt eine eindeutige Diagnose gab. Und die Ärzte in diesen Einrichtungen beförderten, da sie die gleichen nachgeburtlichen Gesundheitsmaßnahmen praktizierten, die Verbreitung des Virus unter ihren kleinen Patienten.[21] Gewiss hätten sie Testverfahren heranziehen können, um einzelne Infizierte zu isolieren. Da aber die Infektionsrate geringfügig blieb, sahen die sowjetischen Ärzte keine Notwendigkeit, mit Infektionskontroll-Maßnahmen nachzuziehen – was ebenso eine ausreichende Menge steriler Spritzen und Schutzausrüstungen wie die weitreichende Umschulung des Krankenhauspersonals bedeutet hätte.

Stattdessen gründeten die Sowjets Quarantänestationen und Forschungseinrichtungen für HIV-Infizierte. Die Aufgabe, die vorhandenen HIV-Fälle ausfindig zu machen, fiel, wie die meisten Maßnahmen zum Gesundheitsschutz, dem SanEp zu, der sich dieses Auftrags in bewährter sowjetischer Manier annahm. Niemand hatte das Recht, den HIV-Test zu verweigern, so dass es in keinem Land so viele unfreiwillige Reihenuntersuchungen gab wie in der UdSSR. Von dem Augenblick an, als man in Moskau den ersten HIV-Fall feststellte – und dann vor allem nach dem Elista-Vorfall im Jahre 1989 –, wurden HIV-Reihentests in atemberaubendem Tempo durchgeführt. Zwischen 1987 und 1995 mussten sich 165 470 049 Russen den staatlich angeordneten Tests unterziehen.[22] Ihr Maximum erreichten die Untersuchungen im Jahre 1992, als 24,4 Millionen Russen getestet wurden – das heißt ungefähr jeder sechste Bürger. Wie so vieles, was der SanEp in Sachen Volksgesundheit unternahm, erwiesen sich auch die Reihenuntersuchungen als ein außerordentlich ineffektives Verfahren. Zwischen 1987 und 1991 wurden in Russland etwa zweiundsiebzig Millionen HIV-Tests durchgeführt, mit deren Hilfe man 522 infizierte Fälle entdeckte, von denen mehr als die Hälfte mit dem Elista-Vorfall zu tun hatten. Um alle Tests durchführen zu können – 138 000 für einen einzigen identifizierten Infektionsfall –, musste die Sowjetunion ein riesiges Zentrallabor in Moskau unterhalten, das nur damit beschäftigt war, Testutensilien herzustellen und Millionen von Blutproben zu analysieren.

Noch 1996 gab Russland 1,75 Millionen Dollar für die HIV-Tests aus. Ein Jahr später aber fiel das Budget für alles, was mit HIV/AIDS zusammenhing, schon wesentlich geringer aus; landesweit erhielten Ärzte und Pflegepersonal keine Bezahlung, den Krankenhausapotheken fehlte der Nachschub. Russland sah sich außer Stande, die für eine Behandlung von AIDS-Patienten nach US-Standards erforderlichen zehn- bis vierzigtausend Dollar aufzubringen; nicht einmal die nötigen Mittel für eine Werbekampagne zur AIDS-Aufklärung im Staatsfernsehen konnten aufgetrieben werden. Überall in der früheren UdSSR kamen die gleichen gesundheitspolitischen Maßnahmen zum Zuge, zu denen eben auch die umfangreichen und kostspieligen, unfreiwilligen Reihentests gehörten.

Swetlana war neunzehn, als der Atomunfall von Tschernobyl passierte. Sie lebte damals in der Nähe des Kraftwerks und war erheblichem Fallout ausgesetzt, so dass sie sehr bald an den Verstrahlungsfolgen erkrankte. Die Ärzte nahmen vier Jahre lang Bluttransfusionen vor, in der Hoffnung, die durch die Strahlung abgestorbenen lebenswichtigen roten und weißen Blutzellpopulationen zu ergänzen. 1993 fiel Swetlanas HIV-Test – sie lebte damals in Kiew – positiv aus. Das löste bei den für die Blutkonserven verantwortlichen Bürokraten Panik aus. Zehntausende von Blutspendern, von denen man annahm, dass sie in der Zeit nach dem Tschernobyl-Unfall Blut gespendet hatten, wurden einem erneuten Test unterzogen.

Swetlana allerdings wusste, dass die Infektion nicht von den Transfusionen herrührte. »Ich weiß, von wem ich es habe«, sagt sie. »Er ist inzwischen tot. Er war Italiener. Seine Schwester hat mir aus Italien geschrieben, dass er an AIDS gestorben ist. Mir war klar, dass es für mich gefährlich wurde, und so habe ich medizinische Hilfe gesucht.«

Trotzdem wollten die Verantwortlichen die ukrainischen Blutkonserven noch einmal testen lassen. Und Swetlana, die durch Tschernobyl schon jahrelanges Elend hinter sich hatte, wurde in die Infektionsklinik der Republik außerhalb von St. Petersburg verfrachtet, wo sie seither lebt. Ihre Familie durfte sie zwar besuchen, aber die lange Anreise aus Kiew war zu kostspielig für sie. Swetlana erkannte, dass die Überlebenden des Elista-Vorfalls und ein paar andere HIV-Infizierte ihre einzigen Bezugspersonen sein würden. Sie sah die kleine Gruppe von Elista-Kindern heranwachsen – achtzig von ihnen starben – und diente ihren kleinen Leidensgefährten als Ersatztante und Krankenschwester. »Die Kinder sind niedlich«, sagt die blauäugige Swetlana. »Ihre Mütter bemühen sich, unter den kleinen Jungen und Mädchen Pärchen zu bilden, wenn sie dann groß geworden sind, können sie einander als

HIV-Positive heiraten.« Dann flüstert sie: »Die meisten Kinder wissen nichts von ihrer Diagnose.«

Seit 1989 kennen die Kinder, von denen die meisten als Neugeborene in die Klinik kamen, nur die Welt des baufälligen Krankenhauses. Vom Fenster aus blickt man auf den Fluss, der an einer Datschenanlage vorbeifließt. Abwechslung hatten die Kleinen nur zwischen 1993 und 1995, als die Diphtheriefälle zu Tausenden das Krankenhaus füllten. Aber seit die Epidemie abgeklungen ist, sind die Korridore des Hauses wieder still.

Nikolaij Nedeselskij, ein gutaussehender 27-jähriger Mann, wurde 1991 in Moskau als HIV-positiv diagnostiziert. Nikolaij ist schwul: »Ich habe es mir von meinem russischen Partner geholt«, sagt er. Er kann eindrucksvoll reden und ist auf dem gleichen Bildungsstand wie die europäischen AIDS-Aktivisten. Er setzt sich für eine humane AIDS-Politik ein und hat es sich zur Aufgabe gemacht, die Quarantänezentren wie dieses hier in St. Petersburg zu besuchen. Er war auch einer der ganz wenigen HIV-Patienten in Russland, der 1997 ein Kombinationspräparat gegen AIDS nach dem neuesten Stand der Wissenschaft bekam – das Ergebnis seiner häufigen Reisen nach Los Angeles und Paris, die er irgendwie organisieren konnte. Nur jemand, der in Moskau wohnte, konnte ein solches Präparat, und eben auch nur eines, bekommen. Außerhalb von Moskau und St. Petersburg war die Medikamenten-Kombination, wie sie in Westeuropa inzwischen üblich war, in Russland nicht zu bekommen.

1995 vertrat Nikolaij die Angelegenheit der HIV-positiven Schwulen vor der internationalen Öffentlichkeit auf einer HIV-Gipfelkonferenz in Paris. Er nahm kein Blatt vor den Mund und berichtete der Konferenz, dass »in Russland nach wie vor eine politische Krankheit herrscht. Alles, was mit Prophylaxe und Therapie zu tun hat, ist politisch. Die Gesellschaft sagt: ›Warum sollen wir Geld für Prostituierte, Homosexuelle und Drogensüchtige ausgeben? ... Warum sollen wir eine Kombinationstherapie bereitstellen? ... Die werden früher sterben, wenn wir es nicht tun. Na prima.‹«

Nikolaijs Rede wurde im russischen Fernsehen übertragen. »Als mich meine Mutter im Fernsehen reden hörte, sagte sie: ›Ich bin so froh, dass Du nicht früher geboren wurdest. Früher hätte der GULag auf Dich gewartet‹«, erzählt Nikolaij. In gewissem Sinne droht den russischen HIV-Patienten immer noch der GULag, denn nach den Gesetzen des postkommunistischen Staates sind ihnen Sexualkontakte großenteils verboten, müssen infizierte Drogenbenutzer damit rechnen, in tuberkuloseverseuchte Gefängnisse gesteckt zu werden. Der Zugang zu Therapien bleibt weitgehend versperrt.[23]

Michail Iwanowitsch Narkewitsch, der Leiter der AIDS-Überwachungsabteilung des russischen Gesundheitsministeriums, sagt im Rückblick auf Elista und die Tragödie der St. Petersburger HIV-Kolonie, man habe aus diesen Vorfällen eine Menge gelernt. »Hätte es diese Tragödie nicht gegeben, ich weiß nicht, wieviel mehr Menschen in sowjetischen Krankenhäusern noch angesteckt worden wären.«

Nach dem Zerfall der Sowjetunion übersahen die nunmehr unabhängigen Staaten für eine gewisse Zeit das HIV-Problem weitgehend, weil das öffentliche Gesundheitssystem von drängenderen Krisen heimgesucht wurde, etwa von Diphtherie- und Tuberkulose-Epidemien. Hätte es nicht den Elista-Vorfall und die HIV-Fälle unter rumänischen Kindern gegeben, dann wären, aufs Ganze gesehen, die Rate der AIDS-Erkrankungen in den ehemaligen Ostblockländern eine zu vernachlässigende Größe geblieben. Selbst wenn man jene ungefähr 2300 Fälle hinzurechnet, standen damit weder Russland, Georgien, Litauen oder Polen noch irgendein anderes ehemalig kommunistisches Land vor einer offenkundigen HIV-Gefahr.

Bis 1996. »Das war das Jahr, in dem sich die Situation verschlimmerte«, betont Narkewitsch. »Eigentlich war es irgendwann im Mai 1995. Klar ist, dass dieses HIV aus der Ukraine nach Russland gelangte«, meint Vadim Pokrowskij. »Die Frage ist, wie es von der Ukraine nach Weißrussland und von dort nach Russland kam. Es ist ein genetischer Subtyp A – nicht der Subtyp B, den wir schon kannten –, daher wussten wir, dass es neu war. Aber woher kam es?«

Das »Woher« wird vielleicht niemals geklärt werden können, erwidert Narkewitsch, aber das »Wie« ist auf schreckliche Weise offensichtlich. Es hatte mit *Narkomania*, also Drogenmissbrauch zu tun: Zwischen Mai 1995 und Mai 1996 hat sich die Zahl der russischen Drogenabhängigen, die mit HIV infiziert wurden, nahezu verhundertfacht. Und dabei blieb die russische *Narkomania*-Krise noch um einiges hinter der Explosion des Drogenkonsums in Osteuropa, Weißrussland und vor allem der Ukraine zurück.

Als 1991 die Sowjetmacht zusammenbrach, begann der Aufstieg von Männern wie dem ukrainischen Drogenbaron Karabas, von Verbrechern, die aus dem Chaos, das die historischen Veränderungen im gesellschaftlichen Gefüge begleitete, Nutzen zogen – und die eine Generation desorientierter und verunsicherter junger

Männer und Frauen für ihre Geschäfte aufs Korn nahmen. Drogen waren mit einem Mal billig und jederzeit zugänglich; Prostitution wurde in allen Ländern zu einer riesigen Industrie, und damit waren alle Voraussetzungen für das Entstehen einer AIDS-Epidemie mit Dritte-Welt-Ausmaßen gegeben.

»Es ist nicht bloß eine Explosion«, meint Dr. Alla Solowjowa, eine ukrainische Ärztin, die für die UNICEF in Kiew tätig ist. »Dies ist eine Atombombe.« Im Jahre 1996 wurden siebentausend neue HIV-Fälle in der Ukraine registriert. Internationale Schätzungen gehen dahin, dass es im Jahre 2001 zwanzigtausend AIDS-Fälle geben werde, vielleicht eine Viertelmillion HIV-Infizierte insgesamt und infolgedessen jährlich viertausend neue AIDS-Fälle. Das sind erschreckende Zahlen für ein Land, das vor 1994 insgesamt lediglich 214 HIV-Fälle zu vermelden hatte. »Man stelle sich die Auswirkungen vor, die das auf das öffentliche Gesundheitssystem haben muss«, sagt der Epidemiologe Luiz Loures von UNAIDS, der die Prognose für die Jahrhundertwende aufgestellt hat.

Erst Mitte des Jahres 1996 begannen die gesundheitspolitischen Experten der Stadt Odessa zu ahnen, warum die »HIV-Bombe« gerade hier, aber auch im Rest der Ukraine explodierte. Zu diesem Zeitpunkt eröffneten Freiwillige wie etwa der Anwalt Sergeij Minow eine unauffällige Nadelaustausch-Station in Odessa und befragten junge Leute nach ihren Gewohnheiten. Was sie dabei herausfanden, so Minow, »war ein Albtraum.« Fast alle Drogenkonsumenten erklärten, dass sie häufig gemeinsame Nadeln und Spritzen benutzten und dass sie nach der ersten Injektion immer ein bisschen von ihrem eigenen Blut auf die Spritze zögen, um eventuell verbliebene Narkotika auszuspülen.

Die Zigeuner in *Palermo*, dem Drogenviertel von Odessa, wie auch die organisierten Drogendealer in anderen Landesteilen verkaufen ihr Opiumstroh in einer bereits kontaminierten Form. Die Drogen werden massenweise hergestellt und dann von jungen Drogenabhängigen auf ihre Wirksamkeit getestet; für diese lebensgefährlichen Tests bekommen sie Gratisdrogen. Um die Pröbchen zu testen, tunken die so genannten »Sklaven« ihre eigenen Spritzen in große Töpfe und schieben den Kolben mehrmals rauf und runter. Minow erzählt, dass Zigeunerkinder von den Dealern aufgefordert würden, benutzte Spritzen einzusammeln; der Dealer fülle diese dann regelmäßig mit Rauschmitteln, um sie schließlich wieder in Umlauf zu bringen. Das hörte erst auf, nachdem Minow mit dem »Zigeunerbaron« gesprochen hatte, der das Opiumstroh nach Odessa hineinbrachte. Minow erklärte ihm, dass der Verkauf kontaminierter Opiate und Spritzen ein »schlechtes Geschäft« sei, weil seine Kundschaft alsbald wegsterben würde. Dem Drogenbaron – Minow hatte geschworen, dessen Identität nicht preiszugeben – leuchtete die Argumentation des Anwalts ein, und er verbot den Kindern, gebrauchte Spritzen wieder einzusammeln. Ein kleiner Sieg.

Der »Schießplatz« ist allerdings weiterhin mit gebrauchten Spritzen bedeckt, und so können verzweifelte jugendliche Abhängige nach wie vor nichtzerbrochene Spritzen vom Boden auflesen und sich nötigenfalls eine schnelle Injektion *Tschornij* setzen. Die jungen Leute hocken in kleinen Gruppen zusammen und suchen nach noch nicht kollabierten Venen, in die sie sich gegenseitig einen Schuss setzen können. Der Schmerz ist ihren verzerrten Gesichtern anzusehen, während sie an sich herumbohren und -stechen und verbissen versuchen, die Droge in die Blutbahn zu bekommen. Die Opiatmasse ist so zähflüssig, dass sie manchmal 10- oder sogar 20-cc-Nadeln benötigen. In Nordamerika und Westeuropa werden bei Heroin-Injektionen gewöhnlich Nadeln der Stärke 1 cc benutzt.

Minow und das Personal der winzigen Klinik für Drogenabhängige mit Namen *Ort des Vertrauens* sammelten im Januar 1997 auf dem »Schießplatz« von Odessa Tausende von Spritzen ein: Ein ganzes Drittel davon erwies sich bei Tests als HIV-positiv. »Es ist wie ein explosiver Ausbruch«, sagt Grigorij Baawskij, ein Epidemiologe, der für UNAIDS in Odessa arbeitet. »Jeden Monat stoßen wir auf sechshundert neue HIV-Fälle ... In Odessa haben wir dreitausend registrierte Drogenabhängige. Die tatsächliche Zahl liegt allerdings zehnmal höher ...« Minow schaltet sich ein: »Das in einer Stadt von 1,1 Millionen Einwohnern. Überlegen Sie mal – dreißigtausend sichere Fälle auf 1,1 Millionen.« Baawskij hat ein Diagramm gezeichnet, in dem die wachsende Zahl der HIV-Opfer in Odessa seit den ersten Fällen im Jahre 1995 dargestellt ist. Punktierte Linien markieren die Entwicklung bis 2012: »In fünfzehn Jahren könnte ganz Odessa bis zu siebzig Prozent infiziert sein«, meint er.

Dr. Solowjowa von der UNICEF, eine hübsche, lebhafte Blondine, erzählt, dass die im Frühjahr 1995 durchgeführten Bluttests ergeben haben, dass nahezu drei Viertel der i.v.-Drogenkonsumenten von Odessa HIV-positiv waren. Auch sie habe diese Zahlen zunächst nicht glauben wollen, als ihr klar geworden sei, dass das Virus die Bevölkerung in weniger als einem halben Jahr überrannt hätte. Befragungen der Drogenkonsumenten ergeben, dass sie fast alle jünger als dreißig Jahre sind, einen Hochschulabschluss, aber keine Arbeit haben. 1995 plädierte Solowjowa auf einer regionalen Veranstaltung der UNICEF zusammen mit ihren Kollegen von den UN-Behörden dafür, Mittel gegen AIDS bereitzustellen, weil sie die kritische Entwicklung der Krankheit vorhersah.

»Die Politiker sagten: Oh, nur dreihundert Fälle in der ganzen Ukraine? Wir haben deutlich mehr Herzerkrankungen, Krebsfälle ... HIV ist eigentlich kein Problem.« Im Jahr darauf trug Solowjowa ihr Anliegen erneut vor, diesmal unmittelbar der UNICEF-Vorsitzenden Carol Bellamy. Zu diesem Zeitpunkt war sie bereits im Besitz von Zahlen, die für Kiew und Odessa einen plötzlichen Anstieg der Fälle bekundeten. »Die sagten: Mein Gott, ist es wirklich so schlimm?« Solowjowa fand heraus, dass keine einzige Regierung der betroffenen Länder über ein gesundheitspolitisches Programm zur Bekämpfung von HIV verfügte, und das, obwohl »das Tempo der Ausbreitung dieser Epidemie das schnellste in ganz Europa ist.«

Das größte Problem ist die Mafia. Aber es wird schwer werden, die Zigeunergangs und andere Drogenkartelle in der Region zu stoppen, meint der Psychiater Pavel Bem, vielleicht sogar unmöglich. Der 34-jährige Bem ist Vorsitzender der tschechischen Regierungskommission für Drogenbekämpfung, er gilt als einer der führenden osteuropäischen Experten in Sachen Drogenmissbrauch. Bem vertritt die These, dass unabhängig von den Faktoren, die die jungen Leute in die Drogenabhängigkeit treiben – und er ist der Meinung, dass dabei eine Vielzahl von Beweggründen hineinspielen –, die wirkliche Krise für die Regierungen der betreffenden Länder darin besteht, wie prompt und wie billig die Killerdrogen zur Verfügung stehen.

Überall sind Rauschmittel und Amphetamine leicht zu kriegen, sogar in den ländlichen Gebieten Sibiriens oder des Polarkreises. Und es gibt technisch hochgerüstete kriminelle Netzwerke, die mit traditionellen Drogendealern aus Nigeria, Afghanistan, Pakistan und dem Goldenen Dreieck zusammenarbeiten und sich neuerdings ungehindert zwischen den verschiedenen Ländern mit ihren durchlässigen Grenzen hin und her bewegen können.

»Betrachtet man stabile Volkswirtschaften [wie die der Vereinigten Staaten], dann stellt man fest, dass es in den letzten Jahren nur ein geringes Anwachsen des Drogenkonsums gegeben hat«, sagt Bem. »Aber in diesen neuen Volkswirtschaften gibt es für das organisierte Verbrechen ungeheure Möglichkeiten. Und sie bleiben mit ihren Preisen ein ganzes Stück weit unter dem Einstandslevel.«

Der billigste Stoff ist *Wint* (»Schraube«), ein Extrakt aus Ephedrin-Allergie-Tabletten, die chemisch zu Ephedron, einem hochwirksamen Halluzinogen, oxidiert werden. In Moskau wird *Wint* für drei Dollar verkauft. Ältere Babuschkas bessern durch den Verkauf ihre magere Rente auf. Das Heilmittel Ephedrin können sie sich als ältere Mitbürger, die vorgeblich an Allergien oder Heuschnupfen leiden, kostenlos beschaffen. Die chemische Extraktion erfolgt in der Küche, *Wint* wird dann auf Zuckerwürfel geträufelt oder in Spritzen gefüllt. Die Babuschkas verkaufen das abhängig machende Gebräu an die Teenager mit einem Profit, der zweihundert Prozent über dem ihrer Kosten liegt. Die Hauptverkaufsstelle in Moskau ist der Lubjanka-Platz, schräg gegenüber dem Hauptquartier der russischen Polizei, dem früheren KGB.

»Und die Kids wollen sich die tödlichen Drogen injizieren«, sagt Bem. »Das hat mit dem Überangebot an Informationen und wachsenden Anforderungen zu tun, was bestimmte Werte und Fähigkeiten angeht. Wenn man sich die jungen Leute von heute anschaut, wenn die eine berufliche Karriere planen und ein wertvolles Mitglied der Gesellschaft sein sollen, dann müssen sie eine Menge schwieriger Aufgaben erfüllen …, um Erfolg zu haben. Und viele junge Leute sagen: Wir schaffen das nicht! Wir können diese Anforderungen nicht erfüllen. Wir zählen nicht. Es ist sinnlos. – Die allgemein verbreitete Technokultur vermittelt nicht das Gefühl, Boden unter den Füßen zu haben – man fliegt irgendwo durch den Raum. Dabei kommt man zu keiner Einsicht, das ist nur eine Art zu fühlen. Als Psychiater würde ich das ein Abgetrenntsein von echten Gefühlen nennen. Das ist etwas, was die Elterngeneration nicht verstehen kann.«

Am ausgeprägtesten war diese rapide Zunahme des Drogenkonsums in jenen zumeist erst während oder in der unmittelbaren Folge des Zweiten Weltkriegs aufgebauten Industriegebieten, als die Sowjetunion sich zu einer Supermacht mauserte. Millionen Menschen zogen – in der Regel aus eigenen Stücken – während der sechziger und siebziger Jahre in diese neuen Industriestädte. Die Bezahlung war gut, und Moskau teilte den Vierteln mit Facharbeitern frische Nahrungsmittel, Kleidung, Fernsehgeräte und Konsumgüter zu. Mochte auch in dieser Hinsicht im Rest der UdSSR ein großer Mangel herrschen, die Arbeiter in Nowosibirsk, Norilsk, Kemerowo oder Narwa verfügten oft schon im Februar über exotische Früchte.

Mit dem Zusammenbruch der UdSSR brach eine schwierige Zeit des wirtschaftlichen Übergangs an, in der man die veralteten, ineffizienten Industrien der Vergangenheit schloss. Und mit der neuen Offenheit kamen Fernsehbilder und Zeitschriften in die entferntesten Provinzen. Die verblüfften Bürger sahen, wie gewaltig der Unterschied war zwischen ihrem trostlosen Dasein und dem Leben einiger weniger in Moskau, die sich Westwaren leisten konnten. Waren sie auch einst der Stolz der Nation gewesen, nun verkamen diese hässlichen Städte zu Drecklöchern, in denen den hoffnungslosen Menschen wenig mehr als Alkohol und Drogen blieb.

In Estland hatten die Russen unweit des noch aus dem Mittelalter stammenden Dorfes Narwa einen Schwerindustriekomplex errichtet, nur einen Steinwurf weit entfernt von der Nordwestgrenze der Sowjetunion. Vor 1991 hatte Narwa im Durchschnitt eine Bevölkerung von 81 000 Menschen, in der Mehrzahl Russen, die gegenüber den dort geborenen Esten bei der Job-Zuweisung bevorzugt behandelt wurden. Es war eine prosperierende Stadt. 1998 lebten in der Stadt noch 75 000 Menschen, nahezu alle zement-, sowie textil- und metallverarbeitenden Fabriken waren geschlossen, die offizielle Arbeitslosenrate lag bei knapp vierzig Prozent. Narwa liegt auf dem gleichen Breitengrad wie das finnische Helsinki, drei Monate im Jahr sieht man die Sonne nicht, und die Stadt ist dann im Schnee förmlich begraben.

»Demokratie ist gut, aber es wäre besser, man könnte den jungen Leuten was zu tun geben«, klagt Viktor Veevo, der stellvertretende Bürgermeister der Stadt, ein in Estland geborener Russe. Er schätzt, dass dreitausend Jugendliche drogenabhängig sind, also etwa jeder fünfte Einwohner zwischen vierzehn und fünfundzwanzig Jahren. Nach Auskunft des örtlichen Krankenhausdirektors, Dr. Olev Silland, nahm in Narwa die Häufigkeit der Fälle von Hepatitis B und C zwischen 1992 und 1996 um vierhundert Prozent zu. Veevos Schätzung hinsichtlich der Zahl der Fixer zieht er allerdings in Zweifel; es seien weitaus mehr als dreitausend, meint er, vielleicht eher zehntausend.

Die Zahl der HIV-Fälle war in Estland nach wie vor niedrig, ganz anders die Zahl der Fälle von Hepatitis: 1990 gab es in Estland ungefähr sieben Fälle von Hepatitis B auf 100 000 Einwohner; bei Hepatitis C waren es 2,6 auf 100 000. 1996 war die Zahl der Hepatitis-B-Fälle auf 24,5 pro 100 000 Einwohner gestiegen, die Zahl der Hepatitis-C-Fälle hatte sich verdoppelt.

Tatjana Lyssenko, die Leiterin des Sucht-Krankenhauses Nr. 17 in Moskau, ist tagtäglich mit drogenabhängigen Jugendlichen konfrontiert. Sie kommen jetzt scharenweise, ihre jungen drogenkranken Körper sind von Hepatitis gezeichnet. Die dreitausend Betten der Anstalt sind voll, und Lyssenko weiß, sowenig wie ihre Kollegen in Odessa und Wladiwostok, wie sie weitermachen soll. Während der Sowjet-Ära war die Arbeit im Sucht-Krankenhaus Nr. 17 einigermaßen problemlos. Man besaß außerordentliche Vollmachten, um Drogenkonsumenten ausfindig zu machen und manchmal für Jahre im Krankenhaus einzusperren. Niemals musste Lyssenko Überzeugungsarbeit leisten oder versuchen, mit dem auch nach 1991 in den meisten Ländern des ehemaligen Ostblocks verbotenen Methadon auf das Verhalten der Drogenkonsumenten einzuwirken: Die ganze lange Liste von therapeutischen Techniken, die westliche Ärzte bei der Arbeit mit Drogen- und Amphetamin-Abhängigen anwenden, war unbekannt. Bis 1991 rief Lyssenko – und mit ihr Hunderte von Therapeuten und Pflegern – ganz einfach die Polizei und schloss die Kranken weg. Nach dem Entzug mussten sie sich einer politischen Umerziehung unterziehen; bereuten sie ihr Fehlverhalten nicht, kamen sie ins Gefängnis. So einfach war das. Nach dem Zusammenbruch der kommunistischen Herrschaft 1991 hatten die Ärzte nun allerdings keinerlei Vorstellung, was sie machen sollten.

»Das russische Innenministerium schätzt die Zahl der Drogenkonsumenten auf ungefähr zwei Millionen Fixer und 300 000 Langzeitkonsumenten«, erläutert Zdeněk Ježek, der UNAIDS-Vertreter in Moskau. »Zehn bis fünfzehn Prozent der russischen Bevölkerung hat irgendeine Erfahrung mit dem intravenösen Drogenkonsum.«

Der Tscheche Ježek, der als Wissenschaftler für die Vereinten Nationen gearbeitet hat, stellt fest, dass die für die Gesundheitspolitik Verantwortlichen noch immer den alten, sowjetischen Denkschemata verhaftet und überhaupt nicht in der Lage seien, die Flut von Hepatitis- und HIV-Fällen unter den neuen demokratischen Verhältnissen einzudämmen. Ježek greift sich einen Stapel Schaubilder und Tabellen und erklärt, dass dieses Material unzähligen Regierungsbeamten vorgelegt worden sei – in der Regel ohne jeden Erfolg. Eine Grafik zeigt, dass 1995 nur 0,3 Prozent der in Russland bekannten HIV-Fälle Fixer waren. Im Dezember 1996 dagegen, so Ježek, »waren es schon 61,2 Prozent aller HIV-Fälle. Um die Zunahme graphisch darzustellen, mussten wir eine Logarithmusskala zu Hilfe nehmen.«

Im Mai teilte Dr. N. F. Gerasimenko von der Russischen Akademie für Medizinische Wissenschaften mit, dass sich von 1995 auf 1996 die Zahl der neuen HIV-Fälle um das Achtfache auf etwa 1500 erhöht habe, und aus dem Gesundheitsministerium verlautete, dass man zur Jahrhundertwende mit 800 000 Infizierten rechne. Das sind ungefähr fünf Prozent der erwarteten Einwohnerzahl. Im Vergleich dazu geht man in den Vereinigten Staaten lediglich von einem Anteil von bis zu 0,5 Prozent der Bevölkerung aus, der sich von 1979 bis 1999 mit HIV infiziert hat.

Wie in der Ukraine vollzog sich auch in Russland die HIV-Ausbreitung explosionsartig – und das in einem Land, das russische Gesundheitspolitiker noch wenige Jahre zuvor als »AIDS-freies Gebiet« bezeichnet hatten. Berufen hatten sie sich auf die umfangreichen, staatlich angeordneten HIV-Tests, die jahrelang keinerlei nennenswerten Hinweis auf eine allgemeine Verbreitung der Krankheit geliefert hatten. »Jetzt erleben wir eine wahre Explosion von HIV-Fällen in diesem Land«, sagt der UNAIDS-Leiter Dr. Peter Piot. »Wir haben es mit dem gleichen Krankheitspotential zu tun wie vor sechzehn Jahren in Nordamerika, und das beunruhigt uns, weil es bedeutet, dass wir wirklich nichts aus unseren Fehlern lernen.«

Wladimir Jeremin, staatlich angestellter Epidemiologe in Weißrussland, nennt das folgende erschreckende Beispiel: Bis zum Januar 1997 fand sich in der wirtschaftlich heruntergekommenen Industriestadt Swjetlogorsk mit ihren 72 000 Einwohnern kein nachweisbarer HIV-Fall. Dann gab es plötzlich achthundert Fälle, sämtlich unter jugendlichen Drogenkonsumenten. Jeremin schätzt, dass mittlerweile jeder neunte Einwohner dieser ärmlichen Stadt infiziert ist.[24]

Nach Angaben von UNAIDS-Wissenschaftlern haben sich acht der zehn bislang bekannten genetischen Subgruppen in einem Gebiet verbreitet, das von Weißrussland bis Wladiwostok und von den baltischen Ländern im Norden bis zu den osteuropäischen Ländern an Donau und Dnjepr reicht. Das wiederum lässt befürchten, dass sich die Krankheit, gerade in diesen viel bereisten Ländern, genetisch umgruppieren könnte. Das HIV-Virus ist eines der schnellstmutierenden Viren der Welt; es reagiert rasch auf Veränderungen im menschlichen Organismus. In Europa und Nordamerika zum Beispiel tragen die am stärksten infizierten Drogenkonsumenten und homosexuelle Männer Viren vom B-Genotyp, während weibliche Prostituierte in Afrika und Asien vorwiegend die C-, D-, A- und E-Unterarten in ihrem Körper haben. Aber nur eine winzig kleine Minderheit unter den weltweit Infizierten bewegt sich in unterschiedlichen Regionen und Gesellschaftsschichten und kommt somit mit sehr unterschiedlichen HIV-Unterarten in Berührung. Demzufolge waren in den neunziger Jahren nur wenige Personen Träger von zwei oder mehr Unterarten gleichzeitig. Wenn es zu derartigen Mehrfachinfektionen kommt, dann ist das für das HIV ein gefundenes Fressen: Es kann Teile seines RN-Genoms gegen die entsprechenden Bereiche eines anderen Subtyps austauschen und dadurch neue genetische Formen schaffen, die die Fähigkeit haben, eine größere Bandbreite von Zellarten zu infizieren.

So tauchte denn auch im Verlauf des Jahres 1997 im russischen Kaliningrad eine neue Form von HIV auf. Der neue Stamm stellte eine Mischung aus den Subtypen B und A dar. Der A-Subtyp war identisch mit einem zuvor in Odessa unter i.v.-Drogenkonsumenten festgestellten Stamm; die Herkunft des B-Typs war unbekannt. Das neue Virus enthielt die genetischen Fähigkeiten beider Subtypen.[25] »Es ist unglaublich«, meint der Virologe Saladin Osmanow vom UNAIDS-Programm in Genf. »Es sieht nunmehr so aus, als ob der Osten der Mischkübel für alles ist, was in den letzten fünfzehn Jahre weltweit mit AIDS zu tun hatte: Subtypen, Sex, Fixen, Ansteckung im Krankenhaus.«

Die beobachtete genetische Vielfalt weist darauf hin, dass HIV mehrmals, aus verschiedenen Teilen der Welt, in diese Länder gelangt ist. Osmanow glaubt, dass es wenigstens fünf Epidemien gegeben habe, also fünf verschiedene Zeitpunkte und Orte, durch die jeweils besondere Stämme eingeschleust worden seien. Es ist fraglich, ob alle fünf sich weiterentwickeln werden; Fachleute sind der Meinung, dass jenseits der durch Drogen forcierten, dominanten Epidemie eine sich anbahnende heterosexuelle Epidemie festzustellen sei, die unter Umständen explosiver sein könne als alles, was man bislang anderswo beobachtet habe, Thailand eingeschlossen, wo sich die Epidemie von einer Handvoll Fälle im Jahre 1989 immerhin zu einer Infektionsrate von siebzig Prozent unter Prostituierten im Jahre 1991 fortentwickelt habe.

»Erst wenn man wirklich verstanden hat, wie die Sexualpraktiken in Osteuropa im Ganzen beschaffen sind, dann begreift man auch, welches Potential der Epidemie dort innewohnt«, sagt Dr. Luiz Loures von UNAIDS. »Geschlechtsverkehr mit wechselnden Sexualpartnern ist dort häufiger als in Westeuropa. Und obwohl niemand die genaue Zahl der Prostituierten kennt, kann man sagen, es sind viele, und ihre Zahl nimmt zu. Es ist alles in Bewegung, und die Situation lässt sich derzeit kaum vorhersagen.«[26] Ungeachtet dieser düsteren Prognose weigern sich die zuständigen Regierungsbeamten nach wie vor, geeignete Schritte zu unternehmen, um die Ausbreitung von HIV unter i.v.-Drogenkonsumenten aufzuhalten. »Die Regierung sieht in den Drogenkonsumenten Kriminelle. Offiziell gab es keinen Drogenkonsum während der Sowjetzeit. Folglich existierten alle diese Leute im

Untergrund. Und wenn jemand im Untergrund lebt, dann kommt man nicht an ihn heran, kann ihn nicht aufklären.«

Das überzeugendste Anti-AIDS-Programm im ganzen ehemaligen Ostblock wird in Prag praktiziert. Dort leitet Dr. Marie Bručkova ein AIDS-Labor, in dem Blutproben von Personen gesammelt und analysiert werden, die sich an einem privaten oder anonymen Ort freiwillig dazu bereit gefunden haben: Wer sich als infiziert erweist, erhält eine kostenlose Behandlung sowie Beratung und Aufklärung über Safer Sex. Inzwischen erfolgt die von Staatspräsident Havel unterstützte AIDS-Aufklärung im Rotlichtmilieu über Nadelaustausch-Stationen. Im Sexualkundeunterricht der Schulen wird laut Lehrplan auch das Thema Safe Sex behandelt. Seit 1997 sind in der Tschechischen Republik nur 318 Personen mit HIV festgestellt worden, von denen 95 AIDS ausgebildet haben; Dr. Bručkova beschreibt die Einstellung im Land gegenüber AIDS als »wachsam, aber keineswegs panisch«.

Die georgische Regierung, die nach dem Bürgerkrieg über keinerlei Mittel verfügte, konnte zwar, was den Umfang der tschechischen AIDS-Kampagne anging, nicht mithalten. Es war jedoch zumindest ihre Absicht, einen ähnlichen Weg einzuschlagen, erläutert Dr. Tengiw Tsertswadse, der die georgischen Anti-AIDS-Maßnahmen leitet, die über ein kleines Labor in Tiflis koordiniert werden. Die Aufklärungsaktivitäten und das auf Freiwilligkeit fußende Testprogramm werden in Zusammenarbeit mit Dr. Jack Dehovitz vom Downstate Medical Center in Brooklyn durchgeführt, wie Tsertswadse stolz vermerkt, und er fügt hinzu: »Es ist ein sehr diskretes Programm.«

In dem vom Kriege zerrissenen Land haben die Ärzte mit vielen Problemen zu kämpfen, besonders aber mit den problematischen Blutkonserven. In Tiflis beispielsweise ist nur knapp die Hälfte des bei Transfusionen verwendeten Blutserums oder Plasmas zuvor auf eine Verseuchung mit HI- oder Hepatitis-Viren untersucht worden. Nach Auskunft von Tsertswadses Mitarbeitern sind 1996 nur siebzehntausend von fünfzigtausend Blutspendern getestet worden, und wenigstens die Hälfte aller Notfall-Blutspenden ist gar nicht untersucht worden, weder auf HIV noch auf andere Viren. Nur drei Prozent der Blutspenden im Lande waren auf Hepatitis B oder C geprüft worden.

Die früheren georgischen Blutbanken waren ein einziges Trauerspiel: Tsertswadse gibt an, dass ungefähr fünf Prozent aller Spenden Hepatitis-B-positiv waren, ebenso viele waren Überträger von Hepatitis C. Ausländische Besucher wurden von westlichen Botschaften gewarnt, dass die Blutkonserven des Landes absolut unsicher seien: In den Jahren des Bürgerkriegs von 1992 bis 1995 war das zentrale Blutbankensystem auseinandergebrochen. Da die Blutspende-Kliniken für die Blutspenden bezahlten, zogen sie Alkoholiker und Drogenkonsumenten an, die rasch Bargeld brauchten. Eine dieser Kliniken in Tiflis hatte nur gelegentlich elektrischen Strom und konnte deswegen keine sichere Lagerung des Frischbluts und des Plasmas in den Kühlschränken garantieren.

Ende 1998 waren nach eher niedrig angesetzten Schätzungen der UNAIDS in Osteuropa und Zentralasien ca. 270 000 Personen HIV-infiziert. Angesichts der offenkundigen Infektionsraten unter i.v.-Drogenkonsumenten im gesamten Raum lag die Zahl der HIV-Fälle in Wirklichkeit wohl wesentlich höher. Schon Ende Dezember 1997 waren sieben Prozent des russischen Militärs bei Tests als HIV-positiv aufgefallen. Das waren ungefähr 105 000 Männer oder mehr als ein Drittel der von UNAIDS geschätzten Zahl.[27] Zu Beginn des einundzwanzigsten Jahrhunderts wiederholt sich das Mitte der neunziger Jahre in Odessa oder Kaliningrad beobachtete Verhaltensmuster des Drogenkonsums und der HIV-Verbreitung an zahlreichen Orten der Region. In Moskau, St. Petersburg, Irkutsk, Krasnojarsk und an verstreuten Vorposten in den baltischen Ländern Estland und Litauen wie auch in Sibirien gibt es ein Aufflammen von HIV-Infektionen, das durch die Praxis des Nadeltauschs immer wieder Nahrung erhält. Drogenabhängigkeitsraten von fünfzig Prozent sind unter Jugendlichen und jungen Erwachsenen die Regel, und die Statistiker werden bedrängt, die explosionsartige Ausbreitung von HIV durch den Faktor 2000 zu gewichten.

Das Ende des Kommunismus in den Ländern des ehemaligen Ostblocks war zwar nicht überall gleichbedeutend mit der Entwicklung einer echten Demokratie, aber den jungen Leute beschertem es doch zumindest eine freiere Atmosphäre. Damit einher ging die Zunahme der Promiskuität unter Jugendlichen und jungen Erwachsenen. Es fehlte an Kondomen beziehungsweise am Willen der jungen Männer, Verhütungsmittel zu benutzen. Die an die freie Liebe der sechziger Jahre erinnernde allgemeine Einstellung war angesichts der HIV-Pandemie der neunziger Jahre beklagenswert sorglos.

Bei Frauen lag die Erkrankungsrate sehr viel höher als bei Männern der gleichen Altersgruppe. Die Mädchen hatten weniger mit ihren Altersgenossen als vielmehr mit älteren Männern Geschlechtsverkehr, von denen sie sich bezahlen ließen.

Dr. Jaromir Jirašek beschreibt die Situation für die böhmische Kleinstadt Dubi. Jirašek hatte alles versucht, um Prostituierte, Strichjungen sowie ihre Kunden aus Deutschland daran zu hindern, das Stadtbild zu prägen. Aber nach den neuen, postkommunistischen Gesetzen galt der Versuch, die Prostitution aus der Stadt zu verbannen, als unrechtmäßig. Jirašek und seinen Mitstreitern blieb nichts anderes übrig als so zu tun, als wären jene ukrainischen, russischen, bulgarischen, rumänischen und Zigeunermädchen gar nicht vorhanden, die halb nackt in ihren gläsernen Verschlägen am Rand der Fernstraße Dresden-Prag standen. Dubi liegt gerade einmal zwölf Kilometer entfernt von der deutschen Grenze und gehört zu den vielen Kleinstädten an dieser Fernstraße, aus denen in den neunziger Jahren ein einziger Puff geworden ist: Mehrere Bordelle, ein paar Stripteaselokale, ein schmuddeliger Straßenstrich, Parkplätze, auf denen haufenweise weggeworfene Unterwäsche herumliegt, und Schulhöfe, die mit deutschsprachigen Sex-Reklamezetteln gepflastert sind.

Auch Jirašek, ein Mann in den Vierzigern, scheint kein Kind von Traurigkeit zu sein. Sein Büro schmücken Bilder von Pin-up-Mädchen. Seine Einwände gegen die nun schon gigantische Prostitutionsindustrie sind die eines Arztes, wie er augenzwinkernd sagt. »Wir haben inzwischen Syphilis, Tripper und bald auch HIV«, meint Jirašek. »Das fing 1989 an mit ein oder zwei Straßendirnen in einem Auto. Später haben sie Häuser direkt an der Straße gekauft ... und ein Jahr drauf standen die Mädchen reihenweise, kilometerlang an der Straße. Und die Deutschen fuhren da entlang und suchten sich eine aus. Und sie trieben es in den Häusern, im Wald, in den Autos, überall. Manchmal sind auch Leute von hier beteiligt, aber das Geschäft haben die Ausländer in der Hand. Und die kümmern sich nicht um die Gesundheit der Prostituierten.«

Seit der samtenen Revolution in der Tschechoslowakei, dem Fall der Berliner Mauer und schließlich dem Zusammenbruch der Sowjetunion hat sich die Prostitution der ehemaligen Ostblockländer von einer strikt überwachten Heimindustrie zu einem milliardenschweren, multinationalen Unternehmenszweig gemausert, den technisch hochgerüstete, organisierte Kriminelle kontrollieren, die Zehntausende von Frauen – und leider auch sehr viele Mädchen und Jungen – aus den ärmsten der ehemals kommunistischen Länder in Scharen an die Grenzen des reichen Westeuropa und in den Nahen Osten verfrachten. Das Ausmaß dieser Transaktionen ist haarsträubend: Sex im Zeitalter der Globalisierung – und globalisiert treten dann sexuell übertragene Krankheiten auf.

Seit 1991 hat die Internationale Flüchtlingsorganisation alles darangesetzt, für die Vereinten Nationen den Mädchenhandel aus Osteuropa zu überwachen. Die Frauen werden in einem solchen Ausmaß und mit einer solchen Geschwindigkeit eingeschleust, dass man nur ungefähre Zahlen nennen kann. Bis 1995 sind ungefähr eine halbe Million Frauen aus Osteuropa und der früheren Sowjetunion nach Westeuropa gebracht und zur Prostitution gezwungen worden. Danach eskalierten diese Geschäfte auf bis zu 300 000 Frauen im Jahr, die meisten aus Russland und der Ukraine. Anfang 1998 belief sich der Nettogewinn aus dem »Prostitutions-Sklavenhandel« in Westeuropa auf wenigstens zwanzig Milliarden Dollar jährlich und nicht bezifferbare weitere Summen im Vorderen Orient und in Asien. Niemand kann sagen, wie viele Frauen nach China und Japan oder in den Vorderen Orient geschmuggelt wurden. In Böhmen bestätigen alle offiziellen Vertreter und Ärzte, dass mehr als fünfundneunzig Prozent der Prostituierten, die sich dort aufhalten, nicht aus Tschechien stammen, sondern mit falschen Versprechungen von organisierten Verbrechern dorthin gelockt wurden. Sie kommen aus der Ukraine, aus Russland, Weißrussland, der Slowakei, Bulgarien und Rumänien und sind, in einem Wort, »Sklavinnen«.

Die Prostitutions-Mafia scheint außerhalb der Gesetze zu stehen und jeder Überwachung durch die Polizei zu spotten. In dem kleinen Dubi zum Beispiel befinden sich zwei der mehr als zwanzig Bordelle direkt neben einer Polizeiwache. Zigeunerinnen und Russinnen in Hot Pants und auf hochhackigen Schuhen winken vor den Augen der Polizei Tag und Nacht die vorbeifahrenden Autos heran.

»Seit 1995 hat sich bei uns die Zahl der Syphilisfälle vertausendfacht«, sagt Dr. Aleksander Moroc vom Zentralen Krankenhaus in Ustí nad Labem. Moroc ist der Fachmann für sexuell übertragene Krankheiten am städtischen Krankenhaus des böhmischen Städtchens Aussig, zwanzig Autominuten von Dubi entfernt. »Sechsundachtzig Prozent aller Syphilis-Fälle werden unter 15- bis 24-jährigen Frauen festgestellt. Häufig diagnostizieren wir auch Syphilis in der Spätschwangerschaft. Die Frauen kommen in der zweiten Hälfte ihrer Schwangerschaft zu uns, wenn nichts mehr zu machen ist. Vor 1995 gab es das nicht, aber jetzt stoßen wir auf Fälle angeborener Syphilis. In einem Fall ist das Baby gleich gestorben, aber normalerweise sieht das Kind gesund aus, serologisch ist es aber positiv ... Diese Kinder sind oft für die Nachsorgeuntersuchungen verloren und werden nicht weiter behandelt.«

Merkwürdigerweise scheine die Zahl der Tripper-Erkrankungen zurückzugehen, während die Zahl der Syphilis-Fälle zunehme. Das liege aber nur daran, dass der Tripper jetzt von Allgemeinärzten behandelt werde, die die Fälle nicht mehr melden.

Syphilis ist schwerer zu diagnostizieren und zu behandeln – die Behandlung mit Antibiotika dauert einfach länger –, so dass die Patienten in der Regel in die Klinik gehen, um sich behandeln zu lassen. Dort werden sie schließlich registriert. Der Tripper hingegen kann mit einer einzigen Penicillin-Injektion behandelt werden. Deshalb bemühen sich Kranke, die ihre Privatsphäre gewahrt sehen wollen, um eine diskrete Behandlung ihres Tripperleidens, weswegen es denn auch nur in geringem Maße statistisch erfasst wird.

Schlimmer ist allerdings, dass durch eine weitverbreitete Eigenmedikation oder eine unzulängliche Antibiotikagabe durch die Ärzte Mutantenstämme des Trippers entstanden sind, die sich als antibiotika-resistent erweisen. Resistenz gegen Penicillin sei mittlerweile die Regel, sagt Moroc, und verweist darauf, dass es vor 1991 in Böhmen keine medikamentenresistente Tripper-Erkrankung gegeben habe. In Dubi, so Jirašek, gebe es nur drei zugelassene Ärzte, und bei keinem von ihnen seien je Prostituierte in Behandlung gewesen. Folglich bekämen die Zuhälter das Penicillin und andere Antibiotika wohl über den Schwarzmarkt.

Aus einer Regierungsuntersuchung von 1992 geht hervor, dass dreißig Prozent der Prostituierten in Aussig entweder Syphilis oder Tripper übertrugen. Allgemein wird angenommen, dass sich dieser Anteil seither verdoppelt hat, aber die Zuhälter haben den Frauen verboten, sich den entsprechenden Untersuchungen zu unterziehen.

Moroc steht ehrliche Anteilnahme ins Gesicht geschrieben, wenn er einräumt, dass achtundsechzig Prozent aller 1996 in Tschechien registrierten Syphilis-Fälle bei Frauen aus seinem Heimatbezirk Aussig zu verzeichnen seien. Umfragen unter den Prostituierten würden zeigen, dass Zuhälter die Frauen zwingen, keine Kondome zu benutzen, weil sie dann mehr Geld verdienen würden. Die Prostituierten selbst kann man nicht fragen. Wenn man sie nur schon fotografiert, gibt es Proteste und Drohungen. 1996 wurde auf einen deutschen Fotografen geschossen, der an der Fernstraße Aufnahmen machte.

Die Gynäkologin Pavla Vitagfásková arbeitet mit einer nicht von der Regierung eingesetzten Kontaktgruppe mit Namen *Genuss ohne Reue* zusammen. Diese Gruppe hat ihren Sitz in Prag und untersucht tschechische Prostituierte auf HIV und sexuell übertragene Krankheiten.« »Die Ansteckungsquoten waren bislang in Prag nicht so hoch wie in Böhmen«, erläutert sie, »aber sie steigen ständig.« Problematischer ist, dass nicht einmal diese Gruppe an den Zuhältern oder der Mafia vorbeikommt, wenn sie die Frauen aufklären und untersuchen will.

»Manchmal werden die Mädchen geschlagen«, sagt Vitagfásková. »Die Zuhälter wollen nicht, dass wir mit ihnen sprechen. Und manche sind erst sechzehn. Um den Hauptbahnhof herum gibt es einen Bezirk, in dem obdachlose Frauen leben. Häufig kommen sie aus der Slowakei und suchen hier Arbeit, finden aber keine. Die Mädchen sind krank, ohne Zuhause. Sie haben Geschlechtsverkehr auf den Toiletten. Manchmal nur für einen Teller Suppe. Wir stießen dort auf eine Slowakin mit sekundärer Syphilis.«

In Aussig fand Dr. Josef Trmal, Chefepidemiologe bei der Provinzgesundheitsbehörde, 1997 Belege dafür, dass die Epidemie der sexuell übertragenen Krankheiten »weit über den eigentlichen Kreis der Prostitution hinausgeht und sich auf alle jüngeren, sexuell aktiven Erwachsenen erstreckt. Wir haben eine zunehmende Zahl von Menschen, die Beratung und Behandlung bei sexuell übertragenen Krankheiten wünschen, und die meisten davon sind Heranwachsende und junge Erwachsene.« Es gebe eine enge Verbindung von Drogenkonsum und Prostitution.

Nach Auskunft von Dr. Bohumil Kriz, dem Leiter des Tschechischen Zentrums für Epidemiologie und Mikrobiologie, stieg die Syphilisquote landesweit von 50 Fällen pro 100 000 Einwohner im Jahre 1986 auf 320 Fälle im Jahre 1996. 1995 hatte die Tschechische Republik den ersten Fall von angeborener Syphilis, der je in den amtlichen Gesundheitsakten vermerkt wurde.

Es ist bitterkalt in Moskau; am Rande des Roten Platzes lockt die hübsche Ula die Kunden mit ihren jugendlichen Reizen an. Sie trägt eine schwarze Jacke von *Dolce & Gabbana*, eine schwarze, enge Lederhose, hochhackige Stiefel und einen pinkfarbenen, hautengen Mohair-Pullover und sieht darin aus wie eine jugendliche Schönheit aus einem amerikanischen Vorort. Ihr Alter gibt sie mit achtzehn an, wird aber rot beim Lügen. Sie scheint kaum älter als fünfzehn. Im Sommer 1996 habe sie ihr Zuhause in Syktywkar, neunhundert Kilometer nordöstlich von Moskau, verlassen. Nun steht sie dem Intourist-Hotel gegenüber auf der Straße und spricht Männer an, die bis zu ihr vorgefahren sind. Als sie bei ihr Halt machen, erscheint Ulas strenge *Mamotschka*, ihre Zuhälterin, auf der Bildfläche und handelt Ort und Preis aus. Sind die Männer mit dem verlangten Preis einverstanden, bekommt Ula davon die Hälfte, bis zu zweihundert Dollar für eine Stunde Sex im Hotel oder im Hinterzimmer einer Disco. Ihre Zuhälterin, die darauf besteht, dass die Mädchen sie mit dem russischen Kosenamen für »Mutter« anreden, bekommt die andere Hälfte der Einnahmen. In Moskau hat eine normale *Mamotschka* zehn bis zwanzig Mädchen an der Hand und verdient mit ihnen in guten Nächten mehr als fünftausend Dollar. In einer öden Winternacht wie dieser muss sich allerdings sogar die *Mamotschka* tüchtig ranhalten, damit sie genügend Kunden bekommt, um ihre Betriebskosten zu decken: Schmiergelder für das Hotel und Zahlungen an die kleinen Gangster vor Ort, die in der Nähe in einem geheizten Mercedes sitzen und jeden Kunden verdreschen, der sich offenkundig um die Bezahlung drücken will oder durch einen überhöhten Preis die Mädchen auf dumme Gedanken bringt.

Ein paar Straßen weiter hat Marina genau gegenüber der Duma sechs Mädchen stehen. Sie ist warm eingepackt gegen die Kälte, schließlich muss sie ihren Körper ja nicht verkaufen. Letztes Jahr sei sie in »finanzielle Schwierigkeiten« geraten, sagt sie, so habe sie sich im Winter 1997 mit vierundzwanzig Jahren den Titel einer *Mamotschka* zugelegt. Ein Dutzend Konkurrentinnen scheuchen Marina zu den Autos, als die Kunden vorfahren. Sicherheitsbeamte der Duma in Kampfanzügen sehen zu, tun aber nichts.

»Da drüben auf der anderen Straßenseite, das ist die Duma«, sagt ein hochgewachsener Wachtposten, »wenn die nichts tun können, wie dann wir? So geht das schon seit 1980, seit den Olympischen Spielen. Jetzt passiert das offener. Früher hatten die Leute immer Angst, aber jetzt haben wir die Demokratie.«

Prostitution in Moskau vollzieht sich alles andere als versteckt. Die Mädchen, ihre *Mamotschkas* und die Schutzpatrone aus der kriminellen Szene treiben sich Tag und Nacht an den Fernstraßen, auf Bahnhöfen, am Rande des Roten Platzes und vor der Duma herum, bei den Heiligtümern der Nation, in Discos, Spielkasinos und in Hotelbars. In den exklusivsten Nachtklubs der Stadt berechnen Edelprostituierte schon mal 1500 Dollar für eine nächtliche »Unterhaltung«. Am anderen Ende der Einkommensskala befinden sich Frauen, die an der Moskauer Ringstraße stehen und nur fünfzig Dollar für die Nacht haben wollen, oder gar noch weniger, wie die illegal eingereisten Mädchen, die kein Dach über dem Kopf haben und ihre Kunden für eine Zwei-Dollar-Mahlzeit aus dem Bahnhofsimbiss bedienen.[28]

Tagsüber flitzen ausgesetzte oder von zu Hause abgehauene

Kinder zwischen den auf den ständig verstopften Moskauer Straßen im Stau stehenden Autos hin und her und verteilen Werbezettel von Prostituierten oder Tips mit »heißen Sex-Angeboten«. Die schmale zehnjährige Natascha, die sich sichtlich seit mehreren Tagen nicht gewaschen hat und nach eigener Auskunft auf der Straße lebt, verkauft zwischen den Autos am Puschkin-Platz ein Buch, einen Führer zu den Prostituierten von Moskau.[29] »Geben Sie mir fünfzigtausend Rubel (ungefähr fünfzehn Mark)«, sagt Natascha, »da drin stehen die Adressen, Preise und so weiter.«

Auf dem Bürgersteig schleicht eine Art Rattenfänger herum, der Natascha und ein paar anderen kleinen Mädchen, die offensichtlich kein Zuhause haben, zubrüllt. »Los! Beeilt Euch! Ihr müsst mehr verkaufen! Und passt auf die Polizei auf!« Natascha wirft dem Mann einen angsterfüllten Blick zu, sagt, sie habe Angst vor der Polizei, und stürmt die Treppe hinunter zur U-Bahnstation Tschechow.

Die kleine Natascha kann vermutlich nicht lesen, denn sonst wüsste sie, dass das Buch, das sie verkauft, den Untertitel *Ein Anti-Bordell-Führer* trägt, geschrieben von einem Autor namens Edward Maksimowskij. Auf vielen Seiten beschreibt Maksimowskij darin in allen Einzelheiten die Schrecken des Lebens der Moskauer Prostituierten, den Zwang und ihre Angst, durch die sie in ihre Zwangslage hineingeraten und darin festgehalten werden, ungeachtet der offenkundigen Gefahren für ihre Gesundheit und ihr Wohlbefinden. Als im Frühjahr 1993 das Eis auf der Moskwa geschmolzen war, entdeckte man die Leichen von sechs Frauen. Das war eine Warnung an alle Mädchen: »So enden alle, die aussteigen wollen.«[30]

Die Polizei spricht sich zwar häufig mit den *Mamotschkas* ab, aber nur um beispielsweise Parkvorschriften durchzusetzen. Ganz selten nur werden Prostituierte verhaftet, und die Kunden bleiben überhaupt unangetastet. Im Zuge der Moskauer 850-Jahr-Feier verbannte der Bürgermeister im September 1997 die auffälligste Prostitution, nämlich die um den Roten Platz, aus dem Stadtkern. Dadurch wurde zwar vorübergehend die gröbste Beleidigung gemildert, die dieser »Frischfleischhandel« für die Augen der Moskauer darstellt, aber das änderte natürlich nichts an seinen gesundheitlichen Auswirkungen. Und ohnehin wurden die Prostituierten nur für ein paar Wochen »ausquartiert«.

1988 gab es in Russland, nach Auskunft der Gesundheitsministeriums, insgesamt 5704 gemeldete Fälle von Syphilis; 1996 wurde die erschütternde Zahl von 386 935 Fällen gemeldet, ein Anstieg um das Sechzigfache in acht Jahren. Und höchstwahrscheinlich entspricht diese gigantische Zahl noch nicht einmal der ganzen Wahrheit. Die früheren Sowjetmethoden, mit denen man sämtliche Sexualpartner eines identifizierten Syphilis-Falles ausfindig gemacht und zwangsweise registriert hatte, entfallen nach dem Zusammenbruch des staatlichen Gesundheitsapparats. Zudem verfügt der Dermato-Venerologische Dienst in vielen Teilen Russlands über keine Gelder für Arzneimittel und verlangt von den Patienten für eine 28-tägige Syphilisbehandlung bis zu dreihundert Dollar.

Immer mehr an Syphilis erkrankte Menschen, die nicht auf Meldelisten in Erscheinung treten wollen und auch nicht das Geld für einen staatlichen Arzt haben, wenden sich daher entweder an die Schattenmedizin oder lassen sich überhaupt nicht behandeln. Auch unter den günstigsten Bedingungen ist Syphilis bei Frauen nur schwer zu diagnostizieren, weil die Infektion weit innerhalb der Fortpflanzungsorgane verborgen ist und dort, für den Fötus wie den Sexualpartner gleichermaßen ansteckend, jahrelang auf der Lauer liegen kann, bevor sie zu offenkundigen, aber schwer zu behandelnden Symptomen führt. In dem Maße wie in Russland die alten Methoden der Syphilis-Erfassung ihre Effektivität einbüßen, nehmen die Gesundheitsrisiken für die einzelne Frau wie auch für die breite Öffentlichkeit zu.

Am meisten beunruhigte die Demographen, wie stark sich die ansteigende Kurve von Syphilis-Fällen in Russland auf einmal nach oben bewegte, fast in einem Winkel von neunzig Grad. 1994 lag die Verbreitung landesweit noch bei 81,7 Fällen auf 100 000 Einwohner; 1995 waren es 172 auf 100 000, 1996 221,9 und 1997 schließlich 330 Fällen auf 100 000 Einwohner – womit Russlands Syphilis-Quote zu den zehn höchsten weltweit gehört. Nicht nur in Moskau, sondern auch in weit entfernten Landesteilen schnellte die Quote in die Höhe. In der sibirischen Stadt Irkutsk beispielsweise, einer mittleren Großstadt, stiegen die gemeldeten Syphilis-Fälle von 1995 bis 1996 um fast achtzig Prozent an.

Die Vertreter des UNAIDS-Programms in Genf, die diese Entwicklung mit großer Besorgnis beobachteten, waren überzeugt davon, dass die offiziellen russischen Zahlen die wirkliche Syphilis-Quote um zehn bis zwanzig Prozent unterschätzten. 1998 teilte UNAIDS unter Bedauern mit, dass einer von vierhundert Russen an Syphilis erkrankt sei und die Erkrankungsquote fünfhundertfach höher liege als in Westeuropa; seit 1991 hätten die Fälle von angeborener Syphilis um das Dreißigfache zugenommen. Die gleiche, höchst besorgniserregende Entwicklung beobachten die Experten auch in anderen Staaten der früheren Sowjetunion, insbesondere in der Ukraine.[31]

Dort bezieht die Epidemie der sexuell übertragenen Krankheiten ihre Schubkraft aus den Aktivitäten junger Leute zwischen dreizehn und einundzwanzig Jahren. Die Ukrainer über dreißig haben seit 1990 eine gleichmäßig ansteigende Syphilis-Quote zu verzeichnen, die allerdings insgesamt bei unter 180 Fällen auf 100 000 Personen liegt. Bei den Heranwachsenden dagegen stieg die Quote nicht bloß an, sie schoss, insbesondere bei Mädchen, in den Himmel.

Nach Angaben des Gesundheitsministeriums der Ukraine treten bei Mädchen im Alter von vierzehn Jahren und jünger ungefähr 600 Syphilis-Fälle pro 100 000 auf. Bei den 15- bis 16-jährigen Mädchen hatte die Syphilis-Quote seit 1993 zwischen 1550 und 2000 Fällen auf 100 000 geschwankt. Das heißt, dass unter den 16-jährigen Mädchen in der Ukraine eines von fünfzig nicht nur bereits sexuell aktiv ist, sondern ausreichend Partner hatte, um sich Syphilis zuziehen. Die geschätzten Zahlen der Syphilis- und Tripper-Quote unter Heranwachsenden zusammengenommen lagen 1995 bei 4500 Fällen auf 100 000.

»Ich lasse meine Kunden immer Kondome benutzen«, behauptet die 14-Jährige, die mit Hot Pants, kniehohen Stiefeln und einem Pelzjäckchen gegenüber der Philharmonie von Odessa steht. Sie lacht und zwinkert ihren ebenfalls jugendlichen Kolleginnen zu. Sie alle behaupten, Kondome zu benutzen, aber die Wahrheit ist, dass sie bei Kunden, die kein Präservativ benutzen wollen, einfach mehr abkassieren können.

Das Mädchen in den Hot Pants, das seinen Namen nicht nennen will, gehört zu einer gut organisierten Gruppe von fünfzig Prostituierten, die ihre Kunden gegenüber der staatlichen Philharmonie ansprechen und fünfzig Dollar für einen Quickie und hundert Dollar für eine ganze Nacht verlangen. Innerhalb der komplexen Hierarchie der boomenden Sexindustrie Odessas bewegen sich die Mädchen von der Philharmonie nach Meinung des Psychologen Valerij Kjunow, der das Geschäft mit der käuflichen Liebe für das UNAIDS-Programm und für die Universität von Odessa untersucht, auf der mittleren Ebene. In den kalten Wintermonaten arbeiten ungefähr zweitausend Mädchen als Prostituierte; im Sommer dagegen, wenn Odessa zum attraktiven Bade- und Ferienort der Ukraine wird, ist deren Zahl mehr als doppelt so hoch.

Kjunow hat sechs unterschiedliche soziale Gruppen von Prostituierten ausgemacht. Viele der ganz jungen Mädchen – zwischen elf und siebzehn Jahren – arbeiten als, wie er es nennt, »wilde Prostituierte«. Sie halten nach der Schule die Kunden einfach auf der

Straße an, zwei oder drei Mal in der Woche. Sie verdienen in der Regel zwischen neunundreißig und fünfzig Dollar die Woche und benutzen Kondome. Eine zweite Gruppe von im Durchschnitt 26-jährigen Frauen arbeitet mit Zuhälterinnen und hat vorzugsweise Stammkundschaft. Nach Kjunow haben zwei Drittel dieser Frauen im Verlauf seiner dreijährigen Untersuchung (1994-1997) zumindest eine sexuell übertragene Krankheit gehabt. Die ausgesprochen promiskuitive dritte Gruppe umfasst Frauen, die sich »die Friedensstifterinnen« nennen; sie sind in der Nähe von Fabriken und großen Baustellen anzutreffen, wo sie wöchentlich zwanzig bis vierzig Kunden abfertigen. Das Durchschnittsalter dieser Gruppe beträgt neunzehn Jahre, und nahezu alle Mädchen hatten pro Jahr eine sexuell übertragbare Krankheit.

Gut dran sind die Mädchen, die sich in die Gruppe der Prostituierten vor der Philharmonie hocharbeiten oder gar bis in die höchste Klasse, jene Callgirls, die für Gangster arbeiten, die ihre Topgeschäfte in Odessas Fünf-Sterne-Hotels wie dem Londonskaja abwickeln. Die schwächste Gruppe allerdings ist zahlenmäßig auch die größte. Sie umfasst mehr als die Hälfte aller Sexarbeiterinnen der Stadt. Sie stehen auf bestimmten Straßen, sind im Durchschnitt achtzehn Jahre alt und, so Kjunow, »mit allem einverstanden. Sie sind auch diejenigen, die am ehesten geschlagen und vergewaltigt werden, denen übel mitgespielt wird. Kondome können sie sich nicht leisten [die kosten fünfzig Pfennig das Stück], und wenn man mit ihnen über Safer Sex spricht, dann glauben sie, es gehe darum, Prügel zu vermeiden. Die haben keine Ahnung, dass man mit ihnen über sexuell übertragene Krankheiten oder AIDS sprechen will.«

Die Hälfte aller Frauen aus dieser Gruppe spritzt Opium-Mischungen, die vor Ort zusammengebraut werden; in den letzten Jahren ist das Durchschnittsalter noch gesunken.

»Im letzten Sommer habe ich neun und zehn Jahre alte Mädchen in dieser Gruppe gesehen«, berichtet Kjunow. Einige Sieben- und Achtjährige arbeiten während der Schulferien, sie nennen es »heißen Sex« – Quickies mit erwachsenen Männern hinter Imbissständen für nicht einmal zwei Dollar.

Die sexuell übertragbaren Krankheiten nehmen explosionsartig zu,[32] und keine Regierung oder UN-Organisation verfügt über eine gesundheitspolitische Strategie, dieses Problem in den Griff zu bekommen. 1998 teilte der Epidemiologe Nikolaij Briko von der Moskauer Medizinischen Akademie mit: »Die Situation in Moskau ist grauenhaft.« Die Syphilis-Quote habe sich in der Russischen Föderation in den letzten sieben Jahren verfünfzigfacht.

Besonders besorgniserregend sei die um das Vierzigfache gestiegene Quote bei Kindern und Heranwachsenden und der Anstieg der Fälle angeborener Syphilis um das Dreißigfache. Die stärkste Verbreitung der Syphilis – in einigen Fällen mehr als das Zweitausendfache der entsprechenden Quote in den Vereinigten Staaten – wurde 1998 unter Mädchen im Alter zwischen sechzehn und zwanzig Jahren festgestellt.

Im Hauptquartier von UNAIDS in Genf bemühten sich Gesundheitsexperten Ende der neunziger Jahre unter großen Anstrengungen, eine Strategie zu entwerfen, mit der das anscheinend unvermeidbare Verschmelzen der durch die Prostitution beförderten Epidemie sexuell übertragener Krankheiten mit der sich entwickelnden HIV/Hepatitis-Epidemie unter i.v.-Drogenkonsumenten vereitelt werden könne. Angesichts der astronomisch hohen Syphilis-Quoten vorzugsweise bei Mädchen zwischen vierzehn und zwanzig Jahren und einer ebenfalls ansteigenden HIV/Hepatitis-Quote unter Jungen und Mädchen der gleichen Altersgruppen schien eine AIDS-Katastrophe tragischen Ausmaßes unvermeidlich.

Der deutsche Wissenschaftler Karl Dehne versuchte von seinem winzigen UNAIDS-Büro aus, gleichzeitige Vorbeugungsmaßnahmen für zwölf Zeitzonen zu koordinieren: »Sie haben [in den Ländern der früheren Sowjetunion] keine Ahnung, was *Outreach*, Verhaltensänderung, Beratung ist. Sie sagen: Information! Information! Wenn ich ihnen sage, Information reiche nicht aus, um das Verhalten zu ändern, dann erwidern sie: Gut, aber was reicht dann aus? Stellen Sie sich mal vor – die haben überhaupt keine Methode für *Outreach*.«

Wie sollten sie auch? In der Blütezeit des SanEp bestand *Outreach* darin, die Leute zwangsweise festzusetzen und jeden irgendeiner Maßnahme zu unterziehen, die gerade als angebracht erschien. Die Suchtmediziner zum Beispiel waren nur darin ausgebildet worden, Patienten einzusperren. Den Venerologen hatte man beigebracht, möglichst viel Betroffenheit bei den Menschen hervorzurufen, statt der Krankheit Einhalt zu gebieten. Nirgendwo in diesen Ländern gehörten Fähigkeiten wie direkte Aufklärung, Überzeugungsarbeit und Beeinflussung des Verhaltens ohne Werturteil zur gesundheitspolitischen Grundausstattung der einschlägigen Dienste und Ärzte.

»Man hat mir gesagt, ich soll die Leute vor Ort finden, aber es gibt keine«, klagt Dehne. »Es gibt dort mehrere Millionen Prostituierte, aber kein einziges *Outreach*-Programm für Prostituierte.«

Dehne hat die gleiche Arbeit schon mehrere Jahre in Afrika gemacht, jetzt aber ist er wie erschlagen von dem Dilemma, das er in Osteuropa vorfindet: In keinem afrikanischen Land habe er je eine so krasse gesundheitspolitische Beschränkung und so viele politische Barrieren beim Kampf gegen die Zuspitzung von Drogen- und Geschlechtskrankheiten angetroffen. »Ich fürchte, dass ich hier nicht gewinnen kann.« Ein paar Monate später gründete Dehne eine private Organisation, die Russen und andere Bürger der früheren Sowjetunion in gesundheitspolitischen *Outreach*-Fähigkeiten ausbilden sollte.

Das Büro des brasilianischen Wissenschaftlers Luiz Loures liegt auf dem gleichen Flur wie das von Dehne, und obgleich Loures bei der AIDS-Vorbeugung in Lateinamerika bereits massive Hindernisse angetroffen hat, hält er wie Dehne die Herausforderung in den Ländern der ehemaligen Sowjetunion für bedrückend. »Zunächst einmal«, sagt Loures und zeigt auf die Grafiken und Tabellen, die auf seinem mit Unterlagen überhäuften Schreibtisch herumliegen, »muss man sich die ökonomische Entwicklung ansehen. Zum Beispiel in der Ukraine. 1992 stand das Land an sechzigster Stelle des Human Development Index (HDI)«, bei dem die höhere Zahl einen größeren Fortschritt in der sozialen und ökonomischen Entwicklung und Infrastruktur anzeigt. 1993, also nur ein Jahr später, war es bereits auf den neunzehnten Rang abgefallen, 1994 auf den siebzehnten. Fügt man die Zahlen von einer Viertelmillion intravenöser Drogenkonsumenten sowie einer Million jugendlicher Prostituierter hinzu, dann wird einem klar, dass die Ukraine im Jahr 2001 zwanzigtausend voll entwickelte AIDS-Fälle haben wird.

Dr. Peter Piot, der aus Belgien stammende Leiter des UNAIDS, führt den Kampf gegen HIV, seit das Virus Anfang der achtziger Jahre aufgetaucht ist. Er hat den Verlauf der Epidemie in fast allen Ländern verfolgt. Und er weiß aus Erfahrung, dass das drohende Unheil in den Ländern der früheren Sowjetunion nur durch politische Führung abzuwenden ist.

»Grundsätzlich besteht das Problem überall im Fehlen einer entschlossenen gesundheitspolitischen Führung. Ohne diese und ohne politisches Engagement wird es keine AIDS-Prävention geben«, lautet Piots Urteil. Deshalb bereiste er Ende 1997 das gesamte Gebiet, sprach mit Jelzin und anderen Verantwortlichen der ehemaligen Sowjetrepubliken. 1998 fuhr er nach Davos zum G-8-Treffen. Dort bekniete er die mächtigsten Politiker der Welt, die alte Grenze des Eisernen Vorhangs neu zu errichten: »Kein HIV mehr. Bis hierher und nicht weiter.«

Die Verantwortlichen der multinationalen Unternehmen, die

Weltbank und alle Führer der neuen unabhängigen Staaten erklärten freundlich ihre Zustimmung und verabschiedeten kühne Resolutionen. Wirklich Konkretes passierte nicht.

VII.

»Es kennzeichnet Russland, dass die meisten Menschen sich mit dem Umstand abgefunden hatten, dass der garantierte Lohn dürftig und die kostenlose medizinische Versorgung entsetzlich war. Menschen, die es nicht gewohnt waren, unter den Bedingungen der Freiheit zu leben, empfinden nunmehr Sehnsucht nach dem, was sie verloren haben.«
Andreij Sinjawskij, 1997

Angesichts der zahlreichen Infektionskrankheiten, die wie eine Plage über diese Länder kamen und mit denen die Ärzte in den neunziger Jahren plötzlich fertig werden mussten, konnten die Krankenhäuser nicht mehr so hochmütig verfahren, wie sie das noch ein Jahrzehnt zuvor getan hatten. Die medizinische Versorgung in der Sowjetunion lag in den Händen besonderer, spezialisierter Klinikzentren: Alkoholiker und Drogenkonsumenten kamen in die Suchtkliniken; Tuberkulosepatienten in Sanatorien; Infektionskranke in auf dem Lande errichtete Infektionskliniken, damit die Krankheitskeime der Patienten in den Städten keine Epidemie auslösen konnten. Selbst gewöhnliche Erkältungen und unbedeutende Grippeerkrankungen landeten in abgelegenen Kliniken, bis die Patienten wieder gesund waren. Auf diese Weise meinten die sowjetischen Experten, denen die Planung des öffentlichen Gesundheitswesens oblag, das Risiko isoliert und damit begrenzt zu haben: Die Gesellschaft insgesamt brauchte Syphilis, Tbc oder Diphtherie nicht zu fürchten, da alle potentiellen Überträger routinemäßig in abgelegenen Kliniken festgesetzt wurden.

Aber schon in den achtziger Jahren wurden die Krankenhäuser mit neuen Gefahren konfrontiert, über die die Ärzte nur wenig wussten: antibiotika-resistente Bakterien, unbehandelbare, mehrfach medikamentenresistente Tuberkulose, Hepatitis B und C. Nach 1991 spitzte sich diese Entwicklung noch zu, als eine Reihe von Infektionskrankheiten, die man früher im Griff gehabt hatte, und AIDS hinzukamen. Die Mikroben respektierten die praktizierte Isolierung keineswegs. Die Infektionskrankheiten hielten sich nicht an die Forderung der Ärzte, nur in den von ihnen bezeichneten Kliniken in Erscheinung zu treten. Außerdem sträubten sich die Patienten mehr und mehr, sich mit der Isolierung im Krankenhaus abzufinden. Lieber blieben sie zu Hause in vertrauter Umgebung, statt Monate oder sogar Jahre in isolierten medizinischen GULags zu verbringen, zumal die Mittel für die Krankenhausversorgung gekürzt worden waren, so dass die Patienten in öden, eiskalten Zimmern liegen mussten – ohne Beschäftigung und bei schlechter Verpflegung.

Die neunziger Jahre zeigen deutlich, dass alle Länder des ehemaligen Ostblocks so etwas wie eine gesundheitspolitische Schocktherapie benötigen, in deren Verlauf der SanEp entweder verschwinden oder zu einer wirklich nützlichen medizinischen Einrichtung der epidemiologischen Überwachung wird. Die Praxis der Isolierung von Patient und Krankheit muss zugunsten von strengen, umfassenden und für alle Krankenanstalten verbindlichen Regeln der Infektionskontrolle aufgegeben werden, die von der Voraussetzung ausgehen, dass jeder Patient Infektionserreger übertragen kann und die Vorsichtsmaßnahmen daher vereinheitlicht und allgemeinverbindlich gestaltet werden müssen. Keinem Arzt in der Notaufnahme dürfte es zum Beispiel erlaubt sein, einen Patienten ohne Schutzhandschuhe, Kittel und Schutzbrille zu behandeln, jedenfalls dann nicht, wenn das Land fest im Griff weitreichender Infektionen ist, ausgelöst von Organismen, die auch ohne sichtbare Symptome ansteckend sind. Die Verweildauer der Patienten im Krankenhaus muss gesenkt werden, um die Kosten zu reduzieren, aber auch um das Ansteckungsrisiko zu vermindern. Die Patienten würden länger leben, wenn sie weniger Zeit im Krankenhaus zubrächten, wo sie den Bakterien und Viren ihrer Mitpatienten ausgesetzt sind.

Schließlich gilt es, das Image des Gesundheitssystems in der Öffentlichkeit zu verbessern: Statt der alten autoritären und paternalistischen Strukturen aus sowjetischer Zeit muss man das Recht des Einzelnen anerkennen, die Impfungen zu verweigern. Die Wasserversorgung muss saniert, der angemessene Einsatz von Antibiotika gewährleistet sein. Man braucht Rehabilitationszentren für i.v.-Drogenkonsumenten, die Benutzung von Kondomen und andere Formen der Prävention müssen propagiert werden.

Es ist natürlich kein leichtes Unterfangen, einen ganzen, gigantischen Apparat umzugestalten. Obwohl die Sowjetunion aufgehört hat zu existieren, sind die alten Einrichtungen des Gesundheitswesens mitsamt den alten Funktionären immer noch vorhanden. Das System funktioniert größtenteils noch so wie 1937 bei seiner Gründung: Die Medizinstudenten und künftigen Epidemiologen erhielten ab achtzehn Jahren eine Ausbildung in verschiedenen Institutionen, wobei sie nur selten zusammenarbeiteten. Nach Abschluss ihres Studiums gingen die Epidemiologen zum SanEp, wo sie dazu ausgebildet wurden, »eigentlich als Polizisten zu arbeiten, die in die Krankenhäuser kamen und nur Schwierigkeiten machten«, sagt die in Russland ausgebildete Ärztin Dr. Jelena Burganskaja von der American International Health Alliance in Washington. »Die Ärzte lernten also, in den Epidemiologen eine Bedrohung zu sehen.« Denn der SanEp wartete nur darauf, dass Infektionen aus den Krankenhäusern gemeldet wurden. Das alte System aber bestrafte die Ärzte, die in irgendeinem Zusammenhang mit der Infektion standen. »Also musste man im Grunde schon verrückt sein, wenn man als Arzt Infektionsfälle weitermeldete.«

In der Stalin-Zeit wurde jede gesellschaftliche Einrichtung durch einen parallelen Apparat überwacht, den seinerseits die Kommunistische Partei kontrollierte. Im öffentlichen Gesundheitssystem war dieser Apparat der SanEp. Das Überleben des Leiters einer Krankenhausverwaltung hing ganz und gar davon ab, ob er den SanEp mit geschönten Berichten versorgen konnte – kein Wort also über den Ausbruch eines antibiotika-resistenten *Staphylococcus* in der herzchirurgischen Intensivstation.

Problematischer war allerdings, dass das gesamte Procedere des SanEp auf falschen Ansichten über die Ansteckungsmechanismen beruhte. Man hielt Infektionen dort für umgebungsbedingt – wie die alten Griechen, deren Begriff des »Miasma« ja »schlechte Luft« bedeutet: Keime fliegen herum und Krankheiten entstehen in einem verschmutzten Milieu. In der Sowjetunion waren die Krankenhäuser gehalten, enorme Summen für Arbeitskräfte aufzubringen, die, was immer sie an Schmutzschichten auf irgendwelchen Wänden, an Decken oder auf Fußböden fanden, abkratzen mussten. Die mikrobiologischen Labors der Krankenhäuser verwendeten siebzig bis neunzig Prozent ihrer Mittel darauf, diese Schmutzproben eingehend auf bakterielle Verseuchung zu untersuchen. Fand man Ansteckendes, setzte sich der SanEp in Marsch.

Wenn sich die Krankheit innerhalb eines Krankenhauses verbreitete, suchte man wie wild nach der für die Verbreitung der Bakterien verantwortlichen schmutzigen Stelle. Falls die Patienten auf die Anfangstherapie nicht ansprachen, handelte man gewissermaßen empirisch: Plan A funktioniert nicht, also wird zu Plan B übergegangen. »Im Grunde gab es [in der früheren Sowjetunion] keinen klinischen Fachmann für Diagnose, Management und Prävention nosokomialer Infektionen«, sagt Dr. Ed

O'Rourke, Experte für Infektionskrankheiten am Kinderkrankenhaus von Boston, der in den neunziger Jahren kreuz und quer durch Russland und andere Länder der früheren UdSSR reiste, um dort die Heilsbotschaft einer Infektionsüberwachung nach westlichem Muster zu verkünden.

»Bei uns reden wir über den Missbrauch von Antibiotika, weil wir hochpotente Antibiotika oft auch bei harmlosen Infektionen einsetzen«, meint O'Rourke, der an der Harvard Medical School lehrt. »In Russland aber geben sie einfach eins nach dem anderen ohne vernünftigen Grund ... Und wenn es dem Patienten dann schlechter geht, wird einfach noch ein Medikament verordnet.« Rourkes These: Je mehr Patienten einfache bakterielle Erkrankungen überstehen, desto weniger infizieren sich mit ihnen im Krankenhaus; man würde Leben retten und Geld sparen, wenn man aufhörte, ungezielt Antibiotika einzusetzen, und stattdessen die Hygiene im Krankenhaus wie zur Sowjetzeit betreibt.

Es besteht keine Möglichkeit, das Ausmaß der Krankenhaus-Infektionen sowie der Antibiotika-Resistenz in Russland oder irgendeinem anderen Land der früheren Sowjetunion zu beziffern, weil die noch aus der Stalin-Zeit herrührende Infektionsüberwachung derart abschreckende Strafen androht, dass die Ärzte eventuelle Fälle nur selten melden. Und die Antibiotika-Resistenz der isolierten Keime kann nicht quantitativ erfasst werden, da nur wenige Kliniklabors über die erforderlichen Mittel und Fähigkeiten zur Empfindlichkeitsbestimmung verfügen, während die Zahl und Schwere der medikamentenresistenten Bakterien unaufhaltsam zunimmt.

Im Zentralen Mikrobiologischen Labor des russischen Gesundheitsministeriums untersuchen Dr. Nina Semina und Dr. Viktor Malejew Bakterien-Isolate, die von Patienten aus ganz Russland stammen. Mit ihrer Methode können sie zwar bestimmen, welche mutierten theraphieresistenten Mikroben diese Patienten haben, es ist ihnen aber mit Hilfe der Einzelbefunde nicht möglich zu sagen, wie häufig diese Mikroben beim Menschen eine Krankheit verursachen. Zweifelsfrei haben sie aber entmutigende Belege für eine rasch expandierende Antibiotikaresistenz gefunden: Seit 1993 weiß man in Moskau von medikamentenresistenten Stämmen von *Staphylococcus, Klebsiella, Pneumococcus, Salmonella typhi* (Typhuserreger), *Shigella* (Ruhr) und *Cholera*. 1994 waren mehr als zehn Prozent der eingeschickten *Staphylococcus*-Stichproben methicillin- und drei Prozent aller Pneumokokken penicillin-resistent. »Wir stehen jetzt vor einer wirklichen Katastrophe.«

VIII.

»Um unseren Staatsapparat zu modernisieren, müssen wir unbedingt damit anfangen, erstens zu lernen, zweitens zu lernen und drittens zu lernen, und dann müssen wir darauf achten, dass das Lernen kein toter Buchstabe bleibt oder ein modisches Schlagwort (und wir sollten mit allem Freimut einräumen, dass dies ziemlich häufig bei uns der Fall ist), dass das Lernen wirklich ein Teil unseres Seins wird, dass es voll und ganz ein Bestandteil unseres gesellschaftlichen Lebens wird.«
Wladimir Iljitsch Lenin, 2. März 1923

Vier Jahre vor dem versuchten Staatsstreich gegen Michail Gorbatschow ist das zwanzigstöckige Gebäude der Russischen Akademie der Wissenschaften gebaut worden. Es ist verziert mit eloxiertem, vergoldetem Aluminium und Titan und prunkt mit Kristall-Lüstern. Das Ganze soll eine Hymne auf den wissenschaftlichen Entdeckergeist sein. Das riesige, mit weißem Marmor verkleidete Haus wirft einen eindrucksvollen Schatten auf die Moskwa. Auf seinem Dach befindet sich eine ausgefallene, fünf Stockwerke hohe Konstruktion, ebenfalls aus vergoldetem Aluminium und Titan, die in der mittäglichen Sonne glitzert.

Diese merkwürdige, massige Pseudoskulptur über der Verwaltungszentrale der Akademie ist indessen nur die ärmliche Verkleidung eines schier unglaublichen Irrtums. In der Überzeugung, dass die sowjetische Wissenschaft eines Tages die Welt beherrschen werde, hatten die Parteiarchitekten ein Bauwerk mit einer Höhe von mehr als fünfzig Stockwerken geplant und Unsummen für Marmor aus Georgien und für immens teures Titan ausgegeben. Den Ruhm sowjetischer Wissenschaft galt es angemessen zum Ausdruck zu bringen. Aber man hatte das Gebäude kaum bis zur Hälfte hochgezogen, als man feststellte, dass es einzusinken begann. Mit Marmor überladen, hatte der Bau mehr Gewicht, als der aufgefüllte Untergrund an der Moskwa tragen konnte. Um ihr schreckliches Versehen zu verschleiern – die Architekten hatten nämlich schlicht vergessen, ein geologisches Gutachten erstellen zu lassen –, stoppten sie den Bau und kreierten jene eigenartige Aluminium-Titan-Skulptur, mit der sie das nur zum Teil fertige Gebäude zwischen dem einundzwanzigsten und fünfundzwanzigsten Stockwerk überwölbten.

Jahre nach dem Kollaps der UdSSR bietet die Verwaltungszentrale der Akademie einen trostlosen Anblick: Die Konferenzsäle und Foyers sind leer, die hinter lederverzierten Türen liegenden Büros dunkel, weil die Glühbirnen kaputt sind.

Vor 1991 waren die Dimensionen des sowjetischen Wissenschaftsbetriebs geradezu überwältigend. Was ihm an Qualität gefehlt haben mag, hat er an Quantität jedenfalls wieder wettgemacht. Allein in Russland gab es 250 zivile wissenschaftliche Institute mit 60 000 angestellten Wissenschaftlern. An einigen Instituten – besonders bei Nowosibirsk – arbeiteten die Wissenschaftler im Bewusstsein eines gewissen Privilegs an Freiheit, konnten sie doch Gedanken freien Lauf lassen, deren Äußerung andere Sowjetbürger leicht in GULags gebracht hätte.[33] Nach 1991 aber war alles anders.

Ein russischer Wissenschaftler verdiente Ende der neunziger Jahre im Durchschnitt 500 000 Rubel im Monat, das heißt ungefähr achtundachtzig Dollar, falls er überhaupt bezahlt wurde. Waren die Wissenschaftler ehemals die höchstbezahlten Bürger der sowjetischen Gesellschaft gewesen, so war ihr Prestige seither enorm gesunken und ihr Einkommen, nach Auskunft von Boris Saltykow vom russischen Haus der Internationalen Wissenschaftlichen und Technologischen Vereinigung, auf achtzig Prozent des nationalen Durchschnitts geschrumpft.[34] In Russland ist die Zahl der in der Forschung beschäftigten Wissenschaftler und Ingenieure inzwischen auf knapp 1,3 Millionen gefallen, von einstmals 3,4 Millionen im Jahr 1985. In den achtziger Jahren wurden Wissenschaftler mit Lenin-Orden dekoriert und als Helden des Sozialismus gefeiert. Jetzt, zu Beginn des einundzwanzigsten Jahrhunderts, zählt die Wissenschaft im Ansehen der Öffentlichkeit zu den unattraktivsten Berufssparten; in Umfragen liegt sie gerade ein Prozent über dem Militär. Zwischen 1991 und 1996 haben wenigstens 15 000 promovierte Wissenschaftler Russland verlassen, der größte geistige Aderlass der Weltgeschichte in Friedenszeiten.

Der Zusammenbruch der Wissenschaft in Russland hatte in den meisten Ländern der früheren Sowjetunion und des ehemaligen Ostblocks seine Parallele, mit der auffälligen Ausnahme der winzigen baltischen Staaten. Noch vor dem Zusammenbruch der UdSSR bekamen die DDR-Wissenschaftler eine ernüchternde Vorstellung von dem Preis, den sie für die jahrzehntelange Isolation von ihren wissenschaftlich fortgeschritteneren Kollegen in der Bundesrepublik zahlen mussten. 1989, wenige Monate vor dem Fall der Berliner Mauer, war der Eiserne Vorhang durchlässig genug geworden, um etwa 400 000 Ostdeutschen die Einreise in den Westen zu ermöglichen; ein Prozent der Wissenschaftler siedelte in den Westen um. Sie berichteten ihren in der DDR gebliebenen Kollegen, wie rückständig sie sich empfunden hätten. Insbesondere der fast vollständige Mangel an Computer-Kenntnissen und das fehlende Wissen über computergestützte Forschungsinstrumente bewirkte einen Rückstand von zwanzig Jahren für die Ostdeutschen.[35] Nach dem Fall der Mauer waren die Wissenschaftler im Westen schockiert, als sie erkennen mussten, wie total die Kontrolle der SED über die Wissenschaft der DDR gewesen war, die ihre Dogmen über die Naturgesetze stellte.

Im Zuge der samtenen Revolution in der Tschechoslowakei im Jahre 1990 wurde aufgedeckt, dass mehr als 15 000 Wissenschaftler nach dem sowjetischen Einmarsch 1968 eingeschüchtert oder eingesperrt worden waren. Einzig die kommunistischen Ideologen in den Reihen der tschechischen und slowakischen Wissenschaftler hatten zweiundzwanzig Jahre lang üppige Forschungsmittel und hochangesehene akademische Posten bekommen.

Die zehntausend Köpfe umfassende Akademie der Wissenschaft Georgiens war nach dem Bürgerkrieg von 1991 bis 1994 in einem völlig desolaten Zustand. Praktisch alle Forschungseinrichtungen waren ohne Strom, was dazu führte, dass sämtliche tiefgefrorenen Laborproben sowie die wenigen gespeicherten Daten vernichtet waren. Die wirtschaftliche Lage war 1996 so aussichtslos geworden, dass die Labors von Dieben leergeräumt wurden, die die technische Ausstattung, die elektrischen Leitungen und Transformatoren und sogar die Glühbirnen mitgehen ließen.[36]

Ungarns wissenschaftliche Elite schrumpfte zusammen, nachdem die staatliche Finanzierung fast vollständig eingestellt worden war; die ungarische Akademie der Wissenschaften stand daher vor einer notwendigen Neuorganisation. Zwischen 1985 und 1996 hatte Ungarn siebenundzwanzig Prozent seiner Biologen und Chemiker verloren: Einige zog es in den Westen, andere mussten versuchen, auf andere Weise ein Auskommen zu finden. Polen, Bulgarien, Rumänien, Lettland und Litauen erlebten Ähnliches.[37] Besonders dramatisch war die Situation in der Ukraine, da dort vor 1991 mehr als siebzig Prozent der Wissenschaftler beim sowjetischen Militär beschäftigt gewesen waren.[38]

Der Untergang der Sowjetwissenschaft ereignete sich ausgerechnet in einem Augenblick, als die Gesundheit der Bevölkerung von der Erneuerung, der Forschung und von Kurskorrekturen in der gesundheitspolitischen Orientierung abhing. Ein grundsätzliches Umdenken der Politiker, Krankenhausverwalter, der Ärzte, Schwestern und Pfleger wie auch der Epidemiologen und biomedizinischen Forscher schien beinahe noch wichtiger als die nötigen Finanzspritzen.

»Die Grundlagenforschung ist völlig zusammengebrochen. Und schon vor dem Kollaps der UdSSR war die Qualität der Forschung sehr dürftig«, berichtete Jelena Burganskaja im Jahre 1997. »Man kann sich auf die Ergebnisse nicht verlassen. Es gibt keine am Einzelfall verifizierten Untersuchungen. Geeignete statistische Methoden gibt es nur in sehr geringem Umfang. Aber der Forschungsbedarf ist riesig! Das, was sie bislang gemacht haben, müssen sie ändern, aber sie können ihre Verfahren nicht einfach auf amerikanisches oder französischen Datenmaterial beziehen. Die Verfahren müssen zu den Rahmenbedingungen passen.«

Die 27-jährige Burganskaja ist ein lebendes Beispiel für den Verlust, den Russlands Wissenschaft zu erleiden hat. Die fließend Englisch sprechende Ärztin schloss ihre medizinische Ausbildung in Moskau ab und erwarb anschließend an amerikanischen Universitäten noch zwei Doktortitel. Sie interessiert sich sehr für das, was in der Welt vorgeht, ist zupackend bei ihrer Arbeit und vertritt kluge Ansichten zur Rolle der modernen Wissenschaft in gesundheitspolitischen Fragen. Sie arbeitet aber nicht in Russland, sondern in den USA. Sie ist ein Verlust für Russland und ein Gewinn für Amerika.

»Die Auffassung, dass man über zuverlässige Daten verfügen muss, um die Brauchbarkeit und Leistungsfähigkeit der eigenen Verfahren zu bestimmen, ist dort [in Russland] nicht gerade verbreitet. Zur medizinischen Ausbildung gehören eben nicht die wissenschaftlichen Methoden der Hypothesenbildung, Feldforschung und der datengestützten Lösungsansätze. Nach sowjetischer Auffassung war alles Wissenschaft – Geschichte war eine Wissenschaft, Politik war eine Wissenschaft und Philosophie war eine Wissenschaft. Jeder, der eine akademische Ausbildung hat, kann sich Wissenschaftler nennen. Und was dann alles veröffentlicht wird, ist grauslich!«

Auf Burganskajas Wunschliste für die medizinische Forschung in Russland steht die Einrichtung von bestausgestatteten Labors, mit denen das Ausmaß der Antibiotika-Resistenz von Bakterien festgestellt und geeignete Behandlungsstrategien entwickelt werden können. Sie plädiert für Tests, mit deren Hilfe man herausfinden kann, ob viele der in Russland üblichen medizinischen Techniken überhaupt funktionieren oder – im schlimmsten Fall – sogar Schaden anrichten.

Am Kinderkrankenhaus Nr. 5 in Moskau hätte der Mikrobiologe Valerij Stroganow sich gern mit einigen von Dr. Burganskajas Fragen auseinandergesetzt. Aber Stroganow hat ein grundlegenderes Problem: Er bekommt nicht einmal die notwendigen Nährböden für die Anzucht von Bakterien und auch keine geeigneten Antbiotika, um überhaupt die einfachsten Untersuchungen zur

Frage der Antibiotika-Resistenz durchführen zu können. »Eben deswegen haben die russischen Infektiologen auch keine Möglichkeit einer eindeutigen Interpretation ihrer Arbeitsergebnisse«, sagt Stroganow. »Wir haben nicht die technischen Voraussetzungen.«

In der Ukraine, in Russland, Weißrussland und Estland sind die Ärzte, die sich mit HIV und Hepatitis befassen, verzweifelt auf der Suche nach detaillierten Informationen über den Drogenmissbrauch: Verursachen die in diesen Ländern gebräuchlichen, selbstgebrauten Mischungen eine stärkere Abhängigkeit als die vergleichbaren Rauschmittel, die im Westen verbreitet sind? Und wie müssten Prävention und Therapie bei einer solchen Abhängigkeit aussehen?

»Die Drogenkonsumenten kommen zu uns und bitten um Hilfe. Sie spritzen Heroin und Opium, das sie in Azeton und Verdünner auflösen«, sagt Dr. Swetlana Danks vom AIDS-Informations- und Hilfszentrum im estnischen Tartu. »Die Antwort ist, wir wissen es einfach nicht. Das trifft auch auf alles Übrige zu, wir wissen es einfach nicht.« Danks wünscht sich sorgfältiger überwachte wissenschaftliche Tests, aber für die Regierung hat das bislang nicht unbedingt Priorität, und außerdem fehlt das Geld.

In den Tagen der alten Sowjetunion war das Gamaleya-Institut in Moskau die bedeutendste medizinisch-wissenschaftliche Einrichtung des Landes. Nach 1991 jedoch, so der Institutsdirektor Sergeij Posorowskij, hat man den Großteil des institutseigenen Grund und Bodens sowie des Büroraums an Kleinunternehmen vermieten müssen, an eine Brauerei und ein Parkhaus, um die Steuern und die Strom- und Heizungsrechnungen bezahlen zu können. »Früher war unsere Finanzierung gesichert. Das war okay«, sagt Genrich Dolgow, der am Institut arbeitet. »Aber vielleicht waren nicht alle unsere Arbeiten Spitze. Heute stehen wir in Konkurrenz mit anderen, wenn es um die Verteilung der Mittel geht. Nun, wir müssen eben lernen, wie die Mittelvergabe funktioniert. Wir müssen lernen, bei diesem Wettbewerb zu bestehen. So ist das nun mal.«

In Moskau bemüht sich der Physiker Michail Alfimow, für Russland ein auf Konkurrenz fußendes Mittelvergabeverfahren auszuarbeiten, das in etwa so funktioniert wie in den USA die National Science Foundation, die die ihr vom Kongress zugewiesenen Gelder weiterverteilt. Alfimow steht seit 1994 an der Spitze des Russischen Wissenschaftsverbandes, den er strikt nach dem Vorbild der in Washington ansässigen Foundation organisiert hat. Doch von der Duma zugesagte Forschungsgelder werden nicht ausgezahlt. Bis 1998 waren die russischen Forschungsausgaben von 11,6 Milliarden Dollar im Jahre 1991 auf 1,5 Milliarden Dollar zurückgegangen, was Wissenschaftsminister Michail Kirpitschnikow zu der Bemerkung veranlasste, dass »die heutige Situation die schlimmste ist, die die Wissenschaft in unserem Lande je erlebt hat. Aber die schwierigsten Zeiten stehen uns noch bevor.« Die Ausgaben für die wissenschaftliche Forschung wurden in der Tat weiter gekürzt; für 1999 wurde nur noch eine halbe Milliarde Dollar bereitgestellt. Im Durchschnitt betrug die bewilligte Summe nur noch fünftausend Dollar.[39]

Viele ausländische Organisationen, darunter die Open Society von George Soros, das Howard Hughes Medical Institute, die National Institutes of Health der USA und die Europäische Union, investieren beträchtliche Gelder in die wissenschaftlichen Einrichtungen der einzelnen Länder, wählen vielversprechende Wissenschaftler aus und fördern sie mit angemessenen Stipendien. Aber diese müssen sich mit den politischen und wirtschaftlichen Realitäten in ihrem jeweiligen Land herumschlagen, und das behindert ihre Arbeit.

Bis 1991 unterstanden mehr als fünfundsiebzig Prozent der wissenschaftlichen Forschung in der Sowjetunion – in allen einschlägigen Bereichen – der militärischen Kontrolle. Das Militär schottete die Wissenschaft von der übrigen Welt ab, belohnte die Forschungsvorhaben, die ein strategisches Anwendungspotential versprachen, und errichtete einen gewaltigen bürokratischen Apparat. Die dominierende Rolle des Militärs erklärt, warum die sowjetische Führung nur in Ausnahmefällen universitäre Forschungsvorhaben förderte, die im Westen bekanntlich als entscheidender Motor des wissenschaftlichen Fortschritts galten. Wenn man sich allerdings die Qualität sowjetischer Wissenschaft vor Augen führt, hatte das vielleicht sogar sein Gutes. So hat zum Beispiel der Verantwortliche für die gesamte psychiatrische und psychologische Forschung in der postsowjetischen Ukraine, ein Arzt namens Dr. A. P. Tschuprikow, zahllose Untersuchungen veröffentlicht, in denen er die These vertritt, dass durch getönte Augengläser, laserchirurgische Eingriffe am Gehirn und insulininduzierte Komazustände die Schizophrenie vollständig geheilt werden könne. Ein unabhängiges Gremium aus niederländischen und kanadischen Psychiatern hielt diese Arbeiten für »eine unmittelbare Verletzung der Menschenrechte«, ganz abgesehen von ihrem pseudo-wissenschaftlichen Charakter.[40]

Diese Pseudo-Psychiatrie hatte unmittelbare Auswirkungen auf das öffentliche Gesundheitswesen. Als nämlich Drogenmissbrauch, Alkoholismus und Suizid im ganzen Land explosionsartig zunahmen, bedeutete das angetretene Erbe eine schwere Beeinträchtigung mit Blick auf die bevorstehenden Aufgaben.

In Georgien beispielsweise muss der Psychiater Georgij Nanjeschwili, Leiter des größten psychiatrischen Dienstes im Land, erschüttert zusehen, wie die Zahl der Selbstmorde unter den georgischen Männern insbesondere zwischen vierzig und sechzig Jahren auf Grund der sozialen Verhältnisse zunimmt: »Der Vater muss die Familie ernähren, so will es die Tradition, aber in Anbetracht der Veränderungen kann er das nicht mehr. Darauf reagiert er ... mit Selbstmord.«

Die psychische Stress-Situation, in die die Menschen durch den Übergang vom Kommunismus zum Kapitalismus geraten sind, habe derart schwere psychiatrische Probleme geschaffen, sagt Nanjeschwili, dass man von so etwas wie einem Leningrad-Syndrom sprechen könne, jenem soziopsychiatrischen Zustand, den die Bevölkerung Leningrads während des Zweiten Weltkriegs erfahren hat, als die deutschen Truppen fast drei Jahre lang die Stadt belagerten. Millionen von Leningradern mussten hungern, Hunderttausende starben.

Diese psychische Belastung bedrückt nun gerade Gesellschaften, in denen vielfach kaum eine psychotherapeutische Tradition vorhanden ist und auch keine modernen Psychopharmaka. Auf dem Höhepunkt der totalitären sowjetischen Kontrolle arbeiteten die Psychiater Hand in Hand mit dem KGB und der Polizei; sie waren es, die gutachterlich bestätigten, dass Personen mit abweichenden Meinungen krank seien und den Rest ihrer Tage in sibirischen GULags oder geschlossenen Anstalten verbringen sollten.

Dr. Semjon Gluzman aus Kiew war zehn Jahre in einem GULag in Sibirien, hatte er doch befunden, dass der ukrainische General Pjetro Grigorenko, der sich gegen den Einsatz von Atomwaffen ausgesprochen hatte, »gesund war und die Ärzte einen Akt der Ungerechtigkeit begangen hatten.« Grigorenko war in den siebziger Jahren in eine psychiatrische Anstalt gesperrt worden, weil er das Konzept eines »gewinnbaren« thermonuklearen Kriegs in Zweifel gezogen hatte. »Der KGB benutzte die Psychiatrie für politische Zwecke«, sagt Gluzman in seinem Büro in Kiew. »Und das war möglich, weil die Psychiater unzureichend ausgebildet waren. Die meisten Psychiater sind einfach nicht auf moderne Verfahren vorbereitet. In der Ukraine kam es [zu Sowjetzeiten] darauf an, die Dinge einfach, eindeutig und ein für allemal zu erklären. Darum war es für einen Psychiater auch unmöglich zu sagen: Wir wissen nicht, was Schizophrenie ist! Wir mussten sagen: Es ist die Krankheit X, und sie wurde von Sowjetbürgern entdeckt, und es wird sie immer geben. – Die Ärzte im Westen haben in den zwanziger Jahren gemerkt, dass es oft besser ist, eine unbekannte Krankheit nicht zu behandeln, vielmehr dem Patienten zu helfen, ein normales Leben zu führen. Im sowjetischen System war es verboten, den Begriff *Psychologe* zu verwenden. Und Psychologen durften auch nicht an der Behandlung beteiligt werden.«

Während der siebzigjährigen sowjetischen Herrschaft in der Ukraine kam kein Lehrbuch, kein Aufsatz und keine Zeitschrift zur Psychologie oder Psychiatrie ins Land. Die bahnbrechenden Arbeiten Freuds und seiner Schüler wurden ebenso ignoriert wie die sich um 1980 vollziehende Revolution im Verständnis der chemischen Prozesse im Gehirn. Mit Hilfe der neu entwickelten Psychopharmaka ließen sich bestimmte chemische Störungen korrigieren. Die meisten psychiatrischen Erkrankungen wurden ganz einfach in eine der fünf dafür vorgesehenen Schubladen gesteckt: Psychose, Altersdemenz, Schizophrenie, Neurose, geistige Zurückgebliebenheit. Die weltweit verbreitetste psychiatrische Störung, die Depression, war gänzlich unbekannt. Deprimiert konnten allenfalls Antikommunisten sein. Psychiatrie und Psychologie der ehemaligen Sowjetstaaten – überall mit dem gleichen Schicksal – erweisen sich infolgedessen als hoffnungslos ungeeignet, die Aufgaben der neuen, postsowjetischen Ära zu meistern.[41]

Dr. Toma Tomoff von der Medizinischen Hochschule Sofia ist der Ansicht, dass die wirkliche Frage so lauten muss: »Wie kann das Ich Achtung erwerben, wenn der soziale Organismus krank ist? Das erfordert Ermunterung – es bedeutet, dass man mit der Wirklichkeit ins Reine kommen muss.« Eine Wirklichkeit, zu der das Wissen gehört, dass alles, was einem bislang über die Welt und den eigenen Platz darin zu glauben beigebracht worden war, falsch ist. Das muss nach Ansicht vieler Psychiater in allen diesen Ländern massenhafte, paranoide Psychosen hervorrufen.

Sogar in den baltischen Staaten, die seit sechsundvierzig Jahren von den Sowjets nur besetzt gehalten wurden und starke westliche Traditionen bewahrt hatten, unterstanden die Psychiater der Kontrolle sowjetischer Ideologie. Dr. Lembit Mehilane bezeichnet die baltischen Völker als Nationen, »die an gebrochenem Herzen leiden«. Mehilane arbeitet an der medizinischen Fakultät der renommierten Universität von Tartu; er beziffert die Tragödie wie folgt: Verdopplung der Selbstmordrate zwischen 1988 und 1994 bei sechstausend Selbstmordversuchen allein im Jahre 1994. 1996 gab es dann mehr als sechzigtausend Fälle klinischer Depression in Estland, das heißt einen Fall auf 25 Einwohner. Nur 53 Psychiater hatten eine private Praxis, 170 waren in Krankenhäusern tätig und landesweit gab es nur vierzig Klinikpsychologen.

Die Anzahl der klassischen psychiatrischen Störungen, wie Psychose und Schizophrenie, hat nach 1991 allerdings nicht zugenommen, und das werde auch in Zukunft nicht erwartet, wie Fachleute erklärten, da diese in der Regel genetisch bedingt seien. Eine Zunahme war vor allem bei den Depressionen festzustellen. Millionen von Beschäftigten – niemand kannte die genaue Zahl – warteten vergeblich auf ihren Lohn, und lediglich die russische Regierung räumte ein, dass »Billionen Rubel« bei einer späteren Nachzahlung fällig seien. Entlassene Arbeiter erhielten weder Arbeitslosengeld noch Sozialhilfe.

Wer geschickt war, konnte zurecht kommen, wenn er etwa in der wilden Ökonomie des Kleinhandels und der Geschäftemacherei, des Schmuggels und Kleinunternehmertums arbeitete. Die Weltbank schätzt, dass diese inoffizielle Wirtschaft in der Ukraine 1996 einen Gesamtumsatz von über zehn Milliarden Dollar erzielt habe, eine Summe, die angesichts des offiziell notierten privaten Nettokapitalflusses von nur 247 Millionen Dollar weit über dem Umfang der offiziellen Wirtschaftstätigkeit gelegen haben dürfte.

Zunehmend hing daher das Überleben von Fähigkeiten ab, die viele unter dem Kommunismus aufgewachsenen Menschen nicht besitzen: Wer keine persönliche Initiative entwickeln kann oder mit dem Konkurrenzverhalten der kapitalistischen Gesellschaft nicht zurande kommt, der leidet unter Nervenzusammenbrüchen oder Depressionen, greift zu Drogen oder Alkohol oder neigt zum Suizid. »Ich meine, dies ist der Hauptgrund für die psychologische Krise«, so Gluzman. »Wir, die wir mit einer sowjetischen Mentalität aufgewachsen sind, machen uns nicht klar, dass wir einen Preis für die Freiheit zu zahlen haben. Der normale Sowjetbürger betrachtet es als Freiheit für sich selbst, nicht als Freiheit für die ganze Gesellschaft, für jeden ... nicht jedem ist bewusst, dass ein besseres Leben nur das Ergebnis sehr harter Arbeit sein kann.«

Der Totalitarismus war ganz gewiss eine schreckliche, repressive Macht. Aber er war kalkulierbar, er bot Sicherheit: keine Überraschungen, regelmäßiges Einkommen, eingeübte Verhaltensweisen. »In den früheren sozialistischen Zeiten lebte man nicht im Wohlstand, aber wir befanden uns in einem Käfig, und dieser Käfig beschützte uns«, sagt Nanjeschwili. »Glauben Sie nicht, dass ich Kommunist bin, aber das totalitäre System bot Stabilität.«

Das Leben hat sich geändert: Noch in den abgelegensten Siedlungen Sibiriens wetteifern Pepsi und Coca Cola um die Gunst der

Kunden, und auf den Ladentischen konkurriert der norwegische Lachs mit dem heimischen Stör. Aber die meisten Leute können nur einen Blick darauf werfen. Sie haben nicht genug Geld, um das Angebotene auch zu kaufen.

Die Psychiatrie im eigentlichen Sinne gab er schon vor dem Zweiten Weltkrieg nicht mehr.[42] In den sechziger und siebziger Jahren waren die sowjetischen Psychiater wie besessen von psychologischer Forschung: außersinnliche Wahrnehmung, Beweise über UFOs, Telepathie, Telekinese, astrologische Geburtenkontrolle, psychotronische Energieerzeugung, Pyramidenkraft und Akupunktur. Stalin wie Chruschtschow waren Bewunderer der Parapsychologie. Die sowjetische Flotte gab Unsummen für die Ausbildung von Seeleuten aus, die mental mit U-Bootkapitänen kommunizieren sollten, damit Moskau Befehle an die Flotte weitergeben konnte, ohne Funksignale benutzen zu müssen. Der Unterschied zwischen einem Varietézauberer und einem Mitglied der sowjetischen Akademie der Wissenschaften war in diesem Bereich nur schwer wahrnehmbar.[43]

In den achtziger Jahren gelangten viele dieser »Psychiater« mit der Unterstützung des KGB zu allerhöchsten Würden. Einige, zumal in der Ukraine, in Sibirien und in Weißrussland, sahen sich schließlich gar als Heilsbringer. Um ihre Person entstanden Kultbewegungen, von Weltuntergangspropheten bis zu Gesundbetern.[44]

Sogar an dem einst berühmten, heute der Russischen Akademie der Wissenschaften angeschlossen Institut für Klinische Immunologie in Nowosibirsk sind Wissenschaftler ganz und gar davon überzeugt, dass Stress in Verbindung mit Umweltverschmutzung das Immunsystem der Sibirjaken zerstört habe. Dabei sind sie nicht in der Lage, auch nur die Spur eines Laborbeweises für diese These beizubringen – keine T-Helferzellen-Messung, keine Lymphozytenzählung, keine Allergietest-Ergebnisse oder andere, im Westen gebräuchliche Standardmethoden. Das Institut für Immunologie, das in den Jahren nach dem Zusammenbruch der Sowjetunion einschneidende Budgetkürzungen hinnehmen musste, kann großenteils nur überleben, indem es gegen Bezahlung Patienten mit festgestellten Immunschwächen behandelt:

Die 30-jährige Sivjeta, die seit drei Jahren an chronischer Bronchitis und Kopfschmerzen leidet, behandelt man mit aus der Schweinemilz gewonnenen Extrakten, die ihre Antikörperproduktion wieder auf Vordermann bringen sollen. Der ehemalige GULag-Richter Leonid bekam mit achtundsechzig Jahren plötzlich Atembeschwerden. Im Institut erhält er nun eine Immunsystem-Behandlung, zu der auch der Verzehr von *Topim ambur* gehört, ein sibirisches Pflanzenbrot – das Institut hat es sich patentieren lassen. Therapiert wird darüber hinaus mit einem Schaum, dessen genaue Zusammensetzung der Klinikdirektor Dr. Valerij Schirinskij nicht verrät. »Es wird Sie aufmuntern«, erklärt er. »Es wird Sie aufrichten, Ihr Immunsystem aufbauen. Sie werden sich in gehobener Stimmung fühlen. Ihr Geist wird leicht sein.«

Und noch etwas gab es in allen medizinischen Einrichtungen der Sowjet-Ära, ein Gerät, in dem jeder Patient eine gewisse Zeit zugebracht hat: die Überdruckkammer. Die Patienten wurden eingeschlossen, lagen mit dem Gesicht nach unten in eigenartigen Apparaten, die ein Druckgefühl wie beim Tiefseetauchen erzeugten. Für alle Altersstufen und Körpergrößen waren eigens ausgelegte Kammern vorhanden, sogar für Neugeborene. Und obwohl bei Nachfragen niemals wissenschaftlich belegte Untersuchungen vorgelegt wurden, schwören sämtliche Ärzte Stein und Bein, dass diese Kammern – auf unbekannte biologische Weise – die Immunreaktionen ankurbeln.

Dr. Yvan Hutin gehört zur großen russischen Wissenschaftsdiaspora. Er war Mitarbeiter bei den CDC in Atlanta und war dabei, Material über den übertriebenen Einsatz von medizinischen Injektionen und die daraus resultierende Ausbreitung von Hepatitis B und C in Osteuropa zusammenzustellen. Hutin fand heraus, dass in Rumänien und Moldawien Patienten vier bis sechs therapeutische Injektionen schon bei so unscharfen Diagnosen wie Fieber, Schwermut oder Durchfall erhalten hatten. Injiziert wurden bezeichnenderweise Vitaminergänzungen und Antibiotika, und das mit nur dürftiger wissenschaftlicher Begründung, und dann auch noch mit nicht-sterilen Nadeln.

Viele Injektionen wurden auf Grundlage der unter Kinderärzten von Budapest bis Sachalin populären Theorie der »schwachen Kinder« verabreicht. Diese Theorie besagt, dass Lebewesen – Pflanzen und Menschen gleichermaßen – auf ihre Umgebung »reagieren« und sich schließlich, wenn alles ordnungsgemäß abläuft, »anpassen«. Die Anpassung werde aber gehemmt, wenn das Lebewesen zu schwach sei. Das Anpassungskonzept geht auf das Werk eines obskuren Agronomen aus der Ukraine zurück: Trofim Denissowitsch Lyssenko. 1889 in einer verarmten Bauernfamilie geboren, wurde Lyssenko nach der bolschewistischen Revolution durch eine Versuchsreihe bekannt, die er 1925 in Aserbeidschan durchgeführt hatte. Das Ergebnis: Unter geeigneten Bedingungen können Pflanzen dazu gebracht werden, sich an eisige Umgebungen anzupassen. Lyssenko behauptete, bestimmte Arten von Erbsen, Gerste, Weizen, Reis und Hafer experimentell »angepasst« zu haben, so dass sie allesamt in Sibirien gedeihen könnten. Damit bekräftigte er die durch die Mendelschen Erbgesetze bedrohte marxistische These von der Formbarkeit der Dinge.

Über Nacht wurde Lyssenko auf die höchsten Ruhmeshöhen der sowjetischen Wissenschaft katapultiert. Einerseits, weil er versprach, die Nahrungsmittelproduktion zu steigern, andererseits, weil die heroische Bauerngestalt Stalin wohl gerade recht kam, der die Sowjetbürger dazu bringen wollte, sich von den Intellektuellen traditionellen Zuschnitts abzuwenden, hin zu den neuen proletarischen Führern in Denken und Wissenschaft.[45] Lyssenkos Aufstieg zur Herrschaft über die gesamte sowjetische Biologie und Medizin begann mit einer gutplatzierten Lobeshymne in der *Prawda*. 1929 hatte Lyssenko dann bereits genügend Einfluss, um alle wichtigen Konferenzen zur Genetik in der UdSSR zu beherrschen. Unerbittlich verfocht er sein Konzept von der Konditionierung. Und er übertrug seine Konditionierunstheorien bedenkenlos auf den Menschen: Chromosomen und die darin enthaltene DNS hätten keine Bedeutung für die Eigenschaften der Nachkommen, sie seien vielmehr reine Artefakte.

In der Zeit, als Lyssenkos Einfluss zunahm, wuchs der Terror unter den bis dahin anerkannten Wissenschaftlern der Sowjetunion. Die Säuberungen begannen im Jahre 1932. Die führenden Genetiker des Landes wurden einer nach dem anderen in GULags gesteckt oder kurzerhand hingerichtet. So säuberte Lyssenko die Institute der sowjetischen Wissenschaft von allen »Mendelisten«. Sein Einfluss reichte weit nach Osteuropa hinein, wo Forscher, nur weil sie an die Existenz von Chromosomen glaubten, aus dem Amt gejagt, verhaftet oder hingerichtet wurden.[46] Auf ihre Posten gelangten Scharlatane und Speichellecker, die jeden einzelnen Punkt westlicher Biologie attackierten.

Man kann Lyssenkos Einfluss auf die Medizin, die Wissenschaft und das öffentliche Gesundheitswesen in der Sowjetunion gar nicht überschätzen. Die sowjetische Biologie wurde in das achtzehnte Jahrhundert zurückgeworfen, Lyssenkos ideologisches Glaubenssystem aber hinterlässt ein tödliches Erbe, das sich noch bis ins einundzwanzigste Jahrhundert auf die Gesundheitspolitik der Länder des ehemaligen Ostblocks auswirkt.

Man bedenke: Wenn jemand behauptet, dass Chromosomen und damit die moderne Genetik irrelevant sind, dann wird es unmöglich, Phänomene wie die Viren, die Antibiotika-Resistenz, die Immunologie und die Erbkrankheiten zu verstehen. Lyssenkos Clique vertrat die These, dass sich Viren spontan aus organischer

Materie bildeten, und Virenhaufen würden spontan zu Bakterien. Bringe man also antibiotische Penicillin-Kristalle in eine Suspension ein, dann könne man spontan *Penicillium*-Pilze wachsen lassen.

Als Lyssenko schließlich in den sechziger Jahren in Ungnade fiel, hatten Wissenschaftler außerhalb der Sowjetunion bereits klare Vorstellungen von der hochkomplexen Biochemie und Molekularbiologie: DNS, Vererbung, Zellfunktion, Mutationen, Antibiotika-Resistenz, Virenstruktur, Zellinfektion durch Viren, die Existenz ungebundener DNS-Plasmide, Proteinchemie, Hormoninteraktionen mit Zellen und – als Fundament – das von Francis Crick 1956 erkannte »Zentraldogma«: »Leben« ist letztlich als DNS kodiert, die in eine RNS überschrieben und dann in eine Kette von Aminosäuren übersetzt wird, die schließlich ein Protein bilden. Bis in die siebziger Jahre erschien darüber kein Wort in den medizinischen oder biologischen Lehrbüchern der UdSSR und der meisten osteuropäischen Länder. Noch in den achtziger Jahren hatten die Anhänger Lyssenkos herausragende Positionen im Wissenschaftsbetrieb inne.[47]

Sieht man die Theorien Lyssenkos als Handlungsanweisung, dann begreift man mit einem Mal die gesundheitspolitischen Maßnahmen des SanEp, der sowjetischen Krankenhausdirektoren und der Ärzte: Wenn es möglich war, dass Bakterien spontan auf einer schmutzigen Wand entstehen konnten, dann war es plausibel, eine Polizeitruppe auf die Beine zu stellen, die die Aufgabe hatte, jene Ärzte zu bestrafen, die nicht dafür sorgten, dass die Wände ihres Krankenhauses immer schön gescheuert wurden. Wenn Viren spontan aus organischem Material entstehen, dann musste man sich um wiederbenutzte Spritzen keine Sorgen machen. Was müssen einen die unangemessene Dosierung von Antibiotika oder die Strahlungsbelastung kümmern, wenn Chromosome irrelevante Artefakte sind?

Das Lyssenkosche Erbe wirkt lähmend.[48] Während amerikanische Wissenschaftler sich auf das »Jahrhundert der Biotechnologie« vorbereiten, müssen ihre Kollegen in der früheren Sowjetunion sich abmühen, um den Rückstand aufzuholen, müssen um Forschungsmittel betteln und lange vorenthaltene wissenschaftliche Literatur abarbeiten.

Um zu erfahren, wie Wissenschaft ordentlich betrieben werden kann, brauchten die ehemals kommunistischen Länder in den frühen neunziger Jahren nur einen Blick auf das benachbarte kleine Estland zu werfen, wo man sich mit Freuden in die Gentechnologie und die Zellbiologie stürzte – in Russland blieben Molekularbiologie und Genetik einer grauen Vorzeit verhaftet. Die entschiedene Abkehr von Russland ist in Estland überall anzutreffen und wohl auch ein Grund dafür, dass die kleine Nation ihren Wissenschaftsbetrieb so schnell wieder auf die Beine hat stellen können. 1991 sah es noch so aus, »als ob die meisten 35- bis 40-Jährigen das Land verlassen würden. Und dass die Wissenschaft hier genauso wie in Moskau zusammenbrechen würde«, sagt Dr. Richard Villems, der Leiter des Estnischen Biozentrums in Tartu.

Als sich die estnische *Kroon* Ende 1993 gegenüber der D-Mark stabilisiert hatte, unternahmen Villems und seine Kollegen entscheidende Schritte zur Rettung der Wissenschaft.[49] Sie nutzten die verfügbaren Mittel, um, wie Villems es ausdrückt, an Wissenschaftler, die weggegangen waren, »Nachzahlungen zu leisten«, und lockten sie mit neuer Laborausstattung und einer gesicherten guten Bezahlung. Und sie baten die Königlich Schwedische Akademie der Wissenschaften um eine unvoreingenommene Beurteilung der wissenschaftlichen Einrichtungen in Estland. Anstatt aber die schwachen Bereiche des Wissenschaftsbetriebs zu stützen, steckte Estland Geld in die Förderung der stärksten Wissenschaftsfelder, um sie gegenüber der europäischen und amerikanischen Wissenschaft konkurrenzfähig zu machen.

Der Schlüssel zu Estlands Erfolg lag in der Entschlossenheit, sowohl starke Wissenschaftsbereiche aufzubauen, als auch jene, die den geringsten wissenschaftlichen Beitrag leisteten, abzuwickeln. Estland verfügte im Jahre 1970 über 72 Forschungsinstitute; 1990 waren davon nur noch 47 übriggeblieben. 1970 hatte jedes Mitglied der estnischen Akademie der Wissenschaften eine gesicherte Finanzierung, ungeachtet der Qualität der Forschungstätigkeit. Im Juli 1991 schuf die Regierung indessen ein Förderungs- und Gutachtensystem, das Finanzmittel nach Maßgabe der Forschungsqualität ähnlich wie im benachbarten Schweden bereitstellte.

Der große Gewinner war die Medizin, inklusive der Molekularbiologie. 1990 entfielen auf die Medizin 7,7 Prozent aller Finanzmittel, 1995 waren es schon 16,5 Prozent. Ein weiteres Wachstum, weitgehend auf Kosten der Ingenieur- und Agrarwissenschaften, wird erwartet. Bei lediglich 0,3 Prozent Anteil an der Bevölkerung der früheren Sowjetunion war es Estland 1996 gelungen, vierzehn Prozent aller von der Europäischen Union für die Länder der Ex-UdSSR bereitgestellten Mittel für sich zu verbuchen, sagt Villems nicht ohne Stolz. Toivo Maimets, Vizerektor der Universität von Tartu, rät, diese neue wissenschaftliche Energie für Veränderungen nutzbar zu machen, die die Art und Weise betreffen, wie Medizin und Gesundheitspolitik in Estland betrieben werden.»Die Auseinandersetzungen sind gelegentlich ziemlich heftig, denn die Ärzte sind recht konservativ und hängen immer noch an den alten sowjetischen Methoden. Die Probleme sind weitreichend. Die Mediziner sind eine ziemlich geschlossene Gesellschaft. Sie sperren sich gegen neue Ideen, gegen Störenfriede. ... Ich habe Probleme, wenn ich mit meinen Kindern zum Arzt gehe. Sie verschreiben ein Antibiotikum, und ich frage dann: Woher wissen Sie, dass es das richtige ist? Und der Arzt pflegt dann zu sagen: Weil ich es regelmäßig verschreibe.«

Maimets hat Tumorbiologie in Großbritannien studiert. Er erforschte das P53-Onkogen, an dem ihn der Zusammenhang zwischen der Gen-Expression und der Infektion durch ein menschliches Papillom-Virus interessierte. Eine solche Forschungsarbeit wäre für einen sowjetischen Wissenschaftler unvorstellbar gewesen.

Heute scheint Estland das einzige osteuropäische Land zu sein, in dem der Beginn einer wissenschaftlichen Wiedergeburt in die Wege geleitet ist. Der Milliardär George Soros hat Hunderte von Millionen Dollar in die Förderung osteuropäischer Wissenschaft gesteckt, in der Hoffnung, damit die Abwanderung von Wissenschaftlern aus ihren Heimatländern verhindern zu können. Ungarn, die Tschechische Republik und Polen, sie alle erleben eine neue Blüte ihrer Wissenschaft. Aber die Blüten sind noch nicht zahlreich und auch verstreut, und immer noch gibt es in unmittelbarer Nachbarschaft die alten, abgenutzten Debatten, den Schlendrian, die Dogmen und Ideologien aus der Sowjet-Ära.[50]

IX.

»*Was tun?*«

Wladimir Iljitsch Lenin, 1902

Alles in allem ist Gesundheitspolitik – mit ihren Fehlern und Hoffnungen für die Zukunft – eng mit dem sozialen, politischen und ökonomischen Zustand eines Landes verbunden. Für die ehemals sowjetischen Länder bedeutet dies, dass ihrer aller unsichere Zukunft zu Beginn des einundzwanzigsten Jahrhunderts in unterschiedlichem Maße an dem schwierigsten Fall in ihrer Mitte, an der Russischen Föderation hängt.

Die Prognosen bezwecken vor allem, eine rasche Vorstellung von Russlands Zukunft zu bekommen.[51] Die meisten westlichen

Beobachter stimmen letztlich der Darstellung der beiden Washingtoner Politologen Yergin und Gustafson zu:

»Russlands Weg zum Kapitalismus im einundzwanzigsten Jahrhundert kam nicht aus dem Nichts. Vielmehr bezeichnet er Russlands Wiederaufnahme einer Reise, die es unter Zwang im Jahre 1917 abgebrochen hat. Die postsowjetische Übergangsphase wird im Jahre 2010 noch längst nicht abgeschlossen sein. Russland könnte diesen Weg bis dahin durchaus wieder verlassen, einmal oder mehr als einmal. Aber ein demokratisches Russland ist dennoch möglich; ein nichtimperiales Russland ist möglich. Ein kapitalistisches Russland scheint nahezu gewiss.«

Vielleicht. Ebenso wahrscheinlich ist es allerdings, dass die Russische Föderation ihren föderalen Charakter wieder verliert und in unberechenbare Provinzen zersplittert, die alle den Weg Tschetscheniens gehen: Dagestan, Samara, Nowgorod, Krasnojarsk, Wladiwostok, Saratow. Russlands Zentralregierung brach unter der Last ihrer eigenen Korruption, Inkompetenz und Zügellosigkeit zusammen. Lange schon hat sie die Kontrolle über die weitentfernten Provinzen verloren. Auf lokaler Ebene werden Gesetze verabschiedet, die anderslautende Moskauer Gesetze missachten.

Das Moskauer Gesundheitsrecht, wie schmal es auch ist, wird vor Ort offen übergangen. Da sie keine Bundesmittel erhalten, um solche grundlegenden Dinge wie Gehälter und Strom bezahlen zu können, sehen nur wenige Gesundheits- und Verwaltungspolitiker in den Provinzen sich zur Treue gegenüber Moskau verpflichtet. Und neues Unheil ist vorprogrammiert. Leider bedarf die Gesundheitspolitik dringend der Zentralisierung, da keine der Teilrepubliken Russlands von sich aus die entscheidenden Mittel und Instrumente parat hat: Impfstoffe, Pharmazeutika, Datenbanken, steriles medizinisches Gerät, qualifizierte Wissenschaftler. Jede Republik hat ihre eigenen Probleme, die im Allgemeinen an Gewicht verlieren, je weiter man nach Westen kommt. Aber schon der Kollaps des Rubels oder die Hyperinflation oder ein Bürgerkrieg könnten, jedes für sich, eine enorme Kettenreaktion in alle Himmelsrichtungen dieses Riesenlandes auslösen.

Einfache Antworten auf das demographische Puzzle helfen nicht weiter. Die landesweit geringere Lebensdauer und häufige Früh-Sterblichkeit resultieren letztlich aus vielen Faktoren, die zum einen noch aus der Zeit der Sowjetära datieren, zum anderen charakteristisch sind für den Wandel nach 1991.

Unter Stalins despotischer Herrschaft wurde das Gesundheitssystem der Sowjetunion von Anfang als ein ideologisches Werkzeug eingesetzt. In der Praxis wurde die Gesundheitspolitik so gehandhabt, dass der Vorrang des Kollektivs vor dem Einzelnen durchgesetzt wurde. Gelegentlich – vielleicht sogar häufig – war die Gesundheitspolitik eine harsche Gebieterin des Staates. Gewiss waren ihre Verantwortlichen treuergebene Kommunisten, aber ihr wissenschaftlicher Unterbau ruhte mehr auf der Ideologie als auf medizinisch ermittelten Fakten.

Der Zusammenbruch der Sowjetunion und der vormals sozialistischen Länder hatte drei Konsequenzen: Er öffnete lange versiegelte Ausgangstüren mit einem alle Rekorde brechenden Exodus, der die Länder um ihre glänzendsten wissenschaftlichen und medizinischen Köpfe brachte. Zweitens öffneten sich die Türen auch nach innen, wodurch westliche Ambitionen und Fehlentwicklungen in die lange abgeschotteten Gesellschaften eindrangen: Zum ersten Mal wurde den Menschen ihre Armut vor Augen geführt, sie empfanden Ressentiment und Habsucht und entdeckten Drogen und andere Mittel, ihr schmerzliches Erwachen zu betäuben. Drittens bewirkte das schwere Erbe der sowjetischen Wissenschaft, Psychologie, Gesundheits- und Menschenrechtspolitik, dass den Experten, ihrer Infrastruktur und dem einzelnen Bürger die Mittel fehlten, mit der neuen Wirklichkeit fertig zu werden: Die vorhandenen Sucht-Therapie-Konzepte, Tbc-Sanatorien, SanEp, Venerologie, eine KGB-nahe Psychiatrie und eine Lyssenkogeschädigte Biologie vermochten die Gesundheit freier Menschen nicht zu schützen.

Die Infrastruktur des sowjetischen Gesundheitswesens bedurfte, kurz gesagt, autoritärer Strukturen. Sobald der zentralistische Despotismus und dessen ausufernde, auf die Gesundheitsbehörden übertragene Befugnisse fehlten, wurden die grundsätzlichen Mängel des Systems überdeutlich sichtbar.

Der angstauslösende Übergang, die Anarchie der Jahre nach 1991, geschah freilich nicht in einem weltweiten Vakuum. Alle Länder der Erde standen zur gleichen Zeit vor dieser neuen Wirklichkeit, die das Ende des langen Kalten Krieges wie der Aufstieg eines globalisierten Kapitalismus hervorgebracht haben. Freilich sind die Leiden nicht gleichmäßig verteilt: Die Amerikaner leiden wenig, die Europäer kommen gut weg, aber Asien, Afrika, Lateinamerika, Kanada und sämtliche Länder der früheren sowjetischen Einflusssphäre haben ökonomische und soziale Leiden zu erdulden.

Globalisierung bedeutet geteilte Risiken, wenn etwa die Ausweitung der Drogenmärkte auf andere Länder übergreift; die Sklavenmärkte der Prostituierten entwickeln sich zum Herd für exportierte, sexuell übertragene Krankheiten; therapieresistente Mutanten von Bakterienstämmen breiten sich rasant über nationale oder regionale Grenzen hinweg aus; Tuberkulose wird durch die Luft übertragen; von einer Krankheit verheerte Landstriche lösen nicht selten riesige Flüchtlingsströme aus, die sich dann in andere Regionen des Planeten ergießen; und Instabilität an irgendeinem strategischen Punkt des Globus kann, mit geopolitischen Folgen, an jedem anderen nachwirken.

»Diejenigen, die sich speziell mit Geopolitik und Ökonomie befassen, und ebenso die Militärs, die diese Probleme nicht sehen wollen und alles in die Schublade mit der Aufschrift ›Was geht's mich an?‹ tun, begreifen überhaupt nicht, was vor sich geht und welche Konsequenzen das hat«, sagt Murray Feshbach.[52] »Vielleicht wird die russische Bevölkerung sterben oder so krank sein, dass es keine Lösung für die wirtschaftlichen, militärischen und politischen Probleme des Landes gibt. Weder die früheren Verwalter des Systems noch die derzeit Verantwortlichen sollten ihre Zuflucht dazu nehmen, anderen die Schuld zuzuschieben; beide sind verantwortlich oder werden verantwortlich gemacht werden.«

Während sich die alte Garde mit Händen und Füßen gegen die Veränderungen wehrt, dringen die Bannerträger westlicher Werte mit ihren Vorstellungen in das entstandene Vakuum ein. Versicherungsunternehmen, Krankenkassen und Pharma-Konzerne aus Nordamerika und Europa fielen in den neunziger Jahren über diese Länder her, um lukrative Geschäftsabschlüsse zu ergattern, durch die die neuen Gesellschaften auf ökonomische Mischformen in der Gesundheitspolitik vereidigt würden. Regierungsinstitutionen aus dem Westen verkündeten dem Osten die Heilsbotschaft der Privatisierung des Gesundheitswesens, der *Managed Care*, des weltweiten pharmazeutischen Patentschutzes und des sozialen Marketings. Die Weltbank und UN-Institutionen lockten mit dem Zuckerbrot und drohten mit der Peitsche, um durch zinslose oder niedrig verzinste finanzielle Hilfen die Regierungen dieser Länder zur Übernahme westlicher Sanierungsmodelle zu veranlassen. Sie hatten unterschiedlichen Erfolg, ein versicherungsgestütztes Gesundheitssystem zu etablieren.

Amerikanische Gesundheitsexperten äußerten die Befürchtung, Russland sei in seinem ökonomischen und politischen Chaos noch nicht so weit, ein marktorientiertes Versicherungsmodell einzuführen. Hält man sich das Unvermögen der vergesellschafteten Medizin in den sozialistischen Ländern vor Augen, wirkt die private Krankenversicherung verlockend: Viele Russen begreifen jetzt aber, dass zumindest einige Elemente des alten Systems mit der ›Zusicherung‹ einer allgemeinen Krankenversorgung auf Kosten des Staates gut und gerne beibehalten werden sollten, bis die ›Versicherung‹ auch tatsächlich ihre Versprechungen halten kann.⁵³

»Wir wissen wirklich noch nicht, wohin der Zug, besonders in den Wissenschaften, geht«, meint Dr. Alexi Savinych vom Moskauer MEDSOCECONOMINFORM-Institut. Es gebe im Augenblick nur einen Flickenteppich, aber keinerlei verbindliche Standards. Der georgische Gesundheitsminister Awtandil Jorbenadse hat in aller Eile amerikanische Modelle der öffentlichen Krankenversorgung übernommen. Aber er räumt ein, dass dem Gesundheitssystem die Luft ausgeht, da die meisten Zuschüsse nach wie vor an die inzwischen überdimensionierten Krankenhäuser des Landes gehen. In den neunziger Jahren, so mußte er zugestehen, gab Georgien weniger als achtzig Pfennig pro Kopf der Bevölkerung für die öffentliche Gesundheitsversorgung aus. Er habe aufrichtig von den amerikanischen Beratern gelernt, sagt Jorbenadse lachend. »Das gehörte zum Aufbau eines neuen Staates mit marktwirtschaftlichen Verhältnissen und Demokratie.«

Das spiegelt eindeutig die Position der US-Regierung zur Gesundheitsversorgung in dem jetzt unabhängigen Land wider. »Wir sind hier, um die Demokratie aufzubauen«, sagt ein in Georgien tätiger amerikanischer Spitzenbeamter. »Wir befassen uns nicht mit einer Reform des Gesundheitssektors.« Selbstgefällig fügt der Beamte hinzu, dass »die führenden Leute des hiesigen Gesundheitswesens sich nicht [in Russland] nach Ideen umschauen, sie gucken nach Westen, und darauf kommt es an.«

Vielleicht. Aber die Schritte sind bestenfalls zaghaft. Dr. Archil Khomassuridse, der WHO-Berater für Georgien, meint, dass sich sein Land für eine eindeutig von den USA inspirierte Reform des öffentlichen Gesundheitswesens entschieden habe.

»Das Land ist auf dem Weg des Fortschritts, aber sie stehen erst noch am Anfang«, beteuert er. »Es könnte immer noch anders kommen. Wenn Krieg ausbricht. Oder bei einem Umsturz in Russland. Bedenken Sie: Wenn Russland niest, bekommt Georgien eine Lungenentzündung.«

Der estnische Minister für Soziales, Jaan Ruutmann, hat seit 1991 bei den staatlichen Krankenhäusern eine strenge Buchführung und Finanzkontrolle durchgesetzt. Zum ersten Mal mussten die Krankenhausverwaltungen der Regierung nachweisen, wie sie das Geld ausgegeben haben. Der springende Punkt der Gesundheitsversorgung war die ausreichende Grundprävention für

Schutzimpfungen, für die Reihenuntersuchung auf sexuell übertragbare Krankheiten, die landesweite Krankheitsüberwachung und die Gesundheitsaufklärung. Obgleich Ruutmann schon der Ansicht ist, es sei »offenkundig«, dass die Ausgaben für die Gesundheitsvorsorge letztlich Geld sparen helfen, weil auf diese Weise schwere Erkrankungen in der Zukunft vermieden würden, ist ihm doch nicht wohl dabei. Er fürchtet, dass im Gesundheitswesen des Landes Profitmacherei Einzug hält. In dem Maße, wie sich die Krankenversicherungen engagiert haben, scheinen es immer mehr Ärzte auf eine kurzfristige, ertragreiche Medizin abgesehen zu haben, während sie die weniger profitablen, präventiven Gesundheitsmaßnahmen eher vernachlässigen.

In der Tschechischen Republik, so die Klage von Dr. Victor Kayak, der eine der größten privaten Lungenkliniken im Land betreibt, sei das Pendel zu weit in die Richtung des amerikanischen Managed Care und den Privatversicherungen ausgeschlagen. Die Korridore seiner Klinik hallen wider vom Geräusch des Tuberkulosehustens. Zwischen 1995 und 1996 konstatierte er eine Zunahme der Tuberkulosefälle um fünfunddreißig Prozent, während zu dieser Zeit die staatlichen Gesundheitsbehörden lediglich marginale Erhöhungen der Zahl der Tuberkulosefälle meldeten. »Wie können sie das wissen?« fragt sich Kayak, sichtlich angegriffen. »In der Tschechischen Republik geht es um die Frage, wie die Gesundheitsversorgung zu finanzieren ist. Unsere Regierung und das Gesundheitsministerium nehmen Tbc nicht mal wahr ... Der Staat sollte die Tbc unter Kontrolle bringen. Aber er tut das nicht. Derzeit werden wir durch Versicherungsvergütungen finanziert, und das reicht nicht bei Tbc ... Es ist eine schreckliche Situation!«

Kayak, ein großer, schmaler Mann mit einem makellosen Laborkittel, ist schrecklich aufgebracht; anfangs hatte er die neue Demokratie und sogar die neue Finanzierung des Gesundheitswesens enthusiastisch begrüßt. Doch jetzt, schimpft er, werde die Gesundheitsvorsorge beiseite geschoben, und die Regierung lasse ihre Verantwortung völlig fallen.

»Das Letzte, was wir brauchen«, murmelt er, »ist ein System wie in Amerika.«

KAPITEL VIER
Amerika
Anarchie und Klassengegensatz

»*Das öffentliche Gesundheitswesen hat seinen Preis. Innerhalb naturgegebener Grenzen kann eine Gemeinschaft über die Todesrate ihrer Mitglieder entscheiden ... Nichts, was die Gesellschaft durch ihre staatlichen Organe besorgen lässt, ist wichtiger als die Pflicht, vermeidbare Krankheitsursachen zu bekämpfen.*«

Dr. Hermann Biggs, Gesundheitsbeauftragter des Staates New York, 1913

»*Der Staat ist nicht die Lösung unseres Problems; er selbst ist das Problem.*«

Ronald Reagan, Antrittsrede zum Präsidentenamt, 20. Januar 1981

»*Mit dem immer überzeugenderen wissenschaftlichen Nachweis der Bedeutung eines öffentlichen Gesundheitswesens haben die Politik und die öffentliche Meinung nicht Schritt gehalten. Gesundheitsprogramme in den USA – wie auch in vielen anderen Ländern – werden entweder nicht verbessert, oder man lässt sie oft genug sogar verkommen ... Offener Widerstand gegen diese Entwicklung des öffentlichen Gesundheitswesens ist selten. Stattdessen stirbt die öffentliche Gesundheit den langsamen Tod zahlloser kleiner Kürzungen, von denen manche bemerkt werden, während andere unbemerkt bleiben.*«

Daniel Callahan, The Hastings Center, 1998[1]

Mit Anbruch des einundzwanzigsten Jahrhunderts befindet sich das öffentliche Gesundheitssystem Amerikas in voller Auflösung. Manche würden vielleicht geltend machen, dass es ein System im strengen Sinne gar nicht gibt, sondern nur ein Mischmasch aus Programmen, Behörden und Fehlschlägen. So unglaublich es angesichts des atemberaubenden Wohlstands, den Amerika um die Wende vom zwanzigsten zum einundzwanzigsten Jahrhundert genießt, auch klingen mag: Viele der Probleme und Krisen, die den Gesundheitssystemen Zentralafrikas, des indischen Subkontinents und der Gebiete der früheren Sowjetunion zu schaffen machen, lassen sich mehr oder minder ausgeprägt auch in den USA antreffen. Die Leiter des öffentlichen Gesundheitssystems sind verzweifelt bemüht sicherzustellen, dass die Lebensmittel und das Wasser der Nation keine gesundheitlichen Risiken bergen, dass HIV und

Hepatitis C nicht den Charakter von Volksseuchen annehmen und dass die Kinder des Landes angemessenen Impfschutz erhalten: Nach und nach wird Amerika von den gleichen Plagen heimgesucht wie die übrige Welt. Und dazu hat Amerika noch seine eigenen Beschwerden, bedingt durch die besonderen politischen und ökonomischen Gegebenheiten der amerikanischen Gesellschaft.

Wenn die früheren sowjetischen Staaten daran krankten, dass die Ansprüche des Kollektivs an das Gesundheitswesen übertrieben hoch waren und auf Kosten des Einzelnen gingen, so taumelt Amerika gegen Ende des zwanzigsten Jahrhunderts unter der Last seines neuentdeckten liberalistischen Individualismus: Zum Teufel mit der staatlichen Fürsorge – alle die öffentliche Gesundheit betreffenden Verpflichtungen und Verantwortlichkeiten sind Sache des Individuums! – Das ist eine eigenartige Neuorientierung und eine diametrale Kehrtwendung gegenüber dem Verantwortungsbewusstsein, das noch zu Beginn des zwanzigsten Jahrhunderts prägend auf die Gründung des amerikanischen Gesundheitssystems eingewirkt hat. Während das 1991 besiegelte Ende des Kalten Krieges im Bereich der öffentlichen Gesundheit für die Verlierer Chaos und Verzweiflung mit sich brachte, entfesselte es bei den amerikanischen Siegern eine Haltung des »Zuerst komme ich«, die sich während der eindrucksvollsten und andauerndsten Periode wirtschaftlichen Wohlstands, die das Land je erlebt hat, überall im Land durchsetzte.

Weniger als ein Jahrzehnt nach dem Fall der Berliner Mauer befand sich der Mittelstand in den USA mit dem Begriff *Millionär* längst auf vertrautem Fuß, bewegten sich die Kurse an der New Yorker Börse in schwindelerregenden Höhen, die in den achtziger Jahren noch unverstellbar gewesen waren. Kaum jemand vermochte sich vorzustellen, dass mit der 1991 vom damaligen Präsidenten George Bush verkündeten neuen Weltordnung etwas anderes gemeint sein könnte als die Herrschaft Amerikas über den Weltmarkt. Kurz, Selbstzufriedenheit war angesagt – vorausgesetzt, man hatte das Glück, Amerikaner zu sein.

Die Schöpfer der amerikanischen *Public Health* im neunzehnten und frühen zwanzigsten Jahrhundert wären über diesen betonten Individualismus inmitten eines solch maßlosen Wohlstands entsetzt gewesen. Für sie war der Zustand der öffentlichen Gesundheit der entscheidende Maßstab zur Beurteilung des Erfolgs eines Gemeinwesens; wurde auch nur ein kleiner Teil der Bevölkerung durch Seuchen und frühen Tod dahingerafft, so wertete man dies als klares Anzeichen dafür, dass die betreffende Gemeinschaft politisch und sozial versagt hatte. Die Väter des amerikanischen Gesundheitssystems hingen ihren Überzeugungen voll Begeisterung an, waren durchdrungen von missionarischem Eifer und in den meisten Teilen des Landes durch Gesetz dazu ermächtigt, ihre Pläne auch in die Tat umzusetzen – selbst wenn ihre Bemühungen erbitterte Auseinandersetzungen mit Gouverneuren und Bürgermeistern einschlossen: »Jedes vernünftige Verfahren, das offensichtlich auf die Erhaltung der öffentlichen Gesundheit zielt, wird die Presse befürworten, werden die Gerichte einklagen und die Menschen unterstützen«, erklärte im Jahre 1900 Dr. Hermann Biggs, der Gesundheitsbeauftragte der Stadt New York. »Die unumschränkte Vollmacht, die zu weitestgehenden Maßnahmen befähigt, ist ihnen durch Gesetz verliehen. Die Zuständigkeit der Gesundheitsabteilung erstreckt sich auf alles, was nach dem freien Ermessen ihrer Vertreter der Gesundheit abträglich ist. Das Gesetz räumt [dem öffentlichen Gesundheitswesen] dermaßen viel Spielraum ein, dass alles, was die Bequemlichkeit oder den Genuss des Lebens ungebührlich oder unnötig stört, ebenso wie alles, was im engeren Sinne der Gesundheit abträglich ist oder eine Bedrohung für das Leben darstellt, dem Gesundheitsamt das Recht gibt, Maßnahmen zu ergreifen.«[2] Brachen also Krankheiten aus, dann war es das Ziel, diese mit allen erforderlichen Mitteln auszumerzen.

Jene Kreuzritter der Gesundheit hätten nicht schlecht gestaunt, wenn sie hätten erleben müssen, wie sich in den späteren Phasen des zwanzigsten Jahrhunderts die Infrastrukturen des staatlichen Gesundheitswesens nach und nach auflösten, welch geringen Status die entsprechenden Ärzte und Wissenschaftler genossen, wie stark ihre Amtsgewalt rechtlich eingeschränkt wurde und wie sehr die Amerikaner auf diese Staatsbediensteten herabblickten. In den frühen neunziger Jahren des neunzehnten Jahrhunderts war Amerika weltweit führend bei der Entwicklung und Einführung der wichtigsten Aufgaben des öffentlichen Gesundheitswesens gewesen. Die Vorkämpfer der *Public Health* hatten für Sauberkeit in den Krankenhäusern gesorgt, hatten durchgesetzt, dass Ärzte und Schwestern sich regelmäßig die Hände wuschen, und dadurch spürbar die Todesraten ihrer Patienten gesenkt. In den neunziger Jahren des zwanzigsten Jahrhunderts zeigte dieselbe Nation den wichtigsten Elementen dieses gesellschaftlichen Unternehmens die kalte Schulter.

Hundert Jahre später mag Zaire zwar den zweifelhaften Ruhm genießen, durch seine Krankenhäuser zwei Ebola-Epidemien in Gang gesetzt zu haben; mit seiner Hilflosigkeit gegenüber wiederkehrenden Fällen von nosokomialen, das heißt im Krankenhaus erworbenen Infektionen steht das Land indes keineswegs allein. Allenthalben in der früheren Sowjetunion befindet sich die Infektionskontrolle in einem katastrophalen Zustand oder ist so gut wie nicht vorhanden. In den armen Weltregionen lässt sich immer der Mangel an Finanzmitteln geltend machen, wenn ein Arzt Infektionserreger von einem Patienten an den nächsten weiterreicht, obwohl er sich doch mit dem Eid des Hippokrates zum obersten Leitsatz der Medizin bekannt hat: keinen Schaden anzurichten.

Einzig mit dem Mangel an Geld aber lässt sich schwerlich erklären, warum nosokomiale Infektionen wie Apokalyptische Reiter in amerikanischen Krankenhäusern wüten. Und ebenso wenig können fehlende finanzielle Mittel die offenkundige Hilflosigkeit und Ohnmacht erklären, mit der die Gesundheitsbehörde dem regelmäßigen Auftreten mutierter, therapieresistenter Keime gegenübersteht.

Selbst im reichen Amerika sind Krankenhäuser wieder zu Orten geworden, an denen viele Patienten nach ihrer Aufnahme noch kränker werden, indem sie sich neue Infektionen holen. Im Jahre 1997 zogen sich bereits zehn Prozent aller Klinik-Patienten, die mehr als eine Nacht in einem normalen Krankenhaus der USA verbrachten, dort nichtvirale Infektionen zu, vermittelt durch kontaminierte Instrumente oder die Hände des medizinischen Personals.[3] Je ernsthafter die Patienten erkrankt sind, um so größer ist die Wahrscheinlichkeit, dass sie sich Krankenhaus-Infektionen zuziehen. Personen, die zum Beispiel nach einer Operation am offenen Herzen auf einer Intensivstation liegen, kommen mit weit mehr potentiell kontaminierten Spritzen, Shunts und anderen Instrumenten in Berührung als Frauen, die sich von einer Geburt erholen. Auf Intensivstationen kommt die Wahrscheinlichkeit einer nosokomialen Infektion bereits nahe an fünfzig Prozent. Und nur zu oft verlaufen solche Infektionen tödlich.[4]

Einige Modell-Krankenhäuser in den USA arbeiten mit den CDC (*Centers for Disease Control*, dem aus mehreren Zentren zusammengesetzten Bundesamt, das Ansteckungskrankheiten überwacht) zusammen, um ein landesweites System zur Überwachung von Krankenhausinfektionen zu schaffen. Ihre Laborbefunde wiesen während der neunziger Jahre für alle Hospitalkeime einen stetigen Anstieg des Anteils therapieresistenter Organismen nach, die den gewohnten Antibiotika-Behandlungen zu trotzen vermögen.[5] Ein von der University of Iowa in Europa, Kanada und Lateinamerika betriebenes antimikrobielles Überwachungssystem stellte die gleiche Tendenz fest – wie schließlich auch das weltweite Überwachungsnetzwerk der Weltgesundheitsorganisation, das sich mit den Eigenschaften mobiler DNA-Gene mit ringförmiger Arzneimittel-Resistenz beschäftigt. Diese als Plasmide bezeichneten Ringe breiten sich zwischen den Bakterien mühelos aus – und übertragen dabei die Antibiotika-Resistenz –, wobei sie nicht einmal vor Artgrenzen haltmachen.[6]

Aus Gründen, die niemand recht erklären konnte, weist die Stadt New York in ihren Krankenhäusern die höchste Rate therapieresistenter bakterieller Erkrankungen auf. »In diesem Punkte sind wir offenbar landesweit führend – ein, gelinde gesagt, zweifelhafter Rekord«, erklärt die Gesundheitsbeauftragte Dr. Margaret Hamburg seufzend. Hamburgs Stellvertreterin, Dr. Marcelle Layton, verkündete 1997, die Stadt sehe sich in einem beispiellos hohen Maß mit gesundheitlichen Problemen konfrontiert; dies könne mitverantwortlich für den stetigen Anstieg resistenter Keime sein, den ihre Mitarbeiter im Laufe der letzten zehn Jahre beobachtet hätten.

»In New York City leben 53 000 Menschen pro Quadratmeile«, meint sie, »und etwa 200 000 Einwohner der Stadt sind HIV-positiv. Ein Viertel der Bevölkerung lebt unterhalb der Armutsgrenze. 1,3 Millionen sind nicht krankenversichert.«

Hier hält Layton inne und zuckt mit den Schultern, als wollte sie sagen: »Was sollen wir machen?« Und tatsächlich müssen Beamte des staatlichen Gesundheitswesens überall in Amerika hilflos zusehen, wie die Todesraten steigen, Infektionserreger mutieren und therapieresistent werden; jener drohenden, schicksalhaft anmutenden Ära ohne wirksame Antibiotika Einhalt zu gebieten, scheint nicht in ihrer Macht zu liegen. Und nirgends droht diese bedenkliche Entwicklung mehr als in den Krankenhäusern des Landes.

Unseligerweise sind die Krankenhäuser zum heiligen Bezirk der Ärzteschaft geworden, über den die Gesundheitsbehörden keine Gewalt haben. Ein Jahrhundert zuvor hätten die damaligen Laytons in den Krankenhäusern ein und aus gehen und jedes schließen können, das wie das Allgemeine Krankenhaus von Kikwit im Falle der Ebola-Seuche Epidemien erzeugte. Jetzt müssen sich Layton und ihre Kollegen landesweit darauf beschränken, Todesraten zu ermitteln und Warnungen herauszugeben.

Die Zahlen sind wahrhaft erschreckend: Eine der Hauptquellen für Krankenhausinfektionen stellen kontaminierte Gefäß-Katheter dar. Sie werden bei fast allen Patienten in Anschluss an einen chirurgischen Eingriff eingeführt. Kommt es im Laufe der Zeit zur

Verseuchung mit pathogenen Bakterien oder Pilzen, so führt das zu Bakteriämie und Sepsis (Blutvergiftung). In fünfundzwanzig Prozent der Fälle verläuft eine solche Sepsis tödlich. Bei den fünfundsiebzig Prozent der Patienten, die diese Nosokomial-Infektionen überleben, entstehen zusätzliche Kosten in Höhe von durchschnittlich 33 000 Dollar pro Patient. Im Jahre 1996 gab es etwa 400 000 Patienten in den USA, die eine nosokomiale Sepsis überlebten; ihre Behandlungskosten erhöhten sich durch die Infektion um insgesamt 13,2 Milliarden Dollar.[7]

Zum Ende des zwanzigsten Jahrhunderts sterben jährlich 100 000 bis 150 000 Amerikaner an Infektionen, die sie sich in Krankenhäusern der USA zugezogen haben. Und die gefährlichsten der nosokomialen Bakterien sind neu auftauchende antibiotika-resistente Mutanten.

An der Krise, die sich in den neunziger Jahren in New York City zuspitzte, sind vier weitverbreitete Erreger beteiligt: *Enterococcus faecium*, *Enterococcus faecalis*, *Streptococcus pneumoniae* und *Staphylococcus aureus*. Die Enterokokken sind normalerweise nichttödliche Bakterien in der Darmflora, die allenfalls Verdauungsprobleme, Durchfall und Krämpfe im Unterleib verursachen. Ist jemand schwer erkrankt oder immungeschwächt – und bei den meisten ins Krankenhaus eingewiesenen Patienten ist das der Fall –, so können diese Bakterien (insbesondere *faecium*) tödlich werden. Streptokokken und Staphylokokken sind dagegen weit bedenklicher. Verschiedene *Streptococcus*-Arten verursachen häufig »Hals-Entzündung« im Bereich der Rachen- und Gaumenmandeln (Pharyngitis) und davon ausgehend auch Scharlach. *Streptococcus pneumoniae* führt oft zur Mittelohrentzündung, nicht selten gefolgt von Taubheit; das Bakterium kann aber auch lebensbedrohende Lungenentzündungen (Pneumonien) und bei Befall der Hirnhäute hochgefährliche Infektionen des Zentral-Nerven-Systems verursachen. In der Zeit vor der Entdeckung der Antibiotika verliefen dreißig bis fünfunddreißig Prozent aller Infektionen mit *S. pneumoniae* tödlich.

Im Jahre 1996 verursachte *Streptococcus pneumoniae* jährlich vier Millionen Lungenentzündungen unter Erwachsenen in den USA. Allein die Behandlungskosten für ambulante Patienten überstiegen eine Milliarde Dollar im Jahr. Und bei Patienten über sechzig verliefen solche Pneumonien trotz massiver Behandlung mit Antibiotika in ungefähr sieben Prozent der Fälle tödlich. *Staphylococcus aureus* verursacht: Wundinfektionen, Sepsis (Blutvergiftung), toxische Schocksyndrome, Wundliegen, Knochenmarkentzündung, Endokarditis, Furunkel, Abszesse und bakteriell bedingte Arthritis (Gelenkentzündung). Weil einige Stämme der Staphylokokken starke Toxine freisetzen, können diese Infektionen leicht tiefer in den Körper vordringen und sich binnen weniger Stunden von einer kleinen, eiternden Wundentzündung zu einer lebensbedrohlichen Blutvergiftung auswachsen, gefolgt von Herzklappenschäden und einem schnellen Tod. Hauptsächlich die Infektion mit Staphylokokken war dafür verantwortlich, dass während des Amerikanischen Bürgerkriegs und des Ersten Weltkriegs Zehntausenden von Soldaten Gliedmaßen amputiert werden mussten.

Die kugelförmigen Staphylokokken neigen dazu, dichte Haufen zu bilden, wie Trauben an einem Weinstock. In Notzeiten können die Organismen Wasser aus ihrem Zytoplasma ausscheiden und als harte, trockene »Murmeln« in einen inaktiven Zustand verfallen. In diesem Zustand sind sie mit Antibiotika nicht zu erreichen und können in der Luft, im Wasser, in Nahrung, in Seife, im Erdboden – und damit praktisch überall – überleben. Streptokokken sind ebenfalls kugelförmig, aber statt Haufen zu bilden, tendieren sie dazu, sich wie Perlen an der Schnur aneinanderzureihen. Auch sie können milieubedingten Stress-Situationen dadurch trotzen, dass sie in einen inaktiven Zustand überwechseln.

Gegen Ende des neunzehnten und zu Beginn des zwanzigsten Jahrhunderts machten diese Streptokokken der Bevölkerung New Yorks ernsthaft zu schaffen, aber mit Anbruch des Penicillin-Zeitalters verschwanden die ernsten Infektionen praktisch. Streptokokken gehörten allerdings zu den ersten Bakterien mit Penicillin-Resistenz; Anfang der neunziger Jahre des zwanzigsten Jahrhunderts fand Dr. Hamburgs Gesundheitsbehörde überall in der Stadt Streptokokken, die teilweise oder vollständig unempfindlich gegen Penicillin waren. Eine 73 Krankenhäuser in der Stadt umfassende Erhebung habe ergeben, dass die Infektionen aufgrund von Penicillinase-Resistenz in allen Patientengruppen von acht Prozent im Jahre 1993 auf mehr als zwanzig Prozent im Jahre 1995 hinaufgeschnellt seien, berichtete Layton 1996 in einer Rede vor der American Public Health Association in Manhattan. Resistente Streptokokken träten am häufigsten bei Kleinkindern unter einem Jahr auf; elf Fälle pro 100 000 Einwohner seien 1995 in New York City registriert worden.

Im selben Jahr war nach Hamburgs Feststellung in New York City nur noch ein einziges Antibiotikum gegen *Streptococcus pneumoniae* allgemein wirksam: Vancomycin. Das war auch das einzige Mittel, mit dem sich ansonsten therapieresistente Staphylokokken, MRSA (methicillin-resistente *Staphylococci aurei*), unterdrücken ließen. MRSA waren bereits 1933 für ein gutes Drittel aller Fälle mit Staphylokokkenbefall in den USA verantwortlich.[8] Und da lag ein schwerwiegendes Problem: Drei verschiedene Arten von verbreiteten Bakterien erlangten gleichzeitig eine durchschlagende Arzneimittel-Resistenz und ließen die Medizin mit einem einzigen Notnagel in Gestalt des Vancomycin zurück. Die größte Sorge war, dass einige vancomycin-resistente *Enterococci* (VRE) ihre für die Resistenz verantwortlichen Gene an Strepto- oder Staphylokokken weitergeben könnten. Labor-Experimente zu Beginn der neunziger Jahre ergaben, dass VRE-Resistenz-Gene auf mobilen Transposonen oder Plasmiden liegen und ihren Platz im DNA-Genom wechseln können. Die Vancomycin-Resistenz der Enterokokken kann also tatsächlich durch Gentransfer auf Streptokokken oder Staphylokokken übertragen werden.[9]

Bemerkenswerterweise würden manche Enterokokken-Stämme regelrecht »süchtig nach Vancomycin«, erklärt der Mikrobiologe Alexander Tomasz von der Rockefeller University. Die Keime bildeten nicht nur eine Resistenz gegen Vancomycin aus, ihr Stoffwechsel werde geradezu von dem Antibiotikum abhängig. New York City war demnach bereits Mitte der neunziger Jahre davon bedroht, dass bei irgendeinem mit Enterokokken infizierten Krankenhauspatienten einige VRE ihr furchterregendes genetisches Rüstzeug an Staphylokokken oder Streptokokken weitergaben und damit eine hochansteckende und kaum mehr zu bekämpfende Supermikrobe ins Leben riefen – ein Albtraum für das öffentliche Gesundheitswesen.

»Wir warten nur darauf, dass es knallt«, erklärt Dr. Hamburg voll Nervosität. Zusammen mit Tomasz und Wissenschaftlern vom Public Health Institut in New York und den verschiedenen Bezirkskrankenhäusern bildeten Dr. Hamburgs Mitarbeiter 1993 die BARG (*Bacterial Antibiotic Resistance Group*; Gruppe zur Erforschung bakterieller Resistenz gegen Antibiotika), um die Resistenz-Entwicklung bei verschiedenen Keimen der Region zu überwachen. Hamburg schärfte den Krankenhäusern aufs Entschiedenste ein, dass aufgrund therapieresistenter Mikroben die Todesraten in Zukunft in die Höhe schnellen würden, falls sie die Infektionskontrollen nicht verbesserten. Die Gesundheitsbehörde des Staates New York verschärfte die Richtlinien für die Verhinderung von Infektionen und ordnete an, dass sämtliche Beschäftigte in den Krankenhäusern des Staates – von den Angestellten der Patientenaufnahme bis zum Hirnchirurgen – alljährlich einen behördlich bescheinigten Kurs in Infektionsbekämpfung zu absolvieren hatten.

Im Rahmen dieses Kurses hält die auf die Infektionsbekämpfung spezialisierte Krankenschwester Kathleen Jakob im Columbia College in Manhattan ihrer medizinischen Zuhörerschaft warnend vor, dass Versäumnisse bei der Infektionsbekämpfung normalerweise das unbeabsichtigte Ergebnis einer allzu starken Gewöhnung an das Krankenhausmilieu seien. »Menschen außerhalb des medizinischen Berufs fällt es sehr schwer, sich beim Essen über Analgeschwüre zu unterhalten«, erklärt Jakob und erntet dafür schallendes Gelächter. »Wir haben damit keine Schwierigkeiten. Wir sehen unser Arbeitsmilieu nicht so, wie das Besucher tun. Wir gewöhnen uns so sehr daran, dass wir die Gefahren, das Chaos, den Schmutz nicht mehr sehen.«

Wenn es aber darum gehe, die Ausbreitung zählebiger Bakterien in der Klinik zu unterbinden, habe die altehrwürdige Semmelweissche Methode, sich vor dem Berühren von Patienten die Hände zu schrubben – ein Verfahren, das vor mehr als hundert Jahren die Medizin revolutionierte –, längst als zuverlässige Vorkehrung ausgedient. Heute seien Infektionserreger wie *Staphylococcus* im inaktiven Zustand in der Lage, auf Tischplatten, Vorhängen, Kleidung und sogar in Behältern mit Desinfektionsmitteln zu überleben. Trotz eifrigen Händeschrubbens könnten selbst gewissenhafte Krankenpfleger solche Organismen transportieren, wenn ihre Kittel mit der Wunde oder dem Bettzeug eines Patienten in Berührung kommen.

Von den über 14 000 keimtötenden Mitteln, die 1994 bei der Umweltschutzbehörde der USA (EPA; Environmental Protection Agency) registriert gewesen seien, könnten nur wenige solche Bakterien im inaktiven Zustand vernichten, und bei manchen der Erreger sei stundenlanges Einwirken nötig, um die Desinfektion sicherzustellen. Tatsächlich hätten einige Bakterien neue Widerstandskräfte gegen Desinfektionsmittel und Seifen hinzugewonnen. Sie könnten zum Beispiel alle chlorhaltigen Verbindungen von ihren Membranen abprallen lassen, wodurch chlorhaltige Bleichmittel völlig unwirksam würden. Die einzigen Reinigungsmittel, die garantiert auch inaktive Bakterien umbrächten, seien quarternäre Ammoniumbasen und Formaldehyde, erklärt Jakob ihrem Publikum. Diese Verbindungen aber würden mit Krebs und Missbildungen in Verbindung gebracht, weshalb die EPA vor ihrer Verwendung auf Säuglings- und Kinderstationen warne.[10]

Eine Ergänzung zum gründlichen Reinigen sei das Abtöten der Keime durch Kochen in Autoklaven, Schnellsterilisierern und Dämpfapparaten. Aber auch hier sähen sich die Krankenhäuser mit Problemen konfrontiert, die sich aus der Zählebigkeit der Bakterien, der Schlampigkeit des Personals und neuer medizinischer Ausrüstung, die extrem schwer zu reinigen sei, ergäben. Hinzu komme, dass es manche Bakterien durch Mutation dazu brächten, auch hohe Temperaturen zu überleben, und damit neue Sterilisationsverfahren mit größeren Hitzegraden oder von längerer Dauer erzwängen.

Der einzige Weg, Schwachstellen bei der Infektionskontrolle aufzuspüren, bestehe für die Krankenhäuser darin, die Keime, die sich in den heftiger erkrankten Patienten finden lassen, zu isolieren, um festzustellen, welche Antibiotika gegebenenfalls gegen das Isolat noch wirksam sind. Würden hochgradig resistente Bakterien bei einem Patienten entdeckt, so müssten bei den Patienten in den benachbarten Betten Tests durchgeführt werden. Falls diese mit den gleichen Bakterien infiziert wären, erklärt Jakob ihrer Zuhörerschaft mit ernster Miene, so sei das »ein sicheres Anzeichen dafür, dass irgendwo auf der Station die Infektionsabwehr eine Lücke aufweist«.

In solchen Fällen müsste jeder Ausrüstungsgegenstand auf der Station, jeder Millimeter Oberfläche – jeder Fernsehapparat, jeder Stuhl, jedes Bett, kurz: schlechterdings alles – gründlich mit wirksamen Desinfektionsmitteln abgeschrubbt werden. Die Patienten seien zu isolieren, und das gesamte Stationspersonal müsse auf die hochresistenten Keime hin untersucht werden. Schließlich gelte es, sämtliche Verfahrensabläufe in Bezug auf mögliche Schwachstellen zu überprüfen.

Manchmal erweisen sich besonders die MRSA-Keime als so zählebig und resistent gegen Desinfektionsmaßnahmen, dass den Krankenhäusern nichts anderes übrig bleibt, als die Station zu schließen, alles organische Material (Gummi, Baumwolle, Wolle, Silikon, Kunststoffe) aus ihr zu entfernen, die Wände neu zu streichen, die Bäder neu zu kacheln und sämtliche Böden mit neuem Linoleum auszulegen. Erst nachdem diese Mammutarbeit geschafft und die gesamte Ausrüstung ersetzt worden ist, können die vormals verseuchten Stationen wieder geöffnet werden. Solche Prozeduren sind fürchterlich kostspielig und führen fast immer dazu, dass gegen die Krankenhäuser von Patienten Prozesse angestrengt werden. Und nur zu oft stellt sich heraus, dass Krankenschwestern oder Ärzte die resistenten Mikroben unwissentlich übertragen haben. Die Gesundheit des Pflegepersonals beeinträchtigen die Bakterien nicht, für den geschwächten Patienten hingegen sind sie tödlich. Deshalb liegt es im Interesse des Krankenhauses und der dort Beschäftigten, unabhängig davon, ob sie von der Gefahr einer solch extremen Kontamination Kenntnis haben oder nicht, alles in ihrer Macht Stehende zu tun, um ihr vorzubeugen.

Doch selbst in einer so vorbildlichen Einrichtung wie dem Columbia Presbyterian, einem der besten Krankenhäuser Amerikas, ist es so gut wie unmöglich, die Ausbreitung von VRE und anderen arzneimittelresistenten Organismen zu verhindern. Dort betreut die Krankenschwester Janise Schwadron postoperative Patienten, die auf der Intensivstation liegen. Die Anweisung, einen Patienten aus der »Kontakt-Isolierung« zu einer computertomographischen Untersuchung nach unten zu bringen, entlockt Schwadron einen tiefen Seufzer: Der Patient hat nicht nur eine Lungentransplantation hinter sich, er ist außerdem mit einem mutierten Enterokokken-Stamm infiziert, der sich gegen sämtliche konventionellen Antibiotika resistent zeigt. Das Bemühen, die übrigen Patienten im Krankenhaus vor der Mutante zu schützen, lässt den Transport des infizierten Patienten in die radiologische Abteilung zu einer riesigen Aktion werden. Alles, was der Patient berührt, muss davor und danach desinfiziert werden. Schwadron lässt drei Helfer kommen. Bekleidet mit körperlangen Schutzanzügen, Latexhandschuhen und Gazemasken, beginnen diese damit, jeden Zentimeter jedes einzelnen Gegenstands abzuschrubben, ehe sie die Lage des Patienten verändern. Stunden später, nachdem auch der Tomographieraum desinfiziert und der Transplantationspatient zurück in sein Zimmer transportiert worden ist, kann Janise Schwadron aufatmen. Aber: Ein einfacher diagnostischer Test, der normalerweise gerade einmal zwei Angestellte und eine Stunde Zeit benötigt, hat fünf Angestellte über sechs Stunden lang auf Trab gehalten und darüber hinaus jede Menge kostspielige Schutzausrüstung erfordert.

Und dabei ist das Krankenhauspersonal nur ein Teil des Problems. Zu Schwester Schwadrons Pflichten gehört es auch, die Besucher zu überwachen, die das Zimmer des Transplantationspatienten betreten, und sie an die Vorsichtsmaßregeln zu erinnern, die sie einhalten müssen, oder sie, wenn sie die Regeln missachten, der Station zu verweisen.

Einige der Patienten scheinen es geradezu darauf anzulegen, die Dinge noch zu verschlimmern: Im Columbia Presbyterian gab es eine Patientin, die von den Krankenschwestern die »Wandersfrau« genannt wurde. Patienten, die unbedingt durch die Flure pilgern und den Kopf in alle Zimmer stecken müssen, gelten ohnehin als Plage. Die »Wandersfrau« aber schleppte außerdem noch eine VRE-Infektion mit sich herum. Wenn sie bei ihren Wanderungen auf einen anderen Patienten stieß, der mit einer mutierten Staphylokokken- oder Pneumokokken-Art infiziert war, so konnten sie sich leicht gegenseitig anstecken, so dass ihre Keime Gelegenheit erhielten, Gene auszutauschen; schließlich waren dann vielleicht beide mit absolut arzneimittelresistenten Staphylokokken oder Pneumokokken infiziert.

Am Ende des neunzehnten Jahrhunderts, zur Zeit Hermann Biggs', des Vorkämpfers des öffentlichen Gesundheitswesens, konnte man aufsässige Patienten wie die »Wandersfrau« einsperren, unter Quarantäne stellen oder im Interesse der Gemeinschaft in eine Anstalt stecken. Im Jahre 1994 war dergleichen natürlich nicht mehr gesetzeskonform. Jetzt konnten die Krankenschwestern nur noch versuchen, die »Wandersfrau« zu überreden. Aber diese war taub für alle Ermahnungen.

Das öffentliche Gesundheitswesen hat in den neunziger Jahren des zwanzigsten Jahrhunderts soviel an Amtsgewalt und Autorität verloren, dass zum Verfahrenskatalog der Gesundheitsbeauftragten Hamburg nicht jene drei Maßnahmen gehören, die am ehesten geeignet sind, die Ausbreitung der therapieresistenten Bakterien zu verlangsamen. Alle Befunde sprechen dafür, dass die Gewohnheit der Ärzte, Antibiotika allzu großzügig zu verschreiben, die Arzneimittel-Resistenz zunehmen lässt. Eine jahrelange erfolgreiche Lobbytätigkeit der American Medical Association (Amerikanischer Ärzteverband) hat die öffentlichen Gesundheitsbehörden indes aller Möglichkeiten beraubt, Einfluss auf die Verschreibungspraxis der Ärzte zu nehmen. Am liebsten würde Margaret Hamburg, wenn es nach ihr ginge, Vancomycin unter gesetzliche Aufsicht stellen, so dass die Ärzte die Genehmigung der Gesundheitsbehörde einholen müssten, ehe sie das kostbare Arzneimittel als letzte Rettung anwandten. Landesweit aber fehlt ihr und ihren Kollegen die Macht, einen solchen Verwendungs-Stopp anzuordnen.

Die zweite und die dritte Maßnahme würden darin bestehen, Isolierung und Zwangsbehandlungen bei Patienten mit hochgradig therapieresistenten Bakterienstämmen anzuordnen sowie das medizinische Personal routinemäßig zu testen, um sicherzustellen, dass die Betreffenden nicht ohne ihr Wissen mit solchen Keimen infiziert sind. Aber auch hier hat Dr. Hamburg nur geringe rechtliche Möglichkeiten. Überall in Amerikas Krankenhäusern gibt es Ärzte, die es kategorisch ablehnen, sich den entsprechenden Tests zu unterziehen.

Als um die Mitte des zwanzigsten Jahrhunderts der öffentliche Gesundheitsdienst seiner Macht beraubt wurde, sah noch niemand voraus, dass sich die Krankenhäuser zu Zentren nicht nur der Heilung, sondern auch der Erzeugung von Krankheiten entwickeln würden. VRE tauchten erstmals 1988 in den USA auf, wo drei New Yorker Krankenhäuser ihr Vorkommen meldeten. Anfang 1994 aber ergab eine Überprüfung der 24 Krankenhäuser in New York City, auf Long Island und im Landkreis Westchester, dass die Erreger mittlerweile überall dort aufgetreten waren.

Landesweit stiegen die Fälle von VRE zwischen 1989 und 1993 um das Zwanzigfache; den CDC zufolge waren 1994 knapp acht Prozent aller Enterokokken-Infektionen durch mutierte Bakterien bedingt. Vier Jahre zuvor waren es noch weniger als ein Prozent. Es erwies sich als außerordentlich schwierig, von den einzelnen Krankenhäusern Informationen über die VRE-Raten zu bekommen – keine Einrichtung wollte in den Ruf geraten, eine Brutstätte therapieresistenter Bakterien zu sein. Den staatlichen Gesundheitsbehörden aber fehlen die gesetzlichen Möglichkeiten, die Krankenhäuser dazu zu zwingen, ihre Zahlen über die Häufigkeit von nosokomialen Infektionen offenzulegen. Margaret Hamburg musste sich also auf einen Handel mit den Krankenhäusern einlassen und versprechen, im Austausch gegen den Zugang zu den krankenhauseigenen Laborbefunden die Einzelheiten der jeweiligen VRE-Raten geheimzuhalten. In der Öffentlichkeit, sagt sie, dürfe ihre Behörde um keinen Preis enthüllen, dass »es im Krankenhaus X so und so viele VRE-Fälle gibt. Wir dürfen nur sagen: Insgesamt ist die Rate in den Krankenhäusern der Stadt so und so hoch – eine andere Möglichkeit haben wir nicht.«

Im Bereich des New Yorker Stadtgebiets weigerten sich sämtliche Krankenhäuser bis auf drei, einem recherchierenden Reporter die Einzelheiten ihrer VRE-Befunde zu überlassen. Die drei, die die Informationen lieferten, berichteten über stetig steigende VRE-Raten. Eine Klinik, die aus ihrer Situation hinsichtlich VRE kein Geheimnis machte, war das Cabrini Hospital, ein Privatkrankenhaus in Manhattan, das im Jahre 1993 eine ausführliche Übersicht über die VRE-Fälle veröffentlichte, die zwischen 1990 und 1992 auf den Stationen der Klinik festgestellt worden waren. Innerhalb eines Zeitraums von 36 Monaten wurden am Cabrini Hospital 2812 Enterokokken-Fälle behandelt; bei 213 von ihnen lag eine Vancomycin-Resistenz vor. Erschreckend aber war vor allem die prozentuale Entwicklung: Im Jahre 1990 sprachen noch fünfundachtzig Prozent aller Enterokokken-Infektionen voll auf Vancomycin an. Ende 1992 wirkte das Mittel bereits nur noch bei knapp sechsundzwanzig Prozent aller in den Krankenhäusern behandelten Enterokokken-Infektionen uneingeschränkt.

»Wir kommen aus einer Zeit, in der es stets ein Medikament

gab, das man nehmen konnte, wenn man krank wurde«, meint Alexander Tomasz von der Rockefeller University. »Wir nähern uns einer Zeit, in der das anders sein wird. Jede Bakterienart, die wir kennen, hat in den vergangenen zwanzig Jahren ihre Antibiotika-Resistenz erhöht ... es handelt sich wahrscheinlich um das vordringlichste Problem für das öffentliche Gesundheitswesen«, erklärte bereits Dr. William Jarvis, ein Experte der CDC, im Jahre 1995. Falls VRE ihre Resistenzgene mit Staphylokokken oder Streptokokken austauschten, käme das, seiner festen Überzeugung nach, »einer Katastrophe« gleich. Schon 1997 war laut Dr. Louis Rice von der Emory University der Trend bei MRSA und VRE in New York City und landesweit klar erkennbar. »Wenn wir das Resistenzverhalten kontrollieren wollen, müssen wir mit den Krankenhäusern anfangen, weil das Ganze von dort ausgeht.« Und je größer die Krankenhäuser seien, um so mehr MRSA und VRE lauerten auf den Stationen. Im Jahre 1997 fanden sich in Krankenhäusern mit weniger als 200 Betten bei sechzehn Prozent der mit Staphylokokken infizierten Patienten MRSA, während in Krankenhäusern mit mehr als 200 Betten die Häufigkeit der MRSA-Fälle bei siebenundzwanzig Prozent lag. Das bedeutet, dass sich die Infektionen in dem Durcheinander großer Krankenhäuser, die gewöhnlich in öffentlicher Hand sind, leichter ausbreiten.

Sind die Problem-Keime in einem Krankenhaus erst einmal in Erscheinung getreten, dann ist nach Rice' Überzeugung deren »bloße Kontrolle« kaum die richtige Antwort:

»Ich bin nicht sonderlich zuversichtlich, dass wir imstande sind, der Sache Herr zu werden.« Träten resistente Infektionserreger auf einer Station auf, könnten eine radikale Säuberungsaktion und eine verstärkte Infektionsbekämpfung ihre Ausbreitung zwar verlangsamen, aber die Krankenhäuser müssten auch entschiedene Schritte zu einer Änderung ihrer Verschreibungspraktiken ergreifen und zum Beispiel vollständig darauf verzichten, beim Auftreten von VRE Vancomycin einzusetzen. Und selbst das funktioniere, räumte er ein, nicht immer.

So reagierte eines der Krankenhäuser, als dort zum ersten Mal MRSA ausbrach, mit einem völligen Verzicht auf die Verwendung von Methicillin und wies seine Ärzte an, ihre Staphylokokken-Patienten stattdessen mit Mupirocin zu behandeln. In einem einzigen Jahr stieg daraufhin bei den Staphylokokken-Infektionen das Auftreten mupirocin-resistenter Keime von zwei auf vierundsechzig Prozent. Ähnliche Erfahrungen machte das Cornell Medical Center in New York mit therapieresistenten *Klebsiella*-Infektionen: Die

Anwendung sämtlicher Antibiotika führte zu nichts weiter als zum Auftreten von *Klebsiella*-Erregern mit mehrfacher Therapie-Resistenz. Andererseits habe an anderen Kliniken der Wechsel des Antibiotikums tatsächlich zur Senkung der bakteriellen Erkrankungsrate geführt, erklärte Rice, was darauf hindeute, dass es »bei der Bekämpfung mutierter Viecher kein Patentrezept gibt«.

Im Queens Hospital in New York City hat Dr. James Rahal herausgefunden, dass der biochemische Trick, mit dem ein resistenter Erreger ein Antibiotikum »überlistet«, entscheidend für den Grad der Zählebigkeit des Erregers ist: Bilden übertragbare Plasmide die Ursache seiner Resistenz, oder entspringt sie einer Mutation im DNA-Genom der Bakterien? In letzterem Fall, so Rahal, sei es sehr mühsam, die Keime wieder los zu werden. Schließlich könnten Plasmide aus Mikroben ebenso leicht wieder herausspringen wie sie in sie hineingesprungen seien, was die Resistenz zur Episode werden lasse. Aber wenn ein Keim mutiert, wird sein genetisches Material dauerhaft verändert, und diese Resistenz werde nicht nur bei den einzelnen Exemplaren, sondern auch bei vielen Generationen seiner Nachkommen zum Dauerzustand.

So sei der Anteil von *Klebsiella*-Infektionen mit Resistenz gegen Ceftazidime in seinem Krankenhaus von sechs Prozent im Jahre 1988 auf siebenunddreißig Prozent im Jahre 1995 angestiegen. Hier handele es sich um transposon-vermittelte Resistenzformen, die sich durch den Wechsel von Medikamenten und die üblichen Maßnahmen zur Infektionsbekämpfung einigermaßen unter Kontrolle halten ließen. Im Jahre 1995 aber sei in den Krankenhäusern ein neuer resistenter *Klebsiella*-Stamm aufgetreten – eine Form mit DNA-Mutationen. Bis zum Weihnachtsfest desselben Jahres sei bereits jedes einzelne *Klebsiella*-Bakterium, das sich im Krankenhaus finden ließ, nicht nur vollständig resistent gegen Ceftazidime gewesen, sondern auch gegen alle Cephalosporin-Antibiotika.

Zu diesem Zeitpunkt habe dann das Krankenhaus angeordnet, bei der Behandlung von *Klebsiella*-Infektionen keinerlei Cephalosporine mehr einzusetzen. Daraufhin sei etwas Merkwürdiges passiert: Bei einer völlig anderen Bakterienart habe sich ebenfalls Resistenz entwickelt. Im Laufe des Jahres 1996 habe das Krankenhaus den Einsatz von Cephalosporin insgesamt um mehr als achtzig Prozent reduziert, während der Gebrauch des kostspieligen alternativen Medikaments Imipenem um neunundfünfzig Prozent gestiegen sei. Das habe die Resistenz bei *Klebsiella*-Bakterien um fast die Hälfte vermindert. Gleichzeitig aber habe es bei *Pseudomonas aeriginosa*, einem Organismus, der Wundinfektionen und

Lungenentzündung hervorruft, zur Resistenz gegen Imipenem geführt. »Das Problem verschob sich also nur von einer Bakterienart auf eine andere«, lautet das traurige Fazit Rahals. Wenn aber trotz striktester Maßnahmen in den besten Krankenhäusern Amerikas ständig neue Supererreger auftreten, so muss man nach Ansicht von Dr. Matthew Scharff von der Albert Einstein Medical School in der Bronx »den Eindruck gewinnen, dass wir mittlerweile wieder in der Zeit vor den Antibiotika angelangt sind«. Laut Dr. Scharff, der vor einer Versammlung des Irvington Trust sprach, einer Investment-Bankgruppe, die medizinische Forschungen finanziert, sterben Patienten, die sich einer Chemotherapie aufgrund ihrer Krebserkrankungen unterzogen haben, nach Transplantationen oder Bestrahlungen. Ähnliches gilt für AIDS-Patienten, für die gewöhnlich Infektionen tödlich verlaufen, die bei anderen Menschen vergleichsweise gutartige Pilz- oder Bakterienerkrankungen sind. Diese in ihrer Abwehr geschwächten Patienten sterben trotz hoher intravenös verabreichter Antibiotikadosen. *Staphylococcus, Meningococcus, Pneumococcus, Cryptosporidium* – all diese Keime sind in der Lage, diese Menschen umzubringen.

»Wenn unsere körperliche Abwehrkraft fehlt, können auch Antibiotika diese Erreger nicht erledigen«, erklärt Scharff und fügt hinzu, dass manche Erkrankungen auch für ansonsten gesunde Menschen zunehmend gefährlicher würden, weil die Erreger mittlerweile therapieresistent seien. Auf den Krebs- und AIDS-Stationen der großen Krankenhäuser im Einzugsgebiet von New York sprächen die Befunde für sich. Etwa zehn Prozent aller AIDS-Kranken stürben an *Crypococcus* – einem weitverbreiteten Pilz, der sich in Vogelkot finde. Wenn der Erreger ins Hirn der Betreffenden gelange, rufe er Meningitis hervor. Auch eine Vielzahl bakterieller Infektionen bei Patienten mit bösartigen Lymphomen sei praktisch unheilbar – die frühere Präsidentengattin Jacqueline Kennedy Onassis starb infolge einer solchen Infektion.

Nach Scharffs Ansicht fanden die Ärzte zur Zeit von Hermann Biggs, dem Vorkämpfer für ein öffentliches Gesundheitswesen, als es noch keine Antibiotika gab, zumindest im Ansatz eine Lösung für das Problem: die Antiseren. Im frühen zwanzigsten Jahrhundert spritzten die Ärzte Pferden kleine Mengen der Bakterienart, mit der die Patienten infiziert waren – also etwa die Lungenentzündung verursachenden Pneumokokken. Das Pferd bildete dann Antikörper gegen die Pneumokokken aus. Die Ärzte entnahmen dem Pferd einige Liter Blut, trennten das Serum von den Blutkörperchen und spritzten das auf diese Weise gewonnene Antiserum ihren sterbenden Patienten. »Ungefähr bei dreißig Prozent der

Fälle funktionierte das«, meint Scharff. Die Serumtherapie könne sich allerdings auch häufig toxisch auswirken, weil manche Menschen akute allergische Reaktionen gegen die Reste von Pferdeproteinen im Antiserum ausbildeten.

Zum Ende des zwanzigsten Jahrhunderts indes verfüge die Wissenschaft über die erforderliche Technik, um reine menschliche Antikörper im Reagenzglas herzustellen. Diese so genannten monoklonalen Antikörper seien für medizinische Zwecke in Gebrauch; seine Forschungsgruppe, so Scharff, habe bereits monoklonale Antikörper gegen Kryptokokken hergestellt und ihre Wirksamkeit bei Mäusen mit Immundefizienz nachgewiesen. »Ich meine, wir sollten uns darauf zurückbesinnen«, drängt Scharff. »Es bleibt uns gar nichts anderes übrig. Wir haben keine andere Wahl.«

Wenige Ärzte in New York waren bereit, Scharffs finsterer Beurteilung der Lage beizupflichten. So schlimm die Probleme mit der Resistenz gegen Antibiotika auch waren, meistens fand sich am Ende doch irgendetwas, das wirkte. Jedenfalls konnte man das in den ausgehenden neunziger Jahren des zwanzigsten Jahrhunderts noch glauben.

Der Untersuchungsausschuss des Senats des Staates New York war da Anfang 1999 bereits anderer Ansicht.[11] Er legte einen Bericht vor, dem zufolge die durch Krankenhäuser verbreiteten Infektionen in New York City allein im Jahre 1995 1020 Todesopfer gefordert und 230 Millionen Dollar für verlängerte Krankenhausaufenthalte und zusätzliche Behandlungen gekostet hatten. Unter dem Vorsitz von Senator Roy Goodman, einem republikanischen Vertreter Manhattans, stützte der Ausschuss seinen Bericht auf Daten, die der Nobelpreisträger Dr. Joshua Lederberg und Alexander Tomasz (beide Rockefeller University), Dr. Willa Appel von New York City Partnership und der Rheumatologe Sheldon Blau vom Medizinischen Zentrum der State University of New York in Stony Brook geliefert hatten.

Aufgrund der Zeugenanhörungen und der ihm unterbreiteten Untersuchungen gelangte der Ausschuss in seinem Bericht zu dem Schluss, dass zwischen 1975 und 1995 die Anzahl der Tage, die Patienten im Krankenhaus verbrachten, landesweit um sechsunddreißig Prozent gestiegen war. Im Jahre 1995 hatten sich 1,7 Millionen Menschen in den USA im Krankenhaus Infektionen zugezogen, die sich bei 88 000 von ihnen als tödlich erwiesen und die landesweit die Ausgaben im Gesundheitswesen um 4,5 Millionen Dollar erhöhten. Der Bericht hält fest, dass das Problem durch die Rationalisierung bei der *Managed Care* zusätzlich verschärft wurde: Das Pflegepersonal sei so überarbeitet und erschöpft, dass ihm Fehler unterliefen. Immer mehr Krankenhäuser ersetzten zudem gelernte Krankenschwestern durch schlecht ausgebildete Helferinnen, um Kosten einzusparen. In der Health and Hospital Corporation von New York City habe der Personalbestand der Krankenschwestern von 1994 bis 1999 um über zwanzig Prozent abgenommen.

Was noch schlimmer war: An siebzig Prozent aller Krankenhausinfektionen waren resistente Organismen beteiligt. 1995 steckten sich allein in New York City 7800 Patienten während ihres Krankenhausaufenthalts mit arzneimittelresistenten Staphylokokken an: 1400 von ihnen starben. Dabei ließe sich etwa die Hälfte aller Krankenhausinfektionen durch striktere hygienische Vorkehrungen vermeiden, aber auch durch den Verzicht der Ärzte auf den Routine-Einsatz von Antibiotika.

»Vor ungefähr fünf Jahren ging ich in ein gutes, angesehenes Krankenhaus«, erklärt Blau, »um mich einer ganz normalen Gefäßoperation zu unterziehen ... Ich holte mir eine krankenhauseigene, therapieresistente Staphylokokken-Infektion und war dem Tod so nahe, dass man mir bereits die Sterbesakramente verabreichte.« Nach Blaus Überzeugung waren für die Ausbreitung der Staphylokokken innerhalb des Krankenhauses Ärzte und Krankenschwestern verantwortlich, die es versäumten, zwischen den verschiedenen Behandlungen die Instrumente zu säubern und sich die Hände zu waschen. »Das nächste Mal«, schlägt er vor, »wenn Sie im Krankenhaus einen Verwandten besuchen, achten Sie mal darauf, wie oft sich der Doktor die Hände wäscht.«

Der Senatsbericht übt an den New Yorker Krankenhäusern harsche Kritik: »Wer im Gesundheitswesen tätig ist, will heilen und muss zuerst und vor allem bemüht sein, keinen Schaden anzurichten. Das Versäumnis des Krankenhauspersonals, selbst die einfachsten hygienischen Vorkehrungen konsequent zu befolgen, ist indes der wichtigste Grund dafür, dass sich Patienten in Krankenhäusern bakterielle Infektionen zuziehen. Langfristig gesehen, haben Krankenhäuser gute Gründe, strikte Verfahren zur Infektionskontrolle durchzuführen; kurzsichtige finanzielle Erwägungen stehen indes der konsequenten Umsetzung solcher Ziele immer wieder entgegen.«[12]

1958 hatte Lederberg den Nobelpreis für seine Untersuchungen zur bakteriellen Evolution erhalten. Er hatte gezeigt, wie sich Bakterien trotz der Bekämpfung durch Antibiotika weiterentwickeln. Bereits in den fünfziger Jahren warnte er vor dem bedenkenlosen Einsatz von Antibiotika, der mit der Zeit zu einer

Verminderung ihrer Wirksamkeit führen könne. Gegen Ende des Jahrhunderts gibt es bereits Befunde im Übermaß, die seine Voraussagen stützen; dennoch sind Maßnahmen des öffentlichen Gesundheitsdienstes, das mögliche Ende der Antibiotika-Ära zu verhindern, erst in Anfängen erkennbar.

»Bei einigen dieser Infektionen haben wir bald unser Pulver verschossen«, verkündet Lederberg nüchtern. »Sind wir besser dran als vor einem Jahrhundert? In vielerlei Hinsicht sind wir schlechter dran!« Mit dem Hinweis auf die sinkende Unterstützung des Staats für das öffentliche Gesundheitswesen, auf die Globalisierung der Menschheit und mit ihr der Infektionserreger erklärt Lederberg die Zukunftsaussichten für ziemlich düster. »Die Welt ist eigentlich ein einziges großes Dorf. Und wenn wir irgendwo auf der Erde Lässigkeit bei der Infektionsbekämpfung an den Tag legen, so tun wir das auf eigene Gefahr«, betont er. »Patienten sterben, weil wir über keine wirksamen Antibiotika mehr verfügen. Und es gibt keine Möglichkeit, all diese Organismen auszurotten. Wir müssen lernen, uns als ihre lebenden Zielscheiben mit ihnen zu arrangieren.«

Es sei möglich, neue antibakterielle Medikamente zu entwickeln, wenn die pharmazeutische Industrie ihre Anstrengungen darauf konzentriere. Und es sei auch möglich, die Ausbreitung resistenter Bakterien einzudämmen, wenn die staatlichen Gesundheitsbehörden mit entsprechenden Befugnissen und Finanzmitteln ausgestattet würden. »Wenn man aber sagt, dass Washington die Gesundheitsbehörden im Regen stehen lässt, dann ist das noch freundlich ausgedrückt«, fährt der sichtlich erzürnte Lederberg fort. »Das öffentliche Gesundheitswesen steckt bereits bis zum Hals im Wasser. Es fehlt nicht mehr viel, und das ganze System ist im Eimer.«

Es hat Jahrhunderte gebraucht, um ein wirksames öffentliches Gesundheitswesen aufzubauen, und weniger als zwei Jahrzehnte, um es zu ruinieren. Einst von aller Welt beneidet, liegt das öffentliche Gesundheitssystem Amerikas am Ende des zwanzigsten Jahrhunderts in Trümmern.

I.

»Heiße, trockne Winde allzeit wehn:
Leichenzüge hin zum Friedhof gehn
Nichts als Totenbahren,
Überall Trauerscharen,
Solche Plag hat nie die Welt gesehn!«

Philip Freneau, geschrieben während der großen
Gelbfieber-Epidemie, Philadelphia 1793

Das öffentliche Gesundheitswesen erblickte das Licht der Welt, als die Krankenhäuser wenig mehr waren als Lagerhäuser für die Sterbenden und die Menschheit den ärgsten Feind ihres gesundheitlichen Wohlergehens in ihrem eigenen Verhalten hatte. In New York trugen politische Korruption, Sklaverei und Rassismus, der Dreck der Großstadt und krasse Vermögensunterschiede viel zur Ausbreitung von Infektionskrankheiten bei; fast die Hälfte der Kinder starben vor Beendigung ihres zwölften Lebensjahres. Im Mittelwesten waren die Hauptursachen Unwissenheit und die Verkommenheit der Ärzte. Draußen, im fernen Westen Amerikas, wo das Klima die Entfaltungsmöglichkeiten der Mikroben einschränkt, sorgten religiöse Borniertheit und Rassenvorurteile im Verbund mit einem rasanten Städtewachstum dafür, dass bis ins zwanzigste Jahrhundert die Vorkämpfer eines staatlichen Gesundheitswesens ohne öffentliche Unterstützung blieben.

Dennoch wurde damals, allen Widrigkeiten zum Trotz, das Fundament für ein öffentliches Gesundheitswesen gelegt. Vor mehr als hundert Jahren entwickelte man das Instrumentarium, das auch noch die Stationsschwestern des Columbia Presbyterian anwenden mussten, wenn sie die »Wandersfrau« und VRE im Zaum halten wollten. Tatsächlich erkannten bereits 1629 amerikanische Siedler in Virginia, dass sie nicht für die Gesundheit der Bevölkerung sorgen konnten, wenn sie nicht über Zahlenmaterial verfügten – über empirische Fakten, die sie mit dem Federkiel in Logbücher eintrugen: Geburten, Todesfälle, Krankheiten und Eheschließungen wurden von Gesetzes wegen aufgezeichnet, um eine chronologische Erfassung der entscheidenden statistischen Daten der Kolonie zu gewährleisten. Obwohl die Häupter der Kolonie keine klare Vorstellung von Ansteckung hatten, erkannten sie doch, dass große Epidemien immer auf die Ankunft von Einwandererschiffen mit siechen Mannschaften und Passagieren folgten. Während im Jahre 1665 in London die große Pest-Epidemie wütete, hielten die Hafenstädte Amerikas britische Schiffe vor der Küste in strikter Quarantäne fest und schufen damit den nötigen Präzedenzfall: Fortan führten die Kolonien immer strengere Quarantänevorschriften ein; Schiffe konnten nun so lange vor der Küste arretiert und Besatzungen auf Inseln festgesetzt werden, wie es um der öffentlichen Gesundheit willen ratsam schien.[13]

Trotz solcher vorsorgender Maßnahmen wurden die Städte der Kolonien regelmäßig von erschreckenden Epidemien heimgesucht. So kam es in New York, nachdem dort 1689 an Bord eines Sklavenschiffes die Pocken eingeschleppt worden waren, immer wieder zu Ausbrüchen der Seuche. Außer an den Pocken starben die New Yorker und andere Kolonisten massenhaft an Masern, Scharlach, Gelbfieber, Typhus, Malaria und einer Vielzahl anderer Krankheiten, die fast allesamt ansteckend waren. Die Anführer der Kolonien vermochten die wellenförmig aufbrandenden Seuchen und Todesfälle nicht rational zu erklären, weshalb sie teuflische Mächte dafür verantwortlich machten. Diese religiöse Begründung wich der Miasmen-Theorie, der zufolge die Menschen von Zeit zu Zeit Opfer übelriechender, bösartiger Bodenausdünstungen wurden.

Die meiste Angst aber erregte das Gelbfieber, das eine ungeheure Zahl von Menschenleben forderte und jahrzehntelang zum Antrieb wurde, die öffentliche Gesundheit zu entwickeln. Je nach Virusstamm und noch schützender Immunität nach früheren Gelbfieber-Epidemien starben fünf bis fünfzig Prozent der Infizierten. Den Amerikanern des siebzehnten und achtzehnten Jahrhunderts war noch nicht bekannt, dass das Gelbfieber-Virus durch Stechmücken der Spezies *Aëdes aegypti* übertragen wird. Eigentlich handelte es sich nicht um eine neue Seuche, aber den Ureinwohnern Amerikas und den weißen Siedlern erschien es so, zumal das Gelbfieber, anders als die Pocken, ganze Familien dahinraffte und nicht nur die Kinder. Sowohl das Virus als auch sein Überträger, die Stechmücke, waren in Westafrika heimisch; wie die Pocken gelangte auch das Gelbfieber durch Sklavenschiffe auf den amerikanischen Kontinent.[14] Die Angst vor dem Gelbfieber bewirkte, dass strengere Quarantänevorschriften beschlossen und für die siechen Mannschaften, Passagiere und Sklaven Quarantänestationen vor der Küste eingerichtet wurden.

Während der Gelbfieber-Epidemie des Jahres 1743, die ungefähr fünf Prozent der Bevölkerung New Yorks das Leben kostete, fand ein aus Schottland eingewanderter Arzt eine Erklärung. Dr. Cadwallader Colden erkannte, dass schlechte Wasserversorgung, ungenügende Ernährung bei den Kindern der armen städtischen Bevölkerung und allgemeine Verschmutzung das Gelbfieber verursachten. In einer Reihe eindrucksvoller Aufsätze entwickelte er die alte Miasmen-Theorie weiter in Richtung eines neuen Konzepts, das am Ende unter dem Namen »Hygienik« bekannt wurde.[15] Ergänzt durch einige weitere Verbesserungen wurde die Hygienik für mehr als hundertfünfzig Jahre zum entscheidenden Faktor des amerikanischen Gesundheitswesens.

In ihren praktischen Konsequenzen lief Coldens Gelbfieber-Theorie auf die Forderung nach sauberem Wasser und verbesserten sanitären Bedingungen in New York hinaus. Für eine Stadt, die bemerkenswerterweise nur über Brunnen, nicht aber über Frischwasserquellen verfügte und es schon lange versäumt hatte, ihren Vorschriften zur Beseitigung von Müll und Unrat auch Geltung zu verschaffen, waren das schwer zu erreichende Ziele. Im Allgemeinen schenkten die Ärzte Coldens »Ideen«, wie man seine Einsichten abschätzig nannte, keine Beachtung.

Im verzweifelten Bemühen, die wirtschaftlich verheerende Wirkung der Pocken und des Gelbfiebers einzugrenzen, verabschiedete die gesetzgebende Versammlung des Staates New York im Jahre 1796 das erste umfassende Gesetz für ein öffentliches Gesundheitswesen. Eingeführt wurden das Amt eines staatlichen Gesundheitsbeauftragten und ein Gesundheitsamt für New York City, strikte Quarantänevorschriften für die Seeschifffahrt, Seuchenhäuser für die Isolation infizierter Bürger und ein System von Geldstrafen für den Fall des Verstoßes gegen Quarantäne- und Hygienevorschriften.[16] Im Jahre 1798 verfügte der Kongress die Schaffung eines Gesundheitsdienstes der Marine; diesem fiel die Aufgabe zu, die Häfen zu überwachen und vor eingeschleppten Krankheiten zu schützen. Zwei Jahre später wurde der Sitz des Parlaments in einem Sumpfgebiet zwischen den strategisch wichtigen Staaten Maryland und Virginia erbaut. Unter dem Aspekt der öffentlichen Gesundheit war das immer wieder von Gelbfieber, Pocken, Virus-Encephalitis und vielen anderen Krankheiten heimgesuchte Washington/D.C. eine einzige Katastrophe. Im Jahre 1802 verabschiedete der District of Columbia daher eine Reihe von Gesundheitsverordnungen, die sich an die von New York anlehnten.

Angesichts einer erneuten sommerlichen Gelbfieber-Epidemie rief die Stadt New York 1805 die landesweit erste Gesundheitsbehörde ins Leben. Ausgestattet mit der für die damalige Zeit ansehnlichen Summe von 8500 Dollar und mit den Machtbefugnissen, die man für erforderlich hielt, um dem Gelbfieber Einhalt gebieten zu können, machte sie sich daran, hygienische Ordnung zu schaffen. Sie arbeitete Hand in Hand mit John Pintard, dem ersten städtischen Gesundheitsinspektor des Landes. Pintard und die Gesundheitsbehörde erhielten 1805 massive Unterstützung von Seiten der mächtigen New Yorker Handelskreise. In dem Maße aber, wie sich die Bemühungen der Stadt auszahlten und das Gelbfieber zurückging, verloren auch die städtischen Gesundheitsmaßnahmen an Popularität. Bis 1918 sank der Etat der Gesundheitsbehörde auf ganze 500 Dollar, und die Wirtschaftslobby drängte auf seine völlige Abschaffung.

In dem Konflikt, den die reichsten Geschäftsleute und die Behörden der Stadt um die Frage der öffentlichen Gesundheitsanstrengungen austrugen, trafen auf klassische Weise das Streben nach raschem Profit und das Interesse an der Abwendung längerfristiger Gefahren für die Bevölkerung aufeinander. Die Geschäftsleute, von denen die meisten direkt oder indirekt vom Außenhandel und von der Schifffahrt abhingen, sahen die Notwendigkeit strikter Gesundheitsvorkehrungen ein, solange Epidemien wüteten, selbst wenn Maßnahmen wie die Quarantäne ihre Handelstätigkeit beeinträchtigten. War aber die Krise vorüber, so wogen die Auswirkungen solcher Maßnahmen weit schwerer als die erkennbaren Vorteile für die Gesundheit, und aus Geschäftskreisen wurde Widerspruch laut. Diese Spannung zwischen der Geschäftswelt und den staatlichen Gesundheitseinrichtungen bestimmte in den folgenden Jahrzehnten den landesweiten Kampf um die Gesundheit der Bevölkerung.

Im Jahr 1819 war die New Yorker Gesundheitsbehörde dem Druck der Wirtschaft weitgehend erlegen; nicht nur ihre Aktivitäten, selbst ihre Konferenzen wurden auf ein Minimum beschränkt. Und wie vorauszusehen, suchte 1822 eine weitere Gelbfieber-Epidemie die Stadt heim. 1835 war die Partei der Demokraten – ein korrupter politischer Apparat, genannt *Tammany Hall*, der über ein Jahrzehnt lang die Politik New Yorks und des Landes manipulativ beherrschte – praktisch synonym mit Unternehmerinteressen in der Stadt. *Tammany* brachte die Gesundheitsbehörde in seine Hand, besetzte sie mit Marionetten und korrumpierte sie. Im Jahre 1850 lagen dann die Todesraten in New York (vorwiegend aufgrund von Infektionskrankheiten) um volle zehn Prozent über den für das Jahr 1750 geschätzten. Das Versagen der staatlichen Gesundheitspolitik lag auf der Hand. Von Fortschritt konnte keine Rede sein.

Ironischerweise wurden aber die Gesundheitsbehörde New Yorks und ihre Gesetze zum Modell für das übrige Land. Wenn auch die Korruption des *Tammany*-Parteiapparats dafür sorgte, dass diese Bestimmungen in New York wirkungslos blieben und in der Gesundheitsbehörde der Metropole Dummköpfe und Marionetten das Sagen hatten, beruhte die New Yorker Gesetzgebung doch auf vernünftigen Ideen – und zwar in solchem Maße, dass die Angst vor Gelbfieber und Cholera überall in den USA die Städte dazu antrieb, die dem New Yorker Gesundheitsdienst zugrunde liegende Rechtsform zu übernehmen: Washington/D.C., Boston, Chicago, New Orleans und Dutzende weiterer Städte schufen zwischen 1810 und 1840 allesamt Gesundheitsdienste, die in Organisation und Zielsetzung fast identisch mit der 1805 in New York City entstandenen Behörde waren.

An der Ostküste führten die Einwanderungswellen verarmter Europäer (vor allem aus Irland) zusammen mit dem Durcheinander in den Städten zum Verfall der allgemeinen Gesundheit.[17] In den großen Städten wüteten regelmäßig Epidemien, denen besonders die Armen zum Opfer fielen. Keine der amerikanischen Großstädte mit ihrer dichtgedrängten Bevölkerung verfügte über angemessene Infrastrukturen: sauberes Trinkwasser, ausreichende Wohnungen, gepflasterte Straßen, Abwassersysteme, ausreichende und gesunde Nahrung sowie Schutz gegen die Gefahr, sich anzustecken. Im Jahre 1850 betrug die durchschnittliche Lebenserwartung in den USA bei Männern 36, bei Frauen 38 Jahre. Ursache waren zum Teil die großen Epidemien: 1853 zum Beispiel starben innerhalb von nur zwei Monaten in New Orleans 11 000 Einwohner an der Cholera. Der eigentliche Grund für die niedrige Lebenserwartung war die hohe Sterblichkeit bei Müttern und Säuglingen.

Im Jahre 1857 führten von vierundfünfzig Schwangerschaften vierundzwanzig zum postnatalen Kindbettfieber; Ärzte und Hebammen wussten damals noch nicht, um was für eine Infektion es sich dabei handelte. Das Kindbettfieber erwies sich für neunzehn von vierundfünfzig Wöchnerinnen als tödlich. Stellt man in Rechnung, dass Frauen damals im Durchschnitt mehr als sechs Kinder zur Welt brachten, so wird deutlich, wie ungeheuer groß die Gefahr war, im gebärfähigen Alter zu sterben. Auch die Kindersterblichkeit war astronomisch hoch. Im Jahre 1850 betrug bei Kindern, die in amerikanischen Großstädten aufwuchsen, die Wahrscheinlichkeit, das Alter von fünf Jahren zu erreichen, gerade einmal fünfzig Prozent. Für die Kinder der ärmsten Großstadtbewohner, der Neueingewanderten und Afro-Amerikaner, sah es sogar noch düsterer aus: Nur jedes vierte Kind überlebte die ersten Jahre.

Was in der städtischen Gesellschaft fehlte – aber bald in Erscheinung treten sollte –, war ein Mittelstand. Vor dem Amerikanischen Bürgerkrieg wohnten in den großen Städten des Landes hauptsächlich arme Lohnarbeiter, Kleinhändler und Menschen, die im völligen Elend lebten. Eine kleine Elite aber verfügte über enorme Reichtümer und beschäftigte Bedienstete in großer Zahl. Mit der armen Bevölkerung kam diese nur selten in Berührung. Da ein starker, im bürgerlichen Leben verankerter Mittelstand fehlte, wurden die Großstädte zu Zentren politischer Korruption. Mit der öffentlichen Gesundheit ging es bergab.

Solange der Mittelstand fehlte, führten die Reichen einfach ihr eigenes, anderes Leben, bewohnten geräumige Häuser an sauberen Boulevards und zogen ihre Kinder mit Hilfe privater Gesundheits-, Erziehungs- und Bildungssysteme auf. Dass eine Stadt durch geistige und finanzielle Vernachlässigung von Seiten der Oberschicht politisch und ökonomisch zugrunde gehen kann, schien sie wenig oder nur im Rahmen gelegentlicher christlicher Anwandlungen zu bekümmern. Den Armen aber mangelte es an Bildung, Geld und Fähigkeiten, um eine wirksame Regierung an die Macht zu bringen.

Die amerikanische öffentliche Gesundheit verbesserte sich schließlich mit dem Aufstieg eines urbanen Mittelstands, der Steuern zahlte, für Sauberkeit und ein öffentliches Bildungswesen eintrat, Korruption verabscheute und in der Heimatstadt, in der er Häuser besaß, etabliert war. Das war die Interessengruppe, die öffentlichen Maßnahmen zur Geltung verhalf, deren Grundlage die Überzeugung war, dass »Reinlichkeit an Göttlichkeit grenzt«. Im Jahre 1820 existierte eine solche gesellschaftliche Schicht praktisch noch nicht. Bis 1850 gab es aber bereits in den meisten Städten des amerikanischen Ostens erste mittelständische Gruppen aus akademischen Freiberuflern und kleinen Geschäftsleuten. Nach dem Amerikanischen Bürgerkrieg breitete sich der Mittelstand dann in ganz Amerika aus, so dass er um die Mitte des zwanzigsten Jahrhunderts zur führenden Schicht wurde.

Im Jahre 1842 erschienen zwei wichtige Dokumente, durch die sich die Stadtoberen und die Ärzteschaft genötigt sahen, die öffentliche Gesundheit als soziales, genauer gesagt, als klassenspezifisches Problem im Kontext des Industrialisierungsprozesses ins Auge zu fassen. In London veröffentlichte Dr. Edwin Chadwick seinen *Report on the Sanitary Condition of the Labouring Population of Great Britain* (Bericht über die hygienische Situation der arbeitenden Bevölkerung Großbritanniens), einen bemerkenswerten Überblick über die Lebensverhältnisse im Land, der sogar auflistet, welcher Geruch in bestimmten Londoner Stadtvierteln herrschte und wie viele Menschen Zugang zu einem Abort hatten.[18] Aus heutiger Sicht darf man Chadwick als Epidemiologen und vielleicht Demographen von höchster Kompetenz bezeichnen. Sein Beitrag erschöpft sich nicht in trockenen Statistiken über Schmutz, Armut und Seuchen in England: Die Leistung des Berichts besteht darin, dass er zwischen diesen drei Komponenten einen Zusammenhang herstellt.[19]

Chadwick forderte ein organisiertes öffentliches Gesundheitswesen, dem er die Aufgabe zuwies, in hygienischer Hinsicht aufzuräumen. Als Anhänger der guten alten Miasmen-Theorie war Chadwick überzeugt davon, dass ein Leben in Schmutz auf Dauer krank mache. Wollte man England deshalb von Seuchen und dem frühzeitigen Tod der Menschen befreien, so musste man im Land großreinemachen. In den vierziger Jahren des neunzehnten Jahrhunderts war das eine erstaunlich revolutionäre Einsicht. Chadwicks amerikanisches Gegenstück war der New Yorker John Griscom, der im Jahre 1842 *The Sanitary Conditions of the Labouring Populace of New York* (Die hygienischen Verhältnisse der arbeitenden Bevölkerung New Yorks) und 1844 seine Kampfschrift *Sanitary Reform* veröffentlichte.[20] Griscoms Zielsetzung war indes nicht ganz so ehrgeizig wie die Chadwicks. Er strebte das Großreinemachen nicht im gesamten Land, sondern nur in New York an.

In den vierziger Jahren des neunzehnten Jahrhunderts waren New York und die meisten anderen amerikanischen Großstädte fürchterlich übervölkert und verdreckt. Pferdekot überzog die Straßen mit einer dicken stinkenden Schicht, Tierkadaver ließ man dort, wo die Tiere verendet waren, tagelang liegen, an jeder freien Stelle stapelte sich der Müll aus den Mietskasernen, und jedermann, von den Reichen abgesehen, musste sich täglich seinen Weg durch den Schmutz bahnen.

Bis 1845 hatte Griscom in Form einer locker organisierten Bürgergruppe Anhänger rekrutiert, die als »Hygieniker« bekannt wurden und für ein sauberes New York eintraten. Ihre Forderungen verbreiteten sich rasch über die Vereinigten Staaten; christliche Führer, städtische Aktivisten, Politiker, etliche Ärzte und der aufkommende Mittelstand schlossen sich ihnen an und ließen die Gruppierung rasch wachsen. Ihr Kampf richtete sich gegen den Schmutz, den sie mit den Einwanderern in Verbindung brachten. Wie Chadwick in England waren auch die amerikanischen Hygieniker nicht speziell daran interessiert, den Lebensstandard der städtischen Arbeiterschaft zu heben; tatsächlich gaben viele der im Land groß gewordenen Hygieniker den vorgeblich faulen, verwerflichen Armen der Elendsviertel selbst die Schuld an ihrer Armut.

Die frühen Hygieniker dachten auch nicht daran, sich zur Verwirklichung ihres Traums von hygienischen Zuständen an den Staat zu wenden. In den vierziger Jahren des neunzehnten Jahrhunderts waren die meisten Amerikaner ebenso staatsfeindlich wie anti-intellektualistisch gesinnt. Selbst die Ärzte waren nur selten Intellektuelle. An der ältesten Hochschule für Medizin, die 1765 von Benjamin Franklin gegründet worden war, beendeten pro Jahr nur eine Handvoll Medizinstudenten ihre Ausbildung. Die meisten praktizierenden Ärzte waren insofern unausgebildet. Im Jahre 1780 zum Beispiel praktizierten ungefähr 4000 Ärzte in New York, von denen nur 400 einen Hochschulabschluss vorweisen konnten. Obwohl schon vor dem Amerikanischen Unabhängigkeitskrieg in New York und Boston Hochschulen für Medizin gegründet worden waren – diese Einrichtungen kennen wir heute als das College of Physicians an der Columbia University und als die Medical School der Harvard University –, nutzten nur wenige Ärzte eine solche akademische Ausbildung. Und da die durchschnittliche Studiendauer an diesen Hochschulen nur neun Monate betrug, wobei der größte Teil der Zeit für Latein und Philosophie draufging, waren selbst diejenigen, die eine Ausbildung genossen hatten, schlecht auf den Umgang mit Epidemien vorbereitet. Im Jahre 1869 erklärte der Präsident der Harvard University abschätzig, die Fachhochschule für Medizin sei »nicht viel mehr als eine Diplomschmiede«.

Weithin hegte man Anfang des neunzehnten Jahrhunderts die Überzeugung, die besten Ärzte kämen aus Frankreich. Aber die Mediziner in den USA neigten dazu, Fortschritte, die Europa machte, jahrelang zu ignorieren. Obwohl sich Semmelweis bereits 1840 vor jedem Kontakt mit einem Patienten sorgfältig die Hände wusch, übernahm man dieses Verfahren in den USA erst in den neunziger Jahren des neunzehnten Jahrhunderts. Auch zwei andere entscheidende europäische Entwicklungen wurden jahrzehntelang ignoriert:

Im Jahre 1848 kümmerte man sich wenig darum, dass im britischen Parlament ein Gesetz zur öffentlichen Gesundheit beschlossen wurde, das jede Stadt im Vereinigten Königreich dazu verpflichtete, Wasserversorgungs- und Kanalisationssysteme zu bauen sowie die Hauptstraßen zu pflastern – ein gigantisches Werk, das in wenig mehr als zwanzig Jahren vollbracht wurde. Die Verantwortlichen des amerikanischen Gesundheitswesens nahmen auch nicht Dr. John Snows Entdeckung aus dem Jahre 1853 zur Kenntnis. Der hatte herausgefunden, dass es genügte, in einem Londoner Viertel mit besonders hoher Cholera-Rate den Pumpenschwengel des öffentlichen Brunnens (und damit den Ansteckungsherd) zu entfernen, um die Ausbreitung der Krankheit in dem betreffenden Viertel zu verlangsamen. Auch wenn Snow von der bakteriellen Ursache der Cholera nichts wusste, erkannte er doch in dem verschmutzten Wasser die Ursache der Infektion.

Trotz der eifrigen Bemühungen der Hygieniker – und vielleicht auch wegen der staatsfeindlichen Haltung, die in den fünfziger Jahren des neunzehnten Jahrhunderts überall in Amerika vorherrschte – brachen weiterhin schreckliche Epidemien aus, die nun allerdings zum Anlass wirksamer Maßnahmen wurden. In Providence auf Rhode Island lag Dr. Edwin Snow der Stadtverwaltung monatelang in den Ohren, bis er 1850 die Verabschiedung des landesweit ersten Gesetzes über eine Schutzimpfung durchgesetzt hatte, das die Pocken-Impfpflicht bei Schulkindern verfügte. Es dauerte aber noch viele Jahre voller gerichtlicher Auseinandersetzungen, bis solche Gesetze auch andernorts in den USA Geltung erlangen konnten. Und obwohl Impfungen ihre Wirksamkeit bei der Bekämpfung von Seuchen eindeutig unter Beweis gestellt haben, ist auch heute, hundertfünfzig Jahre später, der Widerstand gegen Schutzimpfungen nach wie vor ein Problem des öffentlichen Gesundheitswesens.

Wie das Gelbfieber die ersten gesundheitspolitischen Maßnahmen in Amerika vorangetrieben hatte, so wurde auch der Schrecken der Cholera Mitte des neunzehnten Jahrhunderts zum Ansporn für Veränderungen und zum Anlass für panische Reaktionen. Sobald sich das Gerücht verbreitete, dass in einem bestimmten Gebiet die Cholera aufgetreten sei, bemühten sich die dortigen Behörden um die Genehmigung, die Erkrankten in Krankenhäusern oder Seuchenhäusern zu isolieren, und erhielten diese Genehmigung gewöhnlich auch. Die Quarantäne lief dabei auf die Unterbringung der Kranken, die normalerweise aus den ärmsten Schichten kamen, in einer Art Arrestzelle hinaus. Auch wenn solche Maßnahmen jede Vorstellung von persönlicher Freiheit verletzten und sich für die Leidenden zumeist als tödlich erwiesen, erfuhr die Quarantäne doch eine ziemlich große Unterstützung durch die Öffentlichkeit, besonders wegen der allgemeinen Angst vor der Cholera.

John Snows Pumpe in der Broad Street hätte den Hygienikern in Amerika eigentlich auf die Sprünge helfen müssen. Aber anstatt die Möglichkeit in Betracht zu ziehen, dass der Krankheitserreger in unsauberem Wasser lauerte, beharrten die Hygieniker darauf, dass der Schmutz selbst die Ursache der Krankheiten sei. Durch die Furcht vor der Cholera nahm ihr Sauberkeitsdrang wahnhafte Züge an.

Während also die führenden Vertreter der amerikanischen Bürgerschaft ihren Kampf gegen Schmutz und Pferdeäpfel führten, entwickelten sich jenseits des Atlantik bereits fortschrittlichere Vorstellungen über die Ursache von Seuchen: Charles Darwins Werk *Über den Ursprung der Arten* war dort in aller Munde. Rudolf Virchow veröffentlichte 1858 die *Cellularpathologie*, worin, basierend auf mikroskopischen Untersuchungen, der Nachweis geführt wurde, dass sich menschliche Krankheiten auf der Zellebene abspielten. Im folgende Jahr brachte Dr. Claude Bernard in Paris das erste moderne Buch über die Physiologie des Menschen heraus. Und 1862 veröffentlichte Louis Pasteur in Frankreich seine Theorie der »Keime«, die jedem Gärprozess zugrunde liegen. Amerika aber war mit seinem Bürgerkrieg beschäftigt – die Mehrzahl der 535 000 umgekommenen Soldaten fiel Infektionen beziehungsweise den grässlichen Pflegepraktiken zum Opfer.[21]

Während sich die allgemeine Gesundheit in den meisten Städten des Nordostens verbesserte, trat New York City auf der Stelle. Dort hatte der Bürgerkrieg die Spannungen zwischen Neuzuwanderern, Afro-Amerikanern und Alteingesessenen verschärft. Unter der Herrschaft von *Tammany Hall* waren sowohl das Amt des Seucheninspektors als auch die Gesundheitsbehörde geprägt von Unfähigkeit, Korruption und Speichelleckerei. Zum Ende des Krieges im Jahre 1865 hatte Francis Boole, ein *Tammany*-Schützling, das Inspektorenamt von New York City inne. Binnen weniger Monate hatte Boole 928 »Gesundheitsinspektoren« angestellt, allesamt Marionetten, die entweder für ihr Geld Däumchen drehten oder ihre Machtbefugnis als Inspektoren nutzten, um die Betreiber von Restaurants, Bäckereien, Schlachtereien, Warenmärkten und Privatkrankenhäusern zu erpressen.

Weit davon entfernt in Minnesota focht Dr. Charles Hewitt seinen eigenen Kampf gegen die Korruption. Seine Gegner waren indes keine *Tammany*-Schlägertrupps, sondern die Ärzte des Bundesstaates. Als gebürtiger New Yorker wusste Hewitt, was in den sechziger Jahren des neunzehnten Jahrhunderts als qualifizierte medizinische Versorgung gelten konnte und was nicht. Im Jahre 1858, kurz bevor Minnesota zum Bundesstaat wurde, machte sich Hewitt daran, die Bevölkerung und ihren Gesundheitszustand beziehungsweise ihre Krankheiten statistisch und demographisch zu erfassen. Auf seinen Reisen registrierte er mit Staunen, was alles als medizinische Versorgung durchging. »Es gibt so wenig Fakten und so viel Theorie«, schrieb Hewitt im Jahre 1856, »dass ich manchmal versucht bin zu glauben, medizinisches Handeln auf der Grundlage der Erfahrung eines einzigen Praktikers mit gesundem Menschenverstand wäre sicherer und erfolgreicher als die Medizin, die sich prahlerisch auf die gesammelte Erfahrung von Jahrhunderten beruft.«[22]

Überzeugt davon, dass viele Ärzte Minnesotas – ohne böse Absicht – ihre Patienten mit giftigen Tinkturen, Salben und Tränken umbrachten und dass seine Kollegen durch falsche Behandlung der Patienten gesundheitliche Katastrophen, wie den Ausbruch der Pocken, noch verschlimmerten, zog Hewitt gegen seinen eigenen Berufsstand zu Felde. Trotz der Bemühungen ärztlicher Rivalen, ihn in Misskredit zu bringen, stießen Hewitts Vorhaltungen bei den Bürgern Minnesotas auf Resonanz, die es leid waren, für Hokuspokus, Schlangenöl und christliche Salbadereien Honorare zu zahlen. Hewitt nutzte seine Popularität, um die politische Führung zur Schaffung einer Gesundheitsbehörde sowie eines statistischen Amtes zu bewegen, das die Geburts-, Todes- und Krankheitsfälle Minnesotas festhielt.

Als Erster Sekretär der Staatlichen Gesundheitsbehörde Minnesotas ordnete Hewitt an, dass sich Ärzte und Schwestern routinemäßig die Hände zu waschen hatten. Er führte die Pockenimpfung sowie die Quarantäne für Erkrankte ein. Er verlangte von den Politikern des Staates, dass sie seine Bemühungen von Gesetzes wegen unterstützten, und versprach ihnen als Gegenleistung das Ende der Epidemien und eine geringere Ausbreitung der Krankheiten. Das Vertrauen, das die politische Führung in Hewitt setzte, enttäuschte er nie, wohingegen die Politiker häufig versäumten, ihre Zusagen einzuhalten.

Im Jahre 1877 führte Hewitt ein Verfahren zum Aufspüren von Krankheitsherden ein, das heute zu den wirklichen historischen Leistungen gezählt werden kann, auf die der Bundesstaat Anspruch erhebt.[23] Die Pocken waren wieder einmal ausgebrochen, und Hewitt, der sich nicht damit zufrieden geben wollte, Flugblätter mit Aufrufen zur Impfung zu verteilen, machte sich daran, den Seuchenherd aufzuspüren. Damit gab er, lange bevor die Streitfrage im Osten entschieden war, der Ansteckungstheorie den Vorzug vor der reinen Hygienetheorie. Auch Hewitt trat für saubere Städte ein; er erkannte aber, dass bloße Unreinlichkeit in seinem dünn besiedelten Bundesstaat die Ausbreitung der Pocken schwerlich erklären konnte. Die Pocken mussten durch etwas verursacht werden, das sich von einer Person zur anderen ausbreitete. Er war überzeugt, dass nur die Existenz einer übertragbaren tödlichen Materie erklären konnte, warum die Quarantäne die Ausbreitung der Seuche so wirksam verlangsamte. Den ersten Fall im Bundesstaat stellte, wie Hewitt herausfand, eine Frau dar, die sich die Pocken in Wisconsin zugezogen und dann einen Zug nach Mankato in Minnesota bestiegen hatte. Ohne es zu wissen, übertrug sie die Krankheit auf Mitreisende, die ihrerseits die Pocken in Städte des ganzen Staates schleppten. An allen Bahnhöfen, die an der Grenze des Bundesstaats lagen, richtete Hewitt Stützpunkte ein, in denen Ärzte die Passagiere und das Zugpersonal auf Pockensymptome untersuchten. Binnen weniger Tage hatte er der Epidemie Einhalt geboten; sie forderte in Minnesota nur sieben Todesopfer. Das war ein spektakulärer Erfolg.

Hewitt nutzte diesen Triumph über die Pocken, um die Ärzte abermals zu ermahnen, seine Theorie der Übertragung von Krankheiten endlich zu akzeptieren und selbst nach dem Ausgangspunkt einer Epidemie zu suchen, wenn unter ihren Patienten Masern, Scharlach oder andere erregerbedingte Seuchen ausbrachen.

Im Amerika nach dem Bürgerkrieg indes betrachteten die Ärzte das öffentliche Gesundheitswesen normalerweise mit der gleichen Geringschätzung wie *Tammany Hall* – sie sahen darin wenig mehr als einen Haufen Reinlichkeitsfanatiker. Hewitt hatte sich bereits Scharen von Ärzten durch das Aufdecken ihrer medizinischen Praktiken zu Feinden gemacht. Jetzt sollten diese Ärzte auch noch seine Vorstellungen von geheimnisvollen Erregern übernehmen, deren Ausbreitung sich verhindern ließ. Nicht nur in Minnesota, in ganz Amerika machten sich die Ärzte, die ihre unkontrollierte Macht über die Patienten bedroht sahen, über diese Anmaßung lustig. Und sie sträubten sich gegen die gesundheitspolitischen Maßnahmen Hewitts und seiner Mitstreiter. Diejenigen, die Seuchen zu heilen beanspruchten, waren offenbar denen feind, die sie zu verhüten strebten.

Der Streit zwischen Heilern und Verhütern, zwischen Therapeuten und Hygienefanatikern und schließlich zwischen selbständigen Ärzten und der staatlichen Gesundheitsaufsicht wurde zum Dauerthema in der Geschichte des amerikanischen Gesundheitswesens. Anderthalb Jahrhunderte später sollte dieses Spannungsverhältnis Dr. Margaret Hamburg in New York daran hindern, Erreger mit Antibiotika-Resistenz in den Griff zu bekommen, weil es ihr die Möglichkeit nahm, die Verschreibungspraxis der Ärzte zu verändern. In Europa wurde Gesundheitspolitik von oben nach unten betrieben, und es entstanden hierarchisch geordnete Strukturen. Das Gesundheitswesen in Amerika hingegen entwickelte sich im Einklang mit der amerikanischen Begeisterung für Demokratie – es entstand an der Basis. Daher gab es nicht zwei Städte oder Bundesstaaten, die genau dieselbe Gesundheitspolitik verfolgten. In manchen Regionen wuchs die medizinische Versorgung Seite an Seite mit dem staatlichen Gesundheitssystem; in den meisten anderen Gebieten gingen die beiden getrennte und häufig gegensätzliche Wege. Nicht nur, dass das öffentliche Gesundheitswesen Amerikas im neunzehnten Jahrhundert keine echte Spitze kannte, wenige Bundesstaaten hatten überhaupt Gesetze und politische Strategien, die für alle Bezirke und Stadtgemeinden galten.

An der Ostküste wurden die großen Städte immer dichter bevölkert, so dass sich dort alles um die wichtigen städtischen Leistungen, wie Abwassersysteme und gepflasterte Straßen, drehte. Draußen im Mittelwesten konzentrierten sich Männer wie Hewitt auf Quarantäne-Einrichtungen und die Eindämmung von Epidemien. Und im fernen Westen war die öffentliche Gesundheit noch gar kein politisches Thema: Das Klima war günstig und die hauptsächlich angelsächsische Bevölkerung lebte im Allgemeinen weitaus gesünder als in den Städten im Osten; hier ging es vor allem um die Inbesitznahme von Land und das rücksichtslose Bestreben, die Indianer und die spanischstämmigen Siedler zu vertreiben – und die Angelsachsen beziehungsweise Yankees zu Herren über das Gebiet zu machen. Als der ferne Bürgerkrieg 1865 zu Ende ging, drängten sich die unglücklichen *Californios* bereits in den ersten Ghettos des Bundesstaats in der Umgebung von Los Angeles, wie etwa in Chavez Ravine.

So schlimm diese *Barrios* auch waren, im Vergleich mit den neuen Ghettos der Großstädte im Osten waren sie bedeutungslos. Eine Flut verarmter Einwanderer strömte vor allem in die Stadt New York; dort lebten sie zusammengepfercht in solchem Dreck, wie er ein Jahrhundert später nicht mehr vorstellbar war. Tatsächlich hatten sich 1866 für die Arbeiter New Yorks die Lebensbedingungen – die Qualität des Trinkwassers und der vor Ort erzeugten Nahrung, der Zustand des Abwassersystems und die Wohnbedingungen – im Vergleich zu 1776 verschlechtert. Jede Infektionskrankheit, die sich über menschliche Abfälle und verunreinigtes Wasser ausbreitete, musste aus dem ökologischen Zustand, in dem sich die Metropole 1866 befand, Nutzen ziehen. Schließlich setzten sich Bürger, denen der Geduldsfaden riss, über *Tammany* hinweg und schufen eine neue städtische Gesundheitsbehörde. Dazu angetrieben wurden sie durch die Nachricht vom Ausbruch einer großen, schrecklich virulenten Cholera-Epidemie in Paris.

Als dann gemeldet wurde, dass an Bord eines im Hafen von New York liegenden Schiffes aus Europa die Cholera aufgetreten war, ordnete die ausschließlich mit Hygienikern besetzte neue Behörde auch schon die sofortige Säuberung sämtlicher Straßen und Abflusskanäle in Manhattan und Brooklyn an.

Von Bedeutung war, dass Dr. Elisha Harris, Mitglied der Behörde, die kühne Ansicht vertrat, die Menschen seien von der Cholera infiziert, weil sie durch Fäkalien anderer Cholera-Opfer verseuchtes Wasser verwendet hätten. Er kannte natürlich John Snows Pumpenexperiment in der Londoner Broad Street, ging aber einen wesentlichen Schritt weiter, indem er Snows Beobachtung mit den Semmelweisschen Forderungen nach Händehygiene kombinierte:

In unmissverständlichen Worten forderte Harris die New Yorker auf, sich mit Seife und klarem Wasser ihre gottverdammten Hände zu waschen. Gegen Ende des Sommers hatte die Cholera zwar Paris und London verheert und war dabei, in ganz Amerika Tod und Verwüstung anzurichten, New York aber war mit einigen wenigen Todesopfern glimpflich davongekommen.

Trotz solcher Erfolge wurde die Gesundheitsbehörde von *Tammany* hörigen Richtern und Staatsanwälten jahrzehntelang mit Prozessen und gerichtlichen Verfügungen drangsaliert, die darauf abzielten, möglichst viele einschneidende Maßnahmen zu unterbinden. Auf diese Weise wollte man verhindern, dass die Behörde Geschäftsleute oder irische Mietshausbesitzer aus der *Tammany*-Klientel wegen Gesetzesverstößen zur Rechenschaft zog. Um sich für seine offenkundig egoistischen Ziele öffentliche Unterstützung zu sichern, sammelte der *Tammany*-Parteiapparat die irischstämmigen Bewohner der Mietskasernen hinter sich, indem er ihnen einredete, die Verordnungen und Vorschriften des Gesundheitsamts richteten sich gezielt gegen ihre Wohnviertel, und die Quarantäne spare die »Nigger« – die Hauptfeinde der irischen Einwanderer – aus und gehe stattdessen zu Lasten der Neuankömmlinge aus Irland.

Ähnliche Spannungen zwischen Neueinwanderern und den neuentstandenen Gesundheitsdiensten traten auch in anderen amerikanischen Großstädten in dem Maße in Erscheinung, wie der Strom armer europäischer Emigranten nach Westen vordrang. Sie rückten ein weiteres Dauerproblem des öffentlichen Gesundheitswesens ins Rampenlicht, mit dem sich Amerika noch bis weit ins zwanzigste Jahrhundert herumschlagen sollte: den Konflikt zwischen den gesundheitlichen Ängsten der in Amerika geborenen Amerikaner und dem Misstrauen der Zuwanderer.

Um die Mitte des neunzehnten Jahrhunderts sahen gebürtige US-Bürger in den Einwanderern oft nur eine Quelle von Schmutz und Krankheiten; zu bereitwillig gaben sie den armen Neuankömmlingen die Schuld an sämtlichen Epidemien und unterstützten alle Maßnahmen der Hygieniker, die sich gezielt gegen die Immigranten richteten. Aufs Ganze gesehen, tendierten die führenden Köpfe im Gesundheitswesen des neunzehnten Jahrhunderts dazu, sich mit den Bedürfnissen und Vorurteilen der im Lande geborenen Bevölkerung zu solidarisieren. Das setzte sich im zwanzigsten Jahrhundert fort und veranlasste zum Beispiel Beamte der Bundesregierung, Einwanderer aus Haiti mit Blick auf AIDS als »Risikogruppe« einzustufen. Dieselben Beamten spielten Gefahren für die Einwanderer herunter, wie etwa die gesundheitlichen Auswirkungen von Pestiziden auf mexikanische Farmarbeiter, die auffällig hohe Sterblichkeitsrate bei den Säuglingen der in Los Angeles lebenden Lateinamerikaner sowie einen Pestausbruch bei chinesischen Einwanderern in San Francisco. Das gesamte zwanzigste Jahrhundert hindurch taten sich die Gesundheitsdienste sehr schwer bei der Gratwanderung zwischen den Bedürfnissen und Ängsten der Immigranten und denen der einheimischen Bevölkerung.

II.

»Gesundheit lässt Städte wachsen: Im Sonnenschein werden ihre Bauwerke errichtet. Krankheiten richten sie zugrunde; Seuchen lassen die Anstrengungen erlahmen und die Hoffnung sterben.«

Jahresbericht des Gesundheitsbeauftragten, Milwaukee, 1911

»Im Rückblick erscheint die Jahrhundertwende als ein Goldenes Zeitalter für die Gesundheit: In schwindelerregender Abfolge reihte sich eine Errungenschaft an die nächste, und das Gesundheitswesen schien einer Zukunft unbegrenzter Möglichkeiten entgegenzugehen.«

Paul Starr

Die Revolution stand unmittelbar vor dem Ausbruch. Echte öffentliche Gesundheitspflege kreißte, und Leute wie Charles Hewitt in Minnesota und Hermann Biggs in New York City standen bereit, Hebammendienste zu leisten. Insbesondere die Einsichten von Biggs sollten sich als so begründet erweisen, dass sie ein Jahrhundert später der New Yorker Stadtverwaltung den Weg durch eine Epidemie arzneimittelresistenter Tuberkulose weisen konnten. Die Ideen entstanden im fernen Europa, aber es war die amerikanische Atmosphäre einer vom Mittelstand geprägten Demokratie, in der echte, die gesamte Bevölkerung umgreifende Schutzsysteme ausgebildet wurden.

Gegen Ende des neunzehnten Jahrhunderts vollzog sich in Europa ein großer geistiger Umbruch, in dessen Konsequenz Krankheit zu etwas Eingrenzbarem wurde und damit den Status eines lösbaren Problems erlangte. Die großen Streitpunkte der Vergangenheit – die Theorie der Urzeugung von Mikroben, die Miasmen-Theorie oder die Bekämpfung von Schmutz versus die Bekämpfung von übertragbaren Erregern – sollten dank der naturwissenschaftlichen Fortschritte eine Lösung finden. Und wenn danach das staatliche Gesundheitswesen inmitten der unüberschaubaren Fülle von Erkenntnissen über die Krankheiten noch Schwächen aufwies, dann höchstens solche, die menschlicher Anmaßung und Überheblichkeit entsprangen.

Zu Beginn dieses gewaltigen Umbruchs aber, in den achtziger Jahren des neunzehnten Jahrhunderts, hatte eine ganze Reihe von nichtwissenschaftlichen Maßnahmen bereits zu einer weitreichenden Verbesserung der allgemeinen Gesundheit geführt. Der Bau von Kanalisationen und Toiletten, eine verbesserte Trinkwasserqualität, Quarantänemaßnahmen, Nahrungsmittelkontrollen, die Befestigung der Straßen – all diese Initiativen zahlten sich aus. Hinzu kam, dass die neuen Transportsysteme der Schiene und der Fuhrgespanne die Versorgung der Bevölkerung grundlegend verbesserten, weil frische Feldfrüchte in die städtischen Zentren gelangten, und zwar in so großen Mengen und zu so günstigen Preisen, dass auch die meisten Arbeiterfamilien sie sich leisten konnten. Wenn es auch vielen Kindern nach wie vor an proteinhaltiger und abwechslungsreicher Nahrung mangelte, so waren doch 1875 fast alle Kinder besser ernährt als zwei Jahrzehnte zuvor. Hinzu kam, dass viele Großstädte – vor allem New York und Boston – Einrichtungen schufen, die Frischmilch an arme Kinder verteilten. Das allein schon wirkte sich nachhaltig auf Körperkraft und Körperwuchs der städtischen Jugendlichen aus.

Wenngleich für viele arme Menschen Amerikas die Wohnbedingungen entsetzlich blieben, taten die Hygieniker ihr Bestes, um wenigstens den Schmutz rings um die Mietskasernen und Slums zu beseitigen. In dem Maße, wie Sümpfe trockengelegt, Fensterscheiben eingesetzt, der Impfschutz verbessert und Kanalisationssysteme gebaut wurden, sanken die Todesraten, die auf das Konto des Gelbfiebers, der Pocken und der Cholera gingen, der drei gefährlichsten epidemischen Krankheiten in Amerika. Vor Einführung der Impfstoffe blieben indes all diese Maßnahmen in ihrer Wirkung begrenzt, und große, umfassende Seuchen wie die Gelbfieber-Epidemie des Jahres 1878, die im Tal des Mississippi mehr als 20 000 Menschenleben forderte, standen noch bevor.

Auch bei den so genannten Kinderkrankheiten – Masern, Keuchhusten, Diphtherie, Typhus und Scharlach – sollte es nach wie vor immer wieder zu epidemischen Ausbrüchen kommen, bis dann, kaum vierzig Jahre später, all diese Ansteckungskrankheiten nur noch vergleichsweise wenige amerikanische Kinder das Leben kosteten. In Anspruch genommen durch die verheerenden Gelbfieber-Epidemien der siebziger Jahre des neunzehnten Jahrhunderts, taten sich die Hygieniker und die Gesundheitsbehörden schwer, die ungeheuren wissenschaftlichen Fortschritte zur Kenntnis zu nehmen, die mittlerweile jenseits des Atlantik gemacht worden waren – zumal die Informationen damals nur sehr langsam flossen, was eine rasche Anpassung des Kenntnisstandes natürlich behinderte. Hinzu kam, dass die Hygieniker, unter denen die christlichen Moralisten überwogen, von wissenschaftlichen Fortschritten nur widerwillig Notiz nahmen. Fortschritte aber gab es in der Tat:

1870 entdeckte in England Dr. Joseph Lister die Antisepsis, als er Karbolsäure auf Wunden und eitrige Stellen goss und feststellte, dass dies die Infektion verhinderte. Seit 1876 wetteiferten Robert Koch in Berlin und Louis Pasteur in Paris darin, spezifische Krankheitserreger aufzuspüren und zu identifizieren. Im Jahre 1878 veröffentlichte Pasteur sein bahnbrechendes Werk über die Keime, *La théorie des germes et ses applications à la médecine et à la chirurgie*, worin er die These vertrat, dass alle ansteckenden Krankheiten durch mikroskopisch kleine Organismen verursacht würden, die das menschliche Opfer auf der zellulären Ebene attackierten – wie von Rudolf Virchow behauptet – und sich von einer Person auf die andere ausbreiteten. In Berlin entdeckte Paul Ehrlich, dass das Blut von Tieren, die eine Infektion überlebt hatten, Substanzen aufwies, mit denen sich bei anderen befallenen Tieren die Krankheit erfolgreich unterdrücken ließ. Er nannte die Krankheitserreger Toxine und seine neu entdeckten Substanzen – seine »Zauberkugeln« – Antitoxine.

Ebenfalls in Berlin entdeckte Robert Koch zwischen 1882 und 1884 die für Tuberkulose[24], Cholera und Diphtherie verantwortlichen Bakterien. In Paris entwickelte Louis Pasteur einen Impfstoff gegen Tollwut. Und Carlos Finlay identifizierte 1881 den

Moskito *Aëdes Aegypti* als Stechmücke, die schuld an der Ausbreitung des Gelbfiebers war.

Die fortschrittlichsten Vertreter des öffentlichen Gesundheitswesens in Amerika begriffen, dass diagnostische Tests, Impfstoffe und eine spezifische Therapie nicht mehr lange auf sich warten lassen würden, wenn die Natur des tödlichen Erregers erst näher bekannt war. Plötzlich verfügten sie über ein überzeugendes Argument für Impfungen, die sie so lange gefordert hatten, ohne den Skeptikern die Notwendigkeit dafür plausibel machen zu können.

An die Stelle äußerer, geheimnisvoller Miasmen waren Krankheitserreger getreten, die sich durch das Mikroskop beobachten ließen. Und so bearbeitete Hewitt 1888 das Parlament in Minnesota, um Gelder für den Kauf eines ersten Mikroskops locker zu machen. Die führenden Köpfe des Gesundheitswesens in New York City erkannten, dass das Zeitalter der Laborbefunde angebrochen war, und errichteten das landesweit erste Laboratorium. Um aber das volle Ausmaß der damaligen Umwälzungen zu erfassen, fuhren Männer wie Hewitt und seine New Yorker Kollegen nach Europa und gingen bei Koch und Pasteur in die Schule.

Überall in Amerika gab es in den lokalen Gesundheitsbehörden Personen, die von der Theorie der Krankheitserreger voll und ganz überzeugt waren, in den neuen Möglichkeiten schwelgten, die ihnen ihre Laboratorien eröffneten, und praktisch von einem Tag auf den anderen die Methoden, Strategien und Taktiken des öffentlichen Gesundheitswesens umkrempelten. Die früheren Maßnahmen zur Verhütung von Krankheiten und Bekämpfung von Epidemien mochten in einigen Fällen wirksam gewesen sein, die wissenschaftliche Begründung hatte ihnen indes gefehlt. Solange man keinen klaren Grund dafür angeben konnte, warum Sümpfe trockengelegt oder Kinder geimpft werden mussten, konnten die Befürworter eines öffentlichen Gesundheitswesens beinahe nur auf die nächste Epidemie warten, um sich dann die Hysterie der Öffentlichkeit zunutze zu machen und die Politiker zu zwingen, die gewünschten Gesetze zu verabschieden und die erforderlichen Geldmittel zur Verfügung zu stellen.

Mit der Theorie von den übertragbaren Infektionserregern änderte sich das. Wenn auch die Bereitschaft, die nötigen Geldmittel zu Verfügung zu stellen, je nach den politischen Verhältnissen und der Angst der Öffentlichkeit vor Infektionen immer noch schwankte, wurde die allgemeine Unterstützung vorbeugender Maßnahmen doch selbstverständlicher. Die Gesundheitsdienste konnten jetzt in eigenen Laboratorien spezifische Infektionserreger direkt nachweisen. Und sie konnten den Skeptikern demonstrieren, wie bestimmte Eingriffe die Infektionszahlen tatsächlich senkten. Kurz, das staatliche Gesundheitswesen besaß plötzlich eine empirische Grundlage in Form nachweisbarer Fakten.

Nirgends waren die Wirkungen der Erregertheorie deutlicher zu spüren als in New York, das sich binnen weniger Jahre aus einer traurigen, an eine Jauchegrube erinnernden Stadt in ein weltweites Musterbeispiel für staatliche Bemühungen um die allgemeine Gesundheit verwandelte. Maßgebend beteiligt an diesem Wandel waren die Ärzte T. Mitchell Prudden und Hermann Biggs, beide entschiedene Anhänger der Theorie der Krankheitserreger. Biggs und Prudden waren 1885 von Präsident Grover Cleveland in das neugegründete bakteriologische Laboratorium der Stadt berufen worden. Die politische Führung Amerikas befürchtete, die wachsenden Ströme »unreiner, verdreckter Ausländer«, die täglich im Hafen von New York eintrafen, würden weitere Epidemien einschleppen. Da die meisten Einwanderer über diesen Hafen ins Land kamen, fand Präsident Cleveland es angemessen, das Laboratorium der Stadt mit zwei der besten Mediziner zu besetzen.

Als er 1885 zum Leiter des Laboratoriums ernannt wurde, war Theophil Mitchell Prudden, Absolvent der Yale Medical School, gerade sechsunddreißig Jahre alt. Als Sohn einer reichen New Yorker Familie zählte Prudden zu den seltenen Exemplaren seiner sozialen Spezies, die ihr Leben in den Dienst der Wissenschaft stellen. Er hatte eine der besten Schulen Amerikas besucht und war deshalb vertraut mit den wissenschaftlichen Entdeckungen in Europa; mit jugendlichem Überschwang hing er Pasteurs Keimtheorie an. Anfang der achtziger Jahre studierte er in den besten Laboratorien Deutschlands und Österreichs und arbeitete sogar Seite an Seite mit Robert Koch.

Hermann Michael Biggs war zehn Jahre jünger als Prudden, aber bereits eine achtunggebietende Erscheinung in der Ärzteszene New Yorks. Der gebürtige New Yorker hatte seine medizinische Ausbildung am Bellevue Hospital erhalten. Seine akademischen Erfahrungen hielten zwar dem Vergleich mit denen von Prudden nicht stand, aber das machte Biggs durch seine politische Begabung wett. Mehr als jeder andere Amerikaner der damaligen Zeit brachte Biggs ein Verständnis für die enge Verschränkung von Politik und öffentlicher Gesundheit mit und war imstande, Korruption, Selbstzufriedenheit und Vetternwirtschaft erfolgreich auszumanövrieren. Dank der überzeugenden Logik der Keimtheorie gelang es Biggs in weniger als zwanzig Jahren, die *Public Health* auf der Skala der allgemeinen Wetschätzung von ganz unten nach ganz oben zu bringen.

Wenn auch die ersten bakteriologischen Institute des Landes andernorts (in Lawrence/Massachusetts, Ann Arbor/Michigan und Providence/Rhode Island) eingerichtet wurden, waren es doch die Bakteriologen New Yorks, die die Nützlichkeit und Bedeutung dieser Einrichtungen eindrucksvoll nachwiesen. Prudden erwies sich dabei als der Geistesriese, Biggs als die das öffentliche Interesse mobilisierende Kraft. Im Jahre 1888 ernannte die Gesundheitsbehörde der Stadt Biggs und Prudden zu »beratenden Pathologen« und übernahm sie als städtische Angestellte. Die beiden machten sich sogleich daran, gestützt auf die mikrobiologischen Befunde aus ihrem Laboratorium, Maßnahmen für das öffentliche Gesundheitswesen auszuarbeiten.

In rascher Abfolge verbannten sie tuberkulös verseuchte Kuhmilch, bauten ihr Laboratorium aus und nahmen die Bekämpfung der lebensgefährlichen Diphtherie in Angriff. Sie entwickelten als Erste eine Reihenuntersuchung für Cholera, um Träger des tödlichen Bakteriums aufzuspüren. Und als die Krankheit 1892 in Hamburg auftrat[25] und sich mit fürchterlicher Geschwindigkeit und täglich mehr als 3000 Todesopfern über ganz Europa ausbreitete, machten Biggs und Prudden mit Hilfe ihrer Ergebnisse und der Quarantänebefugnisse die ersten Infizierten ausfindig, die in diesem Sommer auf Schiffen aus Europa eingetroffen waren. Die wenigen, die ihrem Zugriff entgingen, wurden durch ein Heer von Mitarbeitern der Gesundheitsbehörden und Freiwilligen aufgespürt, die auf der Suche nach Opfern der Diarrhöe sämtliche Häuser durchkämmten und die Abtritte und Toiletten desinfizierten. Dank dieser Aktion starben 1892 nur neun Menschen in New York City an der Cholera, während von Wladiwostok bis Lissabon und London Zehntausende umkamen.

Das war eine einzigartige Demonstration der Wirksamkeit und Durchschlagskraft einer auf Basis der Keimtheorie organisierten öffentlichen Schutzmaßnahme. Insbesondere der stets untadelig gekleidete Dr. Biggs wurde über Nacht zu einer Berühmtheit und mit seinen kaum dreißig Jahren zum Helden der Stadt. Die »fröhlichen Neunziger«, wie das letzte Jahrzehnt des neunzehnten Jahrhunderts genannt wird, waren eine Zeit des sozialen Wandels, auch zum Vorteil der öffentlichen Gesundheit. Manche Veränderungen – Parks, gepflasterte Straßen, öffentlicher Verkehr – entsprangen einem wachsenden Stolz der Bürger auf ihre Stadt. Andere waren das Ergebnis eines sozialen Engagements für die Arbeiterschaft und die armen Schichten. Man richtete das Augenmerk jetzt auch auf die Lebensbedingungen der Slumbewohner, die durch den entsetzlichen Zustand ihrer übervölkerten und verseuchten Behausungen unerträglichen Härten ausgesetzt waren. Hinzu kam, dass gewerkschaftliche Agitatoren, Anarchisten und Kommunisten allesamt große Anhängerschaften gewannen. Sozialbewegungen entstanden überall im industrialisierten Nordosten und Mittelwesten. Selbst in den Pazifikstaaten des fernen Westens stießen Sozialisten unter den schlechtbezahlten Arbeitern auf Resonanz. Unter den Forderungen, die all diesen geographisch und ideologisch unzusammenhängenden Bewegungen gemeinsam waren, genoss der Ruf nach verbesserten Arbeits- und Wohnbedingungen Vorrang.

Der einflussreichste Sozialaktivist jener Tage war der aus Dänemark stammende Fotograf und Schriftsteller Jacob August Riis. Im Jahre 1890 veröffentlichte Riis sein eindrucksvolles Werk *How the Other Half Lives* (Wie die andere Hälfte lebt). Er zeigte die »Rattenlöcher«, in denen die Armen lebten, und schilderte den Gestank, den Lärm und die Enge, die dort herrschten.

Das schlimmste dieser Wohngebiete, der so genannte »Lungenblock«, wies die größte Häufigkeit an Säuglingssterblichkeit, Tuberkulose und Lungenentzündung in der ganzen Stadt auf.[26] Den Lungenblock bewohnten 4000 Menschen, zehn Mal so viele, wie in einem normalen New Yorker Wohnblock lebten. Zu fünft oder sechst in einem Raum zusammengepfercht, sahen sich die Bewohner in den achtziger Jahren mit 265 Tuberkulosefällen in ihren Reihen konfrontiert. Nach Riis' Schätzungen lebten 1890 1,5 Millionen Menschen in solchen Mietskasernen, ungefähr sechzig Prozent der Einwohnerschaft New Yorks.

An einer völlig anderen Front forderten eine Vielzahl von Organisationen Verbesserungen des Loses von Frauen und Kindern – das Recht der Frauen auf Teilnahme an Wahlen, auf Geburtenkontrolle, auf Abtreibung. Margaret Sanger verfasste Flugschriften zur Geburtenkontrolle, in denen sie die außerordentlich hohen Todesraten bei Frauen anprangerte, von denen man trotz der anhaltend hohen Gefährdung während der Schwangerschaft und nach der Geburt erwartete, dass sie sechs oder mehr Kinder zur Welt brachten.[27] Die soziale Unruhe und Unzufriedenheit sollte in den kommenden Jahrzehnten noch zunehmen und das städtische Amerika weiter polarisieren. Beim expandierenden Mittelstand und der alten einheimischen Führungsschicht in den Städten des Ostens sorgten diese Bewegungen für Verwirrung und riefen insbesondere zwei Reaktionen hervor: eine einwanderungsfeindliche Stimmung und die Bereitschaft, sich aus Angst vor sozialen Unruhen und Bedrohungen durch ansteckende Krankheiten (nominellen) Reformen zu fügen. Der Mittelstand hatte sich die Theorie von übertragbaren Krankheitserregern in einem solchen Maße zu eigen gemacht, dass er eine regelrechte Keimphobie entwickelte. Die reichsten Stadtbewohner mochten zwar Infektionserreger ebenfalls verabscheuen, aber sie konnten sich bei Gefahr vom Pöbel abschotten, indem sie sich zum Beispiel auf ihre Landgüter zurückzogen. Der Mittelstand hingegen hatte das Gefühl, in der Falle zu sitzen. Der Handel mit keimtötenden Mitteln florierte, das Gleiche galt für sanitäre Installationen, Spülklosetts und moderne Küchen mit Eistruhen für die Frischhaltung von Lebensmitteln.[28]

Diese Keimphobie und die wilde Entschlossenheit, Keime auszurotten, schürte letztlich die Bereitschaft für großangelegte öffentliche Gesundheitsprojekte. Überzeugt davon, dass die Armen – und besonders die Einwanderer – die Brutstätte aller schrecklichen bakteriellen Heimsuchungen waren, zeigten sich Mittelstand und Oberschicht willens, den Klassenkampf auszusetzen und im mikrobiologischen Kampf gegen den gemeinsamen Feind höhere Steuern in Kauf zu nehmen. Die Hygieniker unterstützten die Einrichtung medizinischer und sanitärer Dienste für die Arbeiterbevölkerung in den amerikanischen Großstädten. 1890 wurde in New York City bereits ein Viertel der medizinischen Versorgung kostenlos von steuerlich bezuschussten städtischen Apotheken erbracht; der Stadtrat hatte 1887 beschlossen, Gelder für die Einrichtung von Toiletten in allen städtischen Schulen zur Verfügung zu stellen. Die Hygieniker beförderten allerdings auch eine selbstgerechte Moral, die in der offenen Verachtung des religiösen, familiären und kulturellen Lebens der Armen mündete.

Harper's Weekly brachte 1881 die Spannungen zwischen den Klassen mit aller Deutlichkeit in einer Karikatur zum Ausdruck, in der sich die Göttin Hygieia mit einem wohlhabenden, zylindertragenden Mann unterhält: Auf die Straßen voller Unrat und Armut weisend, schilt Hygieia den Mann und sagt: »Du denkst zweifellos, all dieser Dreck ist in den Straßen der Armenviertel wohlverstaut und braucht dich nicht zu bekümmern. Aber da irrst du. Du wirst erleben, wie er sich schon bald in dein Haus stiehlt, wenn du nicht aufpasst.«[29] 1890 hatte man die Botschaft endlich begriffen. Die Revolution im öffentlichen Gesundheitswesen begann.

Auf Veranlassung der reichen Oberschicht und des Mittelstands wurden gewaltige Projekte in Angriff genommen, die vor allem die Wasserversorgung und die Kanalisation betrafen.[30] Getragen von einer Welle der Zustimmung, setzten sich Biggs und seine Kollegen das unbescheidene Ziel, Diphtherie und Tuberkulose vollständig auszumerzen. Im Jahre 1893 erklärte Biggs der Schwindsucht den Krieg, nahm sich aber als Erstes die Diphtherie vor und fuhr wie Minnesotas Gesundheitsbeauftragter Hewitt nach Europa, um bei den Meistern der Mikrobiologie in die Schule zu gehen. Der New Yorker ließ sich im Laboratorium von Louis Pasteur nieder, wo er Seite an Seite mit Émile Roux arbeitete.

Nach seiner Rückkehr nach New York im Jahre 1894 richtete Biggs zunächst ein Institut zur Produktion von Antitoxinen gegen Diphtherie ein. Das »Hospital für Kranke Kinder« in Paris hatte gerade damit begonnen, Antitoxine gegen Diphtherie einzusetzen, und erzielte bemerkenswerte Erfolge, insbesondere eine sofortige fünfzigprozentige Senkung der Sterblichkeitsrate bei den betroffenen Kindern. Diesen Erfolg nahm Biggs zum Anlass, eine Pressekonferenz einzuberufen – im Jahre 1894 etwas ganz Neues. Wochenlang brachte er systematisch mehrere New Yorker Zeitungen dazu, Reklame für sein Laboratorium für Diphtherie-Antitoxine zu machen. Anfang 1895 war sein mit Spendengeldern finanziertes Laboratorium bereits der weltweit größte Erzeuger von Antitoxinen gegen Diphtherie. Darüber hinaus produzierte man dort massenhaft Impfstoffe gegen Pocken und Milzbrand und eine Vielzahl anderer Erreger.

Es dauerte nicht lange, da tauchten verzweifelte Mütter aus den Mietskasernen in den Apotheken auf und verlangten »Zauberkugeln« für ihre kranken Kinder. Und die Rate der Diphtherie-Todesfälle in New York City sank rapide von 296 pro 100 000 Einwohner im Jahre 1875 auf 105 im Jahre 1895 und auf 66 fünf Jahre später. Bis 1912 war sie auf jährlich 2,2 pro 100 000 Einwohner gefallen.[31] Bald schon bezog jede große Stadt in Amerika Antitoxine aus Biggs' Laboratorium.

Beflügelt durch diesen Erfolg im Kampf gegen die Diphtherie, stürzte sich Biggs nun in die Schlacht gegen die Tuberkulose, die damals in den Mietskasernen New Yorks grassierte. In einer Rede, die er 1897 vor der Britischen Ärztevereinigung hielt, berichtete Biggs über seine Ziele, Methoden und Probleme im Kampf gegen die Schwindsucht; weltweit würdigte die Presse, dass er als Erster eine klar umrissene Strategie gegen die Seuche ausgearbeitet hatte. Was er vor zunächst offensichtlich skeptischen Ärzte äußerte, stieß schließlich in der ganzen Welt auf große Resonanz: Der erst sechsunddreißig Jahre alte Hermann Biggs war der unumstrittene Führer der neuen Bewegung, die sich für ein staatliches Gesundheitswesen einsetzte:

»Das Regierungssystem der Vereinigten Staaten ist demokratisch, die ergriffenen hygienischen Maßnahmen aber sind gelegentlich autokratisch und die Funktionen, die von der Gesundheitsbehörde wahrgenommen werden, ihrem Charakter nach paternalistisch. Wir sind entschlossen, falls nötig, Maßnahmen zu ergreifen – und das Volk ist bereit, diese Maßnahmen hinzunehmen –, die radikal und willkürlich anmuten müssten, wären sie nicht eindeutig auf das öffentliche Wohl gerichtet und in ihren Auswirkungen augenscheinlich segensreich. Selbst unter unserer zugewanderten Bevölkerung finden sich wenige oder keine Anzeichen von Ressentiment gegenüber einer autoritären Machtausübung im Bereich der Hygiene. Jedes vernünftige Verfahren, das offensichtlich auf die Erhaltung der öffentlichen Gesundheit zielt, wird die Presse ebenso befürworten, wie es die Menschen unterstützen und die Gerichte gutheißen werden. Die unumschränkte Vollmacht, die zu weitestgehenden Maßnahmen befähigt, ist ihnen per Gesetz verliehen. Die Zuständigkeit der Gesundheitsabteilung erstreckt sich auf alles, was nach dem freien Ermessen seiner Vertreter der Gesundheit schadet oder gar das Leben bedroht.«

Diese Kriegserklärung richtete sich nicht nur gegen die Tuberkulose, sondern auch gegen Personen oder Gruppen, die sich der öffentlichen Gesundheit oder der Hygieia der Hygieniker in den Weg stellten. Während aber im Osten der USA ein Biggs seine »autokratische Macht« im Interesse der Volksgesundheit ausübte, machte sich die Bevölkerung der Bundesstaaten im fernen Westen über Hygieia lustig oder strafte sie mit Missachtung. Im Bezirk von Los Angeles gab sich der arme J. L. Pomeroy, der dort als Erster das Amt des Gesundheitsbeamten wahrnahm, alle erdenkliche Mühe, den zahlreichen kleinen Städten seines Bezirks klarzumachen, »dass Krankheiten keine Grenzen respektieren und dass die gesundheitlichen und sozialen Probleme der ländlichen Gebiete ... eng mit denen der städtischen Gebiete zusammenhängen«.[32] Pomeroy, ein praktisch denkender Arzt, führte 1915 gesundheitliche Erhebungen durch, die darauf hindeuteten, dass in seinem Bezirk die nicht-weiße Bevölkerung das Gegenstück zu den Bewohnern der Mietskasernen in New York war. Unter den Mexikanern und Amerikanern mexikanischer Abstammung überstiegen die Todesfälle bei Säuglingen regelmäßig die Rate von 200 Fällen pro 1000 Geburten (im Vergleich zu nur 80 Fällen bei den Weißen); im Jahre 1916 erreichte die Rate sogar den Spitzenwert von 285 Fällen pro 1000 Geburten – das heißt, fast ein Drittel der Neugeborenen starb.

Von seinen relativ späten Anfängen im Jahre 1915[33] an war das organisierte Gesundheitswesen in Los Angeles eher eine Sache des Bezirks als der Stadt selbst; hier unternahm man keine Antiseuchen-Kreuzzüge à la Biggs, sondern achtete auf die Grundversorgung der Bevölkerung mit gesundheitlichen Dienstleistungen. Statt mit großen Kampagnen aufzutrumpfen, konzentrierte sich Pomeroys Team darauf, den Bezirk zu bereisen und den unablässig wachsenden Gemeinden von Los Angeles eine gesundheitliche Basis zu bieten: Kontrolle von Lebensmitteln und Trinkwasser, Impfstoffe sowie gesundheitliche Betreuung. Das war damals auch vernünftig, da die Grundversorgung dringend benötigt wurde, während die Epidemien, die im Osten wüteten, im milden Klima des Westens geringeren Schaden stifteten. Hinzu kam, dass die Oberschicht in Los Angeles Pomeroy in Bezug auf weiterreichende Maßnahmen kaum unterstützte.

Die noch spärliche Besiedlung des Landes und das günstige Klima waren Pomeroys einzige Verbündete; sie sorgten dafür, dass die Todesraten in Los Angeles mit jährlich knapp acht Fällen pro 1000 Einwohner merklich hinter denen in den meisten anderen Teilen der USA zurückblieben. Anders als in New York City[34] und in vergleichbar dicht besiedelten Metropolen des Ostens betraf die Mehrzahl der jährlichen Todesfälle Menschen im Alter von über fünfzig Jahren. Kinder unter zehn Jahren stellten gerade einmal vierzehneinhalb Prozent aller Toten. Die meisten von ihnen fielen der Diphtherie, den Masern, dem Keuchhusten und den Pocken zum Opfer. Pomeroy stellte fest, dass Schutzimpfungen oft auf geschlossenen Widerstand stießen. Die landesweit stärkste Bewegung gegen Impfungen formierte sich in seinem Bezirk und vereitelte wiederholt alle Versuche, die Zwangsimpfung von Schulkindern einzuführen sowie die Verwendung von Antitoxinen gegen Diphtherie durchzusetzen. Obwohl im Bezirk Los Angeles gegen Ende der »wilden« zwanziger Jahre mehr als zwei Millionen Menschen lebten, nutzten nicht einmal 100 000 die kostenlosen Impfprogramme; der größte Teil der Bevölkerung widersetzte sich aktiv der Immunisierung.

Organisationen, die sich dem Kampf gegen die Impfung verschrieben, schossen zu Beginn des zwanzigsten Jahrhunderts überall in Kalifornien aus dem Boden; hinter ihnen stand als treibende Kraft die *Christian Science*[35], die die Theorie von den übertragbaren Krankheitserregern bekämpfte. Andere Gruppen wandten sich ganz allgemein gegen die Einmischung des Staates in das Privatleben. Das hatte zur Folge, dass die Zahl der Pockenerkrankungen in Kalifornien kontinuierlich anstieg, während die meisten anderen Landesteile das Verschwinden der Krankheit erlebten.

Andernorts in Amerika hatte der Widerstand gegen Impfungen seinen Höhepunkt längst überschritten, als er im Westen noch in den dreißiger Jahren des zwanzigsten Jahrhunderts die Verbesserung der Situation wirkungsvoll behinderte. Trotz eines Urteils des Obersten Gerichtshofes aus dem Jahre 1905, das besagt, dass das Recht des Einzelnen, sich für oder gegen ein medizinisches Verfahren zu entscheiden, hinter dem Interesse am Schutz der Gemeinschaft zurückzustehen hat, wiederholte sich jedes Mal, wenn ein neuer Impfstoff entwickelt wurde und die Gesundheitsbehörden darauf drängten, ihn in die Liste der gesetzlich vorgeschriebenen Impfungen für Kinder aufzunehmen, das gleiche Spiel eines gegen diese Absicht organisierten Widerstandes. So regte sich Widerstand, als New York City im Jahre 1920 ein Gesetz zur Zwangsimpfung gegen Diphtherie verabschiedete; als man zur selben Zeit Zwangsimmunisierungen gegen Typhus beschloss; als man in den fünfziger Jahren mit den Impfungen gegen Kinderlähmung begann und schließlich, als man die Impfstoffe gegen Masern, Röteln, Keuchhusten, Windpocken und virale Hepatitiden einführte.

Im Laufe des zwanzigsten Jahrhunderts waren die führenden Köpfe des staatlichen Gesundheitswesens und die Gerichte immer wieder damit befasst, die passende Gewichtung zwischen den Interessen der Gemeinschaft und den Rechten des Einzelnen zu finden, wobei sie gewöhnlich Positionen bezogen, die die jeweiligen kulturellen und politischen Stimmungen des Landes widerspiegelten. Weil zu Beginn des Jahrhunderts das auf die Fortschritte in der Bakteriologie gestützte Gesundheitswesen als außerordentlich leistungsstark galt und die Krankheiten offenkundig eine Bedrohung darstellten und Maßnahmen dringlich erscheinen ließen, neigten die Leiter des staatlichen Gesundheitswesens und die Gerichte dazu, die Balance weit zugunsten des Gemeinschaftsinteresses zu verschieben. Gegen Ende des zwanzigsten Jahrhunderts ist nun das Pendel umgeschlagen, und die Rechte des Einzelnen genießen Vorrang.

Zwischen 1901 und 1930 schickte die Verwaltung von New York City routinemäßig Polizisten und dienstfertige Krankenschwestern oder Ärzte in die Häuser derer, die im Verdacht standen, an einer ansteckenden Krankheit zu leiden. Weigerte sich jemand, sich impfen zu lassen, so wandte man nicht selten Gewalt gegen ihn an oder drohte zumindest damit. Es kam vor, dass Polizeibeamte den Verweigerer an den Armen festhielten, während eine Krankenschwester ihm die Spritze verpasste.

Biggs sprach oft von der »absoluten Prävention« der Krankheiten und merkte stolz an, nirgendwo sonst in der Welt werde »den Gesundheitsbehörden so viel außerordentliche, ja geradezu despotische Macht eingeräumt, wie sie die Gesundheitsbehörde von New York City besitzt«. Er nutzte diese Macht, um Tuberkulosekranke aufzuspüren und (notfalls mit Gewalt) in Sanatorien zu stecken. Er nutzte sie auch, um verseuchte Lebens- und Arzneimittel zu entdecken und zu vernichten. Anhörungen gab es ebenso wenig wie die Möglichkeit, Berufung einzulegen. Der Rigorismus zahlte sich in Form von kontinuierlich sinkenden Todesraten aus.

Das berühmteste Beispiel dafür, wie weit Biggs in ethischer wie auch in rechtlicher Hinsicht zu gehen bereit war, um die Gesundheit der New Yorker Bevölkerung zu schützen, ist der Fall der aus Irland eingewanderten Köchin Mary Mallon. Im Jahre 1902 hatte Robert Koch nachgewiesen, dass gesunde Menschen viele Jahre lang ansteckende Träger von *Salmonella typhi*, der bakteriellen Ursache des Typhus, sein können.[36] Biggs und ein Heer von Seuchendetektiven untersuchten eine Reihe von typhusbedingten Erkrankungen und Todesfällen, bis man in Mallon das gemeinsame Bindeglied entdeckte und im Laboratorium den Nachweis führte, dass sie Keimträgerin war. Sie wurde auf einer Insel im East River festgesetzt, bis sie sich bereit erklärte, nicht mehr als Köchin zu arbeiten. Nach ihrer Freilassung indes übte Mallon ihren Beruf widerrechtlich und unter falschem Namen weiter aus. Als Biggs' Truppe der kämpferischen und alles andere als kooperativen Frau auf die Schliche kam, wurde sie abermals auf jene Insel verfrachtet, wo sie dann ihr restliches Leben verbrachte. Als »Typhus-Mary« lebt sie im Gedächtnis der Amerikaner fort.[37]

Je weiter man nach Westen kam, um so mehr wuchs indes die Ablehnung von Gewaltmaßnahmen der Gesundheitsbehörden; in der Region von Los Angeles war sie am stärksten ausgeprägt. Die Bevölkerung kultivierte diese Feindseligkeit gegenüber dem öffentlichen Gesundheitswesen zu einer Zeit, als dessen Vertreter spektakuläre wissenschaftliche und soziale Erfolge feierten. Im Jahre 1900 begann die American Public Health Association damit, die Tätigkeit im öffentlichen Gesundheitsdienst durch eigens verliehene akademische Grade berufsständisch zu organisieren.

Als 1913 der Panamakanal fertiggestellt wurde, hatten die Bemühungen des amerikanischen Militärs, die Sumpfgebiete Panamas trockenzulegen, die Malaria und das Gelbfieber in der Kanalzone praktisch ausgerottet; ähnliche Trockenlegungskampagnen wurden überall in Nord- und Südamerika durchgeführt. Begeistert von den Erfolgen der medizinischen Bakteriologie, finanzierten

Philanthropen in den USA andere, noch kühnere Projekte. John D. Rockefeller rief die nach ihm benannte wissenschaftliche Stiftung ins Leben, die im Jahre 1906 dem Hakenwurm den Kampf ansagte.[38] Zehn Jahre später stellte die Rockefeller-Stiftung Millionen von Dollar für die Gründung der Johns Hopkins School of Public Health in Baltimore zur Verfügung. Sieben Jahre zuvor hatten andere Philanthropen die Gründung der Harvard School of Public Health finanziert.[39]

Und eine Stiftung des Stahlmagnaten Andrew Carnegie setzte sich zum Ziel, die Ausbildungsqualität in den damals 160 medizinischen Schulen zu verbessern. Abraham, der mit der Leitung des Projekts betraut wurde, verfasste 1910 eine Schrift gegen den Zustand der medizinischen Ausbildung, die wohl einflussreichste individuelle Stellungnahme zu diesem Thema in englischer Sprache.[40] Der Flexner-Bericht schildert nicht nur in aller Ausführlichkeit die eklatanten Mängel, sondern macht auch detaillierte Vorschläge zu ihrer Behebung mit dem Ziel, aus den amerikanischen Hochschulen für Medizin Zentren strenger Wissenschaftlichkeit zu machen.

Von dieser Niveauverbesserung der reformierten Medizinhochschulen profitierte die öffentliche Gesundheit insofern, als die Absolventen die Schulen mit der gefestigten Überzeugung vom Sinn und Nutzen der Keimtheorie und der Impftechnik verließen. Die Krankenhäuser verwandelten sich aus den Verwahranstalten des neunzehnten Jahrhunderts, die nur der Absonderung des Kranken von der Gemeinschaft dienten, in echte Behandlungszentren. In dem Maße aber, wie die medizinischen Fertigkeiten wuchsen und die Leistungen der Krankenhäuser an Qualität gewannen, stiegen auch die Kosten der ärztlichen Versorgung. Und das wiederum führte zu einer Diskussion über die Rolle des Staates nicht nur bei den grundlegenden Dienstleistungen des öffentlichen Gesundheitswesens, sondern auch bei der ärztlichen Versorgung. New York besaß bereits öffentliche Krankenhäuser, die aus Steuermitteln finanziert wurden. Im fernen Westen war die Gesundheitsbehörde des Bezirks Los Angeles auf dem besten Weg, das Monopol auf die medizinische Versorgung ihres Gebiets zu erringen. Aber kein Bundesstaat – und schon gar nicht der Kongress der Vereinigten Staaten – hatte sich bislang mit der Frage auseinandergesetzt, wer die Kosten für Medikamente tragen sollte. Die Debatte über die Einrichtung eines umfassenden Gesundheitssystems von staatlicher Seite begann im Jahre 1912 und dauert bis heute an. Eine Lösung ist nicht in Sicht.

Nach und nach wechselte die medizinische Grundlagenforschung den Standort und verlagerte sich von Europa nach Amerika. In den zwanziger Jahren des neunzehnten Jahrhunderts hatte Frankreich den Wettlauf der westlichen Welt auf dem Gebiet medizinischer Entdeckungen angeführt. In den vierziger Jahren bis ins zwanzigste Jahrhundert war es dann Deutschland, das die medizinischen Wissenschaften dominierte und, sieht man einmal vom Beitrag des Pasteur-Instituts ab, die meisten wichtigen Entdeckungen der zweiten Hälfte des neunzehnten Jahrhunderts beisteuerte. 1910 allerdings erzielte bereits Amerika die meisten Forschungsresultate, wobei der Löwenanteil auf das Konto der Laboratorien in New York City ging.[41] Zum Ende des Ersten Weltkriegs befand sich die Medizin in den USA, deren Territorium vom Krieg verschont geblieben war, bereits in der überlegenen Position, die sie auch das ganze zwanzigste Jahrhundert hindurch behalten sollte.

Alles entwickelte sich, so hatte es den Anschein, im Sinne und zum Wohl der öffentlichen Gesundheit. Die Verfechter der Keimtheorie standen in den USA auf dem Gipfel ihrer Macht und ihres Ansehens. Alle Infektionskrankheiten konnten offenbar mit den etablierten wissenschaftlichen Methoden bekämpft werden, bis im Jahre 1916 erstmals Kinderlähmung (Poliomyelitis) auftrat.

Es sollte über vierzig Jahre dauern, ehe es gelang, das für die Kinderlähmung verantwortliche Virus im Laboratorium zu isolieren und zu züchten. Bis dahin gehörte die Polio zusammen mit Windpocken, Röteln und Gelbfieber – allesamt Viruserkrankungen – zu den Infektionskrankheiten, deren Erreger sich zwar indirekt nachweisen, aber weder in Augenschein nehmen noch verstehen ließen. Die Biomedizin – und mit ihr das öffentliche Gesundheitswesen – war auf ein schwer zu überwindendes Hindernis gestoßen.

Erst Jahrzehnte später sollte den Fachleuten klar werden, dass gerade der Siegeszug des öffentlichen Gesundheitswesens um die Wende vom neunzehnten zum zwanzigsten Jahrhundert für das Auftreten der Kinderlähmung verantwortlich war: Das verantwortliche Virus gab es schon lange, die Krankheit als Epidemie hingegen war neu. Ehe die Hygieniker sich darangemacht hatten, das Wasser durch Filtration und chemische Behandlung von Krankheitskeimen zu klären, wurden Kleinkinder vom Zeitpunkt ihrer Entwöhnung an mit kleinen immunisierenden Dosen des Virus versorgt. Geklärtes Wasser bedeutete aber, dass die Menschen in ihrer Kindheit dem Polio-Virus viel seltener ausgesetzt waren. Die Generation, die nach 1900 in Städten wie New York, Boston, Chicago, Paris und London zur Welt kam, hatte wenig oder gar keinen immunisierenden Kontakt mit der Mikrobe. Für den Ausbruch einer Epidemie genügten unter diesen Umständen einige wenige Tage, in denen die Wasserwerke unzureichend gefiltertes Wasser lieferten – was in den heißen Sommermonaten häufig vorkam.[42]

Am 6. Juni 1916 berichteten Kinderärzte in New York City über die ersten Fälle von Poliomyelitis in der Bevölkerung des dicht besiedelten Gebiets um den Hafen. Gegen Ende des Monats erlebten bereits Großstädte überall in den USA die schlimmsten Ausbrüche von Polio-Erkrankungen seit Menschengedenken. Weil das Gesundheitsamt von New York City und der *U.S. Surgeon General* (der oberste Amtsarzt der USA) sich mit einer ungeheuren Epidemie konfrontiert sahen, wandten sie sich an die Öffentlichkeit. Sie informierten die Zeitungen des Landes, die städtischen Organisationen und die Schulen, um jedermann einzuschärfen, dass Hygiene das beste Mittel sei, sich gegen Kinderlähmung zu schützen. Am Vorabend des 4. Juli, des Nationalfeiertages, erklärte der Oberste Amtsarzt in einem Kommuniqué, die Nation sei »einer großen Bedrohung« ausgesetzt.[43]

Die Führung des öffentlichen Gesundheitswesens Amerikas unternahm alles nur Erdenkliche, um die kindermordende Krankheit in den Griff zu bekommen. In der Metropole New York durchkämmten Teams von Krankenschwestern unter polizeilichem Schutz die Mietskasernen. Sämtliche Haushalte, in denen sich ein Kind mit Poliomyelitis befand, wurden unter Quarantäne gestellt. Überall in der Stadt nagelte man Hinweisschilder über die Eingangstüren: *»Kinderlähmung (Poliomyelitis). Halten Sie sich von dieser Straße fern.«*

Es sollte Jahrzehnte dauern, bis die Seuchenmediziner begriffen, dass Quarantänemaßnahmen bei der Eindämmung einer Polio-Epidemie nichts nützen. Die Eltern, Geschwister oder Freunde des erkrankten Kindes – sie alle kamen als gefährliche Ansteckungsherde in Frage. Nur eine Impfung konnte die Erkrankung verhüten, aber die Entwicklung des Impfstoffs sollte noch vier Jahrzehnte auf sich warten lassen.

Im Jahre 1917 schien die Kinderlähmung zwar zunächst zurückzugehen,[44] aber dann tauchte sie plötzlich stärker denn je wieder auf. Und das war nur die erste von mehreren Plagen, die zwischen 1916 und 1919 das Land heimsuchten und den Glauben an das öffentliche Gesundheitswesen erschütterten. Der auf die Keimtheorie gestützte kometenhafte Aufstieg des öffentlichen Gesundheitswesens hatte dank kühner politischer Initiativen, starker wissenschaftlicher Leistungen und nicht minder eindrucksvoller strategischer Planungen binnen zwanzig Jahren den Gipfelpunkt erreicht. Nun begann der Abstieg in Raten.

Während amerikanische Männer in den morastigen Schützengräben Europas den Ersten Weltkrieg ausfochten, setzten an der Heimatfront die Abstinenzlervereine, die in der Hauptsache von christlichen Frauen angeführt wurden, die Verabschiedung des achtzehnten Zusatzartikels zur amerikanischen Verfassung durch. Die neue Gesetzesbestimmung verbot landesweit »die Herstellung, den Verkauf oder den Transport alkoholischer Getränke«; in ihr fand die in den Medien breitgetretene moralische Entrüstung des Mittelstands über die angeblich epidemische Trunksucht der Ehemänner und Väter aus der Arbeiterklasse ihren Niederschlag.

Wenn auch die Prohibition nicht wirklich der Sorge um die öffentliche Gesundheit entsprang, so war übermäßiger Alkoholgenuss doch offensichtlich ungesund, nicht nur für den Trinker selbst, sondern in schlimmen Fällen auch für seine Familie. Der volkstümliche Erweckungsprediger Billy Sunday prophezeite, die Prohibition werde den Weg in eine rosige Zukunft eröffnen: »Die Zeit der Tränen ist vorüber. Die Slums werden bald nur noch Erinnerung sein. Wir werden aus unseren Zuchthäusern Fabriken und aus unseren Gefängnissen Lagerhäuser und Maisspeicher machen. Die Männer werden nun aufrecht gehen, die Frauen lächeln und die Kinder lachen. Die Hölle wird auf ewig gesprengt sein.«[45]

Das genaue Gegenteil trat ein: In Städten wie New York führte die Prohibition sogar zur Steigerung des Alkohol- und Rauschmittel-Konsums. Während die Bundesbehörden Jagd auf Lastwagen mit schwarzgebranntem Gin machten, verschrieben die Ärzte als Ersatz für den verbotenen Alkohol Arzneimittelzubereitungen, die ganz offen morphinhaltige Arzneimittel, Opium, Laudanum, Belladonna, Absinth, Marihuana und Kokain enthielten – alles Mittel, die man in den so genannten Mondscheinkneipen, in denen während der Prohibitionszeit Alkohol ausgeschenkt wurde, kaufen konnte.[46]

Landesweit schnellte im ersten Jahr der Prohibition die Kriminalitätsrate um vierundzwanzig Prozent hoch. Die Gefängnisse waren hoffnungslos überbelegt. Die Bestechung und Erpressung von Staatsbeamten war bald schon derart gang und gäbe, dass sich niemand mehr darum scherte, wenn in den Zeitungen von solchen Fällen berichtet wurde.[47]

Im Jahre 1919 gab die Gesundheitsbehörde bekannt, dass es mindestens 100 000 Drogensüchtige in der Metropole gab, die meisten von ihnen Opium- und Kokain-Konsumenten. Mit Anbruch der Wilden Zwanziger wuchs die Zahl der Alkoholiker und Drogensüchtigen weiter. Der neuernannte Gesundheitsbeauftragte Dr. Royal S. Copeland bemühte sich darum, alles, was mit Drogen zusammenhing, in seiner Behörde zusammenzuziehen, und verwandelte das Riverside Hospital in ein Zentrum für Suchtbehandlung. Die Polizei aber, die im Zusammenhang mit der Prohibition vielfach an Schiebereien und Schmuggel beteiligt war, torpedierte seine Bemühungen. Bereits 1920 gingen Copeland die finanziellen Mittel für die Drogenbehandlung aus, und das Riverside, dem bis dahin die Rehabilitation von noch nicht einmal fünf Prozent seiner Patienten gelungen war, wurde geschlossen.[48]

Die erbitterte Auseinandersetzung zwischen denen, die Drogen- und Alkoholsucht medizinisch behandeln, und denen, die sie kriminalisieren wollten, wurde zum Dauerthema. Wenn auch in den anschließenden Jahrzehnten das staatliche Gesundheitswesen mit seinem Behandlungsanspruch gelegentlich den Sieg davontrug, entschieden sich die Amerikaner im Allgemeinen doch dafür, gegen den Drogenmissbrauch mit den Mitteln gesetzlicher Gewalt vorzugehen. Nach der Aufhebung der Prohibition im Jahre 1933 rückte die Sorge um den Alkoholmissbrauch zwar nur noch selten in den Blickpunkt des öffentlichen Interesses, der verbotene Drogenkonsum allerdings beunruhigte die Öffentlichkeit das ganze Jahrhundert hindurch in immer stärkerem Maße.[49]

So schlimm die neue Begeisterung Amerikas für Suchtmittel auch war, den entscheidenden Zweifel an der Wirksamkeit des öffentlichen Gesundheitswesens weckten nicht Opiate und Alkohol, sondern eine weitere Viruserkrankung: die *Influenza*. Die Grippe-Pandemie begann im Sommer 1918 in Kansas und umrundete in achtzehn Monaten dreimal die Erde.[50] Anfang 1920 hatte das Virus weltweit ungefähr zwanzig bis fünfundzwanzig Millionen Menschen das Leben gekostet.[51] Im November 1918 waren alle 5323 Krankenhäuser der USA von Patienten überflutet. Im Jahre 1917, am Vorabend der Pandemie, betrug die landesweite Todesrate infolge von Grippe-Erkrankungen jährlich 164,5 pro 100 000 Einwohner. Im Jahre 1918 schnellte sie auf 588,5 hoch und blieb bis 1921 auf hohem Niveau.

Die Gesundheitsbehörden wurden von der Entwicklung derart überrollt, das alle anderen Aktivitäten zugunsten des Kampfes gegen die Grippe ausgesetzt werden mussten. Da Quarantänemaßnahmen angesichts der Menge der Grippefälle nicht in Frage kamen, waren die Behörden ratlos. In ihrer Hilflosigkeit beschränkten sie sich darauf, die Kranken zu zählen und die Leichen einzusammeln. Schon aber standen andere Kräfte bereit, sich die Situation zunutze zu machen: Verrückte und Quacksalber boten

Elixiere, Schutzmasken, alkoholische Tinkturen und Hunderte anderer Mittelchen feil.

Für das bis dahin so erfolgreiche Gesundheitssystem der USA bedeutete die Epidemie der Jahre 1918 und 1919 die dritte Niederlage. Polio, Drogen- und Alkoholmissbrauch und schließlich die Grippe offenbarten die Unzulänglichkeit des auf öffentliche Hygiene gegründeten Gesundheitssystems. Die Macht der Hygiene über die Mikroben und die sozialen Ursachen von Krankheiten hatte offenbar ihre Grenzen. Das Vertrauen der Bürger in die Verantwortlichen des öffentlichen Gesundheitswesens schienen jene nicht mehr zu rechtfertigen. Die Siege, die man in der Vergangenheit über Diphtherie, Gelbfieber und Cholera errungen hatte, wurden nun von Fällen überschattet, in denen man offensichtlich versagt hatte.

Außerdem wurde immer deutlicher, dass auch die zu Beginn des zwanzigsten Jahrhunderts errungenen Erfolge nicht wirklich vollkommen waren. Die Mitarbeiter Pomeroys im Bezirk Los Angeles registrierten stillschweigend die dreifach höheren Todesraten bei Säuglingen mexikanischer Abstammung im Vergleich mit Säuglingen aus den weißen Bevölkerungsschichten, stellten aber keine Untersuchungen an, um herauszufinden, wie es zu dieser Diskrepanz kam. Selbst in den Tagen, in denen Biggs' Autorität in New York City im Zenit stand, gab die rund zehn Jahre betragende Differenz der Lebenserwartung weißer Einwanderer und im Land geborener Afro-Amerikaner zu wenig mehr als zu den Jahr für Jahr pflichtbewusst angefertigten Statistiken Anlass.

Ein ganzes Jahrhundert lang hatten sich Intellektuelle in England und den USA bereits Gedanken über den Zusammenhang von Armut und Krankheit gemacht. Bald gaben sie dem verdreckten Milieu, in dem die Armen lebten, die Schuld an der gesundheitlichen Misere, bald den Umständen ihres Zusammenlebens, bald »familiären Anlagen«.[52] In den USA verzerrte der Faktor der Einwanderung zusätzlich das Bild: Die im Land geborenen weißen Repräsentanten des Gesundheitswesens fanden selbstgerechte Erklärungen für den schlechten Gesundheitszustand der neueingewanderten Arbeiter. Antisemitismus, Klischeevorstellungen vom irischen oder italienischen Charakter, Katholikenfeindschaft und ähnliche Vorurteile lieferten bequeme, aber – wie die Geschichte erweisen sollte – unhaltbare Erklärungen.

Die Schere zwischen Arm und Reich ließ sich um die Wende vom neunzehnten zum zwanzigsten Jahrhundert in Amerika nicht mehr ignorieren.[53] Das eine Prozent der Erwerbstätigen an der Spitze der Einkommensskala verdiente im Jahre 1920 mehr als die ganze untere Hälfte der Skala. Unübersehbar waren für die Verfechter sozialer Gerechtigkeit sowohl die schreckliche Armut der gesellschaftlich unteren Schicht als auch ihre negativen Auswirkungen für ein gesundes Leben. Zu Beginn des zwanzigsten Jahrhunderts war es in England und in den USA durchaus üblich, das schlechte Gewissen angesichts solcher Armut unter den Teppich der moralischen Entrüstung zu kehren und Alkohol- und Drogenmissbrauch, Geschlechtskrankheiten und psychische Probleme der charakterlichen Schwäche oder Minderwertigkeit der in Armut Lebenden zuzuschreiben.

Die Verfechter der Keimtheorie aus den Anfängen des zwanzigsten Jahrhunderts mochten zwar guten Willens sein, aber auch sie waren natürlich nicht in der Lage, die ethnischen und ökonomischen Gründe für die Ungleichheit der Gesundheit zu beheben. Mit dem Aufkommen des Sozial-Darwinismus in den zwanziger Jahren des zwanzigsten Jahrhunderts verlagerten sich die Versuche, die ethnisch bedingten Unterschiede in der Lebenserwartung zu erklären, aus der Sphäre moralischer Kritik auf die Ebene evolutionstheoretischer und, in ihrer primitiven Form, genetischer Argumentation.[54]

Die Vorstellung von einer »rassisch bedingten Immunität« gegen Krankheiten erfreute sich bei Ärzten und vielen Vertretern des staatlichen Gesundheitswesens großer Beliebtheit, nicht so bei Statistikern und Demographen, die in den unterschiedlichen Sterblichkeitsraten ein ganz anderes Muster entdeckten. »Ich glaube nicht, dass es so etwas wie eine absolute rassisch bedingte Immunität gegen irgendeine Krankheit gibt«, schrieb der Statistiker der Metropolitan-Lebensversicherung, Louis Dublin.[55] »Bei praktisch allen Krankheiten, deren Verhütung oder Behandlung ein hohes Maß an Pflege und Hygiene unbedingt erforderlich macht, sind die Todesraten unter Schwarzen erheblich höher als unter Weißen. Aber das beweist nicht, dass die Schwarzen von Natur aus gegen solche Krankheiten anfälliger sind. Vor allen anderen Faktoren sind wahrscheinlich Unwissenheit, Armut und mangelnde medizinische Versorgung für ihre höhere Todesrate verantwortlich.«

Auch im Westen war die Kluft zwischen den verschiedenen Bevölkerungsgruppen – Amerikanern mexikanischer, chinesischer und europäischer Abstammung – gewaltig. Die Amerikaner mexikanischer Herkunft stellten um die Wende zum zwanzigsten Jahrhundert bereits das Gros der ungelernten Arbeiter; im Jahre 1920 lebten in einem Drittel aller mexiko-amerikanischen Haushalte im Bezirk Los Angeles die Väter außerhalb der Familie, während sich die Mütter, die durchschnittlich vier Kinder hatten, normalerweise in den weit von zu Hause entfernten Haushalten weißer Familien verdingten.[56] Zu ihren im Vergleich mit der weißen Bevölkerung[57] markant höheren Sterblichkeitsraten trugen ohne Frage verschiedene Faktoren bei, aber niemand in der Gesundheitsbehörde des Bezirks Los Angeles nahm sich in den zwanziger Jahren die Zeit oder verspürte die Neigung, der Sache nachzugehen.[58]

Das ganze zwanzigste Jahrhundert hindurch erörterten die Repräsentanten des staatlichen Gesundheitswesens Fragen der genetischen Disposition und der rassischen, ethnischen und klassenspezifischen Zugehörigkeit, ohne dass es ihnen gelungen wäre, näher zu bestimmen, welchen Einfluss solche Faktoren jeweils auf die Gesundheit des Einzelnen und der Gemeinschaft hatten. Und vor dem Hintergrund des Ausschlusses ganzer sozialer Gruppen aus dem amerikanischen Gesundheitssystem markiert dieses Thema einen dauerhaften Schandfleck in der Geschichte des öffentlichen Gesundheitswesens der Vereinigten Staaten.

III.

»Zu Beginn der dreißiger Jahre war die Expansionsphase beendet, und das Gesundheitswesen wurde in seinen Funktionen starrer und mechanischer. Die bakteriologische Revolution war in der Organisation öffentlicher Dienste an ihr Ende gelangt, und dank der Einführung der Antibiotika und anderer Arzneimittel konnten sich die Privatärzte bald einige ihrer Aufgaben wie etwa die Behandlung von Geschlechtskrankheiten und Tuberkulose zurückholen. Doch schon lange zuvor war klar, dass die öffentliche Gesundheitspflege in Amerika auf den zweiten Rang verwiesen werden sollte: Sie sollte weniger Ansehen haben als die klinische Medizin, weniger Finanzmittel erhalten und gehindert werden, Koordinations- und Leitungsfunktionen zu übernehmen, die sich wohl herausgebildet hätten, wäre sie nicht aus der medizinischen Betreuung ausgegrenzt worden.«

Paul Starr, 1982[59]

Am 29. Oktober 1929 brach nach mehrtätigen drastischen Kurseinbrüchen die New Yorker Börse zusammen und stürzte die Welt in die große Wirtschaftskrise der dreißiger Jahre. Der Bakteriologe Paul de Kruif, einer der bekanntesten wissenschaftlichen Publizisten seiner Zeit,[60] bereiste das Land in den Monaten nach dem Crash. Solche Ausmaße von Armut und Krankheit, wie er sie zu sehen bekam, hatte er zuvor nicht gekannt:

»Ich weiß nicht, warum ich so lange brauchte, um zu erkennen, dass all die kraft- und lebensspendenden Dinge, die aus der mühsamen Arbeit dieser Forscher hervorgegangen sind, verkäuflich waren; dass man Leben nur haben kann, wenn man es kauft und dafür bezahlt; dass also nur der seinen Anteil daran kriegt, der gescheit oder gerissen ist oder einfach Glück hat.

Noch heute ist es mir ein Rätsel, warum ich diese grässliche Karikatur einer zivilisierten Gesellschaft so lange Zeit gerechtfertigt habe, eine ganz famose Gesellschaft, ... die regiert wird von dem wahnwitzigen calvinistischen Glauben, dass Gott uns zum Leiden bestimmt hat und dass Leiden gut ist; die ihre Forscher mit Preisen auszeichnet, sie lächelnd beglückwünscht und das, was die Wissenschaft an realem Nutzen bringt, den wenigen Betuchten zukommen lässt; die sich abwendet von Millionen von Menschen, die inmitten einer potentiellen Überfülle von lebenspendender Wissenschaft leiden oder im Verborgenen hungern oder sterben.«

De Kruif vollzog damals eine Kehrtwendung: vom gesundheitspolitischen Propagandisten, der glaubte, die Wissenschaft werde die schlimmsten Krankheiten der Menschheit besiegen, zum schärfsten Kritiker seiner Profession. Angesichts einer Armut, wie Amerika sie noch nie zuvor in diesem Ausmaß erlebt hatte, begriff er, dass die jahrelange Ignoranz gegenüber den medizinischen Bedürfnissen der Armen und, schlimmer noch, der Versuch, ihnen selbst die Schuld für ihre Krankheiten zuzuschieben, nun die Erfolge untergrub, die er einst so beredt geschildert hatte.

Auf seinen Reisen quer durch Amerika sah de Kruif, dass die öffentliche Gesundheit einem Flickenteppich glich; manche der Gemeinden waren offenbar nicht von der Depression betroffen, in anderen hingegen trat Tuberkulose in »mörderischem« Ausmaß wieder auf, und unter Kindern wütete das zu Gelenkdeformationen führende rheumatische Fieber (in New York City stieg die Erkrankungsrate zwischen 1929 und 1934 um das Zwanzigfache). Budget-Kürzungen hatten in vielen Bundesstaaten zur Einschränkung der Impfprogramme und damit zum Ausbruch von Diphtherie geführt. Außerdem war die Unterernährung bei Kindern dramatisch angestiegen.

Im Jahr 1935 hieß es in einem Leitartikel des New York World Telegram: »In New York City sind 135 000 Grundschüler durch Mangelernährung so geschwächt, dass sie die Schule nicht besuchen können ... beinahe jedes fünfte eingeschulte Kind.« Und de Kruif schloss die sarkastische Frage an: »Müssen Kinder überhaupt essen? Warum soll man sie am Leben erhalten?« Wütend berichtete er vom heruntergekommenen Entbindungswesen. In ganz Nordamerika wurden in den Kliniken nicht einmal mehr die Grundstandards der Hygiene eingehalten. Am Wochenkindbettfieber starben nun wieder ebenso viele Mütter wie in der Zeit vor Semmelweis. Die Säuglinge starben am Kindbettfieber, weil sie von Krankenschwestern versorgt wurden, die eine Windel nach der anderen wechselten, ohne sich die Hände zu reinigen. Die Zahl der Syphilis- und Tuberkulosefälle schnellte in die Höhe, und nach Auskunft der Nationalen Tuberkulose-Gesellschaft kostete die Tbc das Land im Jahr 1937 etwa 647 Millionen Dollar (ärztliche Behandlung plus entgangene Arbeitsleistung). Darüber hinaus fehlte den Krankenhäusern das Geld für den Kampf gegen diese Menschheitsgeißeln, und die Gesundheitsbehörden standen vor dem Zusammenbruch. »Sagen wir es ohne Umschweife«, so de Kruif, »wenn die Verarmung unserer Krankenhäuser und Universitäten zunimmt, sich zuspitzt, während unsere regierenden Politiker, die staatlichen Rechnungsprüfer und Haushaltsstrategen nur noch lauthals jammern, es müsse gespart werden, dann besteht kaum eine Chance, dass die Mittel zusammenkommen, die wir für die Ausbildung im Kampf gegen den Tod brauchen.«

Die eben noch als Helden gefeierten Gesundheitspolitiker sahen sich nun machtlos und gemieden. Männer wie Charles Hewitt und Hermann Biggs gehörten der Vergangenheit an, ihre Stelle nahmen nun die Bürokraten ein. Die Funktionen der Gesundheitsfürsorge überlebten nur via Bundespolitik, dank immer größerer nationaler Programme, in denen auf allen Ebenen allerdings meist nur wenig engagierte Ärzte und Bürokraten eingesetzt waren.

Als es 1929 zum Börsenkrach kam, war das Gesundheitswesen auf Bundesebene ein einziger Kompetenzwirrwarr zwischen vierzig verschiedenen Behörden, die zu fünf verschiedenen Ministerien gehörten; insgesamt 5000 Bundesbeschäftigte arbeiteten in den Gesundheitsprogrammen.[61] In den Jahren nach dem Börsenkrach verschlechterten sich in den USA alle entscheidenden Parameter der öffentlichen Gesundheit – nicht anders als sechzig Jahre später in Osteuropa nach dem Zusammenbruch der Sowjetunion. Die Selbstmordrate unter Männern stieg sprunghaft an, insbesondere bei arbeitslosen Männern zwischen 50 und 64 Jahren. Und die Selbstmordrate insgesamt, für Männer und Frauen zusammen, stieg von zwölf pro 100 000 Personen im Jahr 1925 auf 17,4 im Jahr 1932, die höchste Rate in der Geschichte der USA. Zwischen 1929 und 1936 nahm zwar die allgemeine Lebenserwartung für Männer und Frauen leicht zu, aber hinter diesem Anstieg verbarg sich (zwischen 1933 und 1936) ein drastischer Rückgang um fünf Jahre.

Während der Depression stieg die Zahl der Todesfälle aufgrund bestimmter übertragbarer Krankheiten landesweit deutlich an; zu den einschlägigen Infektionen gehörten Scharlach, Diphtherie, Keuchhusten, Masern, Grippe und Lungenentzündung. Die Todesfälle unter Tuberkulose- und Typhuskranken erreichten während der dreißiger Jahre in einigen Regionen Spitzenwerte. Und was noch schlimmer war: In ganz Amerika gingen Kliniken bankrott. Natürlich lag es daran, dass die Patienten zahlungsunfähig waren und weder staatliche noch private Stellen ihre laufenden Kosten decken konnten. Und da die meisten Patienten kein Geld hatten, machten sie einen Bogen um die renommierten und privaten Kliniken und unterzogen sich lieber der kostenlosen Behandlung in den staatlichen Institutionen.

Der Einfluss, den die Depression auf Leben und Gesundheit der US-Bürger hatte, ist kaum zu überschätzen. In den meisten Großstädten lag die Arbeitslosenrate zwischen zehn und vierzig Prozent, wobei es die Industriezentren am härtesten traf. Der Absatz von Konsum- und Investitionsgütern brach zusammen, weil der Verbrauchermarkt sich über Nacht in Nichts auflöste. Viele Landwirte mussten ihre Preise so drastisch senken, dass die Erlöse die Kosten für Ernte und Transport ihrer Produkte nicht mehr deckten. Mehr als eine Viertelmillion Bauernhöfe fielen 1932 der Zwangsvollstreckung zum Opfer. Das Bauwesen kam völlig zum Erliegen.[62]

Ganze Industriezweige mussten schließen. Ihre ehemaligen Beschäftigten wandten sich an die Sozialämter, wo sie von den städtischen Beamten immer häufiger abgewiesen wurden. Die kommunalen Kassen waren leer. Am schlimmsten traf es die Afro- und Mexiko-Amerikaner sowie die amerikanischen Ureinwohner – bei ihnen betrug die Arbeitslosenquote sechzig bis fünfundsiebzig Prozent. Benachteiligt waren auch alle, die von früheren gesundheitspolitischen Erfolgen hatten profitieren können: so etwa Amerikas große Anzahl von Rentnern (über 65 Jahre), die 1929 fünf Prozent der Gesamtbevölkerung ausmachten. Nur wenige von ihnen verfügten während der Depression über eine Altersversorgung oder sonstige Einkommensquellen. Zwischen 1923 und 1932 gingen landesweit mehr als 10000 Banken in Konkurs. Für viele Familien bestand in der Umsiedlung die einzige Alternative zum Selbstmord. Zwischen 1929 und 1940 vollzogen sich radikale demographische Umschichtungen, weil Millionen Menschen auf der Suche nach Arbeitsplätzen ihren Wohnort wechselten. Viele von ihnen waren 1935, im Gefolge der verheerenden, durch die jahrzehntelange Übernutzung der Böden in Arkansas, Texas, Oklahoma und den Great Plains ausgelösten Sandstürme, heimatlos geworden.

Zahlreiche Flüchtlinge gingen nach Kalifornien, wo sie mehr als unerwünscht waren. Die konservativen Kalifornier setzten großes Vertrauen in ihren Landsmann Herbert Hoover, der als erster Mann des Westens zum Präsidenten gewählt worden war. Selbst als die Wirtschaftskrise sich weiter verschärfte, hielten die meisten Verantwortlichen immer noch für politisch klug, was Hoover 1932 verkündet hatte: »Es ist nicht Aufgabe des Staates, den Bürger von seiner Verantwortung gegenüber dem Nächsten oder private Institutionen von ihrer Verantwortung gegenüber der Öffentlichkeit zu befreien.«

Im Westen braute sich ein Klassenkampf zusammen. So genannte »Hoovervilles«, Slums aus Schindelhäusern, in denen sich Flüchtlinge aus den Dürregebieten und Wanderarbeiter drängten, schossen im Umfeld aller großen Städte des Westens aus dem Boden. Arbeiterorganisationen, von den anarchistischen Industrial Workers of the World (IWW) bis zu den Sozialisten von Eugene V. Debs, fanden in den ungeheuerlichen Zuständen einen fruchtbaren Boden für ihre Aktivitäten vor. In ganz Kalifornien veranstalteten Gewerkschafter Demonstrationen und alle nur denkbaren Protestaktionen gegen die »kapitalistischen Bosse«. Die politisch Verantwortlichen in Los Angeles reagierten auf die zunehmenden sozialen Spannungen von 1931 an mit der Massenabschiebung von Mexikanern und Amerikanern mexikanischer Abstammung.[63]

In diesem allgemeinen Chaos wurden alle Bereiche der Exekutive auf eine harte Probe gestellt – das Gesundheitswesen machte dabei keine Ausnahme. Am Vorabend des Börsenkrachs arbeiteten in der Bezirks-Gesundheitsbehörde 400 Beschäftigte; zehn Jahre später waren es 419. Im selben Zeitraum war die zu betreuende Bevölkerung von etwa 677 000 auf 900 000 Einwohner gestiegen; dabei handelte es sich um geschätzte Zahlen, denn niemand wusste genau, wieviele Mexikaner, »Okies« (arme Wanderarbeiter aus Oklahoma) oder Mexiko-Amerikaner gerade im Bezirk lebten. Die Berichte der Gesundheitsbehörde jener Jahre haben etwas Gehetztes an sich, als wäre selbst die Zeit für das Maschineschreiben ein zu kostbares Gut. Eine von der American Public Health Association 1930 vorgenommene Bewertung der Arbeit des Amtes entdeckte »schwerwiegende Mängel«: Die geplagten Mitarbeiter mussten durch den ausgedehnten Bezirk hetzen und waren kaum in der Lage, den medizinischen Grundbedürfnissen der Masse der Bevölkerung Rechnung zu tragen.

Aber auch als in den zwanziger Jahren noch Wohlstand herrschte, scheiterte Dr. Pomeroys Traum, ein Netz von Krankenhäusern über den gesamten Bezirk zu spannen, an der massiven Opposition der örtlichen Vertreter des Amerikanischen Ärzteverbandes (AMA), der keinerlei staatliche Konkurrenz duldete. Im Jahr 1935 lag der größte Teil des von Pomeroy geplanten Gesundheitssystems in Scherben; zum Opfer gefallen war es nicht nur dem Angriff des AMA, sondern vermutlich mehr noch der Attacke einer neuen und zunehmend größeren Gruppe, der »Roten-Hasser«. Gesundheitsversorgung für die Armen war selbst in Zeiten, wo es den meisten Einwohnern von Los Angeles außerordentlich schlecht ging, bei der Oberschicht des Bezirks als »sozialistisch« verpönt; sie folgte dem Beispiel der Los Angeles Times und erging sich in Klagen darüber, dass die staatlichen Gesundheitsdienste von »unwürdigen« Armen (wie sie es nannte) missbraucht würden. In diesem Chaos nahmen während der Depressionsjahre die Fälle von Keuchhusten, Diphtherie, Typhus, Mütter- und Säuglingssterblichkeit sowie Tuberkulose wieder zu. Und als 1934 in Los Angeles die Kinderlähmung zuschlug, hatte die Gesundheitsbehörde ihr nichts entgegenzusetzen.

Die Polio-Erkrankungen waren hier insofern ungewöhnlich, als auch viele Erwachsene betroffen waren, wenige Opfer jedoch an Lähmungen litten, die Sterblichkeitsrate relativ niedrig war und die meisten Erkrankten offensichtlich Hirnhautentzündung hatten. Die örtlichen Gesundheitsbehörden wussten kaum zu erklären, auf welchem Wege die Krankheit sich ausbreitete, warum sie so seltsame Symptome hervorrief, wie man sie aufhalten sollte oder welche Therapien anschlagen könnten.[64] Als die Epidemie ihren Höhepunkt erreicht hatte, war das Gesundheitssystem nicht mehr funktionsfähig. Aus Angst vor Ansteckung – denn viele der Beschäftigten waren bereits erkrankt – ließen viele Angestellte der staatlichen Krankenhäuser ihre Arbeitsplätze im Stich. Das restliche Personal war so überfordert, dass Krankenbahren mit wartenden Patienten auf der Straße standen. Kranke Kinder wimmerten, und Unfallopfer riefen vergeblich um Hilfe.

Doch damit nicht genug: Als zwischen 1929 und 1933 die Steuereinnahmen ausblieben, fielen die öffentlichen Infrastrukturen von Bezirken, Städten und Staaten in ganz Amerika auseinander. In manchen Regionen leisteten Ärzte freiwilligen Dienst für die Seuchenkontrolle. Aber als Franklin D. Roosevelt zum Präsidenten der USA gewählt wurde, waren die meisten Gesundheitsbehörden entweder schon zerschlagen (wie in Los Angeles) oder standen am Rande des Zusammenbruchs.

Eine bemerkenswerte Ausnahme war der Staat Minnesota, der in den Depressionsjahren so weit nach links rückte, dass Roosevelts Demokratische Partei dort zum rechten Buhmann wurde. Wenige Wochen nach dem Börsenkrach wählten die Bürger Minnesotas den linken Politiker Floyd Olson zum Gouverneur und brachten seine Farm Labor Party an die Macht. Diese Landarbeiter-Partei räumte Sozialprogrammen, etwa auf dem Gebiet der öffentlichen Gesundheit, oberste Priorität ein. Opposition gegen staatliche Sozialhilfe betrachtete sie als finsteres kapitalistisches Komplott. »Solange ich auf dem Gouverneursstuhl sitze«, ließ Olson wissen, »soll es in unserem Bundesstaat kein Elend geben, das ich irgendwie verhindern kann. Ich hoffe, das derzeitige Regierungssystem fährt auf schnellstem Wege zur Hölle.«

Noch lange nach dem Ende der Farm-Labor-Regierung in den vierziger Jahren war ihr politischer Einfluss in Minnesota deutlich spürbar. Sechs Jahrzehnte lang war der Bundesstaat berühmt für seine starke Steuerstaffelung und seine energischen Sozialprogramme, zu denen auch staatlicher Gesundheitsdienst und medizinische Betreuung der Bedürftigen und der mittellosen Arbeiter gehörten.

Zum Ende von Roosevelts Präsidentschaft, nach fast drei Amtszeiten, wurde das öffentliche Gesundheitswesen auf Bundesebene zentralisiert. Natürlich boten Kommunen und Einzelstaaten weiterhin eigene Gesundheitsprogramme an, aber während sie früher zu hundert Prozent aus den vor Ort vorhandenen Mitteln finanziert wurden, waren sie nun abhängig von den Dollars aus Washington. Im Gefolge des Geldsegens befand sich eine von Washington diktierte Gesundheitspolitik – das bedeutete mehr Macht und Einfluss für den *US Public Health Service* (USPHS).

In seinen Anfängen war der USPHS nichts weiter als eine kleine Bundesbehörde, deren Zuständigkeit strikt auf die großen Einwanderungshäfen der Vereinigten Staaten – im Wesentlichen also Ellis Island in New York und Angel Island in San Francisco – und auf nationale Gesundheitskatastrophen beschränkt war. Das änderte sich nach einem Pestausbruch in Kalifornien im Jahr 1901, unmittelbar nachdem der Erreger *Yersinia pestis* in San Franciscos Chinatown zugeschlagen hatte.[65] Eingeschleppt wurde die Pest ohne Zweifel von Übersee aus Shanghai oder Hongkong. Der beim USPHS von Angel Island arbeitende Mikrobiologe Joseph

Kinyoun untersuchte das Blut von Patienten und von Ratten in Chinatown und bestätigte das Vorhandensein von *Yersinia pestis*. Umgehend alarmierte er die kalifornischen Behörden und die Bundesbehörden.

Henry T. Gage, der damalige Gouverneur von Kalifornien, tat Kinyouns Befunde als dummes Geschwätz ab. Der Republikaner duldete keinerlei Hindernisse, die sich der Wirtschaft und dem Bevölkerungswachstum in seinem Bundesstaat entgegenstellen könnten. So behauptete er einfach, in Kalifornien gebe es keine Pest, Punkt!

Nach achtzehnmonatigem Streit der beiden Männer bestätigte ein unabhängiger Gutachterausschuss, dass es sich tatsächlich um den Pestbazillus *Yersinia pestis* handelte. Daraufhin übernahmen zum ersten Mal in der Geschichte der Vereinigten Staaten die Bundesgesundheitsbehörden – ohne Antrag oder Mithilfe von seiten des betreffenden Einzelstaates (allerdings auf dringende Bitten der zuständigen Gesundheitsbeamten) – die Bekämpfung einer Epidemie.[66]

Im Jahr 1912 erteilte der Kongress dem USPHS die Vollmacht, sich auf lokaler Ebene um die Gesundheit aller Amerikaner, also nicht nur der Seeleute und Immigranten, zu kümmern, und unterstellte ihm ferner die medizinische Grundlagenforschung.[67] Das erste umfassende Bundesgesundheitsgesetz, der *Sheppard-Towner Act* von 1921, verschaffte dem USPHS ein Jahresbudget, aus dem er den Einzelstaaten Zuschüsse für Säuglingspflegeprogramme gewähren sollte. Das schuf den Präzedenzfall für ein neues Finanzierungsmodell, das für den Rest des Jahrhunderts zum vorherrschenden Paradigma wurde: Von nun an flossen die Gelder aus Bundesquellen an Einzelstaaten und Kommunen, und wenn sie dort ankamen, trugen sie bereits den Stempel einer Politik, die auf Bundesebene, von den obersten Gesundheitsbehörden und den Kongressabgeordneten, beschlossen worden war.

Da das Gesundheitswesen in den Vereinigten Staaten, anders als in Europa, auf lokaler Ebene entstanden war und sich aus unterschiedlichsten Infrastrukturen mit eigenen gesetzlichen Vorschriften und Zuständigkeiten herausgebildet hatte, war eine solche Politik von oben nicht immer angemessen. Es erwies sich als unmöglich, eine für alle passende Einheitspolitik anzubieten, und in den Jahrzehnten nach der Verabschiedung des Gesetzes hatten die lokalen Gesundheitsbehörden oft ein gespaltenes Verhältnis zur milden Gabe der Bundesregierung: Sie wollten das Geld, obgleich sie im einen oder anderen Fall die damit verbundene Politik ablehnten. Dennoch war der *Sheppard-Towner Act* ganz unbestreitbar ein Segen für die 41 Bundesstaaten, die in den zwanziger Jahren mit den Geldern arbeiten konnten.

Im Jahr 1926 legte der Nationale Gesundheitsrat, ein Zusammenschluss aus privatärztlichen und öffentlichen Gesundheitsverbänden, dem Kongress einen Bericht vor; er beschrieb das Gesundheitswesen der USA als erfolg- und zusammenhanglos, durch keinerlei zentrale Führungsspitze gebündelt und außerdem auf fünf verschiedene Ministerien verteilt. Etwa 5000 Beschäftigte in vierzig verschiedenen Behörden arbeiteten an verschiedensten Projekten und der Umsetzung der staatlichen Gesundheitspolitik mit. Und dabei war der USPHS bei weitem nicht die einzige, ja nicht einmal die verantwortliche Behörde.

Auf dem Parteitag der Demokraten forderte Franklin D. Roosevelt 1932 seinen »New Deal for America«; Ziel dieses Programms war die Regulierung des Banken- und Finanzwesens sowie ein Staat, der den Massen seine mildtätige Hand reichen und ihnen in den schlimmsten Notlagen helfen sollte. Nach seinem Amtsantritt im Jahr 1933 umgab er sich mit einem Beraterstab, den die Presse schon bald »Brain Trust« taufte, und machte sich daran, seinen New Deal in die Tat umzusetzen. Im Kongress wurde fast jede aus dem Weißen Haus kommende Gesetzesvorlage angenommen, und Ende 1933 machte Amerika seine ersten zaghaften Schritte aus der Depression heraus.

Auf die Strukturen des Gesundheitswesens in den USA hatte der New Deal tiefgreifenden und, wie sich zeigen sollte, dauerhaften Einfluss. Zwischen 1933 und 1938 schuf man ein Dutzend neuer, meist heute noch bestehender Gesundheitsbehörden. Keiner der Bundesstaaten, auch nicht Minnesota, wies die Angebote des New Deal zurück, aber niemand setzte sie besser in die Tat um als der dynamische Bürgermeister von New York City, Fiorello La Guardia. Noch bevor er 1933 sein Amt antrat, ließ er Roosevelt wissen, er wolle ihm die Stadt gern als Test- und Bewährungsfeld für alle New-Deal-Programme zur Verfügung stellen.

In den Roaring Twenties befand sich die Gesundheitsbehörde fest im Griff der politischen Korruption, und diese sorgte schließlich auch dafür, dass Hermann Biggs im Jahr 1923 völlig erschöpft und entmutigt das Handtuch warf. Der Amtsantritt des durch und durch korrupten Dr. Frank J. Monaghan als Leiter der Behörde bedeutete das Ende für alle Programme, die New York City einst landesweit zum Musterbeispiel der Gesundheitspolitik gemacht hatten.

Aber schließlich ging die Korruption denn doch zu weit und wurde selbst für die in diesem Punkt erstaunlich duldsame Stadt

New York allzu offensichtlich. Kritische Bürgergruppen holten so viel Schmutz ans Tageslicht, dass Monaghan 1925 zum Rücktritt gezwungen war; sein Nachfolger, Dr. Louis Harris, stieß auf weitere Beweise für unglaubliche Betrügereien, Begünstigungen und Erpressungen: Ein Ring von Gaststätten-Inspekteuren hatte die Besitzer von Speiselokalen zur wöchentlichen Zahlung von fünf Dollar »Schutzgeld« gezwungen und ihnen damit pro Jahr etwa drei Millionen Dollar abgepresst. Und eine Million Dollar, bestimmt für die Seuchenkontrolle, war einfach verschwunden. Harris – nach allgemeinem Urteil ein ehrenwerter Mann – ordnete zahlreiche Entlassungen an, und etliche Beamte kamen vor Gericht. Aber die öffentliche Glaubwürdigkeit der Behörde hatte ernsthaft Schaden genommen. Im Jahr 1928 veröffentlichte der private New Yorker Wohlfahrtsausschuss seinen *Gesundheitsbericht für die Stadt New York*, in dem herbe Kritik an der Gesundheitsbehörde geübt wurde. Fast alle Programme, so hieß es dort, seien nur noch Scherbenhaufen. Die Schäden, die Harris' Vorgänger angerichtet habe, seien nicht wiedergutzumachen.

In diesem allgemeinen Krisensumpf trat Fiorello La Guardia auf den Plan und sorgte dafür, dass der 146 Jahre alte Korruptionsmechanismus, der die Stadt und die Nationaldemokratische Partei 77 Jahre lang im kriminellen Griff gehabt hatte, endlich verschwand. Ein knappes Jahr nach seinem Amtsantritt zeigten die Beratungen mit Roosevelts Brain Trust erste Erfolge, und das Geschick, mit dem er, gestützt auf Roosevelts New Deal, New Yorks Probleme löste, wurde zum Markenzeichen seiner Amtszeit. Mit New-Deal-Geldern wurde Sumpfland trockengelegt und die Mückenplage bekämpft, eine Studie über New Yorks zunehmende Luftverschmutzung durchgeführt und eine »großangelegte Offensive gegen die Geschlechtskrankheiten« gestartet.

Zwischen 1935 und 1937 verzeichnete die New Yorker Gesundheitsbehörde einen Bauboom; sie erhielt neue Laboratorien, Kliniken und Büros, alles dank staatlicher Dollars aus der für öffentliche Bauvorhaben zuständigen Public Works Administration (PWA). »Wir haben«, so verkündete La Guardia stolz, »die Politik aus der Gesundheitsbehörde gejagt, ganz wie wir Mikroben, Krankheitskeime und Bazillen aus der Stadt jagen.«

Eine der mit New-Deal-Mitteln finanzierten Studien kam 1937 zu dem Ergebnis, dass die Depression in New York City – nicht anders als in Los Angeles (wenn auch über andere Mechanismen) – viel mehr Opfer unter der nicht-weißen als unter der weißen Bevölkerung gefordert hatte. Bei männlichen Afro-Amerikanern und anderen Farbigen lagen die Sterblichkeitsraten um

473 Prozent höher als bei männlichen Weißen. Und die Säuglingssterblichkeit war bei Nicht-Weißen doppelt so hoch wie bei Weißen.

Während seiner letzten Amtszeit nach dem Ende der Depression machte La Guardia eine erstaunliche Entdeckung: Obgleich die Einwohner New Yorks fünfzehn Jahre wirtschaftlicher Not hinter sich hatten, waren Krankenhäuser und Ärzte so reich geworden, dass die städtischen Angestellten sich ihre medizinische Versorgung nicht mehr leisten konnten. Daher richtete La Guardia 1944 die erste kommunale Krankenversicherung der Vereinigten Staaten ein. Für Angestellte mit einem Einkommen von mehr als 5000 Dollar pro Jahr übernahm die Stadt die Hälfte aller Gesundheitsausgaben, für weniger verdienende Arbeitskräfte sogar sämtliche Kosten.

Lange bevor La Guardia landesweit zum Wegbereiter der Krankenversicherung wurde – wobei der Ärzteverband AMA jeden Schritt auf diesem Weg mit lautem Protest begleitete –, hatte er schon zusammen mit dem Gesundheitsbeauftragten Dr. John Rice die New-Deal-Dollars dazu genutzt, das öffentliche Gesundheitswesen in New York City zu verändern. Im Jahresbericht der Gesundheitsbehörde für 1938 machte Rice deutlich, dass der Auftrag des öffentlichen Gesundheitssystems ein anderer geworden sei. Zwar suchten Infektionskrankheiten, vor allem Syphilis, Tuberkulose, bakterielle Lungenentzündung, Meningitis und Kinderlähmung, weiterhin die Bevölkerung heim; gleichwohl könnten »Krankheiten, die sich auf die Sterblichkeitsrate auswirken«, nicht länger alle Kräfte der Behörde verschlingen. Vielmehr müsse sich, so der vorausschauende Rice, die Gesundheitsfürsorge in Zukunft »auch solchen körperlichen und seelischen Störungen widmen, die den generellen Gesundheitszustand und das Wohlbefinden der Allgemeinheit beeinträchtigen.«

Damals stammte jeder fünfte von der New Yorker Gesundheitsbehörde ausgegebene Dollar aus Bundesmitteln. Angesichts der Tatsache, dass Washington noch vier Jahre zuvor keinen Pfennig für die gesundheitspolitische Arbeit der Stadt übrig hatte, war das eine markante Veränderung. Im Jahr 1940 erlebte die Behörde erstmals eine Finanzierungskrise, die sich als böses Vorzeichen des Kommenden erwies: Ein Kurswechsel in der Politik des Weißen Hauses hatte nach und nach auf verschiedene Washingtoner New-Deal-Bürokratien durchgeschlagen, und mit einem Mal war New York City mit einer Kürzung der PWA-Mittel um einundzwanzig Prozent konfrontiert. In vielen Abteilungen bekamen Ärzte und Krankenschwestern über Nacht nur noch halb so hohe

Gehälter, weil sie auf Teilzeitarbeit gesetzt worden waren. Auch dies erwies sich als Vorbote künftiger Schwächen im Sicherheitsnetz des amerikanischen Gesundheitswesens.

Abhängigkeit kann etwas Schreckliches sein, zumal dann, wenn der Geber die Bedingungen seiner Gabe diktiert. In den folgenden Jahrzehnten wurden gesundheitspolitische Programme immer abhängiger von Washingtons Freigebigkeit und damit auch von den Launen und Vorlieben fernab agierender Politiker, die man wenig oder gar nicht beeinflussen konnte. Ohne das politische Geschick eines Hermann Biggs oder die eifrige politische Unterstützungsarbeit eines Fiorello La Guardia war es für die Kommunen kaum möglich, dem immer neuen Druck aus Washington standzuhalten.

Gleichwohl waren die Auswirkungen des New Deal auf das Gesundheitswesen in vielen Bereichen ausgesprochen positiv. So kam es zu Verbesserungen im Gesundheitszustand der Indianer, weil der *Indian Reorganization Act* von 1934 ihre Landrechte änderte. Bei Farmern und Landarbeitern sank die Sterblichkeitsrate aufgrund der New-Deal-Programme für die Landwirtschaft. In ländlichen Gebieten gingen Lebensmittelvergiftungen zurück, weil die Behörde in Tennessee Valley zehntausende Haushalte mit elektrischem Strom versorgte und damit den Betrieb von Kühlschränken ermöglichte. Acht Millionen Arbeiter hatten mit einem Mal Geld, um ihre Kinder zu ernähren, weil sie Arbeit bei der PWA bekamen. Und die Hakenwurminfektionen nahmen ab, weil viele Familien im Süden des Landes genug verdienten, um ihren Kindern Schuhe zu kaufen.

Die Kongresswahlen von 1934 brachten so viele Roosevelt-Anhänger in das Repräsentantenhaus und den Senat, dass die Republikaner zu einer ohnmächtigen Minderheit wurden. Trotz seiner gewaltigen Popularität stieß Roosevelts Brain Trust an seine Grenzen, als die Administration an die Einrichtung von Kranken- und Sozialversicherung ging. Roosevelt wollte eine Sozialversicherung »von der Wiege bis zur Bahre« schaffen, die jedem Amerikaner Gesundheitsversorgung und Rente garantiert und durch Abzüge vom Lohn oder Gehalt finanziert wird. Er hatte ein umfassendes System vor Augen, das Arbeitslosen ein soziales Netz, schwangeren Frauen eine Schwangerschaftsvorsorge und Rentnern einen Lebensunterhalt bieten sollte. Jeder Amerikaner würde unabhängig von Rassen- oder Klassenzugehörigkeit unter dem großen Dach der US-Sozialversicherung Platz haben.

Das aber ging zu weit. Führende Politiker aus den Südstaaten drohten, sie würden nie für ein Gesetz stimmen, mit dem weißen

Arbeitern etwas vom Lohn abgezogen würde, um »den Negern, die faul vor den Haustüren herumhocken«, Arbeitslosenunterstützung zahlen zu können. Die Republikanische Partei behauptete, was Roosevelt da plane, sei schlichter Sozialismus und müsse schon deswegen gestoppt werden. Auf der gleichen Linie bewegte sich auch der amerikanische Ärzteverband: Seine Vertreter lehnten die Krankenversicherung, die Roosevelts Sozialversicherungsplan vorsah, in Bausch und Bogen ab.

Die hartnäckige Opposition führte dazu, dass der 1935 verabschiedete *Social Security Act* Roosevelts ursprüngliche Absichten verwässerte. Wie der Ärzteverband gehofft hatte, enthielt das Gesetz keinerlei Bestimmungen zur Krankenversicherung. Zum zweiten Mal war in der amerikanischen Geschichte eine allgemeine, auf gesetzlicher Versicherungspflicht beruhende Gesundheitsvorsorge angestrebt und nicht erreicht worden. Beide Male ging das Scheitern in erster Linie auf den Druck des Ärzteverbandes AMA zurück.

Paul de Kruif kommt bei der Kritik der im Sozialversicherungsgesetz enthaltenen Kompromisse zu dem Schluss, eine Rettung des staatlichen Gesundheitswesens sei nur noch zu erwarten, wenn man es weiter zentralisiere und den USPHS mit einem großen Mitarbeiterstab ausstatte. In *The Fight for Life* (dt.: *Männer, die den Tod besiegen*) schreibt de Kruif:

»Warum kann unser staatlicher Gesundheitsdienst bei den heute vermeidbaren Seuchen, beim Überlebenskampf der Menschen, nicht mit der Koordinierung beauftragt werden? Ich höre schon wieder die Klage, das führe ja nur zu einer neuen Bürokratie. Daher will ich an Folgendes erinnern: Wir haben eine vom Staat und vom ganzen Volk getragene Armee und Marine; sie sind dazu da, unser Land gegen eine Invasion zu verteidigen, wie sie nicht jede Generation erlebt. Und beide sind bekanntlich bürokratische Apparate.

Aber behauptet deshalb irgendjemand, Armee und Marine müssten in private Hände gelegt werden und die Landesverteidigung sollte eine Sache der mit Sensen und Schrotflinten bewaffneten Bürger sein – bloß weil Armee und Marine Bürokratien sind? ... Wer wird also etwas gegen eine Armee zur Bekämpfung des Todes haben, zur Bekämpfung jener weitaus gefährlicheren unsichtbaren Mörder, die das ganze Volk aus dem Hinterhalt bedrohen – und zwar ständig? ... Wenn ihr denen, die gegen den Tod antreten – und die ihr Handwerk verstehen, das garantieren wir euch –, so viel Geld bewilligt, dass sie alle möglichen Todesarten ausschalten können, die wir immer noch mit Milliarden Dollars erhalten, dann kann dieses Ausbluten der nationalen Reichtümer innerhalb einer Generation gestoppt werden.«

IV.

»Es gibt keinerlei Grund, daran zu zweifeln, dass man mit wissenschaftlichen Methoden, durch die Entdeckung von Ursachen und Heilmitteln, die einzelnen Krankheitsprobleme lösen kann. Gleichgültig ob es um bestimmte Gefahren geht, die ausgeschlossen, oder um bestimmte Voraussetzungen, die erfüllt werden müssen – jedes Gesundheitsproblem für sich genommen wird irgendwann eine Lösung finden und finden können. Aber die Lösung solcher Probleme ist etwas anderes als die Schaffung von Gesundheit und Zufriedenheit.«

René Dubos, »Mirage of Health«, 1958

Am Morgen des 7. Dezember 1941 um 7.55 Uhr flog die japanische Luftwaffe den ersten Angriff auf die in Hawaii liegende US-Flotte und erzwang so den Eintritt Amerikas in den Zweiten Weltkrieg. Die Kriegswirtschaft schuf zwar weitere Arbeitsplätze und beendete so die Depression, aber zugleich zog sie die staatlichen Gelder an die Front ab. Die plötzliche Umlenkung der Bundesmittel auf außenpolitische Ziele erwies sich als schmerzhaft – die örtlichen Behörden hatten sich sehr an die New-Deal-Dollars gewöhnt.

So hatte etwa die Gesundheitsbehörde von Minnesota für 1942 einen Haushalt in Höhe von 764 134 Dollar eingeplant, bei dem sechzig Prozent aus Bundesmitteln stammen sollten. Doch den größten Teil dieses Betrages steckte Washington nun in die Kriegsanstrengungen. Überdies wurden Zehntausende von Fachkräften im Gesundheitswesen – Ärzte und Krankenschwestern – zum Kriegsdienst eingezogen, und damit verlor der zivile Gesundheitsdienst dringend benötigtes Personal.

Andererseits kurbelte der Krieg die Forschung auf dem Gebiet der öffentlichen Gesundheit an und förderte neue beherzte Programme mit dem Ziel, nicht nur die von Insekten übertragenen Krankheiten, vor allem Fleckfieber, Gelbfieber und Malaria, sondern auch bakterielle Infektionen und Geschlechtskrankheiten unter Kontrolle zu bekommen. Ende der vierziger Jahre verschob sich dann das Interesse der Amerikaner von den Infektionserregern auf zwei tödliche chronische Krankheiten: Herz-Kreislauf-Erkrankungen und Krebs. Zugleich begannen die Menschen in den Vereinigten Staaten, ihre Umwelt mit anderen Augen zu betrachten; während sie früher darin eine immer gleich bedrohliche Brutstätte von Krankheitskeimen gesehen hatten, wurde sie nun allem Anschein nach kontrollierbar, ja sie konnte den Bedürfnissen der Menschen dienstbar gemacht werden.

Bis 1941 hatte sich der Gesundheitszustand der Amerikaner dank Roosevelts New Deal erheblich verbessert. Die Pro-Kopf-Ausgaben im Gesundheitswesen, die zur Halbzeit der Depression um zwanzig Prozent in den Keller gerutscht waren, lagen nun wieder höher als vor dem Börsenkrach und betrugen annähernd 4000 Dollar. Die Lebenserwartung der weißen Bevölkerung stieg von dem hoffnungslos niedrigen Stand von 61,1 Jahren (1934) auf 64,8 Jahre bei den 1941 Geborenen, das entspricht einem Gewinn von 3,7 Lebensjahren. Nicht-weiße Amerikaner gewannen im selben Zeitraum zwei Jahre; ihre Lebenserwartung stieg von 51,8 (1934) auf 53,8 Jahre (1941). Eine entscheidende Ursache dafür war die verbesserte Ernährung: 1941 konnten die Amerikaner sich endlich wieder so viel Essen leisten wie vor dem Börsenkrach von 1929. Die Todesraten von Tuberkulose, Scharlach, Thypus und Malaria sanken deutlich; die der beiden Letzteren sogar um die Hälfte.

Nach Pearl Harbor standen die örtlichen Behörden vor der schwierigen Aufgabe, trotz der kriegsbedingten Probleme – Personalabbau, Mittelknappheit und neuartige Gesundheitskrisen – die positive Gesundheitsbilanz auch in Zeiten erheblicher sozialer Unruhe weiter zu entwickeln. Damals verschob sich in den USA die Rollenverteilung: Frauen rückten auf die nun freiwerdenden Arbeitsplätze der zum Kriegsdienst eingezogenen Männer; Schwarze wanderten in großer Zahl aus dem Süden in die im Westen und Mittleren Westen gelegenen Zentren der Kriegsproduktion, wo sie einen erheblichen Anteil der industriellen Arbeitskräfte stellten. Die Kriegsindustrie führte zu wirtschaftlichem Reichtum. Hauptnutznießer der Staatsausgaben und des Finanzwachstums im Zweiten Weltkrieg war der Bezirk Los Angeles. Die meisten der in Höhe von 19 Milliarden Dollar nach Kalifornien vergebenen militärischen Aufträge gingen an Los Angeles, das am Kriegsende zum zweitgrößten Industriezentrum des Landes aufgestiegen war und weltweit die modernste industrielle Infrastruktur besaß. Zwischen 1940 und 1945 wuchs die Bevölkerung Kaliforniens um fünfunddreißig Prozent von 6 982 000 auf 9 491 000 Einwohner an, und ein Großteil dieses Wachstums entfiel auf den Umkreis von Los Angeles.

Am 26. Juli 1943 erlebte die in voller Entwicklung befindliche, geschäftige Metropole Los Angeles aber ihren Schwarzen Montag. Es war der vierte Tag einer schrecklichen Luftverschmutzung, der schlimmsten, die Los Angeles je mitgemacht hatte. Die Los Angeles Times schrieb damals: »Da das gesamte Stadtzentrum unter einer tiefhängenden beißenden Rauchwolke liegt, haben die städtischen Gesundheits- und Polizeibehörden gestern morgen Untersuchungen eingeleitet, um die Quelle dieses ›Gasangriffs‹, der bei tausenden Bürgern eine heftige Reizung von Augen, Nase und Hals verursachte, zu lokalisieren ... In Teilen des Geschäftsviertels betrug die Sichtweite weniger als drei Häuserblocks.«

Zur Bezeichnung dieses Dunstschleiers erfand man ein neues Wort: Smog. In den fünfziger Jahren hing er dann schon über vielen Großstädten von Rio bis New York, aber Los Angeles war die erste Stadt, die mit seiner Dauerpräsenz zu kämpfen hatte. An »guten Tagen« wurde die Übelkeit erregende Wolke von den Pazifikwinden ostwärts über die Berge getrieben, aber an jenem Schwarzen Montag herrschte schon seit mehreren Tagen Windstille, und der Smog bildete braune Schichten aus Kohlenmonoxid, Ozon und Industrieabgasen.

Drei Jahre später, als Smog fast zum Dauerkennzeichen von Los Angeles geworden war, schrieb Ed Ainsworth in der Los Angeles Times: »Der Regen der letzten Zeit wusch die einst berühmte Luft von Los Angeles und verschaffte Südkalifornien den ungewohnten Anblick eines Phänomens namens Sonne ... auf Grund der ›Smog‹-Glocke, die sich 1943 über Los Angeles gelegt hatte und seitdem mit nervtötender Beharrlichkeit über der Stadt saß, war sie für das bloße Auge praktisch nie mehr sichtbar.«

Bei den Ölfeldern von Long Beach roch der seltsame Nebel regelmäßig nach Schwefel und Methan. Weiter östlich, in der Gegend der Stahlfabriken nahe Fontana, hinterließ der Smog einen metallischen Geschmack in der Kehle. In den eleganten Städten des San Gabriel Valley, in Pasadena und San Marino, spürte man den Smog zuerst an den Augen, die zu tränen begannen. Kinder, die im Freien herumliefen und -tobten, litten bald unter Lungen- und Kopfschmerzen.

In der wahnwitzigen Gier nach Wachstum, die den Landkreis Los Angeles kennzeichnete, seit Grundstücksmakler ihn in den neunziger Jahren des neunzehnten Jahrhunderts ihren potentiellen Käufern aus dem Mittleren Westen schmackhaft machten, hatte sich kaum jemand Gedanken darüber gemacht, dass er tief in einem Becken liegt und deshalb häufig mit längeren Inversionswetterlagen zu tun hat. Im Jahr 1941 besaß Los Angeles schon kein Eisenbahnnetz mehr; der Landkreis war nun von Schnellstraßen, Boulevards und Autobahnen durchzogen, über die täglich eine Blechlawine rollte. Lange bevor das Automobil sich im übrigen Amerika endgültig durchsetzen konnte, war Los Angeles bereits eine Hochburg der Autopendler. Industrie- und Autoabgase ließen den Smog entstehen.

Vier Jahre nach dem Schwarzen Montag erließ Kalifornien 1947 das erste seiner zahlreichen Gesetze zur Minderung der mutmaßlichen Gesundheitsrisiken durch die Luftverschmutzung. Das Gesetz gab den Behörden das Recht, an bestimmten Tagen Smogalarm auszulösen. An Tagen mit hoher Luftverschmutzung forderte die Gesundheitsbehörde des Bezirks Los Angeles alle Einwohner auf, wenn irgend möglich auf das Auto zu verzichten, sich in geschlossenen Räumen aufzuhalten und die Kinder nicht im Freien spielen zu lassen. In manchen Schulbezirken verboten die Schulleiter bei Smogalarm jede körperliche Betätigung der Schüler; während der Unterrichtspausen riet man den Kindern, sich in den Räumen der Schule hinzulegen. Da die Vollmachten fehlten, um die Smogquellen unter Kontrolle zu bekommen, und die Geldmittel, um Forschungsprojekte zur Messung der Luftverschmutzung zu veranlassen, konnte die Behörde kaum mehr tun.

In den folgenden zehn Jahren haben Forscher weltweit den Smog analysiert und herausgefunden, dass er eine Vielzahl chemischer Stoffe enthält, die für den Menschen als gesundheitsgefährdend gelten: zyklische Kohlenwasserstoffe, Kohlenmonoxide, Stickoxide, Schwefeldioxid, Benzpyren, Ozon und Blei. Die öffentliche Besorgnis über den Smog nahm noch zu, als nachgewiesen wurde, dass einige seiner Anteile bei Versuchstieren Krebs hervorrufen. Dennoch dauerte es Jahrzehnte, bis die Smogursachen wirksam eingedämmt werden konnten. Währenddessen schauten die führenden Gesundheitspolitiker hilflos zu, obwohl sie überzeugt waren, dass – wie George Rosen von der Columbia University 1958 schrieb – »die Luft über der modernen Industriestadt nichts anderes ist als ein Meer von Karzinogenen, verschmutzt und verfinstert durch vielerlei einzelne Abfallstoffe. In einer solchen Umwelt ist es kaum möglich, den täglichen Kontakt mit krebserregenden Substanzen zu vermeiden ... Dennoch haben sachgebundene Schwierigkeiten bis dato eine vollständige epidemiologische und technische Lösung des Problems verhindert.«

Erst 1956 setzte Kalifornien Grenzwerte für die Luftverschmutzung fest, und erst 1959 identifizierte das zuständige südkalifornische Kontrollamt das Automobil als Hauptquelle des Smog. Die Beamten der Kontrollbehörde, die Tankstellenbesitzer und die Autohersteller stritten sich über Richtlinien zu Motorenbau, Treibstoff und Emissionen. Die Gesundheitspolitiker spielten indes im Kampf gegen den Smog eine vergleichsweise unbedeutende Rolle.

Minnesota blieb während der Kriegsjahre ein relativ sauberer Bundesstaat, in dem die Häufigkeit fast aller übertragbaren Krankheiten weiter abnahm. Was seinen Einwohnern in jenen Jahren die dramatischste Mortalitätsrate bescherte, waren Herzerkrankungen. Als die Japaner Pearl Harbor angriffen, starben daran in Minnesota 270 von 100 000 Personen. Im Jahr 1947, nach dem Ende des Krieges und der Rückkehr der Soldaten, war diese Rate auf 309,7 Todesfälle in die Höhe geschnellt. Es war die größte Zunahme der Herzerkrankungen, die Minnesota je erlebt hatte.

In der Gesundheitsbehörde des Bundesstaates hatte man die Herzkrankheiten schon seit langem als Bevölkerungskiller Nummer Eins erkannt, unternahm aber wenig, um sie in den Griff zu bekommen. Die Untätigkeit lag nicht zuletzt daran, dass sich auch diese Behörde, wie ihre Pendants in ganz Amerika, auf die übertragbaren Krankheiten konzentrierte und wenig Vorstellungen davon hatte, wie man mit chronischen Krankheiten fertig werden könnte. Überdies betrachteten die meisten Ärzte Herzinfarkte und Schlaganfälle als unvermeidliche Begleiterscheinungen des Alters. Wie sehr sie irrten, zeigte die drastische Zunahme von Todesfällen unter jüngeren Männern zwischen 45 und 54 Jahren.

Die Gesundheitspolitiker in Minnesota wussten noch wenig von der Rolle, die Rauchen, schlechte Ernährung und Mangel an körperlicher Bewegung für die Entstehung von Herzkrankheiten spielen. Als erster erlebte dieser Bundesstaat einen radikalen Wandel des amerikanischen Lifestyle; eine Vielzahl von Faktoren kamen zusammen und erhöhten nunmehr das Risiko von Herz-Kreislauf-Erkrankungen spürbar. Das Auto bescherte den Menschen ein Leben im Sitzen, die Ernährung veränderte sich: Supermärkte boten fett-, zucker- und salzreiche Nahrungsmittel an; plötzlich gab es kalorienreiche Leckereien in Hülle und Fülle. Zudem hatten Zehntausende von Männern während des Zweiten Weltkrieges das Kettenrauchen begonnen. In den vierziger und fünfziger Jahren stieg der Zigarettenabsatz sprunghaft an, Rauchen wurde mit einem Mal gesellschaftsfähig und in beinahe jedem Rahmen zulässig: in Büros und Kirchen, Schulen und Kinos, in Krankenhäusern und Arztpraxen. Sogar das Journal des Amerikanischen Ärzteverbandes und andere führende medizinische Blätter brachten Zigarettenwerbung. Tatsächlich sahen die führenden Gesundheitsheitspolitiker in den vierziger Jahren keinen Anlass, Amerikas Flirt mit der Zigarette aufs Korn zu nehmen.

Während des Krieges wurden die Gesundheitsbehörden all jener Städte, in denen Militärs stationiert waren oder Fronturlaub machten, besonders durch die zunehmenden Geschlechtskrankheiten alarmiert.[68] In New York City zum Beispiel wurden sämtliche Mittel zur Kontrolle der übertragbaren Krankheiten im Kampf gegen Tripper, Gonorrhöe und Syphilis eingesetzt, und nur wenig blieb übrig für die Bekämpfung von Tuberkulose und Kinderkrankheiten. Seit Beginn des zwanzigsten Jahrhunderts waren bundesweit die Infektionsraten für Syphilis und Tripper kontinuierlich angestiegen, und kein Gesundheitsamt hatte eine wirksame Strategie gefunden, um die Geschlechtskrankheiten einzudämmen.[69] Am Ende des Ersten Weltkrieges waren im Landesdurchschnitt auf 100000 Personen 113 Syphiliskranke gekommen. Am Ende des Zweiten Weltkriegs lag die Rate bei 450.

Seit den Anfängen ihres staatlich organisierten Gesundheitswesens hatten sich die Amerikaner als seltsam unfähig erwiesen, mit dem Zusammenspiel dreier Faktoren fertigzuwerden: Sexualität, Krankheit und Tod. Im Amerika der Kolonialzeit und später in den Vereinigten Staaten wurden Krankheiten, und nicht nur Geschlechtskrankheiten, traditionell moralisch bewertet.[70] Die Tatsache, dass die gesellschaftliche Ächtung von Personen, die an Geschlechtskrankheiten litten, in den Vereinigten Staaten viel ausgeprägter war als in Europa, verdankt sich der verbreiteten Vorliebe der Amerikaner für christliche Moralvorstellungen. So neigten Menschen mit Syphilis oder Tripper auch stärker dazu, ihr Leiden so lange zu verbergen, bis die Infektion das körperlich sichtbare und nicht mehr heilbare tertiäre Stadium erreicht hatte. Die Geheimhaltung zwang zunächst natürlich dazu, alle Gewohnheiten beizubehalten, damit die Ehefrau nicht eines Tages fragte, warum ihr Partner keinen Sexualverkehr mehr wünschte. Und so konnte schließlich auch die Scham der Verbreitung von Tripper und Syphilis Vorschub leisten.

In den dreißiger Jahren lehnten die Krankenhäuser in ganz Amerika die Behandlung von Geschlechtskrankheiten mit der Begründung ab, dass die Patienten unmoralisch seien. Es war, als sei der angebliche Mangel an Moral selbst ansteckend. Sogar der Ärzteverband – im Allgemeinen ein eiserner Gegner des staatlichen Gesundheitsdienstes – widersetzte sich nicht, als staatliche Kliniken für Geschlechtskrankheiten eröffnet wurden, in denen, strikt getrennt von den übrigen Krankenhäusern, öffentlich angestellte Ärzte und Krankenschwestern arbeiteten.

Im Jahr 1935 verabschiedete der Kongress den *Venereal Disease Act*, ein Gesetz, das den USPHS ermächtigte, Forschungsprojekte über Syphilis und Tripper durchzuführen. Ein Jahr zuvor war noch der Gesundheitsbeauftragte des Staates New York, Dr. Thomas Parran, aus dem Rundfunksender CBS hinausgeworfen worden, weil er in einer Sendung das Wort Syphilis ausgesprochen hatte. Wenig später ernannte Roosevelt Parran zum Chef des staatlichen Gesundheitsdienstes, und dieser erhob den Kampf gegen die Geschlechtskrankheiten zu einer seiner Hauptaufgaben.

Jahrelang verzeichneten männliche Afro-Amerikaner die höchsten Syphilis- und Tripperraten, was die weißen Rassisten in ihrer Ansicht bestärkte, dass unter den Schwarzen nichts als sexuelle Ausschweifung und Zügellosigkeit herrsche. Wegen der mit Geschlechtskrankheiten verbundenen Moral- und Rassenvorurteile reagierten die afro-amerikanischen Gemeinschaften sehr abwehrend auf alle Versuche, mit ihnen über Syphilis und Tripper zu diskutieren. Eine der höchsten Syphilisraten der Welt erreichte der Bezirk Macon, Alabama, wo Dr. Taliaferro Clark vom USPHS im Jahr 1932 zu dem Ergebnis kam, dass fünfunddreißig Prozent der schwarzen Bevölkerung Syphilis hatten und neunzig Prozent der Infizierten ohne Behandlung blieben. Der USPHS versorgte die Tuskegee Universität unter Clark mit Mitteln für eine Syphilis-Studie in Macon.[71] Nach den ursprünglichen Plänen sollten die Forscher vierhundert bereits an Syphilis erkrankte Männer und zweihundert Nicht-Infizierte zu Tests anwerben. Eine Behandlung sollte nicht erfolgen, da sie die zwei Zielsetzungen der Studie vereiteln würde: die Beobachtung des natürlichen Langzeitverlaufs der Krankheit bei fehlender Behandlung und die Erforschung ihrer besonderen Ausprägung bei männlichen Schwarzen – viele Ärzte huldigten dem Irrglauben, Schwarze reagierten auf die Krankheit anders als Weiße. Initiiert wurde die Studie von weißen Ärzten, durchgeführt aber wurde sie vier Jahrzehnte lang von afro-amerikanischen Ärzten und Schwestern.

Um die Männer zur Teilnahme an der Studie zu bewegen, teilte man den Patienten nicht mit, dass sie Syphilis hatten; stattdessen sagte man ihnen, sie hätten »schlechtes Blut«. Ihre kontinuierliche Mitarbeit sicherte man sich, indem man ihnen die Fahrtkosten erstattete, warme Mahlzeiten ausgab, kleinere, nicht mit der Syphilis zusammenhängende Krankheiten behandelte und eine Sterbeversicherung für sie abschloss. Ursprünglich auf sechs Monate terminiert, dauerte das Tuskegee-Experiment schließlich bis 1972. Als Forscher 1943 entdeckten, dass Penicillin die Syphilis heilt, erhielten die Probanden das Medikament nicht. Jahrzehntelang setzte der USPHS die Studie fort, und in Berichten und Gutachten wurde sie gutgeheißen, bis schließlich 1972 ein Journalist von Associated Press auf das Experiment stieß. In den Medien brach ein

Sturm los. Einer der Teilnehmer an der Versuchsreihe, Charlie Pollard, erfuhr, dass man ihn betrogen hatte und dass er dabei war, an Syphilis zu sterben. Er nahm sich den berühmten Bürgerrechtsanwalt Fred D. Gray, der 1974 für alle betroffenen Männer aus Macon eine Gruppenklage gegen den USPHS einbrachte. In einem außergerichtlichen Vergleich erhielt jeder Überlebende eine Entschädigungssumme von lächerlichen 37 000 Dollar.

Damals lebten nur noch zweiundsiebzig der infizierten Versuchspersonen; die meisten anderen waren an den extremen Qualen des dritten Syphilisstadiums gestorben: Infektion und Zerstörung von Gehirn und Herz sowie Geschwüre an Haut, Mundschleimhaut und Genitalien. Direkt an der Syphilis starben dreißig Männer, mindestens siebzig weitere an Komplikationen, die sich auf die sexuell übertragene Infektionskrankheit zurückführen ließen. Da sie niemals erfuhren, dass sie Träger einer ansteckenden Krankheit waren, hatten die Männer bis 1974 zweiundzwanzig Ehefrauen infiziert, die die Infektion wiederum an siebzehn Kinder und diese an zwei Enkelkinder weitergaben. Der Gesundheitsdienst verlor durch diese makabre Geschichte immer mehr an Glaubwürdigkeit. Besonders bei den Afro-Amerikanern stießen in den neunziger Jahren sämtliche gesundheitspolitischen Erklärungen und Programme der US-Regierung auf feindselige Ablehnung. 1997 entschuldigte sich Präsident Clinton in der Tuskegee-Universität für das furchtbare Menschenexperiment.

Die Hypothek des Tuskegee-Experiments erwies sich als – freilich extremes – Beispiel für generelle Defizite in der amerikanischen Gesundheitspolitik. Das ganze zwanzigste Jahrhundert hindurch gab es – was Lebenserwartung, allgemeinen Gesundheitszustand, Säuglingssterblichkeit und Zugang zu ärztlicher Behandlung angeht – eklatante Unterschiede zwischen weißen und nicht-weißen US-Bürgern. Die führenden Gesundheitspolitiker erwiesen sich als Apologeten oder unverhüllte Rassisten oder als schlichte Ignoranten auf ihrem Gebiet. In den sechziger Jahren hatte die Kluft zwischen dem Gesundheitswesen (sowohl den Behörden als auch den Universitäten) und den nationalen Minderheiten alarmierende Ausmaße angenommen. Da die Versuchspersonen der Tuskegee-Studie Analphabeten waren, erfuhren sie nie, dass sie an eben den Symptomen litten, die seit 1936 auf den vom Büro des *Surgeon General* im ganzen Land verteilten Flugblättern und Warnschreiben eindringlich geschildert wurden. Sie erfuhren auch, anders als die meisten übrigen Amerikaner, nie von zwei epochalen Entdeckungen, mit denen ihr »schlechtes Blut« hätte geheilt werden können:

Im Jahr 1937 entdeckte der beim USPHS arbeitende Mediziner John Mahoney im staatlichen Labor von Staten Island, dass Sulfonamide Neisserien, die Bakterien des Trippers, töten können. Fünf Jahre zuvor hatte der schottische Chemiker Alexander Fleming ein Stoffwechselprodukt von Pilzen entdeckt, das er Penicillin nannte und das sich in Laborversuchen als hochwirksam gegen zahlreiche Bakterien erwies. Im Jahr 1943 zeigte Mahoney, dass Penicillin und weitere neu entdeckte Antibiotika auch die widerstandsfähigen Spirochäten, die Erreger der Syphilis, vernichten können. Diese Entdeckungen eröffneten neue Möglichkeiten. Die Ärzte begriffen sofort ihre Chance: Die Aussicht auf Heilung würde alle Tripper- und Syphilisträger zum Arztbesuch motivieren und zur Nennung ihrer Sexualpartner bewegen – so wäre es möglich, sämtliche Fälle zu behandeln und der Ausbreitung der Geschlechtskrankheiten Einhalt zu gebieten.

Nur wenige Monate, nachdem Mahoney entdeckt hatte, dass Penicillin sich bei der Behandlung von Syphilis einsetzen lässt, eröffnete die New Yorker Gesundheitsbehörde eine Spezialstation für Geschlechtskrankheiten am Bellevue-Krankenhaus und verteilte kostenlos Penicillin an alle Ärzte und Kliniken der Stadt. New York initiierte Programme zur Rückverfolgung der Sexualkontakte; alle an Syphilis und Tripper erkrankten Patienten wurden gedrängt, ihre Sexualpartner der letzten Zeit zu nennen, und häufig konnten diese ausfindig gemacht, befragt und behandelt werden. Die alten Taktiken, mit denen Biggs fünf Jahrzehnte zuvor den Typhus bekämpft hatte, wurden nun auch beim Kampf gegen die Geschlechtskrankheiten angewandt. Wenn nötig setzte man, weil entweder der volle Name des Partners nicht bekannt war oder der Betreffende eine Behandlung verweigerte, sogar Polizeibeamte in Marsch. Von 1943 an verfuhr man überall in den Vereinigten Staaten nach ähnlichem Muster, und so sank die durchschnittliche Syphilisrate zwischen 1943 und 1950 landesweit von der Rekordhöhe von 447 pro 100 000 Einwohner auf 154. Im Jahr 1970 kamen auf 100 000 Personen noch 43 Syphiliskranke.

Die Tripperrate erwies sich als sprunghafter. Die Neisserien ließen sich durch eine Einmalgabe Penicillin beseitigen, und Patienten, denen an Vertraulichkeit lag und die sich den Besuch bei einem Privatarzt leisten konnten, nutzten die Möglichkeit, sich dem Netz der staatlichen Gesundheitsüberwachung zu entziehen. Da zahlreiche Privatärzte das neue Antibiotikum viel zu häufig und gelegentlich auch überdosiert verordneten, entstanden bald penicillinresistente Tripper-Bakterien, die eine weitere Eindämmung der Krankheit erfolgreich verhinderten. In den fünfziger Jahren sank die Tripperrate auf 129 pro 100000 Einwohner, aber 1970 lag sie wieder über dem Rekordhoch (von 284) des Jahres 1947.

Zu ähnlichen Veränderungen führten die Antibiotika im Umgang mit der Tuberkulose. Im Jahr 1944 setzte die Mayo-Klinik in Minnesota erstmals erfolgreich Streptomycin zur Heilung einiger bettlägeriger Tbc-Patienten ein. Die Gesundheitsbehörden erkannten sofort, dass man auch beim Kampf gegen die Tuberkulose mit der Rückverfolgung der Kontakte arbeiten konnte. Gegenüber dem Stand von 1944 sank die landesweite Tuberkuloserate bis 1970 um einundneunzig Prozent.[72]

Bei Typhus und der durch Pneumokokken hervorgerufenen Lungenentzündung senkte die antibiotische Revolution umgehend die Sterblichkeitsziffern. Zwischen 1936 und 1945 fiel die landesweite Sterblichkeitsrate für Lungenentzündung auf weniger als ein Prozent, das entsprach einem Rückgang um vierzig Prozent. Obgleich die Gesundheitsbehörden die Entwicklung der bakteriellen Krankheiten weiter verfolgten und die vorhandenen Impfstoffe verteilten, sorgten die Antibiotika für eine Verlagerung der Infektionsbekämpfung auf die Seite der Mediziner. Mit Hilfe der Antibiotika nahmen sie den Gesundheitspolitikern die Vorherrschaft über das Gebiet bakterieller Erkrankungen, und diese Machtstellung gaben sie nicht wieder ab – außer für die Dauer einer Epidemie. Als in den folgenden Jahrzehnten verschiedene Bakterien antibiotikaresistente Stämme entwickelten, erwies sich dies als ernstes Problem.

Im Jahr 1943, noch bevor Mahoney der Nachweis der Wirksamkeit des Penicillins gegen die Syphilis gelang, waren bereits mehr als 3600 antibiotische Produkte in der Entwicklung. Im Laufe des nächsten Jahrzehnts wuchs diese Zahl auf das Zehnfache. Die öffentliche Begeisterung über diese Wunderdrogen war so groß, dass die meisten Präparate bereits nach kurzer Erprobungsphase für die Therapie freigegeben wurden. Die Folgen waren oft gravierende Nebenwirkungen und unsichere Dosierungen. Weil viele Ärzte ihre Patienten drängten, die Wunderdrogen nur unter strikter Beobachtung einzunehmen, stieg landesweit die Zahl der Krankenhauseinweisungen. Die Anzahl stationärer Aufnahmen schnellte während des Krieges auch in zivilen Krankenhäusern in die Höhe – von 10,5 Millionen im Jahr 1941 auf 14 Millionen im Jahr 1946 –, und die meisten Einweisungen waren freiwillig. Die antibiotische Revolution stärkte also den Einfluss der Krankenhäuser und verlagerte ganze Bereiche der öffentlichen Gesundheitspflege auf die ganz und gar von Ärzten kontrollierte Ebene der institutionellen Medizin.

Im Mai 1945 verstärkte Amerika die Kriegsanstrengungen im Pazifik. Am 16. Juli, vier Monate nach dem Tod Roosevelts, wurde die erste Atombombe in Alamogordo, New Mexico, erfolgreich getestet. Drei Wochen lang diskutierte die Regierung von Harry S. Truman intern über den Einsatz der neuen Waffe; dann warf am 6. August die *Enola Gay* ihre Ladung über der japanischen Stadt Hiroshima ab. Drei Tage später fiel eine zweite Bombe auf Nagasaki. Am 15. August kapitulierte Japan und beendete den Zweiten Weltkrieg.

Neun Monate nach dem Sieg wurden die ersten Kinder des – wie sich zeigen sollte – größten Babybooms in der amerikanischen Geschichte geboren. Als dieser Boom schließlich 1964 endete, hatten die amerikanischen Frauen 76,4 Millionen Kinder zur Welt gebracht und die US-Bevölkerung war auf mehr als 105 Millionen Einwohner angewachsen. Auch die Wirtschaft florierte. Das Bruttosozialprodukt stieg zwischen 1939 und 1945 von 100 Milliarden auf 212 Milliarden Dollar. Auch wenn die Amerikaner an Präsident Truman herumkrittelten, waren sie am Ende des Krieges doch leidenschaftliche Patrioten und stolz auf ihre Regierung. Mit der Bundespolitik waren sie gut gefahren, denn sie hatte dem Land aus der Depression herausgeholfen, es auf vielen Schlachtfeldern der Welt zum Sieg geführt und die US-Bürger mit einem phänomenalen Nachkriegswohlstand belohnt.

Diese Situation schien günstig für eine erneute Debatte über den allgemeinen Gesundheitsplan, den Truman dem Kongress zwei Jahre zuvor unterbreitet hatte, den er aber dann in Ausschuss-Beratungen liegen lassen musste. Doch bei den Wahlen von 1946 gewannen die Republikaner die Mehrheit im Kongress, und Senator Robert Taft übernahm den Vorsitz im Gesundheitsausschuss. Taft ließ keinen Zweifel an seinem Standpunkt: Jeder Bundesstaat sollte den Armen die Gesundheitsfürsorge zukommen lassen, die er für finanzierbar und richtig hielt. Die Armen hatten zu akzeptieren, was immer man ihnen gab.

Einige Republikaner gingen noch weiter und erhoben den Vorwurf, der staatliche Gesundheitsdienst sei nur Teil eines von Moskau diktierten kommunistischen Plans. Zu Beginn des Kalten Krieges geriet das Gesundheitswesen ins Kreuzfeuer der Kritik.

In den fünfziger Jahren vollzog sich im Gesundheitszustand der US-Bürger ein tiefgreifender Wandel; nur noch wenige Infektionen verliefen tödlich, während Krebs, Herzkrankheiten und Unfälle immer mehr Todesopfer forderten. Die New Yorker Gesundheitsbehörde räumte 1957 ein: »Die gesundheitspolitische Arbeit ändert sich ständig, weil sich die Gesundheitsprobleme ändern. Ist das eine gelöst, entsteht schon ein neues.«

Zu den schwierigsten »neuen« Problemen gehörte in New York wie in anderen amerikanischen Städten Heroin. Entwickelt hatte es 1898 die deutsche Chemiefirma Bayer, und seit Jahrzehnten wurde es in den Vereinigten Staaten – legal und illegal – benutzt; zum ernsthaften Problem wurde es aber erst 1948, als Rauschgifthändler die Straßen New Yorks damit überschwemmten. Zwischen 1948 und 1960 erlebte die Stadt, nicht anders als die meisten Großstädte der USA, immer neue Wellen der so genannten »Drogenseuche«. Mit zunehmendem Heroinkonsum – der fast ausschließlich die zumeist männlichen 15- bis 30-Jährigen betraf – kam die Hepatitis, die sich unter den Konsumenten über gemeinsam benutzte Nadeln und Spritzbestecke verbreitete.

New York City hatte wenig Erfahrung im Umgang mit Menschen, die heroinabhängig geworden waren. Seit eh und je hatte man sie kriminalisiert, aber nun gab sich die Gesundheitsbehörde alle Mühe, Heroinabhängige von den Drogen wegzubekommen, statt sie direkt ins Gefängnis zu stecken. Statistiken aus der Mitte der fünfziger Jahre bis zum Ende des Jahrhunderts rechneten mit 300 000 bis 1,5 Millionen Heroinabhängigen in den Vereinigten Staaten. Polizei, Justiz und Politiker zeichneten ein abschreckendes Bild des Heroinkonsums, in dessen Zentrum jedoch nicht das reale, albtraumhafte Leben der Süchtigen selber stand, sondern ihr angeblich asoziales, verwerfliches Verhalten. Die Schreckgestalten verwirrter Heroinsüchtiger in den Straßen der Stadt trugen dazu bei, dass die Mittelschicht in die Vororte zog. Und obgleich, in absoluten Zahlen, unter den amerikanischen Drogenabhängigen immer mehr Weiße waren als Nicht-Weiße, schwärzten die Bürger den gefährlichen Süchtigen in ihrer Fantasie.

Tatsächlich konzentrierte sich der Heroinkonsum in den zunehmend vernachlässigten afro-amerikanischen Ghettos. Nach dem Zweiten Weltkrieg wanderten immer mehr Schwarze aus dem Süden in den Norden und Westen ab, aber wenn sie in Boston, New York, Chicago, Los Angeles oder Detroit ankamen, mussten sie entdecken, dass Wohnen für ihre bescheidenen Mittel viel zu teuer war und Rassentrennung nach Wohnbezirken zur Realität der Großstädte gehörte. Obgleich die Nation insgesamt unter Eisenhower, Kennedy und Johnson erheblichen Wohlstand und wirtschaftliches Wachstum erlebte, blieb mehr als die Hälfte der schwarzen Bevölkerung in den fünfziger und sechziger Jahren gerade wegen der Diskriminierung am Arbeitsplatz arm. Und die starre Rassentrennung in den Schulen zwang die meisten Schwarzen, sich mit einer zweitklassigen Ausbildung zu begnügen.

In den fünfziger Jahren protestierten Afro-Amerikaner legal und spontan. Die Bürgerrechtsbewegung entstand. Spätestens 1956 hatte die Bewegung mit Reverend Martin Luther King jr. aus Montgomery einen führenden Kopf. Der alte Gospelsong, der die Menschen aufforderte, »Hold on just a little while longer / Everything will be all right«, gibt etwas von der kraftvollen Entschlossenheit der Bürgerrechtsbewegung in den fünfziger Jahren wieder. In den Sechzigern wurden die Afro-Amerikaner, insbesondere die jungen Stadtbewohner, rebellisch. Hundert Jahre, nachdem weiße Südstaatler sich von den Vereinigten Staaten losgesagt und eine Konföderation gebildet hatten, die die Sklaverei mit aller Macht verewigen wollte, forderten einige führende Vertreter der Afro-Amerikaner im Norden eine schwarze Revolution.

»Wer in diesem Land als Neger und als relativ bewusster Mensch lebt, der ist permanent wütend«, so der Schriftsteller James Baldwin 1961. Die Rassentrennung schlug sich überall in der medizinischen Versorgung und der Gesundheitspflege nieder. Dutzende, vielleicht Hunderte Schwarze starben, weil weiße Krankenhäuser ihnen Erste Hilfe verweigerten. Zu den berühmtesten dieser Tragödien gehört der Tod der Bluessängerin Bessie Smith. Mit einer Klage gegen den Staat New Jersey musste Thurgood Marshall, Anwalt des Nationalverbandes für die Förderung von Farbigen, das Recht ausgebildeter schwarzer Krankenschwestern und Ärzte erstreiten, im städtischen Krankenhaus von Newark zu arbeiten. Noch bis 1940 führte der Amerikanische Ärzteverband seine afro-amerikanischen Mitglieder mit dem Zusatz »Col.« (»colored«) hinter ihrem Namen.

Gegen Ende der fünfziger Jahre hatte die Eisenhower-Regierung endlich den meisten Bundesstaaten klar gemacht, dass kein aus Bundesmitteln finanziertes Krankenhaus das Recht hat, einem Patienten unter Verweis auf seine Hautfarbe die medizinische Behandlung zu verweigern. Aber nun entstand eine neue Art der Rassentrennung: Schwarze Patienten wurden von besonders renommierten Einrichtungen abgelehnt und an städtische Krankenhäuser verwiesen, zu denen in aller Regel nur die ärmsten Weißen kamen.

Die Gesundheitsbehörden der fünfziger Jahre waren meist ausschließlich mit Weißen besetzt oder beschäftigten schwarze Angestellte nur als unterste Chargen. Wohlmeinende Gesundheitspolitiker wie etwa die New Yorker Gesundheitsbeauftragte Baumgartner waren bestürzt über die Feindseligkeit, die ihren Bemühungen in den schwarzen Ghettos von Harlem, East New York und der South Bronx entgegenschlug, obgleich die American Public Health Association zehn Jahre lang die Forderung des schwarzen Ärzteverbandes (National Medical Association) nach einem Ende der gesundheitspolitischen und medizinischen Diskriminierung unterstützte.

Im Jahr 1961 sah sich Kennedys Ministerium für Gesundheit, Erziehung und Soziales mit einer Flut von Beschwerden über Rassendiskriminierung in staatlich finanzierten Krankenhäusern konfrontiert;[73] aber das Gesetz, mit dem das Ministerium ermächtigt werden sollte, medizinischen Einrichtungen, die Patienten diskriminierten, die Bundesmittel zu streichen, lag immer noch in einem Unterausschuss des Senats. So begnügte sich das Ministerium damit, die Beschwerden zu katalogisieren und die Krankenhäuser, die sich der Diskriminierung schuldig machten, auf dem Postweg zu befragen. Auf einem Kongress bezeichneten die führenden Vertreter der Bürgerrechtsbewegung die Untätigkeit des Ministeriums als »stummen, aber vollwertigen Partner für die Beibehaltung der diskriminierenden Praktiken.«

Im Juni 1963 brachte Präsident Kennedy endlich sein neues Bürgerrechtsgesetz (Kapitel VI) ein, in dem die Gewährung von Bundesmitteln an den Verzicht auf diskriminierende Praktiken geknüpft wurde. Martin Luther King fand zunehmende Unterstützung. Die Zeit schien reif für einen Wandel, als Kennedy am 22. November 1963 in Dallas ermordet wurde.

Fünf Tage nach dem tragischen Ereignis sagte sein Nachfolger Lyndon B. Johnson auf einer gemeinsamen Sitzung beider Häuser des Kongresses: »Keine Gedenk- oder Lobrede könnte Präsident Kennedys Andenken besser ehren als die möglichst baldige Verabschiedung der Bürgerrechtsvorlage, für die er so lange gekämpft hat. Wir haben in diesem Land lange genug über gleiche Rechte geredet: hundert Jahre oder länger. Jetzt ist es Zeit, das nächste Kapitel zu schreiben, und zwar in den Gesetzbüchern.« Am 10. Juni 1964 wurde Johnsons Bürgerrechtsvorlage in beiden Häusern des Kongresses mit den Stimmen beider Parteien verabschiedet. In Kapitel VI wurden alle bis dahin legalen Formen der Rassendiskriminierung in medizinischer Betreuung und Gesundheitspflege abgeschafft.

Die neue Dynamik des Bürgerrechtsthemas wurde begünstigt durch das neue politische Klima, in dem die offenen Befürworter der Rassentrennung zu politischen Außenseitern geworden waren.

Noch im selben Jahr 1964 sorgte Johnson für die Verabschiedung von zwei weiteren großen Gesetzesvorhaben – »Krieg gegen die Armut« und *Medicare*, der Gesundheitsdienst für Rentner –, die beide tiefgreifende Folgen für das öffentliche Gesundheitswesen haben sollten. Johnson wollte seine »Great Society« in einer bundespolitischen Anstrengung schaffen, die an Roosevelts New Deal erinnert. Ein entscheidender Unterschied aber bestand darin, dass Roosevelt seine umfangreichen Staatsausgaben in einer Zeit gewaltigen wirtschaftlichen Verfalls durchsetzte, während Johnsons nicht minder kostspielige Sozialprogramme in einer Zeit starteten, in der sich die meisten Amerikaner eines enormen Wohlstands erfreuten. Das ließ sich nur schwer verkaufen.

Als Johnson der Armut den Krieg erklärte, lebten in den Vereinigten Staaten 21 Millionen Menschen unter der staatlich festgesetzten Armutsgrenze. Die allerunterste Schicht bildeten drei soziale Gruppen, auf die die Progamme der *Great Society* zielten: die über 65-Jährigen, die durch die Wirtschaftskrise ruiniert waren und kaum Ersparnisse besaßen, von denen sie im Alter leben konnten, die Schwarzen und die alleinerziehenden Frauen. Zu den Hilfsprogrammen, die Johnson in seine Große Gesellschaft einbringen wollte, gehörten *Medicare*, *Medicaid* (der staatliche Gesundheitsdienst für Bedürftige) und Kindergeld (Aid to Families with Dependent Children).

Ergebnis der Great-Society-Politik war die Einrichtung eines bundesweiten Systems, mit dessen Hilfe Arme, Alte, Kinder und Immigranten in den USA den Anschluss an die Mehrheit der Amerikaner finden sollten. Johnson hatte den Sozialprogrammen die Rolle einer sozialen Leiter zugedacht, über die der Einzelne nach und nach wieder zu Wohlstand gelangen würde. Der endgültige soziale und wirtschaftliche Aufstieg jedoch blieb jedem selbst überlassen. Johnson wollte weder ziellos Almosen verteilen noch den amerikanischen Staat in einen Wohlfahrtsstaat verwandeln. Und zweifellos hätten seine Programme mehr Erfolg gehabt, wäre er nicht unwiderruflich in den Vietnamkrieg hineingezogen worden.

Die Kriegsausgaben aber rissen riesige Löcher in den Staatshaushalt und zogen Gelder ab, die Johnson eigentlich für innenpolitische Vorhaben verwenden wollte. Zwischen 1965 und 1968 stiegen die Militärausgaben von bereits hohen 49,6 auf 80,5 Milliarden Dollar. Da der Fiskus das Geld nicht selbst aufbringen konnte, geriet Amerika in eine Schuldenspirale. »Von Beginn an wusste ich«, so Johnson später zu der Autorin Doris Kearnes Goodwin,[74] »kreuzigen würde man mich so oder so, egal was ich tat. Verließ ich die Frau, die ich wirklich liebte – die Great Society –, um mich auf diese Kriegshure am anderen Ende der Welt einzulassen, würde ich im Lande selbst alles aufgeben müssen. All meine Programme. All meine Hoffnungen, Hungrige und Obdachlose speisen zu können. All meine Träume.«

Mit Ausnahme des Bürgerrechtsgesetzes von 1964 verlor Johnson tatsächlich die meisten seiner Träume an die »Kriegshure«. Jedes seiner geplanten Great-Society-Programme wurde schließlich vom Kongress in einer für seinen Urheber unkenntlichen Form verabschiedet. Die schwerwiegenden Mängel der Programme hatten gesundheitspolitische Folgen. Besonders *Medicare* und *Medicaid* sorgten für die grundlegende Umgestaltung des amerikanischen Gesundheitswesens. Und das Resultat sah ganz anders aus, als Johnson es sich vorgestellt hatte. Während Kongress und Regierung über Einzelheiten dieser Sozialprogramme stritten, spaltete sich die Nation. In der Gesellschaft brachen an allen Ecken und Enden Unruhen, Arbeitskämpfe, Generationen- und Rassenkonflikte aus.

Zum Hauptopfer der damaligen Vertrauenskrise zwischen Washington und den US-Bürgern wurde zwar Johnson, aber auch die Kongressmitglieder bekamen öffentliches Misstrauen und Kritik von allen Seiten zu spüren. Der Vietnamkrieg führte zur Einberufung vieler junger Männer, was die bereits aktive Studentenbewegung zu wütenden Protesten anstachelte. Trotz der Verabschiedung des Bürgerrechtsgesetzes verschlechterten sich die Lebensbedingungen in den afro-amerikanischen Ghettos der Großstädte, und es kam zu gewaltsamen Aufständen. Der Kongress reagierte mit Gesetzen auf die massiven Probleme, aber er tat es völlig planlos, gesteuert allein von dem Druck, den mächtige Wählerlobbys und Interessengruppen ausübten. Das Ziel war, die Armut zu beseitigen und mehr Menschen Zugang zur Gesundheitsfürsorge zu verschaffen. Aber nur wenige führende Politiker gewannen die nötige Distanz. Es fehlte die Gesamtvision.

Zwischen 1900 und 1940 war die durchschnittliche Lebenserwartung amerikanischer Frauen von 48,3 auf 65,2 Jahre gestiegen. Im selben Zeitraum erhöhte sich die Lebenserwartung der Männer von 46,3 auf 60,8 Jahre. Zu diesen deutlichen Fortschritten kam es – noch vor dem Einsatz moderner Impfstoffe und Antibiotika – durch die Maßnahmen zum Infektionsschutz. Die Lebenserwartung erhöhte sich ausgerechnet in einem Land, das drei Mal die Einrichtung einer allgemeinen Gesundheitsfürsorge abgelehnt und damit drei Generationen von Armen und Farbigen die medizinische Versorgung verweigert hatte. Schon als Großbritannien 1911 seine gesetzliche Krankenpflichtversicherung schuf, hatten amerikanische Wähler ihren Wunsch nach einem staatlich gesicherten, für alle gleichen Zugang zur Gesundheitsversorgung angemeldet. Im Jahr 1919 stimmten die Kalifornier mit dem Wahlzettel für dieses Konzept. Aber der Ärzteverband AMA zog mit dem damals pejorativen Schlagwort von »sozialisierter Medizin« erfolgreich gegen diesen und alle nachfolgenden Versuche zu Felde, ein allgemeines System der Gesundheitsversorgung zu schaffen.

Die Verlängerung der Lebenszeit verdankte sich also nicht dem medizinischen Fortschritt, sondern den umfangreichen gesundheitspolitischen Anstrengungen, die im Interesse der Allgemeinheit die Ausbreitung von Infektionskrankheiten zu verhindern suchten. Schon 1900 hatte Hermann Biggs den Nachweis erbracht, dass derartige Eingriffe Kosten sparen und daher nicht bloß menschenfreundliche Ziele, sondern auch die Zwecke des Staatshaushalts verfolgen. Es war ein kollektiver Grundgedanke: Die Gesundheit des Einzelnen wird geschützt, indem man den Gesundheitszustand der Allgemeinheit verbessert.

Zwischen 1940 und 1965, als der Kongress das *Medicare*-Projekt debattierte, stieg die Lebenserwartung der Frauen nur von 65,2 auf 73,7 Jahre, also lediglich um achteinhalb Jahre. Die Lebenserwartung der Männer stieg von 60,8 auf 66,8 Jahre, also um gerade mal sechs Jahre. Im Jahr 1900 hatte die 40-jährige amerikanische Frau durchschnittlich noch 24,4 Jahre zu leben. Der 40-jährige Mann hatte im Durchschnitt noch 23,1 Jahre vor sich. Im Jahr 1940 blieben den 40-jährigen Frauen 33,3 Jahre und den Männern 30 Jahre. Im Jahr 1965 hatten die Frauen dann noch einmal 4,2 Jahre und die Männer 1,7 Jahre gewonnen.[75]

Die Altersverschiebung war unverkennbar, und als die großen Infektionskrankheiten an Bedeutung verloren, hätte man sich fragen müssen, welche bevölkerungspolitischen Strategien der neuen Epoche gerecht würden.

Diese Frage wurde aber nie wirklich gestellt. Stattdessen folgten die führenden Politiker den gerade aktuellen gesellschaftlichen Trends und verkündeten, was jeder wolle – und brauche –, sei vermehrte medizinische Versorgung.

1965 war der Durchschnittsamerikaner gesünder als seine Eltern und Großeltern. Er war größer, kräftiger und musste sich kaum noch Sorgen wegen Infektionskrankheiten machen. Er hatte Sex, ohne sich vor Syphilis zu fürchten, konnte in ein öffentliches Schwimmbad gehen, ohne über Kinderlähmung nachdenken zu müssen, und verfügte über eine ebenso abwechslungs- wie umfangreiche Ernährung. Fast täglich wurde über neu entdeckte Arzneimittel oder Impfstoffe berichtet. Im Fernsehen traten die Ärzte wie allmächtige Genies auf, die die Welt erlösen und heilen können. Alles in allem waren die damaligen Einwohner der USA von einem erstaunlich optimistischen, ja schwärmerischen Glauben an die Zukunft erfüllt.

Soziale Probleme – Armut, Rassismus, die kommunistische Bedrohung, der Vietnamkrieg, die Studentenunruhen – empfanden sie als kompliziert; bei diesen strittigen Themen gab es keinen gesellschaftlichen Konsens. Wissenschaft und Technik hingegen hatten Lösungen, Strategien und Fortschritt zu bieten, zumal auf dem Gebiet der Medizin. Fast bedingungslos glaubten die Amerikaner daran, dass jeder Dollar für die medizinische Forschung gut angelegt sei. Sie betrachteten den menschlichen Körper als Maschine, die hin und wieder ausfällt und sich mit dem Alter abnutzt. Mit dem geeigneten Werkzeug – mit ausreichender Medizin – könne sie repariert werden.

Ende der sechziger und Anfang der siebziger Jahre kam es in der amerikanischen Öffentlichkeit zu einer Vermischung von Gesundheits- und Umweltproblemen, und damit eröffneten sich neue Felder für die staatliche Regulierung akademischer Forschung, wirtschaftlicher Nutzung und politischer Betätigung. Als Nixons Regierungszeit am 8. August 1974 zu Ende ging, gab es in den USA eine gigantische Umweltbewegung. Ihren Einfluss auf den Staat bekamen mindestens sechs Bundesbehörden zu spüren. Die Umweltbewegung wirkte in vielen Bereichen des Gesundheitswesens und beeinflusste, in etwas geringerem Maße, auch die Medizin – Toxikologie, Epidemiologie, Gesundheitsstatistik, Onkologie und Arbeitsmedizin. In der Gesundheitspolitik führte der Umweltgedanke zu Polarisierung und Radikalisierung, indem er viele führende Beamte zu Gegenspielern der Unternehmerinteressen machte. Bisher hatte der Gesundheitsdienst seine Stimme für die Armen in der Gesellschaft erhoben; nun reihte er sich ein in den großen Chor, der – weitgehend im Interesse der Mittelschicht – gegen umweltverschmutzende Unternehmen protestierte. Täglich wurden andere Chemikalien und Schadstoffe angeprangert.

Im Jahr 1900 fielen dem Krebs 64 von 100 000 Amerikanern zum Opfer. Bis 1940 verdoppelte sich die Rate auf 120,3 pro 100 000. Im Jahr 1950 lag sie bei 140, und im Jahr 1969 kamen 160 Krebstote auf 100 000 Personen. Obgleich weit mehr Menschen jährlich an Herzkrankheiten starben (nämlich 1969 500 von 100 000), löste der Krebs besonders viele Ängste aus. Im Jahr 1900 starb nur einer von 25 Amerikanern an Krebs. Im Jahr 1969 lag das Verhältnis bei eins zu sieben, und seit dem Zweiten Weltkrieg waren Erkrankungs- und Sterblichkeitsrate für Krebs- und Herzkrankheiten kontinuierlich gestiegen.

Hauptgrund war freilich keine mysteriöse Umweltverschmutzung. Die Ursache war vielmehr lange vor den siebziger Jahren erkannt und benannt worden: das Rauchen. Im Jahr 1956 forderte Dr. Luther Terry, stellvertretender Leiter der National Institutes of Health, unter dem Eindruck der erdrückenden Beweise, die eine Zunahme des Lungenkrebsrisikos durch Rauchen belegten, seine Landsleute auf: »Lasst das Rauchen«. Im Jahr 1961 wurde Terry zum *Surgeon General* ernannt. Er ernannte einen aus Nichtrauchern bestehenden Tabak-Untersuchungsausschuss, und im Januar 1964 teilte er in einer Fernseh-Konferenz mit, zu welchen Schlüssen der Ausschuss gekommen war: »Zigarettenrauchen hängt bei Männern ursächlich mit dem Lungenkrebs zusammen. Alle anderen Faktoren bleiben weit hinter den Auswirkungen des Rauchens zurück. Die Daten bei Frauen sind zwar weniger umfangreich, weisen jedoch in dieselbe Richtung.«

Der Bericht erregte Aufsehen in der Ärzteschaft wie auch auf dem Washingtoner Kapitol. Auf Terrys Drängen ordnete die Johnson-Administration an, dass auf allen Zigarettenpackungen vor den gesundheitlichen Folgen gewarnt werden müsste. Die Tabakindustrie startete nun ihrerseits eine mächtige »gesundheitspolitische Kampagne«; sie unterstützte Kongressabgeordnete, in deren Wahlkreis Tabakbauern lebten, denn deren gesundheitliches Wohlergehen werde, so die Argumentation der Industrie, durch die Anti-Tabakgesetze gefährdet. In aller Heimlichkeit finanzierten die Unternehmer das Tabak-Institut, ein »unabhängiges« Forschungszentrum, das in seinen Studien jahrzehntelang nur wenige oder gar keine negativen Auswirkungen des Rauchens entdecken konnte. Unveröffentlicht blieben alle Erkenntnisse des Instituts über die schädlichen Folgen des Zigarettenkonsums und die starke Suchtneigung durch das im Tabak enthaltene Nikotin. Erst nach beinahe dreißig Jahren kamen die Dokumente des Instituts ans Tageslicht.[76]

In den siebziger Jahren spielten viele Befürworter des öffentlichen Gesundheitswesens den Beitrag des Tabaks zu Krebs- und Herzerkrankungen herunter;[77] und zwar nicht, weil sie die Beweise für die krebserregende Wirkung des Tabaks nicht glaubten, sondern weil sie der chemischen Industrie entgegenwirken wollten, die alle eigentlich durch Kontakt mit ihren Produkten ausgelösten Krebsfälle mit dem Zigarettenkonsum der Opfer erklärte. Keine der beiden Seiten war unvoreingenommen.

Das Rauchen und seine Auswirkungen auf die öffentliche Gesundheit gerieten zunehmend in den Streit der politischen Parteien, obwohl dafür sachlich eigentlich nie wirklich Grund bestand. Jeder *Surgeon General*, ob linksliberal oder ultrakonservativ, folgte konsequent dem Beispiel von Luther Terry und attackierte die Tabakindustrie. Als der lautstärkste von allen erwies sich der von Ronald Reagan ernannte Dr. C. Everett Koop, ein notorischer Sozialkonservativer, der in den achtziger Jahren als Liebling der extremen Rechten galt – ein Erzfeind der Zigarettenindustrie mit einem gesundheitspolitischen Gewissen.[78]

Verteidigt wurde das Rauchen auf dem Kapitol zumeist von Republikanern und demokratischen Politikern aus dem Süden, die für ihr Nein zu allen gesundheitspolitischen Maßnahmen gegen das Rauchen zwei Gründe anführten: erstens die Sicherung der Arbeitsplätze von Tabakbauern und Industriearbeitern sowie zweitens die grundsätzliche Opposition gegen alle Versuche zur Einschränkung unternehmerischer Freiheit – auch gegen Gesundheitsgesetze, die pro Jahr zehntausende Menschenleben retten sollten. Über den dritten Grund für ihre beharrliche Unterstützung des Tabaks schwiegen sich die Politiker eher aus: Zwischen 1969 und 1999 gab die Industrie jährlich bis zu einer Milliarde Dollar für Werbung aus und leistete großzügige Wahlkampfhilfe. Das Gesundheitswesen dagegen verfügte in den sechziger und siebziger Jahren über einen eher spärlichen Werbehaushalt, und nur wenige seiner führenden Vertreter schätzten – wie etwa die New Yorker Gesundheitsbeauftragte Baumgartner – die an der Madison Avenue konzentrierte Macht der Werbeindustrie. Noch Mitte der achtziger Jahre beliefen sich die entsprechenden staatlichen Ausgaben auf gerade mal 70 Millionen Dollar pro Jahr, während in die jährliche Tabakwerbung mehr als 900 Millionen Dollar flossen.[79]

Im Jahr 1964 stützte sich *Surgeon General* Terry auf mehr als 7000 Studien, in denen ein Zusammenhang zwischen Tabakkonsum einerseits und Erkrankungs- und Sterblichkeitsraten andererseits nachgewiesen wurde. Im Jahr 1988 verwies *Surgeon General* Koop auf Berge von Dokumenten. Mehr als 60000 Studien zeigten den Zusammenhang zwischen Tabakkonsum und Dutzenden von Krankheiten sowohl bei Rauchern als auch bei den so genannten Passivrauchern. Alle Studien demonstrierten eindeutig die tödliche Wirkung des Tabaks.

Die unmittelbar anregende Wirkung des Rauchens verdankt sich der Tatsache, dass die an den Synapsen der Nervenzellen im Gehirn lokalisierten Rezeptoren vom Nikotin besetzt werden. Normalerweise dienen die synaptischen Rezeptoren dem wichtigen Neurotransmitter Azetylcholin dazu, die Botschaften zu senden, mit deren Hilfe wir denken. Das Nikotin konkurriert nun mit Azetylcholin um die Sättigung der Rezeptoren. Für den Raucher entsteht dadurch eine genussvolle Empfindung. Nikotin bindet ferner auch Hormonrezeptoren, die die Freisetzung eines der einflussreichsten Körperstoffe, des Adrenalin, kontrollieren. Gerät Adrenalin in den Blutkreislauf, kann die Stimulierung für ein bereits stark belastetes Herz extrem gefährlich werden, während der Raucher selbst es paradoxerweise als gesteigerten Genuss empfindet. Neurostimulierung führt nicht zur »Sättigung«. Das Gehirn will immer mehr: Je länger man zur Zigarette greift, desto stärker verändert sich das Gehirn, das sich schließlich der Nikotin-Stimulierung so sehr anpasst, dass es ohne sie nicht mehr richtig funktioniert.[80]

Schätzungen zufolge hat das Rauchen im letzten Viertel des zwanzigsten Jahrhunderts in den Vereinigten Staaten pro Jahr 400000 Menschenleben gefordert und damit einen Verlust von fünf Millionen Lebensjahren verursacht.[81] Nach der Veröffentlichung des vom *Surgeon General* für 1964 erstellten Berichts kamen Forscher zu dem Ergebnis, dass eine große Zahl von Krebs- und anderen Erkrankungen entweder direkt durch Rauchen oder indirekt durch Zusammenleben mit einem Raucher ausgelöst wurde. Der staatliche Gesundheitsdienst USPHS errechnete, dass in den USA nahezu ein Drittel aller Krebstoten (fast ein Zehntel der Lungenkrebstoten) und ein Fünftel der an Herz-Kreislauf-Erkrankungen Gestorbenen auf das Konto des Tabakkonsums gingen.

Obwohl den Gesundheitspolitikern für die Aufgabe, in der Öffentlichkeit ein Bewusstsein für diese Probleme zu schaffen, nur ein relativ kleines Budget zur Verfügung stand, versuchten sie, mit Aufklärungskampagnen in den Schulen gegen den Werbeaufwand der Zigarettenindustrie anzukämpfen. Die gesundheitsbewussteren Raucher folgten den Warnungen und gaben das Rauchen auf. Doch entscheidend für Einbrüche in den Raucherzahlen war eher eine Reihe gesetzlicher Maßnahmen: Die staatliche Medienkommission verbot die Tabakwerbung, und schließlich untersagten die meisten Kommunen und Einzelstaaten das Rauchen in öffentlichen Räumen. Man erhob eine hohe Tabaksteuer, und in den letzten Jahren des Jahrhunderts haben Familien von an Krebs verstorbenen Dauerrauchern mehrfach Gerichtsverfahren gegen Tabakgiganten angestrengt, in denen die Letzteren zu phänomenal hohen Schadensersatzzahlungen in Höhe von mehreren Millionen Dollar verurteilt wurden; eben diese Verfahren verschafften dann erstmals, auf dem Wege der gesetzlich vorgeschriebenen Auskunftspflicht, Zugang zu den lange geheimgehaltenen Daten des Tabak-Instituts.

Zwischen 1964 und 1989 sank der Anteil der Raucher von mehr als vierzig Prozent auf neunundzwanzig Prozent der US-Bevölkerung. Die meisten von denen, die aufhörten, waren weiße Erwachsene aus der Mittelschicht. Bei Afro-Amerikanern und Indianern lag der Anteil der Raucher noch immer bei über einem Drittel der jeweiligen Population.

Das Rauchen stellte Gesundheitspolitik und Medizin in den siebziger Jahren vor nie dagewesene Aufgaben. Sie mussten Menschen dazu bewegen, ihr Verhalten dauerhaft zu ändern, obgleich der Lohn dieser Mühen in der Zukunft lag. Es ist eines, fünf Millionen Menschen zu mobilisieren, damit sie etwas gegen eine unmittelbare Bedrohung unternehmen – sich zum Beispiel gegen Pocken impfen lassen. Etwas ganz anderes ist es, dieselben fünf Millionen zum Verzicht auf ein Verhalten zu bringen, das die meisten als sehr genussvoll empfinden. Gerade solche Eingriffe sind jedoch in der neuen Ära des Gesundheitswesens erforderlich. Heroin- und Tablettensucht, Libertinage, die die sexuelle Übertragung von Krankheiten begünstigt, Trinken und Rauchen – all das gehörte zum amerikanischen Lifestyle der siebziger Jahre, und davon sollte man sich nun aus gesundheitlichen Gründen trennen.

Kurz nach seinem Amtsantritt im Januar 1981 sorgte Präsident Reagan dafür, dass USA-freundliche Kräfte in ganz Mittelamerika offen oder verdeckt Unterstützung bekamen: die anti-sandinistischen Contras in Nikaragua und die Regierungen in Guatemala, Honduras und El Savador. Als Krieg und Repression sich ausbreiteten, flohen Hunderttausende von Mittelamerikanern in die Vereinigten Staaten, wo die meisten von ihnen illegal in Florida, Texas, Arizona und Kalifornien lebten. Zwischen 1981 und 1988 nahm der Bezirk Los Angeles die größte Zahl illegaler Einwanderer auf, verschiedenen Schätzungen zufolge zwischen 350 000 und einer halben Million. (Als die Kriege 1991 zu Ende gingen, kehrten allerdings nur wenige Flüchtlinge nach Mittelamerika zurück.)

Die meisten Salvadorianer, die damals nach Los Angeles kamen, waren traumatisiert und lebten in ständiger Angst vor der Abschiebung in ein Land, in dem sie, wie sie fürchteten, Tod oder Folter erwarteten. Anders als die in Los Angeles lebenden Mexikaner und Chicanos versuchten die Menschen aus El Salvador, sich möglichst unauffällig zu verhalten. Sie hielten sich fern von allen staatlichen Einrichtungen und nahmen so auch den Gesundheitsdienst nur im dringendsten Notfall in Anspruch. Da sie ihren Anspruch auf *Medi-Cal* (den kalifornischen *Medicaid*) nicht nachwiesen, blieb dem Bezirk nichts anderes übrig, als ihnen eine medizinische Gratisversorgung zu gewähren, ohne dass er auf Kostenerstattung durch den Staat Kalifornien oder die Bundesregierung hoffen konnte. Dies verschärfte die Probleme, von denen die Gesundheitsbehörde ohnehin schon genug hatte. Im Jahr 1984 nahm der Bezirk erstmals Hypotheken auf Regierungsgebäude auf, um Löhne und Gehälter der Behörde bezahlen zu können. Und als die Patientenzahl wuchs, kam es zu Kürzungen bei *Medicare* und *Medi-Cal*.

Nur fünf Monate nach Reagans Amtsantritt meldeten Ärzte in New York City, Los Angeles und Washington auffällige Todesfälle unter Schwulen und intravenösen Drogensüchtigen. Lungenentzündung, bedingt durch Parasiten, seltene Hautkrebsarten, Lymphome, die normalerweise bei älteren Männern auftreten. Jetzt tauchten junge, bis dahin gesunde Männer mit diesen Krankheiten in den Kliniken auf und starben bald. So begann die zweite verheerende Pandemie des zwanzigsten Jahrhunderts (nach der Grippe von 1918), hervorgerufen durch ein Virus namens HIV (human immunodeficiency virus; Humanes Immunschwäche-Virus). Am Ende des Jahrhunderts, nur neunzehn Jahre nach ersten Berichten über Erkrankungsfälle, waren weltweit mehr als 34 Millionen Menschen mit HIV infiziert. Mehr als die Hälfte hatte bereits das Endstadium, genannt AIDS, entwickelt und mindestens zwölf Millionen waren an der Krankheit gestorben. AIDS hatte sich bis in die hintersten Winkel des Globus ausgebreitet und trotzte sowohl den Anstrengungen des Gesundheitswesens als auch der wissenschaftlichen Forschung, die intensiv nach Therapien oder Impfstoffen suchte.

Ein globales Modell der Gesundheitsvorsorge wurde dringend notwendig. Aber als die ersten, an AIDS erkrankten intravenösen Drogensüchtigen in die städtischen Krankenhäuser New Yorks wankten und die ersten infizierten Schwulen bei Ärzten in San Francisco und Los Angeles Hilfe suchten, blieb die Reaktion der Gesundheitspolitiker aus. Ein kleiner Kern von Epidemiologen, Wissenschaftlern und Ärzten bemühte sich in den Centers for Disease Control (CDC), in Atlanta wie auch in San Francisco, New York City, Los Angeles und in anderen Städten der USA und Europas, die neue Bedrohung in Angriff zu nehmen, aber die Regierenden ignorierten ihre Anstrengungen.

Bei den ersten AIDS-Fällen handelte es sich größtenteils um homosexuelle Männer. Mit der Reagan-Administration saß aber eine Regierung im Weißen Haus, die ihre Wahl erstmals einem christlichen Fundamentalismus verdankte. Reagans Wähler lehnten Schwule vehement ab. Nach Aussagen seines persönlichen Arztes glaubte Reagan, AIDS sei so etwas wie Masern: ein Virus, das durchs Land zieht, aber dann verschwindet, ohne dass man sich besonders anstrengen müsste. Dass Reagan eine falsche Vorstellung von den Masern hatte (die nur dank energischer Anstrengung von Seiten der öffentlichen Gesundheitspflege besiegt werden konnten), war eine Sache. Viel gefährlicher war, dass er keine Ahnung von HIV hatte.

Reagan hat nie wirklich begriffen, dass sich unter seinen Augen eine Pandemie einer unheilbaren Krankheit ausbreitete. Und viele seiner Mitarbeiter erkannten zwar das Ausmaß der Epidemie, schlossen sich aber dem Urteil des für die *Moral Majority* sprechenden Reverend Jerry Falwell an, dass diese Krankheit Gottes Strafe für sündiges, homosexuelles Verhalten sei. Manche Kongressmitglieder teilten diese Sicht und wandten sich offen gegen nahezu jedes im Repräsentantenhaus oder im Senat eingebrachte AIDS-Gesetz.

Im Ministerium für Gesundheit und Soziales hatte unter Reagan die medizinzentrierte Sicht der Gesundheitspflege das Sagen. Gegen AIDS ging man mit keiner der klassischen gesundheitspolitischen Maßnahmen vor, weil man dem naiven Glauben anhing, die bio-wissenschaftliche Forschung werde das Problem schnell lösen können. Der entschiedenste – und oft einzige – Verfechter gesundheitspolitischer Maßnahmen gegen die Ausbreitung des HIV im Gesundheitsministerium war *Surgeon General* C. Everett Koop. Er erkannte, dass es dringend erforderlich war, öffentliche Aufklärung zu betreiben. Besäßen die Amerikaner, so Koops Überlegung, erst einmal präzise Informationen über die Verbreitungswege des Virus und die besten Schutzmaßnahmen, würden sie sich auch angemessen verhalten.

Allein die Vorstellung, für Kondome zu werben, war dem Weißen Haus und der Republikanischen Partei ein Greuel. Immer wenn in der amerikanischen Geschichte das Moralisieren überhand nahm, hatte die öffentliche Gesundheit darunter zu leiden. Das traf besonders auf die sexuell übertragbaren Krankheiten und auf den Drogenmissbrauch zu. Bevor HIV in den Vereinigten Staaten auftrat, hatte schon jahrzehntelang die Häufigkeit von Tripper, Chlamydia, Syphilis, Hepatitis B und anderer sexuell übertragener Krankheiten zugenommen. Die Amerikaner lehnten alles ab: Sexualkundeunterricht in den Schulen genauso wie Aufklärung über Geburtenkontrolle.

Am 22. Oktober 1986 verschickte Koop in der größten Postwurfaktion der amerikanischen Geschichte seinen Bericht über AIDS an 107 Millionen US-Haushalte. Obgleich dieser Bericht keineswegs die offene Erörterung homosexueller Praktiken enthielt, die viele AIDS-Aktivisten gefordert hatten, geriet er unter heftigen Beschuss von Seiten der *Moral Majority*, der Lebensschützer von »Right to Life« und des rechten Flügels der Republikanischen Partei – denn sie alle interpretierten ihn als Billigung sündhafter Verhaltensweisen, wie etwa des vor- und außerehelichen Geschlechtsverkehrs und der Homosexualität.

Das Erstaunliche an Koops Postwurfaktion war allerdings nicht so sehr der Inhalt, sondern vielmehr, dass sie erst fünf Jahre nach dem Beginn der Epidemie und mehr als zwei Jahre nach der Identifizierung des HIV als infektiöse Ursache von AIDS stattfand. Unverkennbar wurde in Washington jede mit HIV zusammenhängende Maßnahme verschleppt: die Mittelvergabe für Grundlagenforschung ebenso wie Aufklärungskampagnen, Anti-Diskriminierungsgesetze zum Schutz Infizierter und die Sicherung ihrer Gesundheitsversorgung.

Da fast alle Opfer der Epidemie junge Erwachsene oder ihre Kinder waren, traf die HIV-Infektion eben jene Bevölkerungsgruppen, die als erste aus dem sozialen Netz der Gesundheitsfürsorge herauszufallen drohten, als die von der Reagan-Verwaltung durchgesetzten Änderungen an *Medicare*, *Medicaid* und gesundheitspolitischen Sonderprogrammen in Kraft traten.

Als immer mehr HIV-Fälle auftraten und immer mehr AIDS-Patienten starben, viele von ihnen, ohne je von einem Facharzt behandelt worden zu sein, mahnte Dr. James Curran von den CDC, es würden dringend »Fachkräfte für die medizinische Versorgung der bereits Infizierten« benötigt. Aber überall in den Vereinigten Staaten weigerten sich Ärzte und Zahnärzte, HIV-Patienten zu behandeln, mit der Begründung, diese Personen stellten eine Bedrohung dar. Dieselben Mediziner behandelten aber bereitwillig Patienten mit weit ansteckenderen Krankheitserregern – etwa Träger des Hepatitis-B-Virus oder der arzneimittel-resistenten Staphylokokken und Streptokokken. Angesichts des Gespenstes AIDS vergaßen sie alle Grundsätze des ärztlichen Berufsethos.

Im Interesse der öffentlichen Gesundheitsvorsorge hätte man für den Kampf gegen AIDS in den achtziger Jahren folgende Prioritäten setzen müssen: erstens die Krankheitsursache bestimmen; zweitens genau herausfinden, wie der Erreger von einer Person auf die andere übertragen wird; drittens der Übertragung Einhalt gebieten; viertens in gezielten Forschungsprojekten nach einer Therapie und einem Impfstoff suchen.[82] Wie wir heute wissen, waren Punkt eins (Bestimmung der Ursache) und Punkt zwei (Klärung der Übertragungswege) schnell erreicht, und zwar größtenteils dank der Bemühungen auf Bundesebene. In enger Zusammenarbeit mit Epidemiologen in San Francisco, Los Angeles und New York City fanden die CDC schon bald heraus, wie AIDS übertragen wird, und konnten ein infektiöses Virus als wahrscheinliche Ursache nachweisen. Monate nur, nachdem im Mai 1981 die neuartige, tödliche Krankheit unter Schwulen entdeckt worden war, wusste Currans Team bereits, dass die Infektion durch Anal- und Vaginalverkehr, kontaminierte Nadeln von Drogenbenutzern und HIV-kontaminiertes Blut übertragen wird. Wenig später entdeckten die Epidemiologen auch die Übertragung der Infektion von Müttern auf neugeborene Kinder. Am wichtigsten, so die CDC im Jahr 1982, war der Kontakt mit kontaminiertem Blut.

Obgleich das HIV zu diesem Zeitpunkt noch nicht gefunden war, hätte man schon geeignete, auf diese Beobachtungen gestützte gesundheitspolitische Maßnahmen zur Vermeidung von direktem Blutkontakt und zur Verminderung des Infektionsrisikos ergreifen können. Dazu hätten gehört: Werbung für den Kondomgebrauch unter sexuell aktiven Erwachsenen; Maßnahmen, die sicherstellen, dass bei allen Injektionen sterile Kanülen und Spritzen verwendet werden; sowie die tatsächliche oder angedrohte Schließung von Einrichtungen, die zu riskanten Verhaltensweisen einladen, beispielsweise Sexklubs.

So vernünftig solche Maßnahmen erscheinen mochten, der Versuch, sie im Einzelnen durchzusetzen, stieß sofort auf politische, soziale und ökonomische Widerstände. Noch Ende des zwanzigsten Jahrhunderts gehört der direkte Blutkontakt in der amerikanischen Gesellschaft zum Alltag, und Maßnahmen, die gegen den Kontakt mit HIV hätten schützen können, werden weiterhin blockiert. In einigen Fällen hat man zwar die richtigen Gesetze erlassen und geeignete Schritte zur Prävention eingeleitet, aber erst mit großer Verspätung und nach langen Debatten.

Die renommierteste medizinische Forschungseinrichtung der USA, das Institute of Medicine, drängte durch eine Fülle von Publikationen 1988 »die Bundesregierung, mit gutem Beispiel voranzugehen und einen umfassenden nationalen Plan zu erarbeiten, nach dem sich medizinische Versorgung für HIV-Infizierte und AIDS-Patienten bereitstellen und finanzieren ließe«. Man verwies darauf, dass »die derzeitigen Mittel nicht ausreichen, um gesundheitspolitische Maßnahmen zur Eindämmung der Seuche zu ergreifen«. Was aber »die Bundesregierung gegen die HIV-Übertragung unter intravenösen Drogenkonsumenten unternommen« habe, sei »völlig indiskutabel«.

Zu diesem Zeitpunkt waren schon 80 000 Amerikaner an AIDS erkrankt und 45 000 an der Krankheit gestorben. Gesundheitspolitische Maßnahmen allein würden nicht mehr ausreichen. Aber moralische Vorurteile gegen Homosexuelle und Fixer hatten Öffentlichkeit, Politiker, Ärzteschaft und leider auch viele Gesundheitspolitiker blind gemacht für die Notwendigkeit, auf AIDS schnell zu reagieren, zu einer Zeit, als zielstrebiges Handeln noch nachhaltige Wirkung gezeigt hätte (etwa bis Ende 1984).

Die Gesundheitspolitiker fanden nirgends Unterstützung. Aus einer 1988 von New York Times und CBS durchgeführten Umfrage geht hervor, dass mehr als fünfundsiebzig Prozent der Befragten »kein Mitleid mit den an AIDS erkrankten Homosexuellen« hatten. Und neunzehn Prozent gaben an, nicht einmal Mitleid mit infizierten Neugeborenen oder Empfängern von Bluttransfusionen zu haben. Bei so viel öffentlicher Gegnerschaft schlugen sich die Gesundheitspolitiker auf die Seite jener, die bereits AIDS hatten oder dem Risiko der HIV-Infektion am meisten ausgesetzt waren; und dabei befassten sie sich mit Problemen, die das Land nur von den gesundheitspolitischen Hauptproblemen ablenkten. Die gesamte Überwachung der Krankheit blieb ebenso vertraulich und anonym wie die Feststellung Infizierter, um die Betroffenen vor gesellschaftlicher Diskriminierung zu schützen. HIV-Infektionen wurden nicht gemeldet; nur voll entwickelte AIDS-Fälle wurden zurückverfolgt, weil man sich zu Recht scheute, äußerlich gesunde HIV-Positive in ihren bürgerlichen Freiheiten einzuschränken.

Eben deshalb wusste niemand genau, welches Ausmaß die Epidemie angenommen hatte, wo und in welchen Gruppen sie sich ausbreitete, ob die gesundheitspolitischen Maßnahmen die Ausbreitung tatsächlich verlangsamten oder ob diese Programme Fehlschläge und die dafür millionenfach aufgewendeten Dollars in den Sand gesetzt waren. Alle »Daten« der HIV-Epidemie wurden von der Realität überholt. Aufgrund politischer und technologischer Einschränkungen sahen sich die Epidemiologen in den achtziger und neunziger Jahren gezwungen, gleichsam zufällig durch Stichproben das ganze Ausmaß der Epidemie zu ermitteln.

Noch 1986 war es im New Yorker Gesundheitsamt gängige Praxis, Blutspendern nicht mitzuteilen, dass ihre Blutprobe HIV-positiv war. »Den Personen, deren Blut getestet wird, darf das Testergebnis nicht mitgeteilt werden«, so Dr. Joyce Gaynor 1985 gegenüber Mitarbeitern der Blutbank, »wir sollten damit warten, bis wir wissen, was ein solches Ergebnis bedeutet.« Anderswo in den USA wurden HIV-positive Blutspender von den Gesundheitsbeamten gar belogen; man sagte ihnen, ihr Blut sei aussortiert worden, weil es das Hepatitis-B-Virus enthalte. Manche Beamten weigerten sich grundsätzlich, Bluttests vorzunehmen.

Erst 1989 ging die für Nahrungs- und Arzneimittelkontrolle zuständige Food and Drug Administration (FDA) zu einer landesweit einheitlichen Behandlung von Blut und Blutprodukten über. Für die HIV-Tests dagegen, die Spender-Blut und -Plasma betrafen, hat es nie landesweit einheitliche Richtlinien gegeben. Jeder einzelne Bundesstaat legte selber fest, welche Personen durch Gerichtsbeschluss zum Test gezwungen werden sollten; ob die positiv Getesteten über das Ergebnis informiert werden müssten; wie die Nachricht zu übermitteln wäre; auf welche Weise – und ob überhaupt – die Identität der HIV-Positiven festgestellt oder gespeichert werden dürfte; und mit welchen Verfahren die Namen derer, die an AIDS erkrankten oder starben, ausfindig gemacht werden sollten. Es entstand ein chaotisches System mit zahlreichen epidemiologischen Fehlern.

In Bundesstaaten, in denen die schwulen Aktivisten sich Gehör verschaffen und gut organisieren konnten, wurden strenge bürgerrechtliche Schutzbestimmungen durchgesetzt; in Staaten, wo die Schwulenaktivitäten weniger nachdrücklich waren, fielen sie in aller Regel erheblich schwächer aus. Im Bundesstaat North Carolina zum Beispiel gab es Register mit den Namen aller HIV-Infizierten und ihrer Sexualpartner.

In Staaten mit kleinen HIV-positiven Populationen war es leichter, den Weg der Epidemie zu verfolgen. Aber die Gesundheitsbehörden der damaligen Zentren der HIV-Infektion – New York City, Los Angeles, San Francisco, Newark, Washington, Miami und Chicago – tappten weitgehend im Dunkeln. Hier entbrannte 1984 eine heftige Debatte über die Frage, ob man Schwulenklubs und -saunen schließen sollte, um so die Verbreitung des HIV einzudämmen. Curran und seine Mitarbeiter an den CDC wussten damals nur von landesweit 6122 Krankheitsfällen und 2800 Toten. Alles in allem, so Curran 1984, »schätzt man, dass 200 000 oder 300 000 Amerikaner mit dem Virus in Berührung gekommen sind«. HIV-Antikörpertests gab es erst vereinzelt, und die Epidemiologen mussten ihre Berechnungen ohne gesichertes Datenmaterial anstellen, oft begleitet vom offenen Hass der Schwulen, die sie doch schützen wollten.

Während noch über die Schwulensaunen debattiert wurde, teilte der Epidemiologe Andrew Moss von der University of California in San Francisco dem Gesundheitsbeauftragten der Stadt und später dem Landgericht mit: »Wir rechnen damit, dass dieser Anstieg sich fortsetzt bis zum Sättigungspunkt – das heißt, bis die meisten für die Krankheit anfälligen Menschen infiziert sind –, und erst dann wird die Anzahl neuer Fälle zurückgehen.«

Die staatliche AIDS-Politik sollte sich, so der erstaunlich vorausschauende Moss, vor allem auf zwei Dinge konzentrieren: »Erstens den Leuten klarmachen, wie furchtbar, wie schlimm und einschneidend diese Krankheit ist. Zweitens eine Lebensform fördern, die man als serielle Monogamie bezeichnen könnte: eine Lebensform, bei der man sich einschränkt und lieber mehrere Sexualpartner nacheinander hat – statt viele Partner gleichzeitig.«

Der Gesundheitsbeauftragte Dr. Mervyn Silverman beschloss dann doch, die Saunen in der Stadt schließen zu lassen, und Richter Roy Wonder bestätigte seine Entscheidung. Auch der New Yorker Gesundheitsbeauftragte Dr. Stephen Joseph kam zu dem gleichen Schluss.

Beide Männer waren daraufhin mit Versuchen konfrontiert, sie aus dem Amt zu entfernen. Silverman geriet unter doppelten Beschuss: nicht nur von Seiten schwuler Aktivisten, die seine Aktionen als diskriminierend und homophob empfanden, sondern auch von Seiten seiner Bürgermeisterin Diane Feinstein, die fand, er sei zu zögerlich vorgegangen und hätte drastischere Maßnahmen ergreifen müssen. Er wurde zum Rücktritt aufgefordert. Sein Kollege Stephen Joseph in New York überstand die Angriffe der Aktivisten, aber Bürgermeister Koch tat wenig, um seinen Gesundheitsbeauftragten zu verteidigen. Hier wurde der Streit um die geeigneten Maßnahmen zur Eindämmung der HIV-Infektion unter Schwulen schließlich auf höherer Ebene entschieden.[83] Am 24. Oktober 1985, nach monatelangen Anhörungen und Debatten, schickte Dr. David Axelrod, der Gesundheitsbeauftragte des Bundesstaates, eine Mitteilung an Gouverneur Mario Cuomo: »Ich bin zu dem Schluss gekommen, dass Einrichtungen, die sexuelle Blut-Blut- oder Samen-Blut-Kontakte ermöglichen, dafür werben und/oder ihnen Vorschub leisten, eine ernsthafte Bedrohung der öffentlichen Gesundheit darstellen und verboten werden müssen ... Das gilt für alle Einrichtungen, die zu gefährlichen hetero- oder homosexuellen Praktiken einladen.«[84]

Gouverneur Cuomo, ein liberaler Demokrat, folgte Axelrods Empfehlung zur Schließung von Sexclubs und Saunen und erklärte: »Bis die Wissenschaftler eine AIDS-Therapie gefunden haben, ist Aufklärung unser einziger Impfstoff.«[85]

Womit Amerika gesundheitspolitisch nun endlich bei Punkt

vier angelangt war: der gezielten Forschung. Damals herrschte ein blinder Glaube an die Fähigkeit der Wissenschaft, eine Therapie gegen AIDS zu finden. Viele Wissenschaftler an den National Institutes of Health, insbesondere am Krebsforschungsinstitut, bekundeten großen Optimismus. Weniger enthusiastische Forscher dagegen – so etwa der Leiter des Instituts für Allergien und Infektionskrankheiten, Dr. Anthony Fauci, und seine Mitarbeiter – weigerten sich beharrlich, von *Therapie* zu sprechen. Sie fanden es ausgesprochen unklug, den Leuten Hoffnung zu machen, dass die Wissenschaft eine Krankheit heilen könnte, die von einem in der menschlichen DNA versteckten Virus verursacht wird. Wie soll man das Virus entfernen, ohne dabei die Gene der betreffenden Person zu zerstören?

Besonders die AIDS-Aktivisten bestanden auf der Suche nach einer Therapie. Als immer mehr der (auf 700 000 bis eine Million geschätzten) HIV-infizierten Männer und Frauen in den USA ihre Gefährdung erkannten, wurden die Reihen der Aktivisten stärker und militanter. Überzeugt, dass beim Einsatz aller Kräfte eine Therapie zu finden sein müsste, attackierten sie die Pharmaindustrie, die Food and Drug Administration, die National Institutes of Health, das Weiße Haus, das Gesundheitsministerium – schlechthin jede Institution, der sie Verschleppung in Sachen AIDS unterstellten.

Es war ein Novum in der Geschichte der Infektionskrankheiten: Die Patienten lebten lang genug und waren gut genug organisiert, um die gesundheitspolitische Tagesordnung festzulegen. Da ihr Leben auf dem Spiel stand, war der erste Tagesordnungspunkt ein medizinisches Ziel. Klassische gesundheitspolitische Ziele, wie die Prävention, kamen erst an zweiter Stelle.

Eine große Ausnahme waren die Nadelaustauschprogramme. Seit Reagans zweiter Amtszeit, dann unter Bush und Clinton, stand die Forderung, der Staat müsse sterile Spritzbestecke für intravenöse Drogenkonsumenten bereitstellen oder wenigstens legalisieren, sowohl bei den Aktivisten als auch bei den Mitarbeitern des Gesundheitsdienstes im Zentrum. In New York City zum Beispiel waren 1988 etwa achtunddreißig Prozent der intravenösen Drogennutzer HIV-positiv, und es sah ganz so aus, als würde die Infektionsrate unter Fixern bald höher liegen als die unter Schwulen. Da aber viele Drogenabhängige als Prostituierte arbeiteten, befürchtete man, die HIV-Infektion würde auf dem Wege der Prostitution womöglich auch die heterosexuelle Mehrheit erreichen. Viele Anhänger des öffentlichen Gesundheitsschutzes meinten, die Bereitstellung sauberer Nadeln könnte die Ausbreitung der

Epidemie entscheidend bremsen. In Frage käme entweder die Gratis-Verteilung von Spritzbestecken oder der 1:1-Tausch (bei dem die Fixer benutzte Spritzbestecke gegen gleich viele sterile tauschen), die Freigabe des Verkaufs von Spritzbestecken, die Legalisierung des Besitzes von Fixer-Geräten oder eine Kombination aus allem.

Die weitaus meiste Beachtung fand der Nadelaustausch, der aber auf erhebliche gesundheitspolitische Hindernisse stieß. Er wurde im Kongress während Reagans Amtszeit abgelehnt, ebenso wie unter Bush und Clinton. Auch viele Parlamente und Gouverneure der Einzelstaaten waren nicht bereit, ihre Restriktionen in Sachen illegaler Drogenkonsum zu lockern.

Zum andern gab es unter den Fixern bereits einen hohen Anteil an HIV-Infizierten. Zwischen 1981 und 1984, als die Epidemie noch kontrollierbare Ausmaße hatte, hätte der Nadelaustausch vermutlich starke Wirkung gezeigt. Aber während Reagans zweiter Amtszeit meldeten viele Städte bei den intravenösen Drogenbenutzern bereits HIV-Raten zwischen fünfunddreißig und sechzig Prozent.

Ein weiteres Hemmnis war die Methadon- und Behandlungskrise. Im Juni 1982 hielt Reagan seine »Krieg-den-Drogen«-Rede, in der er erklärte: »Wir holen die Kapitulationsflagge ein, die über so vielen Drogenprojekten wehte. Wir hissen die Kriegsflagge.«

Ende der neunziger Jahre kommen aus New York City und anderen HIV-Krisenherden der USA aber auch positive Nachrichten: Die Sterblichkeitsrate unter HIV-Infizierten ist drastisch gesunken. Und von den Infizierten erkranken weniger an AIDS. Das bedeutet, dass die Zahl der New Yorker mit ausgeprägter Immunschwäche zurückgegangen ist und damit die Behandlung ihrer Tuberkulose und anderer, häufig arzneimittelresistenter Keime zumindest theoretisch leichter wird.

Von 1997 auf 1998 fiel die Sterblichkeitsrate bei AIDS-Kranken von 21 222 auf 17 047 Fälle – um etwa zwanzig Prozent. Und von 1996 auf 1997 war die Rate bereits um zweiundvierzig Prozent gesunken. Landesweit kamen 1998 nur noch 4,6 Todesfälle auf 100 000 Personen, das bedeutete seit 1995 einen Rückgang um siebzig Prozent. Damals rangierte AIDS in den USA noch an achter Stelle der Todesursachen; 1998 war es nicht einmal mehr unter den ersten fünfzehn Ursachen zu finden.

Auch die Syphilis verzeichnete in den neunziger Jahren einen so dramatischen Rückgang, dass die CDC für 2005 die endgültige Ausrottung der Krankheit in den USA prognostizierten. Bis 1998 waren die Syphiliserkrankungen landesweit auf einen verschwindend kleinen Anteil gesunken: 2,6 Fälle pro 100 000 Einwohner, von denen sich die Hälfte auf nur 28 Bezirke verteilte. (New York City gehörte nicht dazu, aber Los Angeles.) Die höchsten Syphilisraten fanden sich bei den Afro-Amerikanern in Baltimore, Chicago, Memphis, Nashville, Phoenix und Detroit.

Der allgemeine Rückgang dokumentiert jedenfalls klare gesundheitspolitische Erfolge im Kampf gegen sexuell übertragbare Krankheiten.

»Jeder Rückgang der AIDS-Sterblichkeit«, so der Leiter der CDC, Dr. Jeffrey Koplan, »ist eine gute Nachricht. Wir sollten einen Moment innehalten und uns klar werden, wie viel schon gesundheitspolitisch geleistet worden ist: 1995 waren es pro Jahr noch 50 000 AIDS-Tote, heute sind es weniger als 20 000.«

Aber ist das wirklich ein Sieg für das öffentliche Gesundheitswesen? Es starben zwar weniger Menschen an AIDS, aber die Zahl der HIV-Neuinfektionen war nicht gesunken. Der dramatische Rückgang der AIDS-Sterblichkeit seit 1996 verdankt sich der Einführung neuartiger antiviraler Medikamente, mit denen die Vermehrung des Virus unterdrückt wird – freilich zu einem hohen Preis. Die Medikamente, die ärztliche Überwachung, die notwendigen Tests und die begleitenden Laboruntersuchungen kosteten für jeden behandelten Patienten mehr als 20 000 Dollar pro Jahr.

Vielleicht ist die HIV-Situation am Ende des zwanzigsten Jahrhunderts, so meinen Skeptiker, für das gesamte Gesundheitswesen weniger ein Triumph als vielmehr eine neue schwere Aufgabe.

Überall auf der Welt wütet HIV hemmungslos weiter: Im Dezember 1998 waren 47,3 Millionen Menschen infiziert, von denen 1999 noch 33,4 Millionen lebten. Nicht einmal fünf Prozent der HIV-Träger können sich die antivirale Therapie mit dem lebensverlängernden Arzneimittelcocktail leisten, die so eindrucksvoll zur Senkung der Mortalitätsrate in den USA beiträgt. Bisher tötete HIV in achtzehn Jahren 13,9 Millionen Menschen, das ist mehr, als die Pest in Europa zwischen 1346 und 1350 an Menschenleben kostete, wo sie zwischen neun und elf Millionen Tote hinterließ. In Afrika war AIDS 1999 die Todesursache Nummer Eins und übertraf damit die uralten Plagen des Kontinents: Tuberkulose, Masern, Malaria und andere Tropenkrankheiten. In zehn afrikanischen Ländern waren mehr als zehn Prozent der Bevölkerung aller Altersstufen HIV-positiv. Weltweit lag die HIV-Infektion 1998 unter den Todesursachen auf Platz Vier und unter den Infektionskrankheiten auf Platz Eins.[86]

Angesichts zunehmender Beweise dafür, dass AIDS, bevor es

bei den amerikanischen Schwulen entdeckt wurde,[87] schon in Afrika aufgetreten war, muss man jedenfalls davon ausgehen, dass das Virus, solange dieser geplagte Kontinent nicht über erschwingliche, wirksame Medikamente oder Impfstoffe verfügt, auch in Zukunft noch in die Vereinigten Staaten, Kanada und Europa eingeschleppt werden kann. Im Zeitalter der Globalisierung ist es abwegig anzunehmen, dass die Eindämmung der AIDS-Sterblichkeit in einem Land schon den weltweiten Sieg der Gesundheitspolitik signalisiert.

Aber selbst wer das optimistische Bild von der HIV-Situation auf die Vereinigten Staaten beschränkt, unterliegt einer Fehleinschätzung. In einer 1997 unter Schwulen durchgeführten Umfrage in mehreren amerikanischen Städten[88] ermittelten die CDC eine nach wie vor gefährliche Rate von Neuinfektionen: Sechs Prozent der Schwulen infizierten sich jedes Jahr neu, und das obwohl bergeweise Aufklärungsmaterial über Safer Sex verteilt wurde. Noch alarmierender waren die Neuinfektionen unter 15- bis 20-jährigen Schwulen: 1998 waren sieben Prozent aus dieser Altersgruppe bereits infiziert, und drei Prozent infizierten sich den Schätzungen zufolge jährlich neu. Fast die Hälfte der damals in mehreren Städten von den CDC befragten schwulen Jugendlichen gab zu, mindestens einmal im ersten Halbjahr 1998 Sexualverkehr ohne schützendes Kondom gehabt zu haben.

Landesweit infizieren sich in den USA pro Jahr mindestens 40 000 Menschen mit HIV, in Deutschland 2000. Das ist, bezogen auf die USA, zwar nur ein Bruchteil der 150 000 jährlichen Neuinfektionen zu Beginn der achtziger Jahre, aber damals wusste noch niemand von der Existenz des Virus. Fast zwanzig Jahre später, nach mühsamer AIDS-Aufklärung, die Hunderte von Millionen Dollar gekostet hat, gehen Hunderttausende von Amerikanern hohe Risiken beim Sexualverkehr ein.

Das Problem liegt in der öffentlichen Meinung, AIDS sei vorbei.

Die Wirklichkeit sieht anders aus. Die Zahl der HIV-positiven US-Bürger wächst täglich. Wer von ihnen gesund und widerstandsfähig bleibt und wer nicht, ist kaum vorauszusagen. Die Zwillingsbrüder Eric und James mögen das beispielhaft illustrieren.

Eric starb bereits 1987 im Alter von 26 Jahren an AIDS. Damals starben die meisten HIV-Patienten, denn gezielte Therapiemöglichkeiten gab es noch nicht. Sein Tod war für James der Anstoß, sich den AIDS-Aktivisten von ACT UP anzuschließen. Nicht zuletzt dank der Militanz dieser Gruppe erhielten neue Medikamente schneller ihre Zulassung durch die Food and Drug Administration, und von 1996 an konnten fast alle Apotheken eine Vielzahl modernster, scheinbar wunderwirkender Heilmittel anbieten. Diese neuen Anti-HIV-Cocktails, Kombinationen aus drei oder mehr Medikamenten, die man HAART (Hochwirksame Antiretrovirale Therapie) nannte, waren die ersten echten Hoffnungsträger in der finsteren Geschichte der Epidemie.

Der 36-jährige James von der renommierten New Yorker Columbia University begann im Frühjahr 1996 mit der HAART-Therapie. Wenige Monate später begann auch Steve, seine große Liebe, mit der antiretroviralen Kombinationstherapie. Es zeigte sich bald, dass einer der beiden auf die Therapie ansprach, der andere aber nicht. Während es Steve immer besser ging, war James immer häufiger krank. Er wurde 1998 zwei Mal mit den für AIDS typischen opportunistischen Begleiterkrankungen in die Klinik eingeliefert.

Im September desselben Jahres klagte James über Schwäche. Zwei Tage später kam er mit einer Sepsis ins Krankenhaus. Drei Tage später war er tot. Steve hingegen fühlte sich noch immer gesund.

James starb zu einer Zeit, als über 250 verschiedene HAART-Kombinationen angeboten wurden und viele Amerikaner und Europäer die Epidemie schon für besiegt hielten. Obgleich Tausende wie James immer noch an AIDS leiden und sterben, führt HAART dazu, dass sich im reichen Amerika und Westeuropa das Bewusstsein einer Bedrohung auflöst, dass Einrichtungen der AIDS-Akutversorgung geschlossen werden, HIV-Infizierte sich Gedanken über ihre Renten machen und bei Zusammenkünften von Schwulen und ihren Ärzten nicht mehr die alte düstere Stimmung herrscht.

Die wichtigsten der neuen Arzneimittel, die so genannten Protease-Inhibitoren, verhindern die Reifung des HIV, bei der die neuproduzierten Viren in eine infektiöse Form gebracht werden. Gibt man die Protease-Inhibitoren für sich allein als Monotherapie, so werden sie bald wirkungslos. Auf diese Hemmstoffe kann HIV mit rascher Mutation und Resistenz reagieren. Aber in Kombination mit weiteren Anti-HIV-Präparaten mit einem anderen Angriffspunkt ergaben die Protease-Inhibitoren in ersten Zulassungsstudien deutliche Erfolge bei der Unterdrückung der HIV-Vermehrung.[89]

Am 10. November 1996, nur sechs Monate, nachdem James mit seinen HAART-Medikamenten begonnen hatte, schrieb der HIV-positive Autor Andrew Sullivan im New York Times Magazine einen umstrittenen Artikel »Wenn Seuchen vorbei sind. Zum Ende einer Epidemie«, und Newsweek brachte als Titelgeschichte »Das Ende von AIDS?«. Die Zeitschrift Science beschloss das Jahr 1996, indem sie HAART zum »Durchbruch des Jahres« ernannte, und das Magazin Time kürte Dr. David Ho, der bei der Entwicklung von HAART eine Schlüsselrolle gespielt hatte, zum Mann des Jahres. Nach gängigen amerikanischen Medienstandards wurde hier also hochoffiziell ein Durchbruch, eine Revolution verkündet.

Wenn es aber wirklich eine Revolution war, so ging sie, wie Steve feststellte, an James und Tausenden anderer auf HAART hoffender Amerikaner mitleidlos vorüber. Ende 1998 waren mehr als ein Drittel derer, die im aufregenden Frühsommer 1996 mit HAART begonnen hatten, an der Therapie gescheitert.[90]

Wenige Wochen nach James' Tod spricht Steve, mit seinen Gefühlen kämpfend, über den Verlust seines Liebhabers und die neue HIV-Realität. »Ich bin gelernter Naturwissenschaftler«, erklärt er, »deshalb suche ich immer nach Beweisen. Ja, es hat sich viel getan, aber die Menschen sterben noch immer. Ein zweiter guter Freund von mir ist vor einer Woche gestorben. Ich glaube nicht, dass ich damit [mit HAART] bis siebzig weitermachen kann. Aber heute bin ich einundvierzig, und bis fünfzig könnte ich wohl noch leben. Aber wer weiß, was diese Medikamente uns antun. Vielleicht brauchen wir alle irgendwann eine Lebertransplantation.«

Steve meinte, dass jeder, der die HAART-Cocktails länger als achtzehn Monate einnehme, zunehmend in Unsicherheit lebte. In ihrer phantasievollen Schlacht gegen das Virus sahen Ärzte und Patienten immer nur die nächsten Tage und Wochen; sie hatten weder Langzeiterfahrungen noch Hinweise, die ihren variablen Strategien ein Ziel hätten zeigen können. Während manche schon den Sieg ausriefen, wussten die meisten HIV-Experten und kampferprobten AIDS-Aktivisten um die Wahrheit: Mit HAART konnte man Zeit gewinnen, aber sie brachte noch keine endgültige Heilung, ja nicht einmal ein erträgliches längerfristiges Warten auf noch bessere Medikamente.

Diese Einsicht setzte sich allerdings erst nach einer Phase der Euphorie durch. Beim Internationalen AIDS-Kongress in Vancouver Mitte 1996 wurde über AIDS-Patienten berichtet, die sich unter Therapie mit den später als HAART bekanntgewordenen Wirkstoff-Kombinationen wie Lazarus vom Krankenbett erhoben hatten. HIV-Spitzenforscher aus aller Welt begannen gemeinsam eine neue Möglichkeit zu diskutieren: die Eradizierung der HIV-

Infektion beim Einzelnen, aber auch als Epidemie. Gelänge dies, würde HAART nicht nur für einen Triumph der Medizin, sondern auch für einen Sieg der Gesundheitspolitik stehen.[91]

Als Reaktion auf die euphorischen Nachrichten vom AIDS-Kongress begannen Zehntausende von Europäern und Nordamerikanern mit der Einnahme von HAART-Kombinationen. Und als die internationale AIDS-Forschung sich zwei Jahre später in Genf versammelte, sahen die Ergebnisse, wie der drastische Rückgang der AIDS-Todesfälle um fünfzig Prozent bezeugte, eigentlich immer noch großartig aus.

Erst Ende der neunziger Jahre begann der strahlende Optimismus zu verblassen. »Auch wenn jemand gut auf HAART anspricht«, erklärt zum Beispiel Dr. Neal Nathanson, »so kann er doch unmöglich sein Leben lang mit HAART behandelt werden ... Ich glaube nicht, dass es mit Medikamenten allein gehen wird, so wie bei Diabetes mit Insulin.« Im Jahr 1998 wurde Nathanson Leiter der AIDS-Forschungsstelle der National Institutes of Health mit einem jährlichen Budget in Höhe von 1,7 Millionen Dollar. Er übernahm das Amt zu einer Zeit, als erste Zweifel an HAART laut wurden.

»Meiner Ansicht nach«, sagt Nathanson und weiß sehr wohl, dass er da etwas Schwerwiegendes äußert, »steht jeder, der 1997 überleben konnte, nicht für Heilung, sondern erst für den Aufschub seines Todes. Mir kommt nicht viel Optimistisches zu Ohren ... Ich fürchte, die Zahl der Toten wird wieder ansteigen ... Der Rückgang der Todesfälle – auf dem Diagramm sieht es ja aus, als ginge die Kurve gegen Null – könnte als Vorwand dienen, um für eine Kürzung unserer Forschungsmittel zu plädieren. Und das wäre eine verheerende Botschaft.« Verheerend, so Nathanson, weil man voraussichtlich bald schon grundsätzlich neue Behandlungsstrategien für die HIV-Infektion brauchen würde; denn die meisten der damals von etwa 25 um den Fünf-Milliarden-Markt der amerikanischen AIDS-Medizin konkurrierenden Firmen entwickelten Medikamente seien lediglich Variationen der HAART-Grundkombination. Vor 2005 bis 2020 würde aller Voraussicht nach kein HIV-Medikament mit einem völlig neuen Angriffspunkt und kein Impfstoff auf den Markt kommen. »In den nächsten Jahren«, so vermutet Nathanson, »ist allenfalls mit der Weiterentwicklung der alten, bekannten Therapeutika zu rechnen.«

Peter Young, stellvertretender Leiter der HIV-Entwicklungsabteilung im Pharmaunternehmen Glaxo Wellcome meint: »Vermutlich sind wir immer noch gleichermaßen weit weg von Therapien und von Impfstoffen.« Es komme ihm vor, als ob »unzählige

Leute Sandsäcke füllen«, um den nachgebenden HAART-Damm zu befestigen.

So floss ein kontinuierlicher Strom neuer HIV-Fälle in einen großen Pool Infizierter, den es vor der HAART-Revolution von 1996 noch nicht gegeben hatte. Die anti-virale Therapie schuf einen Damm, der den HIV-Pool anschwellen ließ, weil die AIDS- und Todesfälle zurückgingen.

»Wollte man die Prognose für die [HIV-]Population graphisch darstellen«, schließt Young mit Bedauern, »so könnte man zur Zeit auf keinen Fall sagen, dass wir den Anstieg gestoppt haben. Vielleicht haben wir erreicht, dass nicht mehr soviel gegen den Damm anfließt. Aber wir stecken noch mitten in der Arbeit.«

Auch die Forscher, die 1996 das HIV im Körper des Infizierten für ausrottbar hielten, sahen vier Jahre später die Menge an versteckt überlebendem HIV bei scheinbar erfolgreich behandelten HAART-Patienten als umfangreich und langlebig an. David Ho erklärte, wenn man die latenten Viren restlos beseitigen wolle, müsse man den Patienten 25 bis 30 Jahre lang therapieren. Manche Forscher sprachen sogar von 40 bis 50 Jahren.

Das war in jedem Fall eine zu lange Zeit. Die HAART-Präparate brachten eine komplizierte und schwierige Lebensweise mit sich, waren teuer und schwer einzunehmen und verursachten, wie immer deutlicher erkannt wurde, eine Reihe schwerwiegender, ja lebensbedrohlicher Nebenwirkungen. Anfang 1999 waren mindestens 250 unterschiedliche Kombinationen auf dem Markt, und eine große Zahl neuer HAART-Medikamente wartete auf die Zulassung durch die Food and Drug Administration, so dass die Ärzte sich ständig über eine lange Liste mit Geboten und Verboten informieren mussten. Für die Patienten konnte die Einnahme von HAART-Kombinationen zur Vollzeitbeschäftigung werden. Manche Präparate mussten sechs Mal am Tag, andere ein Mal, wieder andere zwei Mal genommen werden – die einen mit vollem Magen, die anderen vor der Mahlzeit. Gut betreute HIV-Patienten nahmen außerdem noch ständig Medikamente zur Prophylaxe gegen die häufigen opportunistischen Infektionen zu sich.

Gelegentlich erwarb HIV eine Resistenz gegen die einzelnen Bestandteile der HAART-Kombination. Ähnlich wie Bakterien gegen Antibiotika resistent werden, führen Therapiefehler auch bei HIV zur therapeutischen Resistenz. Diese ungünstige Entwicklung erfolgte bei HIV wegen seiner hohen Mutationsrate weitaus schneller als bei den Bakterien. Jede unterbrochene und später wieder aufgenommene Einnahme gab dem Virus Gelegenheit zu Mutation und Erzeugung einer riesigen Kolonie resistenter

Viren. Und im Fall von HAART konnten schon sehr kurze Unterbrechungen, über wenige Tage, das Kräfteverhältnis zugunsten der tödlichen Viren verschieben. Die Firmen reagierten, indem sie Resistenz-Schnelltests entwickelten, die der Arzt regelmäßig an einer Virenstichprobe des Patienten vornehmen konnte. Entdeckte er dabei zum Beispiel, dass die HI-Viren des Patienten mutiert hatten und resistent gegen Indinavir geworden waren, konnte er ihm einen neuen Cocktail mit einem anderen Protease-Inhibitor verschreiben. Bis das Virus gegen *alle* Protease-Inhibitoren resistent war![92]

Vielleicht arbeitet einfach die Zeit gegen den HAART-Damm. Jedesmal wenn ein Patient seinen Cocktail wechselt, scheint es, als entstünden die resistenten Stämme schneller als zuvor, und er gibt möglicherweise diese Stämme an Sexual- oder Fixerpartner weiter.[93] Am Ende bleiben dem Patienten dann, wie dem New Yorker James, keine wirksamen therapeutischen Optionen mehr.

Manche Ärzte reagierten auf das Versagen von HAART mit der Verschreibung von Cocktails aus bis zu acht verschiedenen Antivirenmitteln – für 60 000 Dollar pro Jahr. »Und das«, so der HIV-Spezialist Dr. Howard Grossman in Manhattan, »wird auch noch gut vertragen. Man kann nur staunen.« Das »Mega-HAART«, wie Grossman es nennt, ist im Jahr 2000 eine bereits gängige Therapie für Patienten, die mit der Standardtherapie scheiterten, weil arzneimittelresistente HIV bei ihnen auftraten.

Ärzte wie Grossman wagen sich in immer abenteuerlichere Grenzgebiete der HIV-Therapie vor, und das grandiose HAART-Experiment rast ohne irgendwelche Orientierungsdaten dahin. Niemand kann sich mehr auf dem Laufenden halten. Da viele der Versicherung glauben »Die Seuche ist vorbei«, flossen den meisten AIDS-Hilfe-Organisationen Ende der neunziger Jahre weniger Spenden zu. Das führte zu Stellenstreichungen, und in ganz Amerika wurden Einrichtungen der AIDS-Akutversorgung geschlossen. Damit zerfielen auch viele klinische Arbeitsgruppen aus Wissenschaftlern, Ärzten und Krankenschwestern, die mit ihrer regelmäßigen Überwachung und Therapie von Patienten statistisch relevante Daten geliefert hatten.

Zu den wenigen Institutionen, die unangetastet blieben, gehörte die University of Alabama in Birmingham, wo Dr. Michael Saag zugleich für modernste Forschung und die Behandlung von über 1500 Patienten verantwortlich war.

Ende 1998 lieferte Saags riesiger Datenpool desillusionierende Zahlen. Hatten im Mai 1997 die Krankheits- und Todesfälle einen Tiefstand erreicht, so stiegen seither die Sterblichkeitsziffern wieder deutlich an. »Sie sterben nicht an AIDS im traditionellen Sinne. Ich weiß nicht, woran sie sterben, aber sie sterben. Sie siechen dahin und sterben.«

Die Realität hatte die Konzepte »Therapie« und »Eradikation« eingeholt, und beide Begriffe sind seit Anfang 1999 nahezu verschwunden. Zum neuen Motto wurde *Linderung*, ein Begriff aus der Krebsfürsorge, einem anderen trostlosen Bereich der Medizin. Im Jahr 2000 ist auch dieses Wort wieder aus dem HIV-Sprachgebrauch verschwunden.

An der Northwestern University in Chicago untersucht Dr. Steven Wolinsky das Genom von Viren, die er von seinen besonders erfolgreich behandelten Patienten isoliert hat. Seine Befunde machen einen Abgrund sichtbar: HIV ist trotz Therapie noch immer da, und es ist mit der Zeit mutiert. »Das Virus ist nicht verschwunden, sondern bleibt jahrelang bestehen. Haben wir es mit einem Problem der Evolution zu tun? Geht die Virus-Vermehrung einfach weiter? Warum finden wir ständig [virale] RNA? Das Virus will mir etwas mitteilen, aber ich bin nicht schlau genug, um es zu verstehen«, so Wolinsky mit einem Achselzucken. »Soll das das Ende sein?«

»Ist es das?« kommt die Rückfrage.

»Ich wünschte, ich wüsste es«, ist die Antwort. Und das heißt: Niemand weiß, ob es mit HIV dieselbe gesundheitspolitisch bedenkliche Entwicklung nehmen wird wie mit den als MRSA, VRE und VISA bekannt gewordenen Bakterien.

Emilio Emini, Leiter des Merck-Forschungslabors in West Point, Pennsylvania, und früher einer der führenden HAART-Optimisten, räumte 1999 ein, dass HIV »ohne jeden Zweifel« auch bei scheinbar erfolgreich therapierten Patienten sich weiter vermehrt und dabei mutiert. Heute besteht darüber Einigkeit.

»Von Anfang an fanden wir das kleine Virus ziemlich tückisch«, so Emini, »meine große Hoffnung ist, dass wir am Ende doch noch einen Impfstoff herausbekommen.«

Aber abgesehen von den Kreisen der HIV-Wissenschaftler hatte überall – wie es der schwule Autor und bekannte New Yorker Aktivist Michelangelo Signorille nennt – eine Verdrängung und Massenverleugnung eingesetzt. »Die Leute waren ... außer sich, weil ich sagte, AIDS sei keineswegs vorbei. Sie warfen mir vor, Panikmache zu betreiben, hysterisch zu sein. Die Leute reden nicht gern darüber, dass die Medikamente nicht wirken oder dass ihr Lover vor kurzem an AIDS gestorben ist. Weil sie sich als Versager fühlen.«

Gegen Ende 1999 häuften sich die Beweise dafür, dass die von

Signorille kritisierte Verleugnung der HIV-Gefahr bei den Schwulen wieder zu einer Abkehr von Safer-Sex-Praktiken führte und damit wieder eine größere Bedrohung der öffentlichen Gesundheit bestand.

Inzwischen entwickelten Forscher an den CDC aber einen Test, mit dem sich bestimmen ließ, wer sich in jüngster Zeit mit dem Virus infiziert hatte und wer schon jahrelang HIV-Träger war. Vor der Entwicklung dieses Tests, den man Detuned ELISA nannte, hatten die Gesundheitsämter kaum eine Möglichkeit, die Ausbreitung des HIV in ihrer Gemeinde zu verfolgen. Es war einfach zu schwer gewesen, sich Namen und Adressen der Sexualpartner aus vielen Jahren zu merken. Mit dem Detuned ELISA konnte man nun die neu Infizierten herausfiltern[94] – alle, die sich innerhalb der letzten 120 Tage mit HIV infiziert hatten. Und fast jeder erinnerte sich, mit wem er in den letzten vier Monaten Sexualverkehr hatte.

Mit diesen Hinweisen konnten die Gesundheitsbehörden, theoretisch wenigstens, alle Personen aufspüren, die jetzt aktuell noch HIV verbreiteten, und die Übertragungskette unterbrechen. Der Gedanke war also, bei der HIV-Infektion dieselbe Rückverfolgung von Infektionsketten einzurichten, wie sie jahrelang bei Tripper und Syphilis bestanden hatte.

»Es ist sensationell einfach«, schwärmt Dr. Willi McFarland von der Gesundheitsbehörde in San Francisco, »als wir davon erfuhren, waren wir ganz hingerissen, denn nun können wir Fragen beantworten, die uns vorher verschlossen waren.«

Im Jahr 1999 war San Francisco weltweit die einzige Stadt, die den Detuned ELISA routinemäßig einsetzte. Und nach etwa neunmonatigen Tests an Tausenden nordkalifornischer Bürger waren McFarland und seine Kollegen restlos überzeugt, dass sie ein brauchbares Forschungsinstrument gefunden hatten. Mit ihm wurden pro Jahr etwa 9000 Einwohner von San Francisco getestet, und auch McFarlands Kollegen in den Nachbarbezirken Alameda, Marin und San Mateo arbeiteten 1999 in Partnerstudien begrenzt mit Detuned ELISA. Das Gesamtergebnis war sehr überraschend. Unter Tausenden HIV-Getesteter war nicht eine einzige Frau, die sich in jüngster Zeit mit HIV infiziert hatte. Keiner der nordkalifornischen intravenösen Drogenkonsumenten erwies sich als frisch infiziert – außer denen, die schwul waren. Alle kürzlich HIV-infizierten Einwohner San Franciscos waren Schwule, die meisten weiß und zwischen dreißig und vierzig Jahre alt.

Über diese Männer wollte McFarland mehr wissen, vor allem wer ihre Sexualpartner waren. Aber anders als der Staat New York und ein Dutzend weiterer Bundesstaaten hatte Kalifornien kein

HIV-Gesetz, das die Rückverfolgung der Kontakte erlaubte. Und jeder Versuch, der Gruppe der schwulen männlichen HIV-Infizierten Informationen über die Sexualpartner zu entlocken, wurde nach McFarlands Worten mit dem Ruf »Sex-Polizei!« quittiert. »Das rührt eine Menge Probleme auf – politische Sachen und die Erinnerung an die Typhus-Marie«, erklärt McFarland, »wir sind verblüfft über den enormen Widerstand gegen die Aufforderung, Namen zu nennen. Unsere ganze Arbeit scheitert an diesem Widerstand der Community.«

Die AIDS-Hilfe-Organisation Gay Men's Health Crisis (GMHC) führte 1998 eine Umfrage unter 7000 Schwulen in Manhattan durch und ermittelte, dass sich achtzig Prozent in den vorangegangenen Jahren einem HIV-Test unterzogen hatten und dreizehn Prozent der Getesteten seropositiv waren. Diese Infektionsrate war meilenweit entfernt von den fünfzig Prozent HIV-Positiver, die es 1980 vermutlich unter den New Yorker Schwulen gegeben hat. Das war die gute Nachricht. Die schlechte Nachricht war, dass neununddreißig Prozent der Befragten einräumten, sie hätten im Laufe des letzten Jahres ungeschützten Analverkehr (ohne Kondom) gehabt. Der Grund dafür? »Heute meinen die Leute irrtümlicherweise, AIDS sei vorbei«, erklärt der GMHC-Vorsitzende Joshua Lipsman. Angesichts der Erfolge von HAART in der HIV-Therapie »entsteht in der Öffentlichkeit der falsche Eindruck, man brauche bloß eine Pille zu schlucken, und schon fühle man sich bestens.«

Noch fünf Jahre zuvor waren die Verwüstungen, die AIDS anrichtete, selbst für zufällige Beobachter beim Spaziergang durch die Schwulenviertel der Großstädte offen sichtbar. Auf den Straßen, in den Cafés konnte man sehen, wie junge Männer sich mit ihrem geschwächten Körper mühsam an einen Freund lehnten, auf einen Stock stützten oder an einem Türpfosten festhielten. Den nicht infizierten Schwulen brachte jeder Tag in Erinnerung, welche Gefahren im ungeschützten Sexualverkehr lauerten.

Seit 1996, seit dem Einsatz der HAART-Medikamente, sind die Schwulenviertel völlig verändert. Es wimmelt von gesund aussehenden, kräftigen Männern – gleichgültig ob sie HIV-positiv sind oder nicht –, die in Fitnessstudios trainieren, Wachstumshormone und Testosteron einnehmen und weit mehr Ähnlichkeit mit Arnold Schwarzenegger haben als mit Knochengestalten auf der Schwelle zum Tod.

»Ich bin überzeugt, dass zusammen mit der Angst vor dem Tod und vor AIDS auch die Angst vor Ansteckung abgenommen hat«, so Dr. Mitchell Katz, Leiter der Gesundheitsbehörde in San Francisco und selbst Homosexueller.

Gleichzeitig stieg die Tripperrate unter Schwulen – so zeigte eine landesweite Erhebung in 26 Städten – zwischen 1993 und 1996 um vierundsiebzig Prozent. Die Stadt Seattle im Staat Washington meldete, seit 1996 hätten Syphilisfälle unter Schwulen um sechzig Prozent und Tripperfälle um sechsundsiebzig Prozent zugenommen. In Chicago tauchte die Syphilis, die es unter homosexuellen Männern längst nicht mehr gab, 1998 plötzlich in einem Schwulenviertel der Nordstadt wieder auf. Und die Tripperrate bei Chicagoer Schwulen wuchs auf das Doppelte.

Nach Angaben der New Yorker Gesundheitsbehörde waren zwar die Tripperfälle in der Stadt nicht häufiger geworden, aber die Syphilisfälle waren auf etwa 80 ansteckende Syphiliskranke gestiegen. Mitte 1999 lag die Zahl bereits höher als zum selben Zeitpunkt 1998, und das Gesundheitsamt prognostizierte mehr als 100 Fälle für das Jahr.

In San Francisco waren die beängstigenden Trends nach Auskunft der dortigen Gesundheitsbehörde noch offensichtlicher. Im Jahr 1994 waren weniger als ein Prozent der Schwulen, bei denen Tripper diagnostiziert wurde, zugleich HIV-positiv. Bis 1998 stieg die Zahl der seropositiven, HIV-infizierten Schwulen mit Tripper auf sechzehn Prozent, und das hieß für McFarland, dass mehr HIV-positive und -negative Männer der Stadt beim Sexualverkehr keine Kondome benutzten.

Zwischen 1994 und 1997 befragten Dr. Kimberly Page-Shafer von der University of California und Dan Wohlfeiler vom örtlichen Stop AIDS Project 21 857 homosexuelle Männer nach ihren Lebensgewohnheiten. Wie die Befragung ergab, räumten immer mehr Schwule ein, sie hätten Sex ohne Kondom; 1997 war es ein gutes Drittel der Befragten.

Eine weitere, unter Leitung des Wissenschaftlers Ron Stall durchgeführte Untersuchung an derselben Universität zeigte, dass Ende 1997 gut die Hälfte der mehr als fünfhundert seit 1993 wiederholt befragten Männer sich beim Sexualverkehr nicht schützte. »Das Erstaunliche an dieser Studie ist«, so erklärt Stall, »dass wir zum ersten Mal in der Geschichte der Epidemie einen starken Anstieg des ungeschützten Sexualverkehrs beobachten können. Das ist neu. In den letzten zwei Jahren betrug der Anstieg fünfzig Prozent. Etwa die Hälfte des risikobereiten Verhaltens besteht in einem ungeschützten Analverkehr, bei dem der Mann entweder wusste, dass sein Partner HIV-positiv war, oder den Serostatus seines Partners gar nicht kannte.«

Nach Ansicht von Katz ist neu, dass die Leute kein schlechtes Gewissen mehr haben, wenn sie sich beim Sex nicht schützen. »Jetzt steht da diese Minderheit und sagt: Ja, ich hab's gemacht, und es tut mir nicht leid.«

Man nennt es »barebacking« (ohne Sattel reiten), so Michael Scarce, der in San Francisco sein Studium der Medizinsoziologie abgeschlossen hat. Scarce machte in ganz Amerika Interviews mit 826 Schwulen, die sich als Barebacker bezeichneten. Die meisten waren Weiße im Durchschnittsalter von 36 Jahren. Über alles, was die CDC und Gruppen wie Gay Men's Health Crisis oder Stop AIDS Project über HIV zu sagen haben, sind sie informiert, aber sie lehnen die Präventionskampagnen ab und bezeichnen Gesundheitsbeamte ebenso wie führende Schwulenvertreter als »Safer-Sex-Polizei« und »Kondom-Polizei«. Sie sind, wie Scarce es nennt, »Gesundheits-Outlaws« und gewinnen rasch an Popularität.

»Ohne das Internet wäre es nie passiert«, behauptet er, »Barebacking entstand dank AOL. In der Anonymität des Internet können Schwule ehrlich sagen, was sie wollen, und Kontakt miteinander aufnehmen, um es zu kriegen.« Scarce hatte mehr als 150 List-Server zum Barebacking gefunden.

Die große Preisfrage im Jahr 1999 lautete nach Ansicht von Ron Stall, ob die Schwulenkultur bei einem radikal neuen Paradigma angekommen war, das grundlegend andere Präventionsmodelle erforderte. Wie sollte die von den CDC angestrebte Rückverfolgung von Kontakten (mit Detuned ELISA) dazu passen? Scarce jedenfalls prognostizierte »einen Krieg zwischen Schwulen und Gesundheitsbehörden, wenn sie an der Rückverfolgung von Kontakten festhalten.«

Heute sieht es ganz so aus, als werde HIV in der Bevölkerung einen ähnlichen Status erreichen wie manche, inzwischen mehrfach-resistente Bakterien, MRSA und VRE, oder wie mehrfach-resistente Tuberkulose und Chlor-resistente Mikroben im Trinkwasser.

Im Jahr 1999 wiesen drei Arbeitsgruppen nach, dass sich unter sexuell aktiven Personen in den USA und Europa tatsächlich therapieresistente HIV-Stämme verbreiteten. Diese Beobachtungen verstärkten die Zweifel gegenüber HAART und den künftigen Aussichten, die Epidemie gesundheitspolitisch in den Griff zu bekommen. Da alle drei Gruppen mehrfach-resistente Formen des Virus entdeckten, die im relativ kurzen Zeitraum von 18 Monaten aufgetreten waren, befürchtet man, hier könnte sich ein Trend abzeichnen, der antiretrovirale Therapien für künftige Infizierte wertlos macht. Auf einem 1999 veranstalteten Nationalen Kongress zur HIV-Prävention in Atlanta stimmte der Leiter der CDC, Koplan, ein Loblied auf die HAART-Kombinationen an, die er als »gewaltige gesundheitspolitische Leistung« pries, und fügte hinzu: »Es dürfte niemand bestreiten wollen, dass es ein Sieg der Gesundheitspolitik ist, wenn Menschen länger leben können.«

Aber zwischen der Antibiotikatherapie einer Tuberkulose und HAART gegen eine HIV-Infektion besteht ein großer Unterschied. Antibiotika und Chemotherapie haben bei richtiger Anwendung die bakteriellen Infektionserreger abgetötet, damit die Infektion beendet und entsprechend den Anteil ansteckender Tuberkulöser in der Bevölkerung verkleinert. HAART hingegen kann nicht zur Ausheilung führen und erhöht daher die Zahl der HIV-infizierten Amerikaner und Europäer. Sie leben mit HIV länger und ohne die lebensbedrohlichen Begleiterscheinungen – geschützt von einer kaum dauerhaft sicheren antiviralen Therapie. So können sie HIV auf ihre Sexualpartner übertragen, in manchen Fällen bereits hochresistente Mutanten des Virus. »Ohne Frage war HAART«, so meint der HIV-Experte Roger Pomerantz an der Thomas Jefferson University, »ein Segen für die Medizin. Gesundheitspolitisch aber ist sie ein großes Problem, vielleicht gar ein Hindernis.«

Zu Beginn des Jahres 2000 schien Präsident Clinton den Streit zwischen beiden Seiten zu beenden, als er die weltweite AIDS-Pandemie zu einer nationalen Bedrohung der Sicherheit der Vereinigten Staaten erklärte.

Am Ende des zwanzigsten Jahrhunderts sieht es für das Gesundheitssystem der USA düster aus. Während seiner Amtszeit hatte Clinton vergeblich versucht, das System der Krankenversicherung zu reformieren. Die uralte Menschheitsfeindin, die Welt der Infektionserreger, präsentiert so viele neue Herausforderungen, dass Naturwissenschaftler und Ärzte Mühe haben mitzukommen. Die Globalisierung führt zu einer Bedrohung durch Infektionserreger. Immer mehr Ältere füllen die Krebs- und Herz-Kreislauf-Stationen – genau zu dem Zeitpunkt, da das amerikanische Finanzierungssystem oft die nötige Gesundheitsversorgung verweigert. Immer mehr Amerikaner fallen aus dem System heraus und haben weder Krankenversicherung noch medizinische Betreuung. Es gibt breite Kritik an allen staatlichen Einrichtungen, und damit verliert auch das öffentliche Gesundheitswesen die notwendige Unterstützung.

Zu allem Elend haben sich die Krankenhäuser in erstaunlich kurzer Zeit aus angesehenen Hochburgen der medizinischen Versorgung in finanzgesteuerte Zentren der Verbreitung therapieresistenter, tödlicher Infektionserreger verwandelt. Durch Befolgen strengster Infektionskontroll-Richtlinien der CDC und durch häufigeren Verzicht auf Katheter und andere invasive Geräte ging 1999 in den Spitzenkliniken die Rate der Krankenhaus-Infektionen zurück; dennoch kostete die Verbreitung von Bakterien in medizinischen Einrichtungen Amerika im selben Jahr noch zwischen 44 000 und 98 000 Menschenleben und bis zu 29 Milliarden Dollar.

Allein die Schwierigkeiten, auf die die Behandlung ehemals einfacher bakterieller Infektionen stößt, sind erschreckend. Krankenhäuser, Ärzte und führende Gesundheitsbeamte versuchen hartnäckig, das Entstehen und die Verbreitung von antibiotikaresistenten Bakterien zu verhindern. Doch sie erkennen im Jahr 2000, dass sie trotz fünfzigjähriger Arbeit mit den Medikamenten keine Ahnung haben, wie man komplizierte Ökosysteme wie Intensivstationen, Kinderkliniken und Gefängnisse keimfrei hält. Kein Wunder, dass mutierte Staphylokokken- und Streptokokkenstämme mit Resistenz gegen den als allerletztes Mittel eingesetzten Wirkstoff Vancomycin weiterhin in ganz Amerika auftreten.

Viele Bedrohungen der öffentlichen Gesundheit kommen heute zwar aus anderen Ländern, aber das US-Gesundheitswesen ist mit seiner Infrastruktur auf solche äußeren Gefahren nur begrenzt vorbereitet. Andere Behörden, die sich traditionell nie um die öffentliche Gesundheit gekümmert haben, wie etwa der CIA und das Center for Strategic and International Studies, sollen das Problem der globalisierten Infektionskrankheiten lösen helfen.

Auch die gutgemeinten Versuche der US-Gesundheitspolitik, die Kluft zwischen Lebenserwartung und sonstigen Gesundheitsindikatoren bei Weißen und bei Nicht-Weißen zu verringern, waren am Ende des zwanzigsten Jahrhunderts gescheitert. Im Jahr 1980 hatte das weiße männliche Neugeborene in Amerika eine durchschnittliche Lebenserwartung, die um sieben Jahre höher lag als die eines afro-amerikanischen Neugeborenen. Im Jahr 1990 war diese Kluft noch breiter geworden; sie betrug jetzt 7,3 Jahre. Und 1996 lag sie bei gut acht Jahren. Obgleich der Anteil hispano- und afro-amerikanischer Politiker in hohen Regierungsämtern zunahm, wurden die negativen Daten der Gesundheitsbehörden über die Gesundheitsentwicklung bei den Minderheiten im Laufe der neunziger Jahre nicht viel positiver.

Der von Afro-Amerikanern bewohnte New Yorker Stadtteil Central Harlem wies 1998 die höchste Gesamtsterblichkeitsrate auf und lag nicht nur bei den tödlich endenden Infektionskrankheiten, sondern auch bei Krebs- und Herzerkrankungen an der

Spitze der Metropole. Die Harlemer Sterblichkeitsrate war dreißig Prozent höher als die in Stadtteilen mit weißen und wohlhabenderen Einwohnern.

Ein ungelöstes Problem für die amerikanische Gesundheitspolitik blieb im Jahr 2000 ferner die Vorbeugung gegen tödliche chronische Krankheiten – Krebs- und Herzerkrankungen –, nicht zuletzt weil die wissenschaftlichen Ergebnisse zu Ernährungs- und Verhaltensproblemen sich widersprechen. Aber selbst dort, wo einigermaßen klar war, wie Vorbeugung und Behandlung aussehen müssen, gab es schreckliche Fehlschläge. Obenan standen Bluthochdruck und Fettleibigkeit, die beide in den neunziger Jahren dramatisch zunahmen. Eine 1999 durchgeführte Erhebung in Minnesota ergab, dass mehr als die Hälfte aller untersuchten Erwachsenen unter Bluthochdruck litten (neununddreißig Prozent wussten es gar nicht, und nur 16,6 Prozent waren in Behandlung).

Obgleich ärztliche Versorgung in den USA nicht dasselbe ist wie öffentliche Gesundheit, wirkt sich zweifellos fehlender oder eingeschränkter Zugang zu ärztlicher Behandlung auf die Lebenserwartung des Einzelnen aus. Das Nationale Bündnis für Gesundheitspflege berichtete, in den neunziger Jahren sei die Zahl der Todesfälle aufgrund von Fehldiagnosen deutlich angestiegen und habe 1997 annähernd fünfunddreißig Prozent aller Todesfälle ausgemacht. Gegen Ende des Jahrzehnts starben pro Jahr schätzungsweise 180 000 Amerikaner, weil sie keine angemessene medizinische Behandlung erhalten hatten. Eine an der University of Wisconsin durchgeführte Studie ergab, dass die Säuglingssterblichkeit in den neunziger Jahren auf das Dreifache anstieg, als man unter dem Druck von Managed-Care-Gesichtspunkten zur Frühentlassung von Mutter und Kind überging.

Ende 1999 führte eine Forschergruppe der Harvard University und der University of North Carolina eine Untersuchung zum Zustand des öffentlichen Gesundheitssystems in den USA durch. Führende Gesundheitspolitiker und -beamte im ganzen Land erhielten detaillierte Fragebögen, auf denen sie die Arbeit ihrer eigenen Gesundheitsbehörden und -dienste bewerten sollten. Diesen Wert gaben die Befragten im Durchschnitt mit fünfunddreißig von hundert Punkten an.

Am Ende des Jahrhunderts sind also die führenden Vertreter des Gesundheitswesens der Meinung, sie könnten nur ein Drittel der Funktionen, die zum Schutz der Gesundheit aller Amerikaner erforderlich seien, erfüllen.

Was würde Asklepios, der griechische Gott der Heilkunde, denken, wenn er im Jahr 2001 Amerikas große Gesundheitsinstitutionen und die angesehenen Universitätskliniken besichtigte? Beim Gang durch die Flure, in denen überall das Piepen der Herzmonitore und der Notrufempfänger zu hören ist, würde er sich an seine Töchter Panakeia und Hygieia wenden: »Wo ist die Lösung dieses Dilemmas?«

Panakeia würde einen Blick auf die an zahllose Hochtechnologie-Geräte angeschlossenen Patienten, auf die lange Liste der verabreichten Medikamente werfen und sehen, dass sich die Krankheiten selbst in den heiligen Hallen der Panazeen ausbreiten. Und sie wäre ratlos.

»Schwester«, würde Panakeia verzweifelt sagen, »weißt du eine Antwort?«

Hygieia würde traurig den Kopf schütteln und flüstern: »Vor allem hätten die meisten dieser Leidenden niemals hierher kommen dürfen.«

KAPITEL FÜNF
Globus
Krieg und Terror mit biologischen Waffen

»Könnte man nicht unter diesen unzuverlässigen Indianerstämmen die Pocken verbreiten?«

Sir Jeffrey Amherst, britischer Oberbefehlshaber in den amerikanischen Kolonien, Juli 1763, in einem Brief über einen Aufstand der Pontiac-Indianer. Zwei Wochen zuvor wurden pockenverseuchte Decken unter den Shawnee und Delaware verteilt.[1]

»Etwa 700 an Pocken erkrankte Neger kommen den Fluss herunter. Ich werde sie auf die rebellischen Plantagen verteilen.«

Der britische General Alexander Leslie in einem Brief vom 13. Juli 1781 über seinen Plan, die Pocken gegen die Anhänger von General George Washington einzusetzen

Das helle Sonnenlicht und der gleißende, frische Schnee können den Eindruck erwecken, als sei die Gefahr gar nicht so groß. An diesem Januarmorgen sind es minus 45 Grad in Minneapolis – so kalt, dass man schnell erfrieren kann, wenn man die Dummheit begeht, sich ohne entsprechende Ausrüstung fern von menschlichen Behausungen aufzuhalten. Mike Osterholm beobachtet durch die Glastür seines kleinen düsteren Regierungsbüros, wie seine dick vermummten Angestellten zu ihren Räumen eilen und Schichten von Daunen, Gore-Tex und Wolle ausziehen. Einer von ihnen linst durch seine beschlagene Brille und winkt Osterholm einen Guten-Morgen-Gruß zu, der leutselig zurückwinkt und ruft: »Ist es dir kalt genug?«

»Aber klar. Dieses Wochenende werden wir gut eisfischen können«, gibt der junge Angestellte der staatlichen Gesundheitsbehörde scherzend zurück. Sie wissen beide, dass er weder einen freien Tag in einem Zelt auf einem der vielen zugefrorenen Seen in Minnesota verbringen noch nach New York fahren wird, um mit den Rockettes in der Radio City Music Hall zu tanzen.

Durch zwei einen halben Meter breite Glasschlitze kann Osterholm die Strahlen der Wintersonne und den Schnee auf den kahlen Bäumen sehen. An den weißen Wänden hängen bedrohlich klingende Plakate: *Pocken kommen unter folgenden Bedingungen vor.* Osterholm ist guter Dinge, denn er hat gerade einen wichtigen Anruf bekommen. Mike Osterholm, Epidemiologe in Amerikanisch-Sibirien, soll eine historische Rolle in der Politik eines Landes im Nahen Osten spielen, über das er so gut wie nichts weiß. Eben hat ihn der König von Jordanien um Informationen über den Bio-Terrorismus gebeten, ein Thema, das Osterholm viele schlaflose Nächte bereitet hat.

Während seine Mitarbeiter, erfahrene Epidemiologen, an diesem eiskalten 5. Januar 1999 einem neuen Fall von Lebensmittelvergiftung durch *Listeria* auf der Spur sind, spricht Osterholm von seinem Büro aus mit Washington, um vom Außenministerium und dem Nationalen Sicherheitsrat die Einzelheiten des geplanten Treffens zu hören.

König Hussein, das Staatsoberhaupt des haschemitischen Königreichs Jordanien, nahm eine Position von globaler strategischer Bedeutung ein, die weit über die Größe und den wirtschaftlichen Rang seines kleinen Wüstenstaats hinausging. Er war das am längsten regierende Staatsoberhaupt im späten zwanzigsten Jahrhundert, nachdem er im Alter von siebzehn Jahren den Thron bestiegen hatte. Nun aber befand er sich in Lebensgefahr. Vor fünf Tagen hatte Hussein seine auf sechs Monate geplante Krebsbehandlung in der nahegelegenen Mayo-Klinik vorzeitig abgebrochen, noch bevor die immun-suppretive Nachbehandlung nach der Knochenmark-Transplantation, der er sich hatte unterziehen müssen, abgeschlossen war. Seine plötzliche Abreise in Begleitung der in Amerika geborenen Königin Noor und des 18-jährigen Prinzen Hamzah hatte in der Klinik Befremden und Spekulationen über politische Intrigen ausgelöst. Der 63-jährige Monarch war akut mit dem Problem des Bio-Terrorismus konfrontiert worden. Seine Aufmerksamkeit war kurz vor Weihnachten geweckt worden, als Osterholm bei einem Besuch in der Mayo-Klink mit dem jungen Prinzen zusammentraf und mit ihm nicht über lebensbedrohliche Tumorzellen, sondern über tödliche Infektionserreger sprach. Der Prinz, Absolvent der angesehenen britischen Militärakademie von Sandhurst, war offensichtlich beeindruckt.

Kurz nach dieser zufälligen Begegnung reisten der König und seine Familie in aller Eile zunächst nach London ab, wo die königliche Familie nicht weit vom Buckingham Palace wohnte. Auch Osterholm wusste nicht, dass sich der König in London aufhielt, und bei seinen Vorbereitungen für ein Treffen mit dem Monarchen versuchte er sich möglichst viele Informationen über Amman zu verschaffen, eine Wüstenstadt, von der er sich aus seiner Minnesota-Perspektive kaum eine Vorstellung machen konnte. Er hatte indes genaue Vorstellungen von dem Thema des mit Hussein geplanten Gesprächs, denn seit sechs Jahren quälte sich Osterholm mit dem Problem des Bio-Terrorismus herum.

Als er sich auf die Begegnung mit Hussein vorbereitet, erzählt er einem Besucher, dass sein Interesse genau um ein Uhr am 11. Mai 1993 im Auditorium der CDC begann. Die Diskussion drehte sich um die Frage, ob die in den Labors noch vorhandenen Lagerbestände des ansonsten ausgerotteten Pocken-Virus vernichtet werden sollten. Informationen von sowjetischen Wissenschaftlern, die sich in die Vereinigten Staaten und nach Großbritannien abgesetzt hatten, wurden bekannt gegeben, die ein geheimes sowjetisches Programm zur biologischen Kriegführung betrafen. Danach hatten sowjetische Wissenschaftler eine Massenvernichtungswaffe auf der Basis von Pocken-Viren entwickelt. Osterholm erinnerte sich, dass allein im zwanzigsten Jahrhundert 500 Millionen Menschen an Pocken gestorben sind – gegenüber 320 Millionen Toten der furchtbaren Kriege dieses Jahrhunderts.

Wie die meisten amerikanischen Biologen und Mediziner hatte Osterholm das Gerede über Bio-Waffen für Science-Fiction-Fantasien oder paranoiden Verfolgungswahn und abgestandene Kommunisten-Hetze gehalten. Er konnte sich nicht vorstellen, dass Infektionserreger tatsächlich als Waffen eingesetzt werden könnten. Schon aus diesem Grund hatte ihn die Sitzung so erschüttert. Nachher kam Osterholm mit General Philip Russell, dem ranghöchsten Mikrobiologen der Armee, ins Gespräch und erfuhr von ihm alarmierendere Einzelheiten: Es waren nicht nur die Pocken, es waren nicht nur die Russen, und es waren nicht nur kriegführende Staaten, die Bio-Waffen hatten. Russell klärte Osterholm darüber auf, dass diese Waffen auch bei radikalen politischen Gruppen, bewaffneten Terroristen, religiösen Sekten und rechtsradikalen Milizen, auch in Amerika, Eingang gefunden hätten.

Die nächsten drei Jahre saß Osterholm als ziviler Berater in geheimen Ausschüssen der Armee und des Außenminsteriums, die in Washington zu Fragen der biologischen Kriegführung und des Bio-Terrorismus gebildet worden waren. Er flog häufig nach Washington, und seine Unruhe nahm mit jeder neuen Enthüllung von Geheiminformationen zu. Seinen Kollegen in Minneapolis konnte er nichts erzählen – sogar die Namen der Washingtoner Ausschüsse waren geheim.[2] Um 1996 erkannte Osterholm, dass die einzige wirksame Reaktion auf einen Fall von Bio-Terrorismus aus dem öffentlichen Gesundheitswesen kommen könnte, »und mittlerweile sehe ich, wie die Infrastrukturen des Gesundheitswesens in diesem Land immer schlechter werden.«

Nachdem er geduldig in Ausschüssen des FBI gesessen hatte, nachdem er Vizepräsident Al Gore unterrichtet und an unzähligen geheimen Treffen teilgenommen hatte, entschloss er sich Ende 1996, an die Öffentlichkeit zu gehen. Er wandte sich an Dr. D. A. Henderson, einen angesehenen Sprecher des öffentlichen Gesundheitswesens. Er drängte den Pocken-Experten, öffentlich Stellung zu beziehen. Der erfahrene Wissenschaftler leitete ein einmaliges Programm, das Center for Civilian Biodefense Studies an der School of Public Health der Johns Hopkins University. Und Henderson hatte an noch geheimeren Treffen als Osterholm teilgenommen.

An diese Ereignisse dachte er an diesem Januarmorgen, als er Henderson anrief, der für ihn eine Art Mentor in Sachen Bio-Terrorismus war. Er wollte ihn um Rat fragen, was er dem König von Jordanien erzählen sollte. Eine Woche später saß der Mann aus Minnesota in London der königlichen Familie von Jordanien gegenüber. Königin Noor, ihr Sohn Hamzah und der Sicherheitschef des Königs hörten zu und nahmen lebhaften Anteil an der stundenlangen Diskussion. Osterholm war von König Husseins Wissen und von seiner Rüstigkeit beeindruckt und sagte sich, dass die Gerüchte über einen bevorstehenden Tod des Königs wohl übertrieben seien. Er verließ die königliche Familie mit dem sicheren Eindruck, dass König Hussein sich aus unbekannten Gründen akut über einen möglichen Einsatz von biologischen Waffen in seinem Königreich oder in einer anderen Region des politisch unbeständigen Nahen Ostens Sorgen machte. Der König teilte Osterholm mit, er habe den Wunsch, ein internationales Treffen von führenden Politikern der Welt zum Problem des Bio-Terrorismus zu organisieren.

Jordanien schützt die Grenzen seines Landes gegen feindliche Nachbarn mit einer Streitmacht von 82 250 Mann und 35 000 Reservisten. Im Vergleich zu den großen Armeen, die es um das Land herum gibt, ist diese Streitmacht winzig. Im Norden ist Syrien mit 306 000 Mann unter Waffen; im Süden der alte Stammesfeind der Haschemiten, das Haus Saud, mit der gut ausgebildeten saudi-arabischen Streitmacht von 50 000 Mann und zwanzig Luftflotten-Stützpunkten, angefüllt mit hochmodernem Rüstungsgut. Westlich liegt Israel, das einzige Land in der Region, mit dem Jordanien in den letzten Jahrzehnten Krieg führte, die bedeutendste taktische Streitmacht im Nahen Osten.

Zwei Probleme aber machten König Hussein am meisten Sorge:

die militärischen Kräfte an seiner Ostflanke und die Unruhen im eigenen Land. Im Osten befindet sich der Irak von Saddam Hussein, der über ein stehendes Heer von 450 000 Mann, kampffahrene Piloten, ein ehrgeiziges SCUD-Raketenprogramm und einen Militärhaushalt von jährlich fünf Milliarden Dollar verfügt. In seinem eigenen Land musste sich König Hussein beständig mit Attentätern, Terroristen, Putschisten und religiösen Fanatikern herumschlagen, die von Jordaniens aggressiven Feinden in der Region politisch und finanziell immer bereitwillig unterstützt wurden. In der jordanischen Armee gab es eine palästinensische Unterabteilung von 1200 Mann, die nicht dem König, sondern dem PLO-Führer Jassir Arafat Treue gelobte. Der größte Teil der jordanischen Bevölkerung besteht aus Palästinensern, die sich mehrheitlich als Flüchtlinge aus dem von Israel besetzten Palästina verstehen. Die PLO und andere palästinensische Organisationen benutzten während Husseins Regierungszeit unzählige Male Jordanien als Ausgangspunkt für bewaffnete Übergriffe auf Israel, sie führten im Königreich gewalttätige anti-israelische Demonstrationen durch und versuchten sogar, den König zu stürzen. Angeblich hat Hussein über fünfzig Attentatsversuche überlebt: dreißig wurden von der haschemitischen Regierung offiziell bestätigt.

Über diese Probleme sprachen Osterholm und der König bei ihrer Londoner Begegnung nicht, aber sie bildeten sicherlich den Hintergrund für Husseins lebhaftes Interesse am Bio-Terrorismus. Nach Abschluss des Gesprächs bedankten sich der König, die Königin und der Prinz herzlich bei Osterholm und zogen sich in ihre privaten Gemächer zurück. Am nächsten Tag steuerte König Hussein seinen Jet zurück nach Amman.

Am 26. Januar, sieben Tage später, überraschte der König die Welt mit der Nachricht, dass sein Bruder, Prinz Hassam, der seit fünfunddreißig Jahren als Thronfolger feststand, für dieses Amt nicht mehr in Frage komme. An seiner Stelle sollte der noch wenig hervorgetretene Sohn Abdullah die Macht übernehmen. Es kam zu Gerüchten über Hofintrigen in den Dimensionen Shakespearescher Dramen. In einer längeren Verlautbarung erklärte der König, warum es zu dem radikalen Wechsel gekommen war. Zu den Themen, die in dem 14-seitigen Schreiben ausführlich zur Sprache kamen, gehörte auch die bakterielle Kriegführung. Der König warnte Hassam – und das jordanische Volk – vor den Gefahren, die von absichtlich ausgelösten Epidemien ausgehen. Hussein wiederholte, was er in der Unterredung mit Osterholm gelernt hatte, und beschrieb die Bio-Waffen als ein neues, furchtbares Mittel für Schurkenstaaten wie für staatenlose Terroristen.

Im Wissen, dass sein Brief in den jordanischen Zeitungen veröffentlicht und in der ganzen arabischen Welt Resonanz finden würde, warnte König Hussein eindringlich davor, dass es bei solchen von Menschenhand verursachten Epidemien keinen Gewinner geben könne.

Wenige Stunden nach Fertigstellung des Briefes ging der todkranke König an Bord seines Jets und flog unter dem Begleitschutz der amerikanischen Luftwaffe zurück in die Mayo-Klinik. Am folgenden Tag wurde Prinz Abdullah vereidigt. Und dann starb der König.

Osterholm wird nie wissen, welche Rolle seine Unterredung mit der königlichen Familie bei den Entscheidungen, die der König in letzter Minute getroffen hatte, spielte. Er erkannte einige seiner Formulierungen in dem Brief des Königs wieder und wusste aufgrund der Diskussion in London, dass seine Sorgen durchgedrungen waren: dass nämlich die genetische Manipulation und Herstellung von hochgefährlichen Infektionserregern mit den neuen molekular-genetischen Methoden kein Kunststück mehr ist. Auf der anderen Seite gibt es praktisch keinen wirksamen Schutz für die Zivilbevölkerung gegen Bio-Waffen. Der kurze Moment, den sich der Mann aus Minnesota in der Welt der internationalen Spannungen aufhielt, bestärkte ihn allerdings in seiner Überzeugung, dass er vor einem Jahr zu Recht die Öffentlichkeit mit dem Problem des Bio-Terrorismus konfrontiert hatte.

Monatelang hatte er Henderson gedrängt, er solle in der Presse enthüllen, was sie beide auf den geheimen Sitzungen in Washington gehört hatten. Zunächst sondierte Henderson auf der Tagung der Infectious Society of America vom September 1997 behutsam das Gelände.[3] Er beschränkte seine Kommentare sorgfältig auf veröffentlichte Informationen, bezog sich aber auch auf weitergehende Befürchtungen, die ihm auf den geheimen Besprechungen in Washington zu Ohren gekommen waren. Er führte geschichtliche Tatsachen an, als er auf den Terror und die Zerstörung zu sprechen kam, die Pocken und Milzbrand in der zweiten Hälfte des zwanzigsten Jahrhunderts angerichtet hätten: »Die Bedrohung durch biologische Waffen ist um keinen Deut weniger ernst zu nehmen als das Gespenst des nuklearen Winters.« Damit spielte er darauf an, dass der Einsatz von Atomwaffen eine Eiszeit zur Folge hätte, die fast jede Lebensform auf der Erde auslöschen würde.

Osterholm war nicht zufrieden. Er drängte seinen Mentor, mehr zu tun. Und sechs Monate später auf dem Kongress über Infektionskrankheiten in Atlanta äußerte sich D. A. Henderson so, wie es Osterholm immer wieder gefordert hatte. Bei seinen Kollegen genoss Henderson große Hochachtung auf Grund seiner führenden Rolle bei dem wahrscheinlich dramatischsten Sieg, den das öffentliche Gesundheitswesen im zwanzigsten Jahrhundert errungen hat, nämlich der Ausrottung der Pocken. Henderson gab selbst zu, dass er um 1977, als er bei der Weltgesundheitsorganisation arbeitete und die verschiedenen Arten von menschlichen Pocken-Viren vernichtet waren, alle bürokratischen Regeln der Vereinten Nationen übertreten hatte. Das sei notwendig gewesen, betonte er. Immerhin galt es, ein Virus zu bekämpfen, das im zwanzigsten Jahrhundert mehr Menschenleben gefordert hatte als alle Kriege zusammen.

Henderson trat für eine offenere und rationellere Kooperation zwischen militärischen Dienststellen und dem öffentlichen Gesundheitswesen auch jenseits der Grenzen ein, die der Kalte Krieg gezogen hatte. Immerhin war die weltweite Kampagne zur Ausrottung der Pocken ursprünglich eine sowjetische Idee, zum ersten Mal 1958 in Moskau vorgetragen. Und die Sowjets hatten genaue – vielleicht auch beunruhigende – Kenntnisse über die Pocken-Viren. Zu einer Zeit, da praktisch jede andere Kommunikation zwischen Moskau und den Hauptstädten des kapitalistischen Westens blockiert war, trat Henderson offen für die Zusammenarbeit zwischen den Gesundheitssystemen über den Eisernen Vorhang hinweg ein.

Nachdem die letzten »natürlichen« Pocken auf dieser Welt beseitigt waren, hielt sich Henderson an die Vorgaben der WHO, wie mit den in den Laboren verbliebenen Vorräten des Virus zu verfahren sei. Eine Auswahl von Erregerstämmen ging in die Tiefkühltruhen des Hochsicherheitslaboratoriums der CDC in Atlanta, Georgia. Weiteres Material wurde offiziell in einem Moskauer Labor eingelagert. Die Moskauer Lagerungsbedingungen gefielen Henderson nicht, aber nachdem weltweit alle anderen Laborbestände von Pocken-Viren zur sofortigen Vernichtung bestimmt waren, wären die Sicherheitsprobleme auf zwei Stellen begrenzt. Im Jahr 1977 erschien dies ganz vernünftig.

Damals wusste Henderson nicht, dass der sowjetische Parteichef Leonid Breschnew andere Pläne mit den Pocken hatte – und mit Hunderten von anderen tödlichen Erregern. Zwanzig Jahre später räumten Militär- und Geheimdienstexperten im Westen ein, dass sie nach Abschluss des bilateralen Pocken-Abkommens mindestens zehn Jahre lang keine Ahnung von dem Programm hatten, das Breschnew *Biopreparat* nannte. Sie wussten weder etwas über Breschnews großen Plan, mit der amerikanischen nuklearen Abschreckung gleichzuziehen, noch über seine Entschlossenheit, sich nicht an die mit Präsident Nixon 1973 unterzeichnete Konvention über biologische Waffen zu halten.

Sie hatten keine Ahnung, dass 1977 in der Sowjetunion Labors und Testanlagen für biologische Waffen im Bau waren. In den schließlich 47, über zehn Zeitzonen verteilten Instituten arbeiteten über 50 000 Wissenschaftler, Techniker und Hilfskräfte. Vor allem wussten sie nichts über die Geheimlabors in Sibirien. Im Jahr 1998, sieben Jahre nach dem Zusammenbruch der Sowjetunion, kannte Henderson dann zumindest einige Fakten des Programms *Biopreparat*. Er gab zu, dass es »verdammt hart« sei, Fakten und Fiktionen voneinander zu trennen und herauszufinden, welchen Wissenschaftlern, die an *Biopreparat* mitgearbeitet hatten, zu trauen war. Im Prinzip konnte jeder von ihnen übertreiben, oder Informationen verbergen, die – und Henderson hatte hier nicht das Gefühl, zu weit zu gehen – für das Überleben der Menschheit von größter Bedeutung sind.

Die nicht mehr auszuschließende Möglichkeit, dass radikale politische Gruppen oder einzelne Amokläufer an die in Moskau befindlichen Lagerbestände des Virus herankommen könnten, wurde Henderson 1993 drastisch klar, als er Fernsehberichte von dem bewaffneten Konflikt zwischen der Regierung von Boris Jelzin und einer losen Koalition bewaffneter Dissidenten sah, die von gemäßigten Mitgliedern der Duma bis zu aufgebrachten afghanischen Kriegsveteranen reichten, die versuchten, die Kommunistische Partei wieder an die Macht zu bringen.

»Ich erfuhr, dass sie Soldaten zur Bewachung des virologischen Instituts abstellten, und zu diesem Zeitpunkt schien es logisch, [die Pockenvorräte] dort herauszuholen«, berichtet Henderson. Nachforschungen über den Verbleib der russischen Pockenvirus-Bestände haben ergeben, »dass sie sie schon vorher weggeschafft« und auf geheimen Wegen in eine frühere *Biopreparat*-Anlage in der Nähe von Nowosibirsk in Zentralsibirien gebracht hatten. Henderson war höchst erstaunt, denn die Russen hatten der WHO nie gemeldet, dass sie ihre Virus-Vorräte an einen anderen Ort verlegt hatten. Keine internationale Abordnung hatte die neue Lagerstätte inspiziert. Daher konnte sich niemand für die Sicherheit der Virusvorräte verbürgen.

Als der amerikanische Geheimdienst die heimliche Verlagerung der russischen Pockenbestände entdeckte, stellte sich die Frage, warum Russland die Vorräte ohne Erlaubnis und Notifikation umgelagert hatte. Tatsächlich aber hatte man nie von den Russen verlangt, bei der WHO eine Erlaubnis einzuholen. »Also schafften sie das Zeug einfach fort.«

Jetzt, vier Jahre nach Jelzins Konfrontation mit der Duma, war Henderson noch immer nicht sicher, dass alle tödlichen Pockenbestände sich in den Kühltruhen von *Biopreparat* in Nowosibirsk befanden. War ein Teil der Vorräte im Laufe der Zeit auf andere *Biopreparat*-Labors verteilt worden? Durfte man überhaupt davon ausgehen, dass es sich bei den russischen Vorräten nur um eine Stammsammlung des furchtbaren Virus handelte, oder hatten die Sowjets die Viren geklont und sie in Massen produziert?[4]

»Vor kurzem wurde über den Bio-Terrorismus in der medizinischen Literatur und dementsprechend auch in der allgemeinen Presse wenig diskutiert oder geschrieben«, leitet Henderson eine Rede ein, die er im März 1998 vor etwa sechstausend Fachleuten in Atlanta anlässlich der ersten internationalen Tagung über Infektionskrankheiten hält: »Bis vor kurzem war ich nicht sicher, ob ich mich über dieses Thema öffentlich äußern sollte, weil ich mir Sorgen machte, dass ein solcher Schritt bestimmte Leute zu gefährlichen und vielleicht sogar katastrophalen Experimenten einladen könnte. Aber in den letzten zwölf bis achtzehn Monaten sind Dinge passiert, die zeigen, dass es bereits Leute dieser Art gibt. Diese Leute sind offenbar zu Taten bereit, die wir uns nicht haben träumen lassen.«[5]

Zu den Vorkommnissen, auf die Henderson anspielte und die in den Vereinigten Staaten, Europa und den Vereinten Nationen zu wachsender Beunruhigung führten, zählten die Erkenntnisse der UNO-Inspektoren im Irak, jüngste Neuerungen in der Bio-Technologie, die genetische Veränderungen von pathogenen Mikroorganismen erheblich vereinfachten, Enthüllungen über die Ziele des russischen *Biopreparat*-Programms und Hinweise, dass einige an diesem Programm beteiligte Wissenschaftler ihr Fachwissen und bestimmte Produkte auf dem internationalen Waffenmarkt anboten. Bis in die späten neunziger Jahre wurden biologische Waffen nur von wenigen Fachleuten als eine wirkliche Bedrohung betrachtet.[6] Joshua Lederberg, wie Henderson ein ausgewiesener Experte in der Mikrobiologie, ist der Auffassung, verschiedene falsche Annahmen hätten die führenden Politiker der Welt früher davon abgehalten, sich um waffenfähige Viren, Bakterien und biologische Giftstoffe zu kümmern. Man müsse dankbar sein, dass noch niemand versucht hätte, das biologische Äquivalent zu Hiroshima in die Tat umzusetzen.[7]

Solange es noch kein Bio-Waffen-Hiroshima gegeben habe, so Lederberg, sei es nur allzu einfach, Besorgnisse über den möglichen Einsatz biologischer Waffen mit anderen Gründen abzutun: Bio-Bomben seien eher eine Gefahr für die eigenen Kollegen oder

Truppen als für die Gegner. Außerdem sei es unmöglich, Bakterien und Viren waffenfähig herzustellen und sie mit Hilfe von Raketen lokal einzusetzen. Überwiegend war man der Auffassung, dass es genug Impfstoffe und Medikamente gebe, um mit den Folgen möglicher Bio-Waffen fertig zu werden. Jeder Staat und jede Organisation, die von solchen Waffen Gebrauch machte, würde von der ganzen Welt moralisch verurteilt werden. Daher stünden Bio-Waffen außerhalb jeder Diskussion, selbst bei verbrecherischen Organisationen.

»Alle diese Argumente taugen nichts«, betont Henderson. »Wir wissen jetzt, dass es Staaten und Dissidentengruppen gibt, die bereit und auch fähig sind, die gefährlichsten Erreger zu vermehren und sie für terroristische Zwecke oder Kriegshandlungen einzusetzen.« Und Dr. Scott Lillibridge von den CDC stellt klar, dass Bio-Waffen das Gesundheitswesen etwas angehen.[8]

Das Ereignis, das die Tragweite des Problems verdeutlichte und die entsprechenden Stellen im Gesundheitswesen, im Militär und in Polizei- und Geheimdienstkreisen in Aufregung versetzte, fand am 20. März 1995 in Tokio statt: Zur Zeit des morgendlichen Berufsverkehrs drängen sich Zehntausende von Büroangestellten in den Bahnhöfen des riesigen Untergrundbahnnetzes von Tokio. Drei der wichtigsten U-Bahnlinien, die aus den westlichen und nördlichen Wohnbezirken Asakusa und Aoyama kommen, treffen im Regierungszentrum Kasumigaseki in der Innenstadt zusammen. Um acht Uhr morgens sind diese Züge besonders voll, wenn zahllose öffentliche Angestellte zu ihren Büros eilen, wo um halb neun die Arbeit beginnt.[9]

Um neun Minuten nach acht, als die Züge aus Eidan, Maranouchi, Chiyoda und Hibiya einfahren, explodiert in der äußerst belebten Station Kasumigaseki eine kleine Bombe und setzt ein tödliches Nervengas mit dem Namen Sarin frei.[10] Vier Minuten später detoniert eine weitere Bombe. Mindestens drei Personen haben weitere Plastikbehälter mit Nervengas in die U-Bahn gebracht, die sie zur selben Zeit öffnen. Die einfachen Bomben setzen ein unsichtbares Gas frei, 1-Methylethylmethylphosphonat, das bei Hunderten von Passagieren heftige Übelkeit, Nasen- und Mundbluten, Kopfschmerzen, ein für chemische Vergiftungen typisches Angstgefühl, Hustenreiz und in drei Fällen Lungenödeme verursacht. Es wird Bombenalarm ausgelöst. Kurze Zeit später kommt die Feuerwehr. Viele Feuerwehrleute werden durch das Gas außer Gefecht gesetzt. Hunderte von Passagieren fliehen aus dem U-Bahnhof und begeben sich in die umliegenden Krankenhäuser.

Insgesamt sind 5510 Menschen von dem Sarin-Angriff betroffen, etwa hundert von ihnen müssen stationär behandelt werden. Zwölf Menschen sterben.

Die japanische Polizei bekam schnell heraus, dass es sich bei den Tätern um Mitglieder einer eigenartigen religiösen Sekte handelte, die sich Aum Shinrikyo, buddhistisches »Om« und Höchste Wahrheit, nannte.[11] Die von dem 40-jährigen Guru Shoko Asahara angeführte Sekte sah es als ihre Mission an, das Ende der Welt herbeizuführen und die Überlebenden zu beherrschen. In vielen Kulturen gibt es immer wieder religiöse Kulte, die den Weltuntergang voraussagen, die Sekte Aum Shinrikyo hatte sich dagegen entschlossen, den Untergang selbst herbeizuführen.

In den nächsten Jahren deckten Polizei und Gerichte auf, dass Aum Shirinkyo eine riesige Organisation mit mindestens 40000 Anhängern in Japan, Russland, Europa und den USA war. Der Anschlag im U-Bahnhof Kasumigaseki war nur ein Probelauf gewesen: Die Organisation hatte genug Sarin-Vorräte auf Lager, um bei einem zukünftigen Anschlag über vier Millionen Menschen zu töten. Dem Anschlag vom März 1995 waren mindestens zwei weitere Gasanschläge vorausgegangen, sowie mehrere Attentatsversuche mit Botulinustoxin. Es hatte Bemühungen gegeben, führende Politiker mit Milzbrand umzubringen, und Pläne, Q-Fieberbakterien und das furchtbare afrikanische *Ebola*-Virus zu beschaffen und zu Bio-Waffen weiterzuentwickeln.[12]

Mit zwei Milliarden Dollar an Schenkungen und Einnahmen aus einer von der Sekte betriebenen Software-Firma war die Organisation in der Lage, die besten Fachleute einzukaufen, darunter ehemalige KGB-Agenten und russische Militärberater. 1991 hatte man sogar versucht, den russischen Verteidigungsminister Gratschow und Oleg Lobow aus dem Expertenstab von Präsident Jelzin als Berater zu gewinnen. Die Sekte verhandelte über den Kauf von Material für Atomwaffen, indem sie ukrainische und russische Gangster als Mittelsmänner einsetzte. Selbst die vehement anti-japanische Regierung von Nord-Korea versorgte die Sekte mit Waffen und Beratern.

Die Aktivitäten von Aum Shinrikyo waren für die früher eher skeptischen Sicherheitsorgane der Beweis, dass Gruppen weit außerhalb jeder staatlichen Kontrollmöglichkeit Massenvernichtungswaffen, vor allem Bio-Waffen zu entwickeln vermochten.[13] Einige Tage nach dem Anschlag von Tokio trat im Weißen Haus ein geheimes nationales Sicherheitsforum zusammen, an dem Präsident Bill Clinton, Vizepräsident Al Gore, mehrere Kabinettsmitglieder und eine ausgewählte Gruppe von Wissenschaftlern, Beamten des Verteidigungsministeriums und der Sicherheitsorgane teilnahmen. Bei diesem Treffen richtete Kenneth Adelman, Vizepräsident des Institute for Contemporary Studies in Washington, an Joshua Lederberg die Frage, ob es technisch möglich sei, biologische und chemische Anschläge in den Vereinigten Staaten zu verhindern. Er verwies auf die positive Rolle der Metalldetektoren bei den praktisch vollständig unterbundenen Terroranschlägen im Flugverkehr.

Lederberg antwortet sorgfältig abwägend mit einem Vergleich zwischen nuklearen, chemischen und biologischen Anschlägen: »Nun, im Großen und Ganzen beruht unsere Sicherheitsstrategie auf nuklearem Gebiet nicht auf vorbeugenden Kontrollen, sondern auf Abschreckung ... Das wird nicht klappen, wenn es sich um Fälle von Kamikaze handelt – wenn Sie es mit Leuten zu tun haben, die für ihre Sache zum Selbstmord bereit sind. Für sie hat Abschreckung keinen Sinn.« Mit Blick auf ein mögliches Aufspüren des Materials gebe es »auf nuklearem Gebiet einen gewissen Spielraum für Kontrollen«, so Lederberg, »auf chemischem und biologischem Gebiet sind Kontrollen aber viel schwieriger – eigentlich unmöglich.«

Käme es zu einem Anschlag vom Typ Aum Shinrikyo in Amerika, so wäre eine der wichtigsten Behörden, die zu reagieren hätten, das Federal Office of Emergency Preparedness and National Disaster Medical System. Der Leiter des Büros, Dr. Frank Young, hört zu, als Lederberg darlegt, dass ein wirkungsvoller biologischer Anschlag auf das New Yorker U-Bahnsystem möglicherweise »6000 Tote und 100 000 lebensgefährlich Verletzte« zur Folge hätte. »Ihre lokalen Behörden sind außerstande, mit solchen Ereignissen fertig zu werden.« Young stimmt zu.

1993 wurde vom Office of Technology Assessment (Büro für Technikfolgen-Abschätzung) des Kongresses als Gedankenexperiment das folgende, mittlerweile klassische Szenario durchgespielt: Ein zum Ausbringen von Pestiziden in der Landwirtschaft geeignetes kleines Flugzeug hat hundert Kilogramm Milzbrand-Sporen geladen und fliegt – die Sporen verteilend – über das Weiße Haus, den Kapitolhügel und kreuz und quer über Washington, bis es entdeckt und zum Landen gezwungen wird.[14] In den darauffolgenden Tagen und Wochen sterben drei Millionen Menschen.

Der Anschlag der Aum-Shinrikyo-Sekte rüttelte die offiziellen Stellen wach und machte klar, dass das einst Undenkbare nicht nur möglich, sondern vielleicht sogar wahrscheinlich geworden war. Präsident Clinton versprach, die offensichtlich wenig wirksame Konvention über biologische Giftstoffe und Waffen von 1972 zu stärken, aber das vermochte nicht sonderlich zu beruhigen, denn niemand wusste, wie mögliche Verletzungen dieses Vertrages überprüft werden könnten.[15]

Der erste Versuch, die Konvention wirklich konsequent anzuwenden, galt Saddam Husseins Regime im Irak. Es zeigte sich, dass es mit den zur Verfügung stehenden technischen und diplomatischen Mitteln schwierig, wenn nicht gar unmöglich ist, einer Regierung den tatsächlichen oder versuchten Einsatz von biologischen Waffen nachzuweisen.

Am 2. August 1990 rückte der Irak mit etwa 545 000 Mann in das benachbarte Kuwait ein, bemächtigte sich der kuwaitischen Ölreserven und verhängte das Kriegsrecht.[16] Sieben Monate später führte eine alliierte Streitmacht von ungefähr 690 000 Mann unter der Führung der US-Regierung von Präsident George Bush gegen die inzwischen eine Million Mann starke irakische Armee einen Luft- und Bodenkrieg, bei dem 175 000 irakische Soldaten gefangengenommen wurden und es etwa 85 000 Tote und Verwundete gab. Die politische Führung des Irak wurde gezwungen, einen Vertrag zu unterzeichnen, mit dem sie sich unter anderem verpflichtete, die gesamten chemischen und biologischen Waffen unverzüglich zu vernichten. Damit hatten die Inspektoren der Vereinten Nationen zumindest in technischer Hinsicht Zugang zur Kriegsmaschinerie des Irak – und die umfangreichsten Untersuchungsmöglichkeiten, die sich im Sinne der Konvention über biologische Giftstoffe und Waffen bis dahin geboten hatten.

Im folgenden Jahr, am 5. Juli 1992, verweigerte der Irak allerdings den UNO-Inspektoren den Zugang zu einem vermuteten Lagerplatz für biologische Kampfstoffe. Die internationalen Spannungen nahmen zu, und die Vereinigten Staaten verhängten Wirtschaftssanktionen gegen den Irak. Drei Wochen später gab die irakische Regierung nach und erteilte den Inspektoren die Genehmigung, den umstrittenen Lagerplatz zu besuchen. Es wurde kein verdächtiges Material gefunden; einige Inspektoren behaupteten, der Irak spiele mit falschen Karten und verschiebe die Waffen von einem Ort zum anderen, um das Beweismaterial zu verbergen.

Für den Verdacht der Vereinten Nationen gab es gute Gründe: 1989 hatte die irakische Luftwaffe ihre erste dreistufige Rakete erfolgreich gestartet; sie schien auch über ferngelenkte Raketen zu verfügen. Der Irak hatte einen jährlichen Militärhaushalt von fünf Milliarden Dollar und betrieb große Rüstungsprojekte. Im April

1990 ließ Saddam Hussein verlauten, seine Streitkräfte hätten mit chemischen Kampfstoffen beladene und an modifizierte SCUD-Langstreckenraketen montierbare Geschossköpfe entwickelt. »Ich schwöre bei Gott«, erklärte Hussein 1990, »dass wir halb Israel verbrennen werden, wenn es versuchen sollte, gegen den Irak etwas zu unternehmen.«[17]

Saddam Hussein hatte bis dahin keine politische oder militärische Drohung ausgesprochen, ohne Taten folgen zu lassen: In den achtziger Jahren drohte er, eine Reihe iranischer Städte und Dörfer in Grenznähe dem Erdboden gleichzumachen – und er tat es.[18] Der damit begonnene Krieg zwischen dem Irak und dem Iran dauerte acht blutige Jahre und kostete auf iranischer Seite schätzungsweise 240 000 Soldaten und Zivilisten das Leben.[19] Unter den Verwundeten und Toten waren vom ersten Tag des Krieges an auch Opfer chemischer Waffen. Der Iran stellte die Behauptung auf, die Inspektoren der Vereinten Nationen 1984, 1986 und 1987 an Ort und Stelle zumindest teilweise bestätigten, dass Irakis Senfgas und ein Nervengas namens Tabun mit Flugzeugen und Raketen versprüht hätten. Eine Arbeitsgruppe der Vereinten Nationen kam zu dem Schluss, dass der Irak die Genfer Konvention verletzte.[20] Es wurde geschätzt, dass von den Iranern, die diesen Chemikalien im Krieg ausgesetzt waren, fünf Prozent starben, genaue Zahlen sind nicht bekannt.[21]

Bald nachdem der Irak 1988 ein Waffenstillstandsabkommen unterzeichnet hatte, konzentrierte Saddam Hussein seine Aufmerksamkeit wieder auf die kurdische Minderheit in seinem Land. Am 19. März 1988 griff die irakische Luftwaffe das kurdische Dorf Hallabja an und tötete nahezu alle Einwohner. Internationale Beobachter erfuhren entweder einige Tage nichts von dem Angriff oder sie gelangten erst später an den Ort, aber westliche Geheimdienste kamen zu dem Schluss, dass die Kurden Opfer von Zyanid- und Senfgas geworden waren.[22] Daraufhin setzte der Irak nach eigenem Bekunden eine noch nie dagewesene Aufrüstung mit chemischen Waffen in Gang. Und 1996 räumte Saddam Husseins Regierung den Beginn der Produktion von biologischen Waffen ein.[23]

In den späten achtziger Jahren förderte Hussein den Erwerb und die Entwicklung chemischer und biologischer Waffen mit der tatkräftigen Unterstützung von amerikanischen, japanischen, österreichischen, britischen, schweizerischen, niederländischen und deutschen Zulieferfirmen. In Samarra, Falliya, Al Muthanna und sogar ganz in der Nähe von Bagdad wurden riesige chemische Fabriken errichtet. In Zusammenarbeit mit Argentinien und

Ägypten entwickelte der Irak Condor-Raketen, die in der Lage sind, chemische und biologische Kampfstoffe an entfernte Ziele zu bringen. Darüber hinaus wurden mehrere SCUD-Raketen so umgebaut, dass sie Ziele in Israel erreichen konnten.

Nach der Operation »Wüstensturm« und dem Ende des Krieges trieb der Irak mehrere Jahre mit den Inspektoren der Vereinten Nationen ein Katz-und-Maus-Spiel: Er versteckte so viel chemisches und biologisches Beweismaterial wie möglich. Im Jahr 1994 deckte der deutsche Bundesnachrichtendienst die komplizierten Wege auf, die die irakische Regierung nutzte, um hauptsächlich von westeuropäischen Firmen Waffen und Bio-Kriegsmaterial einzukaufen. Unter den riesigen Mengen von Material, die der Irak trotz internationaler Sanktionen bezog, befanden sich 39 Tonnen Wachstumsmedium für die Züchtung von Bakterien, zum größten Teil von Oxoid, einer britischen Tochtergesellschaft von Unilever.[24]

»Es ist absolut unvorstellbar, dass der Irak diese Mengen an Wachstumsmedium für einen legitimen medizinischen Zweck nutzen kann«, stellt Henderson fest. »Wenn dies behauptet wird, so ist das völlig unglaubwürdig.« Alle medizinischen und wissenschaftlichen Labors des Irak zusammen verbrauchten vorher nicht mehr als 245 Kilogramm Medium pro Jahr, das heißt 0,5 Prozent der importierten Menge. Die irakischen Behörden waren auch nicht in der Lage, den Verbleib von siebzehn Tonnen des importierten Materials anzugeben.[25] Der ursprüngliche Milzbrand-Stamm des Irak stammte aus der American Type Culture Collection, die sich damals, Mitte der achtziger Jahre, in Rockville, Maryland, befand. Der Kauf war vom amerikanischen Handelsministerium unter Reagan genehmigt worden.

Die Inspektoren der Vereinten Nationen kamen zu dem Ergebnis, dass der Irak vor dem Golfkrieg ein bedrohliches Sortiment biologischer Waffen aufgebaut hatte;[26] dazu gehörten knapp 4000 Kilogramm Milzbrand, acht Kilogramm konzentriertes Botulinustoxin und Vorräte an mindestens vier anderen Bakterienarten, fünf Virusarten und drei anderen Bio-Toxinen. Unmittelbar vor Ausbruch des Krieges hatte der Irak nach Ansicht der UNO-Arbeitsgruppe 340 Liter *Clostridium*-Bakterien zur Gewinnung von Botulinustoxin produziert. An verschiedenen Orten – namentlich in der einige Kilometer südlich von Bagdad gelegenen Proteinfabrik von Al Hakam – wurden Edelstahlfermenter mit einem Fassungsvermögen von 1450 Litern für die Produktion von Bio-Materialien gefunden.

Die irakische Regierung räumte schließlich einige dieser Funde ein, doch außerhalb der irakischen Militärführung wusste niemand, wieviel von dem Material zu Waffen verarbeitet worden war. Die Vermehrung von Bakterien oder Viren ist heute eine etablierte Technik, aber zu wissen, wie man die Erreger an Bord einer abgeschossenen Rakete oder einer Bombe infektiös erhält, erfordert erhebliche zusätzliche Fertigkeiten. In Amerika wusste man in dieser Hinsicht eine ganze Menge.[27]

Während des Ersten Weltkriegs entdeckten amerikanische Agenten, dass in deutschen Labors an der Entwicklung von im Nahkampf einsatzfähigem Ricin gearbeitet wurde. Das in der Kastorbohne vorkommende Protein Ricin ist ein hochtoxisches neurologisches Gift, das bei einer Einnahme von nur 180 Mikrogramm tödlich wirkt. Es ist damit zwar dreihundert Mal weniger wirksam als das Botulinustoxin, aber doch dreißig Mal stärker als das Saringas, das von der Aum-Shirinkyo-Sekte verwendet wurde. Soweit bekannt, wurde Ricin nie eingesetzt. Nach Kriegsende kam der Völkerbund zu dem Schluss, dass biologische Waffen technologisch kaum effektiv zu handhaben seien und demzufolge keine ernsthafte Bedrohung darstellten.

Auch im Zweiten Weltkrieg hielt die amerikanische Armee Infektionserreger und Gifte für nicht waffenfähig. Aber in Frankreich, Großbritannien und Japan war man anderer Meinung: Dort gab es im Zweiten Weltkrieg umfangreiche Bio-Waffen-Programme. Als Japan seine Bio-Waffen von 1933 bis 1940 in der Mandschurei einsetzte, kam es zu Ausbrüchen von Typhus, Cholera und Pest.[28] Alliierte Nachforschungen nach dem Krieg ergaben, dass Japan auch Bio-Waffen für Ruhr und Paratyphus benutzte.

Ein amerikanisches Bio-Waffen-Programm wurde 1943 begonnen, aber bis zum Ende des Krieges gelangte kein Wirkstoff zur Waffenreife. Erst mit dem Kalten Krieg nahmen die amerikanischen Bemühungen um die Entwicklung von Bio-Waffen zu. In den fünfziger Jahren wurden das Gelbfieber-Virus übertragende Moskitos gezüchtet und getestet. Spezielle Bombentypen für die Freisetzung von Erregern und leistungsfähige Sprühapparate zur Erzeugung von Aerosolen und Unterwasserminen wurden entwickelt. Es wurden auch Freisetzungs-Experimente mit Infektionserregern durchgeführt, unter anderem in New York, San Francisco, South Dakota, Minnesota und versehentlich auch in Kanada.[29] Bei einem Experiment der Armee im Jahr 1950, bei dem von einem Boot aus Bakterien versprüht wurden, erkrankten einige Einwohner von San Francisco, angeblich gab es auch einen Toten.[30]

Am aggressivsten entwickelte Amerika seine Konzepte zur biologischen Kriegführung während des Koreakriegs (1951–1953). Dabei ging es um den Einsatz verschiedener Bakterienarten und

Moskitos, die Krankheitserreger übertragen. Der Vereinigte Generalstab gab den Wissenschaftlern des Militärs grünes Licht für die Entwicklung jeder möglichen Art von Bio-Waffen. Aber das ganze Unternehmen wurde vor der Öffentlichkeit geheimgehalten, selbst im Kongress wusste man nichts davon. Die Militärspitze war sich nur zu klar darüber, dass die amerikanische Bevölkerung bewusst ausgelöste Epidemien in Korea für moralisch verwerflich halten würde.[31]

Die intensive Entwicklung von Methoden und Techniken der biologischen Kriegführung ging in den Vereinigten Staaten noch fünfzehn Jahre lang bei voller Geheimhaltung weiter. Um 1966 gaben die USA jährlich etwa 38 Millionen Dollar für die Entwicklung von Bio-Waffen aus, es wurden Waffen auf der Grundlage von Milzbrand- und Pest-Bakterien, von *Bacillus globigii* und eines Pilzes, der Weizenschösslinge vernichtet, hergestellt. Die Erreger wurden – waffenfertig – auf einem sechs Hektar großen Gelände in der Nähe von Pine Bluff, Arkansas, gelagert – Tausende von Litern Tod, fein säuberlich untergebracht in rostenden Metallkanistern. Wie ihre nuklearen Gegenstücke, die auf Raketen montiert und in über ganz Amerika verteilten Silos gelagert wurden, waren die Bio-Bomben Waffen des Kalten Krieges, die nur wenige Wissenschaftler und Militärs wirklich zum Einsatz bringen wollten. Der Ost-West-Konflikt ging mit einer Paranoia einher. Wenn das kommunistische Korea angeblich an Bio-Waffen arbeitete, dann musste das kapitalistische Amerika natürlich alles daran setzen, auch in dieser Hinsicht die Vormachtstellung zu erringen – selbst wenn die in Frage kommenden Waffen die Massenvernichtung der Zivilbevölkerung heraufbeschworen.

Aber die sechziger Jahre waren für die USA eine harte Zeit, wenn es um die Entwicklung von Bio-Waffen ging: Die massiven Antikriegsdemonstrationen und ein weit verbreitetes Misstrauen der Bevölkerung gegenüber allen Verlautbarungen aus Militärkreisen führten zu einer strengen politischen Überprüfung der Aktivitäten in Fort Detrick, Fort McClellan und auf dem Edgewood Arsenal.[32] Im November 1969 erklärte Präsident Nixon, dass »die Vereinigten Staaten von Amerika auf den Einsatz von biologischen Waffen, die zum Tod führen oder schwere gesundheitliche Schäden verursachen könnten, verzichten. Unsere bakteriologischen Programme werden sich künftig auf Forschungen zur Abwehr von Bio-Waffen beschränken ... und auf Maßnahmen zur Kontrolle und Vorbeugung von Infektionskrankheiten, die sich gefährlich ausbreiten können.«[33]

Die amerikanischen Lagerbestände wurden in den folgenden

fünf Jahren vernichtet, das Angriffs-Bio-Waffen-Programm kurzfristig eingestellt. Man konnte zwar leicht Billionen von tödlichen Bakterien und Viren züchten, viel schwieriger aber war es, diese Erreger lebend und somit todbringend zu befördern.[34] Aus ähnlichen Gründen stellten auch Großbritannien und Frankreich ihre Entwicklungsprogramme für Bio-Waffen ein – nicht aufgrund moralischer Erwägungen.

Bei ihren Bemühungen, mögliche Biowaffen-Entwicklungen des Irak in den neunziger Jahren genau aufzuklären, suchten die Inspektoren der Vereinten Nationen vordringlich nach Bio-Produkten, die bereits zur Funktionsreife für einen direkten militärischen Einsatz entwickelt waren. Sie kamen 1994 zu dem Schluss, dass der Irak tatsächlich über mit Botulinustoxin bestückte Waffen verfügte. Ein Mitglied der Kommission, Dr. Raymond A. Zilinskas, gab allerdings zu bedenken: »Obwohl der Irak im Besitz von einigen hundert biologischen Waffen war, müssen seine taktischen Kapazitäten im Bereich der biologischen Kriegführung während des Golfkriegs als recht begrenzt beurteilt werden ... [und] wären die entprechenden Waffen zum Einsatz gekommen, hätte sich ihre Wirkung auf die Verseuchung eines nur relativ kleinen Gebietes im Umkreis ihres Einschlags beschränkt.«[35]

Die Iraker hatten zwar tonnenweise bösartige Keime, aber sie schafften es aufgrund technologischer Defizite nicht, die Bio-Bomben an die vorbestimmten Ziele zu bringen. Auch die SCUD-Angriffe gegen Israel verfehlten vollständig ihr Ziel, weil die Iraker kaum Lenkungssysteme hatten. 1992 war der Irak taktisch ebenso wenig in der Lage, Bio-Bomben auf Tel Aviv abzuwerfen wie eine Atombombe auf Paris.

Nachforschungen in den folgenden Jahren brachten aber die UNSCOM – den für die Inspektionen von biologischen und chemischen Waffen zuständigen Ausschuss der Vereinten Nationen – zu der Überzeugung, dass die irakische Regierung weiterhin im Geheimen biologische Waffen entwickele, unter anderem auch mit Unterstützung von Libyen. Zilinskas war sich sicher, dass der Irak innerhalb von Monaten über »ferngesteuerte Fahrzeuge, Langstreckenbomber oder Marschflugkörper« verfügen könne, »die mit Tanks und Sprühvorrichtungen ausgerüstet sind und so niedrig fliegen, dass sie von der Flugüberwachung nicht erfasst werden, und die, indem sie Bodenkonturen folgen, tausend Kilometer von der irakischen Grenze entfernte Wohngebiete erreichen können und in der Lage sind, die entsprechenden Wirkstoffe für einen erfolgreichen biologischen Angriff zu verbreiten.«

Im Sommer 1995 setzte sich Saddam Husseins Schwiegersohn, der für die Entwicklung von chemischen und biologischen Waffen verantwortliche Generalleutnant Hussein Kamal al-Majid, nach Jordanien ab. Er wurde vom CIA, von der UNSCOM und von europäischen Geheimdienstexperten verhört. Nach seiner Aussage, der Irak besitze große Vorräte an biologischen Wirkstoffen, wurde die irakische Regierung gezwungen, einen Großteil ihrer Nachkriegsreserven zu vernichten. Saddam räumte ein, er habe unter anderem je eine halbe Million Liter Milzbrand und Botulinustoxin herstellen lassen. Außerdem wurden Kisten mit belastenden Untertlagen an die UNSCOM übergeben, die aufgrund dieser Unterlagen feststellte, dass der Irak mehr als die ursprünglich geschätzten 39 Tonnen Bakterien-Wachstumsmedium importiert hatte – die Experten durften sich ausmalen, was man damit alles machen könnte.

Nach Aussage von Richard Butler, des UNSCOM-Leiters, hatte der Irak nach eigenen Angaben im Jahr 1992 fünfundsiebzig mit biologischen und chemischen Waffen bestückte SCUD-Raketen. UNSCOM sorgte dafür, dass dreißig von ihnen vernichtet wurden, konnte aber nicht sicherstellen, dass die irakische Regierung – wie sie behauptete – die restlichen fünfundvierzig Raketen wirklich zerstören ließ. Und seit 1997 blockierte der Irak zunehmend die Aktivitäten von UNSCOM. Im November dieses Jahres erklärte Präsident Bill Clinton öffentlich die Bereitschaft der Vereinigten Staaten, zur Durchsetzung der UNSCOM-Aufgaben den bewaffneten Konflikt mit dem Irak wieder aufzunehmen – dies wäre der erste Krieg in der Weltgeschichte gewesen, der wegen mangelnder Transparenz[36] in Sachen Bio-Waffen geführt worden wäre.

Am 10. Februar 1998 berichtete die vom Repräsentantenhaus eingesetzte Kommission für Terrorismus und unkonventionelle Kriegführung, dass der Irak noch immer 48 Abschussanlagen für SCUD-Raketen und 45 Geschosskörper besitze, von denen »die meisten« mit Bio-Waffen bestückt seien. Außerdem lagerten noch mindestens 8400 Liter Milzbrand und mehrere Tonnen chemischer Waffen im Irak. Der Kongressbericht führte auch an, dass der Irak über Fernlenkflugzeuge verfüge, die auf Schiffen stationiert und in der Lage seien, auf ausgewählte Orte in Europa und im Nahen Osten Bio-Bomben abzuwerfen. Um sie der Kontrolle durch UNSCOM zu entziehen, seien die Bio-Bomben und Raketen im Sudan und in Libyen versteckt worden. Irakische Wissenschaftler würden in der mit Hilfe von deutschen Firmen erbauten Yarmook-Fabrik von Wau im Sudan auch wieder chemische Waffen herstellen. In Libyen würden Mittelstrecken-Raketen mit einer Reichweite von 3000 Kilometern mit den im Irak hergestellten biologischen und chemischen Waffen ausgerüstet. Der Bericht hält fest, dass etwa ein Dutzend irakischer Wissenschaftler in Tripolis an der Herstellung von Milzbrand und Botulinus arbeitet.[37] Obwohl viele Fachleute den Bericht für unglaubwürdig hielten, blieb er in Washington und bei den Alliierten der Vereinigten Staaten nicht ohne Wirkung.[38]

Frustriert von dem endlosen Katz-und-Maus-Spiel zwischen den UN-Inspektoren und den irakischen Behörden, griffen die USA 1998 zwei wichtige Ziele an. Das erste Ziel war eine Produktionsanlage in Khartum im Sudan, wo nach Auffassung der amerikanischen Regierung von Irakis ausgebildete Sudanesen biologische Waffen herstellten: Diese angebliche Waffenfabrik würde von denselben Terroristen benutzt, die einige Wochen zuvor auf die amerikanischen Botschaften in Nairobi in Kenia und Dar-es-salam in Tansania Bombenanschläge verübt hatten. Die Regierung des Sudan behauptete, eine pharmazeutische Fabrik sei angegriffen worden.

Als im Repräsentantenhaus über die Absetzung von Präsident Clinton debattiert wurde, startete die amerikanische Luftwaffe am 16. Dezember 1998 eine Reihe von Bombenangriffen auf angebliche Produktions- und Lagerstätten von biologischen und chemischen Waffen im Irak. »Saddam Hussein darf es nicht erlaubt sein, seine Nachbarn und die ganze Welt mit Atomwaffen, Giftgas oder biologischen Waffen zu bedrohen«, erklärte Clinton an diesem Tag in einer Fernsehansprache. »Ich habe keinen Zweifel, dass Saddam Hussein diese furchtbaren Waffen wieder benutzen wird, wenn wir nichts dagegen unternehmen.«[39]

Worüber verfügten der Irak, Libyen und der Sudan aber wirklich? Außerhalb dieser Länder wusste niemand Genaues; der Irak stritt alles ab, und in Khartum und Tripolis wurde über die Angelegenheit kein Wort verloren.[40] Um die Mitte des Jahres 2000 kamen Anschuldigungen auf, dass der Irak unter den Augen der UN-Inspektoren im Lande an einer neuen Virus-Waffe arbeite.[41]

Die Situation im Irak machte nur zu deutlich, wie schwach die Konvention über biologische Gifte und Waffen von 1972 ist. Sie ist voll guter Absichten, aber sie garantiert nicht die zentralen Bestandteile eines wirkungsvollen Waffenbeschränkungsabkommens: Transparenz, ungehinderte Inspektion und Nachforschung sowie Mittel zur Durchsetzung des Vertragsinhalts. Mehrere Jahre lang trafen sich Naturwissenschaftler aus aller Welt in Genf, um Wege zu finden, wie die Konvention mit Leben erfüllt werden könne. Aber niemand konnte leugnen, dass die Einhaltung eines Vertrages über Bio-Waffen schwer zu kontrollieren ist. Es ist leicht, Bio-Bomben herzustellen, und außerordentlich schwer, sie aufzuspüren.

Die Weigerung, Inspektionen zuzulassen, beschränkt sich keineswegs auf verbrecherische Regime wie den Irak. Weltweit erhebt auch die pharmazeutische Industrie Einspruch gegen jede Inspektion ihrer Arzneimittel-Fabriken und Bio-Technologie-Zentren. Ohne Vollmachten zu wirksamen Nachforschungen ist die Konvention nicht durchzusetzen, denn in der Bio-Waffen-Produktion arbeitet dasselbe Personal und werden dieselben technischen Anlagen und Methoden benutzt wie in pharmazeutischen oder bio-technologischen Betrieben.[42] Die Sprecherin der pharmazeutischen Industrie in Amerika äußerte, solche Vorschriften würden legitime Geschäftsinteressen verletzen, außerdem sei ein Vertrag »nur etwas für Leute, die Cricket spielen«.

»Es ist sehr wohl möglich, dass biologische Waffen im nächsten Jahrzehnt den stärksten Anlass zur Sorge über die unerlaubte Weiterverbreitung von Waffensystemen geben werden«, so der Sicherheitsexperte Brad Roberts.[43] »Angeblich besitzen inzwischen elf Länder Programme zur biologischen Kriegführung, während es in den sechziger Jahren nur vier Länder waren.« Henderson erwähnte derartige politische Fragen bei seinem Vortrag in Atlanta nur am Rande und behandelte auch nicht öffentlich, was er Regierungsvertretern unter dem Siegel der Verschwiegenheit mitgeteilt hatte: Er rechne fest damit, dass innerhalb der nächsten zehn Jahre eine Epidemie durch Bio-Terroristen ausgelöst werde. Er arbeitete daran, Einzelheiten über die Möglichkeiten und Formen von Bio-Terrorismus offenzulegen, um die Verantwortlichen im öffentlichen Gesundheitswesen zu Präventionsmaßnahmen zu veranlassen. Schließlich wandte sich Henderson dem Milzbrand-Programm des Irak zu – einem Programm, bei dem mehr Bakterien-Sporen produziert wurden, als nötig sind, um die gesamte Bevölkerung des Nahen Ostens zu töten. »Der Irak gibt zu, dass er achttausend Liter Milzbrand-Bazillen herstellt«, so Henderson in seiner Rede. »Es lässt sich kaum einschätzen, wie diese Bazillen sich selbst in kleinen Dosen in einer Stadt ausbreiten würden.«

Ein vom sowjetischen Verteidigungsministerium durchgeführtes Experiment mit Milzbrand endete tragisch, als sich am 2. April 1979 in einem Rüstungsbetrieb bei Jekaterinburg ein Unfall ereignete.[44] Bei dem Unfall trat eine unbekannte Menge von Milzbrand-Sporen aus. Siebenundsiebzig Personen des südlich an das

Werk grenzenden Wohngebietes zeigten bald die klassischen Symptome des Lungenmilzbrandes: Die Erkrankung beginnt zwischen einem und sechs Tagen nach dem Einatmen der Bazillen oder ihrer Sporen, die Patienten leiden unter Muskelschmerzen, Müdigkeit, Übelkeit, Fieber und trockenem Husten. Sechsundsechzig Personen erkrankten schwer, mit Infektionen im zentralen Nervensystem, die zu Meningitis führten, bei anderen bildeten sich umfangreiche Bakterien-Absiedlungen in den Lungen, gefolgt von massiven Blutungen. Die Patienten erstickten oder starben im Schock. Als das Verteidigungsministerium das Entweichen der Bakterien aus dem Sicherheitsbereich erkannt hatte, wurden vorbeugende Antibiotika und Impfstoffe ausgegeben. Die Feuerwehr musste die ganze Stadt absprühen. Krankenhäuser, Schulen und Restaurants wurden mit Desinfektionsmitteln abgewaschen.[45] In den folgenden Tagen kam es zu weiteren Opfern auf einem Todesstreifen, der sich entsprechend der vorherrschenden Windrichtung bildete. Bis fünfzig Kilometer südöstlich von der Fabrik fand man verendete Tiere. Vereinzelt erkrankten Menschen auch erst nach sechs Wochen.

Besonders betroffen war die Stadt Tschkalowskij, die dem Bio-Waffen-Labor am nächsten lag, mit vielleicht tausend Toten – über die die sowjetische Regierung den Mantel des Stillschweigens ausbreitete, bis der Fall neunzehn Jahre später durch den umweltpolitisch engagierten Offizier Sergej Wolkow international bekannt wurde.[46] Mehreren Opfern wurde 1997 Lungengewebe entnommen und im amerikanischen Los Alamos National Laboratory untersucht. Es stellte sich heraus, dass der tödliche Nebel aus dem Labor mindestens vier verschiedene Bakterien-Stämme enthielt, und diese Mischung verhielt sich gegenüber vorhandenen Impfstoffen und Antibiotika resistent. Die nach dem Unfall eingeleiteten Maßnahmen des Verteidigungsministeriums waren also nutzlos, möglicherweise starben fast alle Personen, die mit dem Milzbrand-Aerosol in Berührung gekommen waren.[47]

Nach dem Unfall – die sowjetischen Behörden hatten ursprünglich behauptet, dass er mit künstlichem Milzbrand nichts zu tun habe – versuchten lokale Pathologen, die Autopsieberichte von zweiundvierzig Opfern zu veröffentlichen. Sie wiesen massive innere Blutungen und eine starke lymphatische Infiltration der Lungen nach und führten beides auf inhalierten Milzbrand zurück – und nicht auf den Verzehr von mit Milzbrand infizierten Schafen (wie von den sowjetischen Behörden behauptet). Erst 1993 wurde der Bericht zur Veröffentlichung freigegeben.[48] Schließlich gestand der russische Präsident Boris Jelzin 1992 vor dem amerikanischen Kongress ein, dass der Unfall im Zusammenhang mit einem riesigen sowjetischen Bio-Waffen-Programm gestanden hatte. Nach einer Berechnung von Matthew Meselson aus Harvard verursachten weniger als ein Gramm Milzbrand-Sporen die tödlichen Folgen des Unfalls, eine Menge, die vor allen Inspektoren, dem Sicherheitspersonal auf den Flughäfen oder vor der Polizei leicht zu verbergen ist. »Da passiert also so etwas [in Jekaterinburg], und dann haben sie Fälle, die erst nach 42 Tagen zum Ausbruch kommen«, sagt Henderson. »Ich sprach also mit [Milzbrand-]Experten und fragte: Wie hoch ist die Wahrscheinlichkeit, dass diese späten Erkrankungen durch Bakterien-Aerosol verursacht sind? – Seit dieser Zeit hat Colonel Arthur Friedlander im U.S. Army Medical Research Institute on Infectious Diseases[49] Affen geringen Mengen von Milzbrand-Sporen ausgesetzt. Ein Affe zeigte erst nach 59 Tagen die ersten Krankheitssymptome. Und was einem noch mehr Angst machen kann: Verschwinden die Sporen vielleicht nie, und man bleibt ihnen für immer ausgesetzt?«[50]

»Stellen sie sich vor«, überlegt Henderson, »jemand versprüht Milzbrand-Sporen in der U-Bahn. Wann lässt sich entscheiden, dass man wieder sicher mit der U-Bahn fahren kann?« Wie lange können die tödlichen Sporen in der Raumluft schweben oder sich in Ritzen und Spalten einnisten, von wo aus sie unter geeigneten Umständen Jahre später auftauchen und durch direkten Kontakt oder als Schwebeteilchen in der Luft Mensch und Tier infizieren können? Henderson ist davon überzeugt, dass schon kleine, kaum feststellbare Mengen von Milzbrand-Sporen weitreichende Folgen für das Gesundheitssystem jeder nordamerikanischen, japanischen oder europäischen Stadt hätten. Milzbrand-Sporen werden zwar nicht von einem Menschen auf den anderen übertragen, aber sie können tagelang, vielleicht monatelang in der Luft zirkulieren.

»Drei oder vier Tage, nachdem sie mit den Bazillen in Berührung gekommen sind, tauchen in den Notaufnahmen erste Patienten mit hohem Fieber und Atemschwierigkeiten auf«, erläutert Henderson seinen Kollegen. »Zu diesem Zeitpunkt ist es mit großer Sicherheit bereits zu spät für eine Antibiotika-Prophylaxe. Wahrscheinlich sterben diese Patienten innerhalb von 24 bis 48 Stunden. Kein Notaufnahmearzt, kein Spezialist für Infektionskrankheiten hat jemals einen Fall von inhaliertem Milzbrand gesehen, und die medizinischen Labors haben praktisch keine Erfahrungen mit der Diagnose. Daher ist es sehr wahrscheinlich, dass bis zu einer definitiven Diagnose drei bis fünf Tage vergehen.

Wenn die Diagnose vorliegt, taucht die Frage auf, was in den nächsten sechs Wochen zu tun ist. Sollen diejenigen, die eventuell mit dem Bazillus in Berührung gekommen sind, geimpft werden? Leider gibt es zur Zeit nur begrenzte Mengen Impfstoff [gegen Milzbrand] ... Soll man prophylaktisch Antibiotika geben? Wenn ja, welche Antibiotika, und was sind die Kriterien für eine Milzbrand-Gefährdung? Welche Antibiotika-Mengen braucht man, um eine halbe Million Menschen sechs Wochen lang zu schützen? Muss man auch später noch mit dem Auftreten von Milzbrand rechnen, wenn Sporen erneut in die Luft gelangen und dann von Menschen eingeatmet werden können? Soll man jeden, der sich in der Nähe der betroffenen Stadt aufgehalten hat, auffordern, beim ersten, auch noch so geringfügigen Auftreten von Fieber oder Husten einen Arzt aufzusuchen und sich behandeln zu lassen? Da kommen zweifellos viele in Frage, die besonders im Winter harmlose Symptome einer normalen Erkältung haben. Wie sind diese zu unterscheiden von den Symptomen, die Milzbrand ankündigen und auf die innerhalb von 24 bis 48 Stunden der Tod folgt? Können wir uns vorstellen, wie eine große Bevölkerung auf solche Probleme reagiert?«

Das Botulinustoxin lässt weniger Fragen offen. Über seine tödliche Wirkung, selbst bei geringfügigen Dosen, weiß man gut Bescheid. Außerdem ist es leicht herzustellen. Das Toxin stammt von einem gewöhnlichen Bakterium, dem *Clostridium botulinum*, das unter anaeroben Bedingungen, etwa auf luftdicht verschlossenen Nahrungsmitteln, schon bei Zimmertemperatur gedeiht. Es gibt je nach *Clostridium*-Stamm unterschiedlich starke Toxine, im Allgemeinen sind aber schon zehn Nanogramm des Toxins tödlich, wenn man es schluckt: diese Menge ist praktisch unsichtbar. Dieselbe Dosis, multipliziert mit der Anzahl von Kilogramm, die ein Mensch wiegt, ist garantiert tödlich, wenn sie eingeatmet wird.

Gegen die Wirkungen des Toxins helfen weder Antibiotika noch irgendwelche anderen Medikamente. Nur mit dem selten vorhandenen Botulinus-Antiserum lässt sich ein tödlicher Ausgang der Vergiftung vermeiden. Das toxische Protein bindet direkt an die Rezeptoren von peripheren Nervenzellen und unterbricht dort die Signalkette zwischen den motorischen Nerven und den Muskelfasern. Wenn das neuronale System nicht mehr die Muskulatur steuern kann, bricht der Mensch zusammen. Botulismus sieht anfangs wie eine Grippe aus – innerhalb von ein bis zwei Tagen treten Schwindel, Übelkeit und Erbrechen auf, dann auch schnell Lähmungserscheinungen: schleppende Sprache, Gehschwierigkeiten, Muskelschwäche, unkontrollierbarer Speichelfluss, Atemschwierigkeiten und Schluckhemmungen. Die Signale im Gehirn und im peripheren Nervensystem fallen aus, wichtige Körperfunktionen können nicht mehr ausgeübt werden. Der Tod tritt – oft schon nach drei bis vier Tagen – meistens durch Atemlähmung ein.

Das Toxin ist kein anspruchsvolles Lebewesen, als kleines Protein lässt es sich leicht lagern oder in die Luft verstäuben. Eine kleine Menge kann viel ausrichten. Sieben bis acht Kilo einer konzentrierten Suspension des Toxins reichen aus, um die Hälfte aller Menschen auf einer Fläche von etwa 110 000 Quadratmetern zu töten. Das wären nicht so viele Opfer, wenn das Ziel die Wüstenregion des Persischen Golfs wäre. Wären aber Hongkong, Tokio, Los Angeles, New York oder London betroffen, könnte es Millionen von Toten geben.

Die Auswirkungen des Milzbrandes oder des Botulinus-Toxins seien zweifellos furchtbar, teilt D. A. Henderson seinem sichtlich erregten Publikum mit, was ihm aber am meisten Sorgen bereite, sei ein Virus, zu dessen Ausrottung er selbst vor zwei Jahrzehnten beigetragen habe: das Pocken-Virus. Er hält die Pocken für die ultimative Massenvernichtungswaffe. Henderson bezweifelt, dass noch alle früheren sowjetischen Bestände des Virus unter Kontrolle und ordnungsgemäß in den sibirischen Kühllagern untergebracht sind. Selbst wenn man die besten Absichten unterstelle, sei zu berücksichtigen, »dass auch Virologen hektisch und zerstreut sein können. Das Zeug kommt in die Tiefkühltruhe ... aber man kann trotz aller Vorsicht nie sicher sein, ob sich nicht doch noch irgendwo ein Virus-Vorrat befindet.«

Solange es noch irgendwo auf der Welt Pockenbestände gebe, könne das Virus für bösartige Absichten benutzt werden. Aber gegen die Beseitigung aller Restbestände einer biologischen Spezies – selbst wenn es sich um gefährliche Krankheitserreger handele – wehrten sich viele Wissenschaftler. Deshalb blieben mit Zustimmung der WHO die amerikanischen und russischen Bestände erhalten. »Mir wäre am liebsten, diese letzten Vorräte würden morgen vernichtet.«[51] Trotz solcher Bedenken zog Präsident Clinton im April 1999 den amerikanischen Entschluss zur Vernichtung sämtlicher Pockenviren-Bestände in den USA zurück.

Das Pocken-Virus ist sehr ansteckend, es wird durch direkte Kontakte von Mensch zu Mensch übertragen, aber auch durch die

Luft. Ohne vorhergehende Impfung besteht eine Wahrscheinlichkeit von eins zu drei, dass man an der Krankheit stirbt, und wer sie übersteht, bleibt sein Leben lang von Pockennarben entstellt. Tatsächlich wussten 1999 nur noch wenige Menschen etwas Genaues über die frühere Geißel der Menschheit. Auch Henderson gibt zu, dass seine Schätzungen über Sterberaten auf Vermutungen beruhen. Wenn es um virologische Details gehe, rufe er in Australien an und spreche mit dem 86-jährigen Professor Frank Fenner, einem immer noch bemerkenswert produktiven Autor und Berater von zahlreichen Regierungsausschüssen in Australien und auf der ganzen Welt. Sein bescheidenes Büro in der Universität von Canberra ist vollgestopft mit unabgeschlossenen Manuskripten, fotokopierten Forschungsberichten, Labordaten und Texten von Reden, die er gerade gehalten hat. Seine Bücherregale beherbergen die wahrscheinlich weltweit beste Bibliothek über Pocken. Wenn Fenner mit einem Besucher redet, rennt er durch den Raum, um genau das Buch oder den Artikel hervorzuholen, mit dem er eine Äußerung belegen kann.

Und dann führt er seinen Besucher mit einer gewissen Nonchalance durch die Welt dieses furchtbaren Virus und kommt hier und da auf die Einzelheiten zu sprechen, die er 1998 Präsident Clinton und Australiens Premierminister John Howard unterbreitete, als er sich dafür ausgesprochen hat, die letzten Pockenviren zu vernichten. Fenner hat sich jahrzehntelang mit den Pocken beschäftigt und ist sich der Gefahr bewusst, die eine fortdauernde Existenz seines geliebten Forschungsobjekts bedeutet.

»Als es noch keinen Impfstoff gab, gingen in London zehn Prozent aller Todesfälle auf die Pocken zurück«, beginnt er, indem er auf Dokumente aus dem achtzehnten Jahrhundert verweist. »Bei Erwachsenen, die sich angesteckt hatten, lag die Sterberate bei fünfundzwanzig Prozent und bei Kindern um vierzig bis fünfzig Prozent. Es gab eine Zeit, da hatten die Kinder solange keinen Namen, bis sie die Pocken überlebt hatten.« Nachdem in Europa zunehmend Pockenschutz-Impfungen eingeführt worden waren, brachte der Deutsch-Französische Krieg von 1870 eine Antwort auf die Frage, wie lange die Immunität anhält. Die preußische Armee führte Nachimpfungen durch, die französische dagegen nicht. Bei den Franzosen kam es zu 125 000 Pocken-Erkrankungen, davon 18,7 Prozent mit tödlichem Ausgang. Die Deutschen hatten dagegen nur 8463 Fälle und eine Sterberate von 5,4 Prozent.

Fenner blickt mit seinen hellblauen Augen starr geradeaus, zuckt mit den Schultern und sagt: »Das heißt, die Immunität hält nicht ewig. Man kann nicht davon ausgehen, dass heute noch viele Menschen auf der Welt immun sind, nachdem die Impfungen 1980 eingestellt wurden.«

Im Frühjahr 1998 riet er Clinton, sich für die Vernichtung aller Pocken-Viren einzusetzen: »Warum sagen Sie nicht öffentlich, dass Sie Angst vor bio-terroristischen Anschlägen haben?« fragte Fenner und fügte hinzu, dies sei die ehrlichste Begründung für die vollständige Vernichtung des Pocken-Virus. Der Präsident wandte ein, man könne nie sicher sein, dass das Virus an allen Orten restlos ausgerottet werde. Und bevor nicht Sicherheit bestehe, dass auch das letzte Virus vernichtet sei, müsse ein kleiner Bestand für wissenschaftliche Forschungszwecke erhalten bleiben – mit Blick auf eine potentielle Katastrophe, das heißt eine absichtliche Freisetzung. Fenner konnte sich nicht durchsetzen.

Im Sommer 1999 hat der amerikanische Kongress einen Bericht veröffentlicht, wonach sowohl der Irak als auch Nordkorea geheime Pockenvirus-Bestände besitzen.[52] Diese Information stützt sich auf Dokumente, die Präsident Clinton ein Jahr zuvor unterbreitet worden sind.[53]

Noch im frühen zwanzigsten Jahrhundert gab es so viele Infektionen, dass man 1995 schätzte, die USA hätten durch die eine Generation zuvor praktizierten Reihenschutz-Impfungen in den neunziger Jahren täglich eine Million Dollar eingespart.[54]

Der Krankheitsverlauf bei Pocken ist erschreckend, ein wirklicher Albtraum: Wenn man im alten England seinem Feind die Pocken wünschte, dann wusste man, wovon man sprach. Bei der Infektion befällt das Virus zunächst den Nasen-Rachen-Raum, es vermehrt sich dort und gelangt von da aus in die Lymphknoten. Diese frühe Phase dauert ungefähr zwischen einer und drei Wochen. In dieser Latenzphase geht es der infizierten Person noch gut, und die Leistungsfähigkeit ist nicht eingeschränkt. Aber der Infizierte kann mit anderen Personen in Kontakt kommen und das tödliche Virus durch Tröpfcheninfektion aus seinem Nasen-Rachen-Raum übertragen, ohne dass er selbst von seiner Krankheit weiß.

Wenn sich das Virus durch den Blutkreislauf im ganzen Körper verteilt hat, setzen etwa am zwölften Tag Fieber, Muskelschmerzen, Erbrechen sowie Kopf- und Rückenschmerzen ein. Zwei Tage später macht sich ein Ausschlag bemerkbar, der sich vom Gesicht und den Unterarmen den Körper hinunter bis zu den Genitalien und den Beinen ausbreitet. Daraus entwickeln sich in weiteren zwei bis drei Tagen Bläschen, die sich in Pusteln verwandeln, die das Virus enthalten. Zwei Wochen später verschorfen die Pusteln. Der Schorf wird ungefähr in der vierten Infektionswoche abgestoßen und hinterlässt akneartige Narben, die das Gesicht oft völlig entstellen.[55]

Fenner erinnert noch einmal daran, dass seit 1980 weltweit keine Schutzimpfungen mehr durchgeführt werden; in einigen Ländern wurden sie schon in den frühen siebziger Jahren eingestellt. In den USA war das seit 1972 der Fall. Das bedeutet, mit Beginn des neuen Jahrhunderts sind zwei Generationen von Kindern und jungen Erwachsenen nicht mehr geschützt. Daraus zieht Henderson den Schluss, »dass heute wahrscheinlich nicht mehr als zehn bis fünfzehn Prozent der Bevölkerung gegen Pocken immun sind.«

Bis September 1997 beschränkte Henderson seine Diskussionen über Bio-Waffen auf interne Informationstreffen, um keine panischen Reaktionen in der Öffentlichkeit zu provozieren oder bestimmte Leute auf falsche Ideen zu bringen. »Ich habe mir Sorgen über Nachahmungstäter gemacht«, erklärt er. Aber dann überredete ihn Osterholm, seine Position zu überdenken. »Ich habe mich dann anders entschieden, weil ich merkte, dass die Leute im Verteidigungsministerium und bei den Sicherheitsorganen ihre Vorgesetzten nicht dazu bringen konnten, die Sache etwas ernsthafter zu behandeln.«

In westlichen Geheimdienstkreisen – vor allem in London und Washington – begann man, das Problem realistischer zu betrachten, als in den frühen neunziger Jahren der tatsächliche Umfang und die Zielsetzung des sowjetischen *Biopreparat*-Programms bekannt wurden. Niemand im Westen hatte bis dahin etwas über die riesigen Ausmaße des sowjetischen Bio-Tod-Programms gewusst. Erste Hinweise erhielten die Amerikaner 1996, nachdem ein amerikanischer Journalist die Anlagen besuchen konnte.

Über Nowosibirsk, der größten Stadt Sibiriens, hängt grauer Dunst. In den Außenbezirken dieser abweisenden Stadt erheben sich im winterlichen Zwielicht qualmende Schornsteine und zerfallene Wohnkomplexe aus Beton. Bäume stehen kahl in der winterlichen Kälte – die Reste einer natürlichen Umgebung, die einst bedrohlich und ehrfurchtgebietend war. Auch in der spätwinterlichen Kälte kann sich der Besucher noch vorstellen, wie gefährlich es ist, sich in Sibiriens Natur zu bewegen. Ungefähr eine Wegstunde außerhalb der Stadt, nahe einem hochgeheimen Ort namens Kolzowo, taucht mitten im Wald ein riesiger Komplex von hundert großen Stahlbetonbauten auf, die von einer zweieinhalb Meter hohen Betonmauer umgeben sind. Ein Vogel lässt sich auf einem Elektrodraht nieder, der früher ungebetene Gäste abgehalten hat. Der russische Wachtposten steht fröstelnd in der Glaskabine und grüßt die Besucher, die sich *Vector* mit einer entsprechenden Genehmigung anschauen wollen.[56]

Sechs Jahre nach dem Zusammenbruch der Sowjetunion macht das staatliche Forschungszentrum für Virologie und Biotechnologie *Vector*, einstmals die bedeutendste Anlage zur Produktion von Virus-Waffen, einen heruntergekommenen Eindruck. Die Bürgersteige sind brüchig, und die Straßen haben Schlaglöcher, die selbst ein Nutzfahrzeug mit Vierradantrieb in Verlegenheit bringen. Eisenteile rosten vor sich hin, und breite Risse in den Betonfassaden vieler Gebäude wirken nicht nur hässlich, sondern sind Signale des bedrohlichen Verfalls. Zerbrochene Fensterscheiben lassen den eisigen sibirischen Wind durch die geisterhaft wirkenden Produktionshallen pfeifen. Einst war *Vector* ein Zentrum der virologischen Grundlagenforschung; besonders pathogene Erreger, wie die Pocken-Viren und das *Ebola*-Virus wurden in Struktur und Funktion erforscht. Zugleich erfolgte hier die wissenschaftliche Entwicklung der Pocken-Viren zur Bio-Waffe.

Hier und da sind russische Soldaten in zerlumpten Uniformen zu sehen. Sie suchen sich die kalten und langweiligen Stunden zu vertreiben, die sie mit der Bewachung von mikroskopisch kleinen Objekten von 20 000 verschiedenen Mikro-Organismen verbringen müssen. Im Gebäude Nr. 1 stehen endlose Reihen von industriellen Kühlanlagen, in denen unter anderem die Erreger von *Ebola* und Marburg, Lassa, Pocken, Affenpocken, das Virus der Zecken-Encephalitis, tödliche Grippe-Virusarten, HIV, die Hepatitisviren A, B und C und einige andere hochpathogene Viren lagern. Hier gibt es 140 verschiedene Pockenvirus-Isolate von Patienten aus aller Welt und dazu einige Stämme, die Bio-Ingenieure von *Vector* gezüchtet hatten, um deren Ansteckungsfähigkeit, Bösartigkeit und Stabilität zu steigern.

Die Wachen wissen nicht genau, was sich in Gebäude Nr. 1 befindet. Sie reden von »Super-Bazillen«. Aber sie wissen, dass all die »Bazillen« außerordentlich wertvoll sind. Zehntausende solcher jungen Männer bewachen mehr als dreihundert ehemals geheime Städte, Fabriken und Labors in Russland – Orte, an denen früher Plutonium und Nervengas produziert oder Uran abgebaut und biologische Waffen entwickelt wurden.

1996 bildeten die zwei Millionen russischen Soldaten, zumeist Wehrpflichtige, eine unterbezahlte (oder gar nicht bezahlte) und demoralisierte Truppe in einem wirtschaftlich daniederliegenden Land. Während sich ihre Offiziere und Generäle lauthals über das

Ende der weltumspannenden sowjetischen Militärmacht beklagten, schlugen die jungen russischen Soldaten die Zeit tot. Sie warteten auf andere Gelegenheiten als einen Krieg, um sich hervorzutun. Auf allen Ebenen der Armee herrschte die Korruption: Einfache Soldaten schmuggelten Drogen und Waffen, während sich hochrangige Offiziere von ihren Leuten Datschas für ihre Geliebten bauen ließen, auf dem internationalen Waffenmarkt Rüstungsgüter verkauften und Millionen Rubel für ihren persönlichen Gebrauch beiseite schafften.

Jelzins Regierung ließ verhaften – selbst ein stellvertretender Verteidigungsminister und Oberbefehlshaber der russischen Bodentruppen kam ins Gefängnis. Aber die Plünderungen gingen weiter. Jelzins Versuch, die Armee zu verkleinern, führte zu einer kopflastigen Struktur: von anderthalb Millionen Militärangehörigen waren 690 000 Offiziere und 2200 Generäle. In vieler Hinsicht bleiben das russische Militär und die Sicherheitspolizei Staaten im Staate.[57]

Der populärste militärische Führer Russlands, General Lew Rochlin, kam im Juli 1998 in seinem Ferienhaus unter mysteriösen Umständen ums Leben. Das verstärkte die Unzufriedenheit in der Armee, und viele andere frühere Generäle, darunter Alexander Lebed, quittierten den Dienst und wechselten in die Politik.[58] Im Sommer 1998 brach die russische Börse zusammen, und zum sechsten Mal, seitdem Jelzin an die Macht gelangt war, musste er eine rasante Talfahrt seiner Wirtschaft erleben. In dieser Zeit bekamen die russischen Soldaten buchstäblich Hundefutter zu essen: tausend Tonnen Fleisch, das ursprünglich für den Verzehr durch Hunde bestimmt war. In den meisten Kasernen gab es weder Heizung noch Strom, und auf den Moskauer Straßen drängten sich bettelnde Soldaten. Ein psychisch kranker Marinesoldat drehte in diesem Elend vollends durch und brachte im September 1998 ein atomgetriebenes U-Boot in seine Gewalt.

In einer Atmosphäre der Erniedrigung, des wirtschaftlichen Chaos und der politischen Unsicherheit wäre es kein Wunder, wenn eine Handvoll Soldaten auf die Idee käme, ein oder zwei Proberöhrchen der gefährlichsten Erreger an jemanden zu verkaufen, der politische Absichten oder große Summen anzubieten hat. Mit jedem Tag, den das Chaos in Russland andauert, wächst unter europäischen und amerikanischen Fachleuten die offene Angst, dass die Lagerbestände der ehemaligen Sowjetunion als Druckmittel missbraucht werden oder – schlimmer noch – politischen Renegaten oder unzufriedenen Soldaten in die Hände fallen.[59]

Allerdings könnte die Bio-Waffen-Technologie nur von Wissenschaftlern und nicht von einfachen Soldaten in die Labore eines kriegsbereiten Staates überführt oder der Kontrolle einer rebellischen Gruppierung in Russland unterstellt werden. Biologische Waffen waren in den neunziger Jahren etwas Besonderes, weil die Substanzen an sich weniger wert waren als die Intelligenz, die hinter ihnen stand. Ein Wissenschaftler mit soliden Kenntnissen über die genetische Verbesserung und Aufbereitung eines tödlichen Virus für die Waffentechnik brauchte nicht sein Leben beim Schmuggeln tiefgefrorener Proberöhrchen aufs Spiel zu setzen: Was seine Käufer brauchten, war das molekularbiologische Wissen, das in seinem Gehirn lagerte. In vergleichbarer Lage befanden sich zu Beginn des Kalten Krieges die Atomphysiker. Aber seit den frühen achtziger Jahren wird die Physik in ihrer Eigenschaft als das weltweit am meisten gefragte intellektuelle Kapital durch die Biologie ersetzt. Russlands zivile wissenschaftliche Einrichtungen befinden sich zwar in einem desolaten Zustand, aber kein Land hat mehr Spezialisten, die wissen, wie man Infektionserreger waffenfähig macht.

Bei einem Treffen zwischen Präsident George Bush und Boris Jelzin im Jahr 1992 sagte Bush, die amerikanische Regierung habe von *Biopreparat* erfahren und wünsche, dass das Programm eingestellt und die Lagerbestände vernichtet würden. Jelzin behauptete, von dem Programm nur in groben Zügen zu wissen, und beauftragte den pensionierten General Anatoli Kunzewitsch mit einem Bericht über das Bio-Waffen-Programm der Sowjetunion. Dieser noch im selben Jahr vorgelegte Bericht zeigt, wie ungeheuerlich die Zielsetzung der sowjetischen Bemühungen auf diesem Gebiet war. Mehrere tödliche Erreger waren für den Einsatz in Marschflugkörpern, Raketen und Bombenflugzeugen waffenfähig gemacht worden, darunter Milzbrand, Q-Fieber, Tularämie und zahlreiche Viren. Die Bio-Waffen waren auf der Insel Wosroshdenija im ständig kleiner werdenden Aralsee getestet worden.[60]

Der Kunzewitsch-Bericht beschreibt ein komplexes Netz von Bio-Waffen-Programmen, zu dem *Biopreparat* und davon unabhängige Labors und Testeinrichtungen des Verteidigungsministeriums gehörten. Zusätzlich zu den 47 *Biopreparat*-Instituten unterhielt das Verteidigungsministerium mehrere Produktionsstätten für Bio-Waffen, Labors – sogar im stark bevölkerten Moskau – und Raketen-Testgelände. Nach Darstellung der sowjetischen Regierung war *Biopreparat* nur ein ziviles pharmazeutisches Entwicklungsprogramm. Das Bio-Waffen-Programm des Verteidigungsministeriums existierte offiziell überhaupt nicht. Es wird geschätzt, dass bis 1992 ungefähr 70 000 Wissenschaftler und Techniker an dem Programm beteiligt waren. 1997 waren die meisten von ihnen verschwunden. Wo waren sie?

»Das weiß niemand«, sagt Dr. Kanatjan Alibekow.[61] Alibekow hatte sich 1992 in den Westen abgesetzt. Er ging nach Virginia, amerikanisierte seinen Namen und wurde Ken Alibek. 1975 hatte der Biologe aus Kasachstan mit Forschungen über Bio-Waffen begonnen, war im *Biopreparat*-Unternehmen aufgestiegen und 1987 im Alter von nur 36 Jahren stellvertretender Leiter des Programms geworden.[62] »Niemand kann sagen, wohin alle diese Bio-Waffen-Spezialisten gegangen sind«, fährt Alibek fort. »Einige sind wie ich in die Vereinigten Staaten gegangen, andere nach Europa. Aber, wissen Sie, mit großer Wahrscheinlichkeit sind auch einige im Nahen Osten. Wenn ihnen angeboten wird, tausend Dollar im Monat zu verdienen, so ist das für sie eine Menge Geld.«

Alibek berichtet, dass *Biopreparat* zu seiner Zeit 32 000 zivile Wissenschaftler beschäftigte, für das Bio-Waffen-Programm des Verteidigungsministeriums arbeiteten noch einmal 10 000 Militärwissenschaftler. Dazu kamen Tausende von Mitarbeitern in den Testeinrichtungen, die in Jekaterinburg (wo sich 1979 der Unfall mit Milzbrand ereignete), Kirow, Sergijew Posad und Strishi experimentell Bio-Bomben freisetzten. Das Programm schuf die oben genannten Waffensysteme sowie einen gegen Antibiotika resistenten (also nicht therapierbaren) Stamm von Pest-Bakterien sowie für Pockenausbreitung geeignete Mittelstrecken-Raketen und betrieb die Massenherstellung der zum Verbluten führenden Fieberviren *Ebola*, Marburg und Machupo sowie antibiotikaresistenter Milzbrand-Stämme.

Das hochgeheime Labor in Sergijew Posad experimentierte mit der Massenproduktion von Pocken-Viren, die jedes Jahr tonnenweise vermehrt wurden. 1990 – ein Jahr vor dem Zusammenbruch der Sowjetunion – leitete Alibek bei *Vector* ein Team, das sich mit der Frage beschäftigte, wie man Pocken-Viren mit Hilfe von Nebelsprühern waffenfähig machen könne. Er behauptet, auf Befehl von Präsident Michail Gorbatschow seien jährlich achtzig bis hundert Tonnen von diesem furchtbaren Zeug hergestellt worden.

So schrecklich ihre Arbeit war, die Wissenschaftler von *Biopreparat* – auch Alibek – glaubten, dass die Vereinigten Staaten ein vergleichbares biologisches Arsenal hätten und dass eine größere Konfrontation im Kalten Krieg unvermeidlich sei. Die vom KGB mit paranoiden und oft falschen »Informationen« gefütterten sowjetischen Wissenschaftler waren sicher, dass die Amerikaner bald ebenso abscheuliche Bio-Waffen einsetzen und von Wladiwostok bis Leningrad unschuldige Zivilisten töten würden.

Alibek war einer der letzten Flüchtlinge von *Biopreparat*, der in den Westen ging – aber er war der Erste, der die geheimen Einzelheiten des Projekts bekanntgab. Seine Enthüllungen wurden in Washington sehr aufmerksam zur Kenntnis genommen, in manchen Kreisen aber auch für übertrieben gehalten. Auf Henderson machte er einen »ziemlichen Eindruck«, für Osterholm waren die Informationen des Wissenschaftlers aus Kasachstan ein »Albtraum«. Auch dem Geheimdienst in London schienen Alibeks Behauptungen nicht übertrieben. Man ließ sich von dessen Chef Wladimir Pasechnik, der sich 1989 nach Großbritannien abgesetzt hatte, genauestens berichten und erfuhr, dass viele scheinbar zivile Einrichtungen wie Plasmakliniken und Fertigungsanlagen für Impfstoffe zu *Biopreparat* gehörten. Der russische Wissenschaftler sagte aus, selbst mit dem Programm der Umrüstung von Marschflugkörpern zu Bio-Waffen betraut gewesen zu sein.[63]

Warum beteiligten sich Zehntausende von Naturwissenschaftlern an der Herstellung von Massenvernichtungswaffen? Da war die durch Falschinformationen des KGB geschürte Paranoia. Aber da waren auch die Vergünstigungen im privaten wie im wissenschaftlichen Bereich. Wissenschaftler von *Biopreparat* aßen auch im sibirischen Winter frische Tomaten, sie konnten reisen und hatten schöne Wohnungen, alles Dinge, die normalerweise für kommunistische Parteiführer reserviert waren. Sie konnten ihre Kinder auf die besten Schulen schicken und hatten freien Zugang zur wissenschaftlichen Literatur des Westens. Selbst an Kongressen durften sie teilnehmen. Während die sowjetischen Genetiker, Molekularbiologen und Agronomen alle Hände voll zu tun hatten, die fürchterlichen Schäden zu beheben, die das Lyssenkosche System angerichtet hatte, verschlangen die Forscher von *Biopreparat* die Schriften von Watson, Crick, Monod, Berg, Bishop, Baltimore und Varmus und lernten voll Eifer, das genetische Material, die DNS, zu manipulieren, zu mutieren und zu rekombinieren.

»Es gab zwei verschiedene Wissenschaftswelten«, erklärt Alibek. »1973 erließ die sowjetische Regierung ein Dekret, wonach die Arbeitsleistungen auf dem Gebiet der Gentechnologie erhöht werden sollten. In dieses Programm floss eine Menge Geld. Große Teilbereiche der Arbeit fielen unter die Geheimhaltung. Das eigentliche Ziel aber war die Entwicklung biologischer Waffen. Dabei gab es keinen Kontakt zwischen zivilen und militärischen Wissenschaftlern. Wir fingen bei Null an, aber wir machten uns das ganze Wissen zu eigen, das es im Westen bereits gab. Wir hatten ein groß angelegtes System, das einzig und allein für die Aufbereitung der wissenschaftlichen Arbeit des Westens da war.«

Als 1995 in Zaire die *Ebola*-Epidemie ausbrach, ließ eine Gruppe von *Vector*-Wissenschaftlern verlauten, dass sie schon vor längerer Zeit einen Impfstoff entwickelt und an Freiwilligen getestet hätten. Der stellvertretende Leiter von *Vector*, Sergej Netesow, konnte oder wollte nicht sagen, woher die Russen ihre *Ebola*-Proben hatten und wie sie an unveröffentlichte Forschungsergebnisse aus westlichen Labors gekommen waren, aber er und seine Kollegen von *Vector* ließen auf der Ebola-Virus-Tagung 1996 in Antwerpen klar erkennen, dass sie ihre Arbeit an *Ebola* beschleunigen wollten.[64] Nach Aussage von Netesow waren in Russland Vorräte eines Anti-Serums gegen *Ebola* vorhanden, das im BL-4-Labor von *Vector* aus künstlich infizierten Schafen und Ziegen gewonnen wurde. Das Serum sei an zehn Freiwilligen getestet worden, ohne dass man eine schädliche Wirkung habe feststellen können. Einmal sei einer seiner Kollegen von einem mit *Ebola* infizierten Affen gebissen und durch wiederholte Injektionen mit dem Serum gerettet worden.

Noch intensiver als bei *Biopreparat* wurde beim Militär an *Ebola* gearbeitet. Das in militärischen Einrichtungen hergestellte Antiserum war aus Pferden gewonnen und mehrfach an Menschen getestet worden.[65] Während Spitzenärzte in der Sowjetunion die Wände ihrer Operationssäle schrubbten und keine Ahnung von moderner Infektionskontrolle hatten, gingen die Wissenschaftler bei *Biopreparat* an die Molekularbiologie heran, als handele es sich um einen durch den Kalten Krieg diktierten zweiten Wettlauf zum Mond. Für einen klugen jungen Biologen der siebziger Jahre bot *Biopreparat* mehr intellektuelle Anreize als jede andere Institution.

Damit war es 1992 vorbei: kein privilegierter Status mehr, keine Forschungsgelder, keine hohen sowjetischen Gehälter. Mit einem Federstrich stellte Jelzin 1992 die Finanzierung der Entwicklung von Bio-Waffen ein – oder versuchte es wenigstens.[66] Mit einem Mal standen Tausende von arbeitslosen und gedemütigten Bio-Waffen-Experten auf der Straße. 1997 begannen das amerikanische Verteidigungsministerium und die National Academy of Sciences ein trilaterales Abkommen mit entsprechenden Stellen in Russland und Großbritannien auszuarbeiten, um, in den Worten von Schelokow, »den Versuch zu machen, [die russischen Bio-Waffen-Labors] in zivile Arbeitsstätten zu verwandeln.« Schelokow und Howson saßen in einem Ausschuss der National Academy of Sciences, der den Übernahmeplan entwarf, um »das hervorragende Fachwissen zu nutzen und einzusetzen für die weltweite Verbesserung der Gesundheit und nicht zu ihrem Schaden.«

Einige russische Wissenschaftler, die bei *Vector* und anderen Einrichtungen von *Biopreparat* gearbeitet hatten, wurden vom Pentagon eingestellt, damit sie Impfstoffe gegen die von ihnen geschaffenen Erreger herstellten. Sie arbeiteten dabei direkt mit dem medizinischen Forschungsinstitut der US-Armee und den CDC zusammen. Geplant war, dass einige russische Wissenschaftler die Chance erhielten, in Labors des amerikanischen Gesundheitswesens zu arbeiten, im Gegenzug erhielten die Amerikaner Zutritt zu *Biopreparat*. Die amerikanischen Wissenschaftler, die in den späten neunziger Jahren Einrichtungen von *Biopreparat* besuchten, waren ziemlich schockiert. Der schlechte Zustand der Labors zeigte, dass auch höchst gefährliche biologische Arbeiten und eine ausgeklügelte Molekularbiologie von jeder Art Einrichtung betrieben werden können, vorausgesetzt es steht das nötige Fachwissen zur Verfügung.

Zu seiner besten Zeit rühmte sich *Vector*, über 4000 Wissenschaftler und Tausende von Angestellten in relativ neuen, 1974 gebauten Anlagen zu beschäftigen. Aber bis 1997 hatten mehr als die Hälfte der Wissenschaftler und Arbeiter *Vector* verlassen. Diejenigen, die blieben, waren deprimiert und schufteten für wenig oder gar kein Geld unter immer schlechteren Bedingungen. Netesow, der frühere stellvertretende Leiter von *Vector* und Experte für *Ebola*- und Pocken-Viren, erkrankte nach einer Magenoperation lebensgefährlich an einer trivialen bakteriellen Infektion. Aufgrund der verbreiteten Antibiotika-Resistenz in Nowosibirsk waren seine Ärzte gezwungen, kostspielige Medikamente zu verschreiben, die er selbst bezahlen musste.

Wenn man von Netesows Büro ein Stück weiter auf rissigen Bürgersteigen und vorbei an Rasenflächen voller Unkraut geht, gelangt man zum Gebäude Nr. 5: Molekularbiologie. Der Eingang ist unbewacht. Im elften Stock forscht Sergej Shchelkunov fieberhaft nach einem für die Bösartigkeit von Affenpocken verantwortlichen Virus-Gen. Shchelkunov, der aus einem Fonds des amerikanischen Verteidigungsministeriums bezahlt wird, ist dabei, die genetische Sequenz von Pocken-, Kuhpocken- und Affenpocken-Viren zu bestimmen, um sich »ein Bild von den evolutionären Beziehungen zwischen diesen Viren« zu machen. Die CDC und die Weltgesundheitsorganisation haben ihn beauftragt, das Genom des aktuellen Affenpocken-Virus-Stammes zu erarbeiten, der 1997 im Kongo zum Ausbruch kam.

Am Eingang zum nahegelegenen Gebäude Nr. 6 ist ein Verbotsschild in kyrillischer Schrift angebracht: *Achtung. Beschränkter Zugang: Eintritt nur für Personen, die gegen Pocken geimpft sind.*

Es gibt allerdings keine Wachtposten mehr, die für die Einhaltung dieser Vorschrift sorgen. Von den langen, dunklen Korridoren, die mit teuren, aber nicht in Betrieb befindlichen Lampen ausgestattet sind, gehen Labors ab, die so aussehen, als wäre die Zeit seit 1975 stehengeblieben. Die Arbeit scheint eines Tages mitten in irgendwelchen Experimenten eingestellt worden zu sein.

Oben arbeitet Alexander Guskow bei gedämpftem Winterlicht. Seine ebenfalls von den CDC finanzierte Aufgabe ist es, die Hunderte von Pocken-Proben, die bei *Vector* lagern, infektiös, das heißt vermehrungsfähig zu erhalten. Dafür arbeitet er in periodischen Abständen im Hochsicherheitstrakt, wo er die zwanzig bis fünfzig Jahre alten gefrorenen Virus-Proben auftaut und in Zellkulturen weitervermehrt.

Auch der Biologe Valeri Loktow gehört zu dem Kooperationsprojekt der amerikanischen Wissenschaftsakademie. Er leitet Forschungen über einen Flussleberegel, der die gesamtem Fischbestände in den sibirischen Flüssen verseucht hat und zunehmend auch bei japanischen und nordamerikanischen Fischen gefunden wird. »Von der hiesigen Bevölkerung sind achtzehn bis neunzehn Prozent infiziert«, sagt Loktow. Die Leute haben von dem verseuchten Fisch gegessen, den sie in den Flüssen von Nowosibirsk fangen. Untersuchungen an Hamstern haben ergeben, dass der Leberegel in fast allen Fällen Leberkrebs erzeugt.

Loktows Arbeit lässt sich unter minimalen Sicherheitsvorkehrungen betreiben. Aber bei *Vector* wurde auch mit Mikroben gearbeitet, die der Gefährdungsstufe 4 [Biohazard Level-4, (BL-4)] zugeordnet sind – Erreger, die für Menschen zu über fünfzig Prozent tödlich sind, gegen die es kein Heilmittel und keinen bekannten Impfstoff gibt. Bis 1996 herrschte in den BL-4-Labors von *Vector* reges Leben, es wurde über *Ebola* und mehrere andere hämorrhagische Fieberviren, über Encephalitis-Viren und einige ungewöhnliche Formen von Hepatitis geforscht.

Ein Jahr später ist es ruhig in diesen Labors, die hochgesicherten Tierkäfige sind leer. Dass die BL-4-Anlagen nicht mehr benutzt werden, macht den Wissenschaftlern von *Vector* zwar in finanzieller Hinsicht das Leben schwer, hat aber vielleicht auch sein Gutes. »Wir müssen die Anlage modernisieren, wenn wir amerikanische BL-4-Standards erreichen wollen«, sagt Loktow und verweist auf den bedrohlichen Mangel an geeigneten Filtern für den Luftabzug, um das Entweichen gefährlicher Mikroben zu verhindern. Amerikanische Wissenschaftler meinen, noch beunruhigender sei das gesamte Konzept der Anlage – eine riesige und schwerfällige industrielle Masse mit denselben Mängeln wie die sowjetischen Fabriken und Atomkraftwerke. Gewaltige Versorgunsgsleitungen und unverkleidete Heizungs- und Lüftungsrohre verlaufen kreuz und quer unter der Decke – ein spaghettiartiges Gewirr von unverkleidetem Eisen und Stahl, das sich unmöglich dekontaminieren lässt, falls einmal Mikroben austreten sollten und der Raum desinfiziert werden muss.

Die meisten Mikrobenfilter wurden 1981 installiert und waren ursprünglich nicht für biologische Sicherheitsvorkehrungen, sondern für den nuklearen Strahlenschutz vorgesehen. In einem Labor hängen an einem Rohr gewaschene Latexhandschuhe zur Wiederverwendung. Als Luftdrucktüren dienen überwiegend die schweren, ursprünglich für atombetriebene U-Boote konzipierten Eisentüren. Die Raumanzüge, in die sich die russischen Wissenschaftler zwängen, um mit den tödlichen Erregern zu arbeiten, seien furchtbar unbequem, beklagt sich ein Kollege Loktows, als er widerwillig in einen hineinsteigt, um die Sicherheitsvorkehrungen zu demonstrieren. Er kann sich in dem schweren Anzug aus Gummi und Stahl kaum bewegen, geschweige denn mit den winzigen Spritzen und Proberöhrchen hantieren, die voller lebensgefährlicher Viren sind.

»Wir hatten keine Unfälle, niemand von unseren Leuten, die mit dieser Ausrüstung arbeiteten, hat sich je angesteckt«, sagt Loktow. »Aber die Geräte sind alt, sehr alt. Und jetzt haben wir kein Geld, um neue anzuschaffen. Die Arbeit wird sehr gefährlich.«

In Gebäude Nr. 1 des riesigen *Vector*-Geländes befinden sich zahllose Reihen von Kühltruhen, alle ausgerüstet mit dreifach gesicherten Stromsystemen, die eine einwandfreie Kühlleistung sicherstellen sollen, auch wenn das Stromnetz von Nowosibirsk ausfallen sollte. Das ist auch notwendig, denn hier befindet sich die Referenzsammlung von 20 000 verschiedenen Virus- und Bakterien-Proben – alles hochinfektiöses Material. Beim Zerbrechen eines der auf $-80°C$ tiefgefrorenen Proberöhrchen könnte das entweichen und sich durch alte undichte Verschlüsse und schlecht gewartete Abluftfilter hindurchschmuggeln. Infektiöse Keime könnten so in die Luft gelangen, das Personal von *Vector* infizieren und eine Epidemie auslösen.

Diese ungewöhnliche Sammlung von menschenpathogenen Keimen ist durchaus mit der ebenso tödlichen Lagerstätte der CDC in Atlanta zu vergleichen, aber die mehrstufigen, effektiven Sicherheitsvorkehrungen, die das geheime Lager der CDC schützen, sucht man in Nowosibirsk vergeblich. »Man kommt nicht um die Tatsache herum, dass hier jeder mit biologischen Proben hinausgehen kann«, sagt der Bio-Waffen-Experte Anthony Cordesman vom Center for Strategic and International Studies in Washington.

Aber es besteht nicht nur diese Gefahr, sondern eben auch das Risiko, dass Mikroben einfach austreten, wenn die Anlagen nicht modernisiert werden und die Stimmung der Wissenschaftler und Angestellten sich nicht bessert. Denn die Viren und Bakterien können nicht ewig in den Kühltruhen in Gebäude Nr. 1 ruhen. Um sie am Leben zu erhalten, müssen sie ab und zu herausgenommen, aufgetaut und in Tiere oder Zellkulturen injiziert werden. Dieses »passaging«, wie man den Vorgang nennt, war bei den meisten Proben jahrelang nicht vorgenommen worden. Netesow und seine Mitarbeiter haben wahrscheinlich zu wählen zwischen der Aussicht, dass die Proben nicht mehr zu gebrauchen sind, und der Gefahr, dass sie ihre Gesundheit und die Sicherheit anderer aufs Spiel setzen, wenn sie in ihre alten Raumanzüge aus Gummi steigen, um sich in die veralteten BL-4-Labors zu begeben.

Wenn es zu einem Zwischenfall käme, müssten die Wissenschaftler zu ihren dreißig Jahre alten Telefonen greifen, um mittels einer altmodischen, handbetriebenen Vermittlung in Nowosibirsk um Hilfe zu bitten. Vermutlich ginge es schneller, wenn sie sich an ihre Computer setzten und eine E-Mail nach Washington schicken würden.

Als Oberst Duplantier und die Vertreter der National Academy of Sciences (NAS) 1996 mit ihrem Kooperationsprojekt begannen, gingen sie davon aus, dass eine Finanzierung von etwa zwanzig Wissenschaftlern ausreichend wäre. Später erklärt Duplantier: »Als wir hinfuhren, um uns die Sachen anzusehen, waren wir wie erschlagen von ihrer Größenordnung.« Auf einer Arbeitstagung im Juli 1997 in Kirow war Duplantier entsetzt, als er Zahlen zu hören bekam, die nur *Biopreparat* allein betrafen: »47 Institute, 40 000 Angestellte, 9000 Wissenschaftler, elf voll eingerichtete Forschungsinstitute mit 2000 Spezialisten für Pathogene. In dieser Größenordnung bewegte sich das!«[67]

Damit war klar, dass der amerikanisch-britische Plan, *Biopreparat*-Wissenschaftler im Westen zu beschäftigen, völlig unzureichend war. Zwanzig Stellen konnten nicht die Aktivitäten von 40 000 Beschäftigten bremsen. Doch: 1997 arbeiteten gar nicht mehr 40 000 Leute bei *Biopreparat*. Wo waren sie geblieben?

Im Sommer 1995 wurde aus westlichen Geheimdienstquellen bekannt, dass das russische Militär weiter an Bio-Waffen arbeitete und dass es den Iran beim Aufbau eines ähnlichen Programms unterstützte.[68] Russischen Wissenschaftlern, die im Rahmen des amerikanischen Programms finanziert wurden, warf man vor, weiterhin Bio-Waffen herzustellen und ihre Fachkenntnisse an andere Regierungen zu verkaufen. Daraufhin meldete der Rechnungshof des Kongresses im Frühjahr 1999 Bedenken an, ob das Programm noch weiter finanziert werden solle.[69] Aber das Weiße Haus schien daran festhalten zu wollen, wie Präsident Clinton in seiner Rede zur Lage der Nation von 1999 andeutete, indem er sich ausdrücklich auf die Dringlichkeit der amerikanisch-russischen Zusammenarbeit zur Verhinderung der Ausbreitung von Bio-Waffen bezog.

Zwar machte *Biopreparat* seine Labors für Politiker und Fachleute aus Großbritannien und den Vereinigten Staaten zugänglich, aber das Verteidigungsministerium weigerte sich. Henderson ist ebenso wie Alibek vollkommen davon überzeugt, dass in dessen Labors ungeheure Gefahren lauern. In einem Artikel in Jane's Weekly, einer angesehenen britischen Militärzeitschrift, wurde im Frühjahr 1997 – auf der Grundlage von Informationen aus dem britischen Spionagezentrum MI6 – behauptet, russische Wissenschaftler hätten einen genetisch veränderten Milzbrand-Stamm entwickelt, der sich allen Impfstoffen und Antibiotika gegenüber als resistent erweise. Biologen, die mit dieser Bakterienart vertraut waren, erschien diese Behauptung jedoch als völlig unwahrscheinlich.

Bei einem seiner mehrfachen Besuche bei Einrichtungen von *Biopreparat* erkundigte sich jedoch Chris Howson einige Wochen später nach dem angeblichen Super-Bazillus. »Ja, wir haben tatsächlich hier Stämme, die sich gegenüber Impfstoffen und Antibiotika resistent verhalten«, wurde ihm gesagt. Als sich diese Begegnung herumsprach, wurden Henderson und Osterholm sowie die im Bio-Verteidigungslabor von Fort Detrick arbeitenden Armeewissenschaftler zunehmend besorgt. Hoffentlich hatte man Howson diese Dinge nur erzählt, um sich wichtig zu machen.

Anfang 1998 wurde aber dann in einer britischen Veröffentlichung über die Arbeit von A. P. Pomeranzew und seinen Kollegen vom staatlichen Forschungszentrum für angewandte Mikrobiologie, einer Einrichtung von *Biopreparat* in Obolensk, berichtet.[70] Mit Hilfe einer ausgefeilten Gentechnik setzte man dort bösartige Gene von einer für Menschen ungefährlichen Art, dem *Bacillus cereus*, in den *Bacillus anthracis* ein, den Organismus, der Milzbrand verursacht. Außerdem war der Milzbrand-Stamm, an dem man dieses Kunststück vollbrachte, für eine vollständige Antibiotika-Resistenz gezüchtet worden. Dabei kam offenbar eine völlig neue Form von Milzbrand heraus, die sich gegenüber Penicillin und Impfstoffen tatsächlich resistent verhält und sich auf eine so gefährliche Weise in menschlichen Zellen niederlassen kann, die bisher im Zusammenhang mit Milzbrand noch nie beobachtet worden ist.[71] Lederberg war wie vom Donner gerührt.[72]

Pomeranzew und seine Mitarbeiter hatten sich alles, was sie brauchten, aus westlichen Quellen beschafft, indem sie sich einfach die offene Atmosphäre der biologischen Grundlagenforschung und der wissenschaftlichen Forschungen innerhalb des öffentlichen Gesundheitswesens zunutze machten. Die Technik, die sie anwandten, um den *Bacillus anthracis* zu modifizieren, stammte von dem Zellbiologen Daniel Portnoy aus Berkeley, der mit einem anderen Organismus – *Bacillus subtilis* – arbeitete. 1990 gelang es ihm, dem *Bacillus subtilis* Gene von einer anderen Bakterienart – *Listeria monocytogenes* – einzupflanzen, wodurch der Organismus neue Fähigkeiten erwarb. Im Besonderen pfropfte Portnoy Gene von *Listeria,* die rote Blutzellen zerstört, auf *Bacillus subtilis* auf und erhielt dadurch eine neue Bakterie, die Löcher in rote Blutzellen machen und außerhalb des Bodenmilieus leben kann, auf das solche Organismen normalerweise beschränkt sind. Es war eine unschuldige Studie von der Art, wie sie bei akademischen Forschern im Westen am beliebtesten ist. Es ließe sich in diesem Zusammenhang von einem »Grundlagenbeweis« sprechen, jedenfalls zeigte Portnoys Forschung einfach nur, dass die primitiveren bakteriellen Organismen Anlagen besitzen, die für höher entwickelte Tätigkeiten notwendig sind, vorausgesetzt sie erhalten den richtigen genetischen Aufdruck.[73]

Die Gruppe um Pomeranzew zollte Portnoys Arbeit ihren Respekt: »Das Klonen des strukturellen Gens für das Hämolysin *Listeria monocytogenes* zu einem asperogenen Mutanten des *Bacillus subtilis* hatte die Umwandlung einer einfachen Bodenbakterie in einen Parasiten zum Ergebnis, der im Zytoplasma einer Säugetier-Zelle gedeihen kann. Nach diesem Modell können Stämme des *Bacillus anthracis* durch den Erwerb von hämolytischen Eigenschaften der Immunität ihres Wirts entgehen, indem sie in die Wirtszellen eindringen. Die in diesem Forschungsbericht vorgelegten Daten bestätigen die Feststellung, dass der evolutionäre Sprung von einer extrazellulären zu einer intrazellulären Lebensweise nur den Erwerb einer begrenzten Zahl von Genen erfordert.«

Mit anderen Worten: Eine »Gartenbakterie« lässt sich in einen Bazillus verwandeln, der im menschlichen Blut leben kann. Portnoy war entsetzt. Er war nie auf die Idee gekommen, dass seine Arbeit, die Umwandlung der Bodenbakterie *Bacillus subtilis* in einen Bazillus, der in Zellen von Mäusen leben kann, auch auf andere Bodenorganismen zutreffen könnte – wie zum Beispiel Milzbrand. Als er von dem russischen Experiment erfuhr, bezweifelte er zunächst den Wahrheitsgehalt von Pomeranzews Veröffentlichung. Aber als er sich den Aufsatz genauer ansah, bemerkte er mit Schrecken, was geschehen war – seine Arbeit war pervertiert worden.

Portnoy ist nicht der einzige Wissenschaftler, dessen Arbeit von der Obolensker Gruppe benutzt worden ist. Um ihre Umwandlung des Milzbrand-Bazillus zu realisieren, brauchten sie spezielle Gene des *Bacillus cereus*, um sie in das Genom des Milzbrand-Bazillus einzupflanzen. Wiederum machten sie sich die außergewöhnlich offene Atmosphäre der biologischen Grundlagenforschung zunutze. Zur Zeit von *Biopreparat* wandten sie sich an Dr. Werner Goebel, einen angesehenen Biologen vom Biozentrum Würzburg. Auch Goebel erschrak zutiefst, als er erfuhr, welcher Gebrauch von seinen Genen gemacht worden war.

»Ich habe keinen direkten Kontakt zu der Gruppe um Pomeranzew«, lässt Goebel per E-Mail verlauten. »Ich kenne ihn auch persönlich nicht. Es ist natürlich möglich, dass ich ihm oder (was wahrscheinlicher ist) einer mit ihm in Verbindung stehenden Person die Gene, die wir vor Jahren vom *Bacillus cereus* geklont haben, schicken ließ, wie ich es auch mit einer Reihe von anderen Personen getan habe, nachdem unsere Arbeit veröffentlicht worden war. Er (oder die andere Person) hat gewiss nicht erwähnt, dass er sie in den *Bacillus anthracis* einpflanzen wollte.«

Alibek, der frühere leitende Mitarbeiter von *Biopreparat*, kann nur den Kopf schütteln über die Naivität der westlichen Wissenschaftler: »Wir haben bei Null angefangen, und wir haben uns das gesamte Wissen angeeignet, das es im Westen gab«, erklärt er. »Und westliche Wissenschaftler sind sehr, sehr offen – es ist ganz einfach, man schreibt einen Brief, und schon bekommt man, was man braucht.«

Um biologische Proben weitergeben und austauschen zu können, wurden vor Jahrzehnten besondere Aufbewahrungsorte für Organismen, Zellen und anderes biologisches Material geschaffen. Es ist sehr kostspielig, solche Dinge in einzelnen Labors aufzubewahren, und so unterhalten diese Sammelstellen riesige biologische Lagerbestände und versenden sie an Forscher in der ganzen Welt. In den späten neunziger Jahren machten Kongressmitglieder ihrem Ärger Luft, als bekannt wurde, dass eine von diesen Sammelstellen, die American Type Culture Collection (ATCC) in Virginia, im Jahr 1995 Milzbrand-Proben an ein Labor im Irak und Proben des Pest-Erregers an den rechtsradikalen Fanatiker Larry Wayne Harris aus Ohio – der Anfang 1998 in der Nähe von Las Vegas mit einer Milzbrand-Probe verhaftet wurde – geschickt hatte.

Vor Journalisten sagt der Direktor von ATCC, Dr. Raymond Cypress, zu seiner Verteidigung, es gebe »eine Tradition des Austauschs von Material für Forschungszwecke, und wir haben so gut wie keine Unterlagen darüber.« Zum Beispiel veröffentlichen 1997 siebenundzwanzig amerikanische Forschungslabors Arbeiten über *Yersinia pestis*, den Erreger der Pest, »aber nur vier haben Kulturen von uns bekommen. Wo kamen die anderen her?«

Damals gab es dem World Directory of Collections of Cultures and Microorganisms zufolge weltweit 453 solcher Sammelstellen, 54 davon verkauften oder versandten Milzbrand, 64 verkauften den Organismus, der Typhus verursacht, und 34 boten die Bakterien an, die Botulinus-Toxin produzieren. Und achtzehn Sammelstellen aus fünfzehn Ländern handelten mit Pest-Bakterien. Diese Sammelstellen gibt es nicht nur in Amerika und Europa, sondern auch in China, Bulgarien, dem Iran, der Türkei, Argentinien und in sechzig anderen Ländern. Einige versuchen, über das Internet ins Geschäft zu kommen, und bieten einen 24-Stunden-Direktversand von Mikroben an – man muss nur eine Kreditkartennummer angeben; der Nachweis, dass das Material für Forschungszwecke benötigt wird, ist nicht erforderlich.[74] Der Preis, den die Händler für ihre Bazillen verlangen, ist für den Austausch von Mikroorganismen entscheidend. Eigentlich ist die Offenheit des Austauschs dazu gedacht, den Gesundheitsbehörden behilflich zu sein, indem Wissenschaftlern die Möglichkeit geboten wird, für Forschungszwecke schnell an Bakterien- und Viren-Stämme heranzukommen.

Cypress schätzt, dass 99,9 Prozent aller Forschungen, für die solche Organismen gebraucht werden, tatsächlich dem Gesundheitswesen, der Grundlagenforschung oder der Entwicklung von Arzneimitteln dienen. Dennoch bleibt die Entdeckung und Sanktionierung von Bio-Waffen ein Problem. Für VX-Gasvorräte oder für bis zur Waffenfähigkeit angereicherte Plutoniumkügelchen gibt es keinen legitimen zivilen Gebrauch, obwohl sowohl die Anlagen und Geräte, die für die Herstellung von Bio-Waffen erforderlich sind, als auch im Großen und Ganzen die biologischen Wirkstoffe selbst ebenso für ganz ehrenwerte medizinische und wissenschaftliche Zwecke verwendet werden können.

Jedes pharmazeutische oder medizinische Labor oder eine entsprechende Industrieanlage kann zum Produktionsstandort für Bio-Waffen werden. Und sie können mit einer landwirtschaftlichen

Standardausrüstung zum Einsatz gebracht werden: mit Pestizidsprühern oder Sprühflugzeugen. Bei jedem Schritt der Herstellung von Bio-Waffen kommen also Materialien und Gerätschaften zur Anwendung, die auch für legitime Zwecke gebraucht werden können: Alles unterliegt, wie es in der Sprache der Sicherheitsbehörden heißt, dem Prinzip des »dualen Gebrauchs«. Das ist die Hauptschwierigkeit, mit der es die Kontrolle der Bio-Waffen-Produktion und die Inspektion möglicher Standorte zu tun haben.

In Geheimdienstkreisen war man der Auffassung, dass Milzbrand von *Biopreparat* in die Hände der Iraker gelangt sei – eine Annahme, die sich nicht beweisen ließ, selbst wenn ein Impfstoff und antibiotikaresistente Stämme von *Bacillus anthracis* gefunden worden wären. Die Iraker konnten immer behaupten, der Bakterien-Stamm sei auf natürliche Weise entstanden – auf irakischem, nicht auf russischem Boden. Welche Beweise Geheimdienstleute auch zu haben glaubten, Beweise, bei denen ein oder zwei russische Wissenschaftler eine Rolle spielten, wurden nie publik gemacht – und konnten es wahrscheinlich auch gar nicht, wenn die Quellen nicht aufs Spiel gesetzt werden sollten. In dieser unsicheren Lage kann es dazu kommen, dass Beschuldigungen und Anklagen als diplomatische Waffen gebraucht werden und eine Regierung in Misskredit gerät, ohne dass es für etwaige Beschuldigungen Beweise gibt. Dieser Zustand scheint fast so schlimm wie die diplomatische Situation im Kalten Krieg.

Ferner zeigen die Behauptungen, die im Zusammenhang mit einer Krankheit fielen, die als »Golfkrieg-Syndrom« bekannt wurde, wie schwierig es ist, ein Leiden zu diagnostizieren und es als Kriegsfolge einzustufen. Waren die eigenartigen Krankheitssymptome, an denen Tausende von alliierten Soldaten litten, auf eine chemische oder biologische Substanz zurückzuführen, der sie während des Golfkriegs ausgesetzt waren? Verschiedene Veteranenverbände und ihre Ärzte waren dieser Meinung und verwiesen auf die lange Liste von Symptomen, die bei vielen zurückgekehrten Soldaten festzustellen waren. Viele mögliche Ursachen wurden genannt: Pestizide, Impfstoffe der amerikanischen Armee, Rauch von einem bombardierten irakischen Waffenlager, chronische Müdigkeit, Massenhysterie. Noch Jahre nach dem Ende des Krieges wurde in den Vereinigten Staaten, in Kanada und in Großbritannien eine erbitterte Debatte über jeden nur vorstellbaren Aspekt des Golfkrieg-Syndroms geführt. Die Unfähigkeit, diesen in der Öffentlichkeit ausgetragenen Streit beizulegen oder wenigstens Einigkeit zu erzielen in der Frage, ob es so etwas wie ein Golfkrieg-Syndrom überhaupt gibt, zeigt, wie schwierig es ist, in einem Konflikt, in dem ein ungewöhnlicher oder sehr feiner Organismus zum Einsatz kommt, die Tatsachen exakt festzustellen.

Der Golfkrieg veranlasste nach den Neuigkeiten über Pomeranzews Schöpfung eines Milzbrand-Superbazillus den amerikanischen Verteidigungsminister William Cohen im Mai 1998, 130 Millionen Dollar für eine Impfung von 2,4 Millionen aktiven Wehrpflichtigen gegen Milzbrand bereitzustellen. Sofort zeigten sich Anzeichen von Resistenz, viele Geimpfte gaben an, sie hätten gesundheitliche Probleme, die im Zusammenhang mit der Impfung stünden, und über hundert diensttuende Männer und Frauen nahmen lieber eine Vorladung vors Kriegsgericht hin, als sich impfen zu lassen. Als sich die Proteste in allen Waffengattungen ausbreiteten, wurde deutlich, dass man in Amerika nicht damit rechnen kann, dass die Bevölkerung selbst im Falle von bio-terroristischen Drohungen sich Massenimpfungen bereitwillig unterzieht.

Die amerikanischen Armeeangehörigen sollten aber nicht nur gegen Milzbrand, sondern auch gegen Cholera, japanische Encephalitis, Pest, Typhus und Gelbfieber geimpft werden. Kein Soldat riskierte ein Verfahren vor dem Militärgericht wegen dieser Impfungen, obwohl einige noch größere gesundheitliche Schäden verursachen konnten oder weit weniger wirksam waren. Zum Beispiel werden Cholera-Impfungen von der WHO und den CDC nicht mehr empfohlen, weil sie zu Erkrankungen führen können und nur einen marginalen Immunschutz bieten. Die CDC haben auch die Impfung gegen die Pest aufgegeben, weil eine vorbeugende Behandlung mit Tetracyclin viel billiger und mit viel weniger gesundheitlichen Risiken verbunden ist und als Schutz für Personen, die sich in Gebieten aufhalten, die mit *Yersinia* verseucht sind, völlig ausreicht. Der Impfstoff gegen die japanische Encephalitis führte bei einem relativ hohen Prozentsatz von Geimpften zu ernsthaften allergischen Reaktionen. Aber Proteste gegen diese Impfungen gab es nicht.

Zwischen Mai 1998 und März 1999 wurden über 630 000 amerikanische Militärangehörige gegen Milzbrand geimpft: Bei 42 Personen (0,007 Prozent) traten Gegenreaktionen auf, sieben mussten stationär behandelt werden. Alle genasen vollständig.[75] Die antimilitaristische Friedensorganisation Citizen Soldier protestierte heftig gegen die Milzbrand-Impfkampagne und sah darin die Vorbereitung eines biologisch geführten Krieges.[76] Citizen Soldier verbreitete den Protest gegen die Milzbrand-Impfung über das Internet. Die Organisation hat eine dezidiert linke Ausrichtung. Aber auch verschiedene rechtsstehende Gruppen bedienten sich des Internets, um auf die Gefahren der Impfung aufmerksam zu machen. In noch düstereren konspirativen Tönen warnten fundamentalistische christliche und rechtsextreme Gruppen vor einem Plan der NATO, die amerikanischen Truppen mit einem Impfstoff gegen Milzbrand zu schwächen und auf diese Weise Amerika in ihre Gewalt zu bringen.[77]

Der Sozialhistoriker David Rothman von der Columbia Universität versuchte, dem unter aktiven Wehrpflichtigen und Veteranen verbreiteten Verdacht und dem Protest gegen die Massen-Impfungen auf den Grund zu gehen, einer Protesthaltung, die alle zivilen und militärischen Impfkampagnen zur Abwehr des Bio-Terrorismus beeinträchtigen könnte. Im Zweiten Weltkrieg seien die Amerikaner über die Verbindung zwischen Militär und Medizin begeistert gewesen, weil sie zum verbreiteten Einsatz von Penicillin gegen bakterielle Krankheiten, stark verbesserten Methoden der Bluttransfusion und der Chlorochin-Prophylaxe gegen Malaria geführt habe.

In der Zeit des Kalten Krieges lösten die medizinischen Vorhaben des Pentagons bei vielen Amerikanern ein Gefühl des Unbehagens aus, vor allem als Gerüchte aufkamen, dass die mit radioaktiven Strahlen verbundenen Gefahren verschwiegen würden. »Die Furcht vor wahnsinnigen, gefährlichen Wissenschaftlern ist in der amerikanischen Kultur tief verwurzelt. Es gab ja auch lange Zeit eine bestimmte Angst vor der Regierung, die Idee der Regierung als solche löste Ängste aus. Und das Militär trug seinen Teil dazu bei, dass Ängste geschürt wurden«, erklärt Rothman.[78] »Bis vor kurzem waren dies voneinander unabhängige Verdachtsmomente. Was wir jetzt haben, ist etwas Neues.«

Wenn man denkt, dass die Milzbrand-Impfung gefährlicher sei als zum Beispiel die fast einhellig verurteilte Impfung gegen Cholera, nimmt man gegenüber den wiederholten gegenteiligen Versicherungen des Weißen Hauses, verschiedener Bundesbehörden, des Verteidigungsministeriums und der Ärzteschaft des Landes eine ablehnende Haltung ein.[79] So sei eine Konstellation von Zweifel und Kritik entstanden, meint Rothman, die es in dieser Form in Amerika bis dahin nicht gegeben habe.

D. A. Hendersons Arbeitsgruppe über zivile Verteidigung gegen biologische Kriegführung prüfte sorgfältig jede verfügbare Information über Milzbrand und kam zu dem Schluss, dass Pläne zum Schutz der amerikanischen Bevölkerung gegen einen möglichen terroristischen Einsatz der Bakterien nicht ohne Impfungen denkbar seien.[80] Ohne Immunisierung oder die sofortige prophylaktische Einnahme von Antibiotika habe die Einatmung von Milzbrand-Sporen zu achtzig Prozent der auftretenden Fälle tödliche Folgen. Die Arbeitsgruppe empfahl nachdrücklich die Impfung der Mitarbeiter von Behörden und Organisationen, die im Notfall tätig werden müssten. Aber die Anti-Impfbewegung im Militär machte deutlich, wie schwer es war, den Durchschnittsamerikaner für die schützende Immunisierung zu gewinnen. Dabei blieb es auch, als sich die Beweise häuften, dass Milzbrand und andere Bio-Waffen in die Hände weiterer Schurkenstaaten gelangt waren.

Kurz vor Beginn des einundzwanzigsten Jahrhunderts besaßen folgende Länder Bio-Waffen, die für ferngelenkte Raketen oder eine großräumige aerosole Verbreitung geeignet sind: Irak, Iran, Syrien, Libyen, China, Nord-Korea, Russland, Israel, Taiwan und möglicherweise der Sudan, Indien, Pakistan und Kasachstan.[81] Diese Liste verläuft quer durch Machtblöcke, Ideologien und politische wie geographische Strukturen.[82] Außer diesen Staaten gibt es eine Reihe von nicht-staatlichen, internationalen politischen Organisationen, die bio-terroristisch einsetzbare Waffen entwickeln oder zu kaufen suchen. Geheimdienstquellen in Europa und den Vereinigten Staaten bestätigen genau das, obwohl Einzelheiten aus Sicherheitsgründen nicht genannt werden.[83]

Man geht davon aus, dass nicht nur die technischen Kapazitäten zur Anwendung von Bio-Waffen im Kriegsfall, sondern auch deren Entwicklung gewaltige Fortschritte machen wird. Bis 1985 hatte man wenige Wirkstoffe, die mit Sicherheit Tausende von Feinden zu töten imstande waren und mit Raketen oder anderen Systemen eingesetzt werden konnten. Die Liste der Stoffe war überall bekannt, und Vorräte mit Gegengiften und Impfstoffen wurden angelegt. Es war ein Unentschieden.

Der Fall Pomeranzew macht jedoch deutlich, dass die Biologie in den neunziger Jahren intellektuell das geworden war, was die Physik in den vierziger und fünfziger Jahren war: ein Gebiet, auf dem es zu übermäßig vielen neuen Entdeckungen kam. Was 1980 unmöglich schien, wurde 1990 gemacht und war 1995 Stoff für den Biologieunterricht an der Oberschule. 1993 machte das Office of Technology Assessment (OTA) des amerikanischen Kongresses die Voraussage:

»Es ist nicht zu erwarten, dass die Gentechnik zur Herstellung von ›Superkeimen‹ führen wird, die eine bedeutend größere tödliche Wirkung haben als die Vielzahl von biologischen Wirkstoffen, die wir gegenwärtig kennen, und ebenso wenig werden die grundsätzlichen Unsicherheitsfaktoren im Zusammenhang mit dem Einsatz von Erregermikroben im Kriegsfall zu beseitigen sein. Aber die Gentechnik lässt sich für die Herstellung von effizienteren Waffen nutzbar machen, indem Mikroorganismen geschaffen werden, die im Prozess ihrer Verbreitung eine höhere Stabilität besitzen (zum Beispiel sich gegenüber Hitze und ultravioletter Strahlung resistent verhalten). Biologische Wirkstoffe können auch dahingehend verändert werden, dass sie mit immunologischen Mitteln schwerer entdeckt werden können und für Standard-Impfstoffe und Antibiotika unempfindlich sind.«[84]

In der Biologie wurden schnellere Fortschritte gemacht, als selbst vom OTA angenommen wurde. Die in den neunziger Jahren in einer Reihe von Ländern unternommenen Anstrengungen zur Sequenzierung und Identifizierung aller Gene des menschlichen Genoms waren in einem Maße und in einem Tempo erfolgreich, das alle Erwartungen übertraf. Das hatte Folgen für die Entschlüsselung der DNS oder RNS von Mikroben.

In einem Leitartikel der britischen medizinischen Wochenzeitschrift Lancet von 1996 war von einer »wachsenden Sorge über Bio-Waffen, die für ausgewählte ethnische Ziele eingesetzt werden können«, die Rede. »Wer auf einer Tagung von Molekularbiologen oder Spezialisten für Ansteckungskrankheiten derartige Befürchtungen äußert, läuft Gefahr, sich den Unmut seiner Zuhörer zuzuziehen: Das sei Stoff für Science Fiction. Aber ist es das?« Es ist kein Kunststück mehr, die genetische Sequenz eines Virus wie *Ebola* zu bestimmen. John Mekalanos von der Harvard Medical School entwickelte ein Verfahren zur schnellen Feststellung bösartiger Gene von Bakterien.[85] Stanley Falkow von der Stanford University entwickelte eine Methode, die herauszufinden hilft, welche Gene der Typhus-Bakterie nach der Infektion von menschlichen Zellen zuerst angeschaltet werden.[86] Mit dieser leicht zu handhabenden Technik ist es möglich, die für die Bösartigkeit eines Organismus verantwortlichen Gene auszusortieren. Grippeforscher, die sich vornahmen, eine natürlich entstehende Super-Grippe dingfest zu machen, bevor sie sich so weit verbreitet wie das Grippe-Virus von 1918, bestimmten die Sequenz dieses Virus und identifizierten einige für die Pathogenese zentralen Gene.[87] 1998 gelang Wissenschaftlern vom Frederick Cancer Research Center in Bethesda die exakte genetische Bestimmung der Art und Weise, wie der Milzbrand-Bazillus menschliche Zellen tötet.[88]

Seit den späten neunziger Jahren steht das Werkzeug zur Verfügung, ebenso eine riesige Anzahl von Biotechnikern.[89] Sie haben genetische Schemata, die ihnen zur Anleitung für ihre Arbeit dienen.[90] Es gibt Präzendenzfälle und Vorratslager. Das westliche Militär verstärkt seine Bemühungen um Maßnahmen zur Abwehr von Bio-Waffen, die Truppen werden geimpft, es werden Vorräte von Antitoxinen und Antibiotika angelegt, Schutzanzüge und Masken angeschafft, Manöver abgehalten, bei denen auch Bio-Waffen eine Rolle spielen, und Forschungsprogramme zur Entwicklung von Methoden und Geräten zur Entdeckung von biologischen Wirkstoffen gestartet. Aber der Schutz von unschuldigen Männern, Frauen und Kindern ist etwas anderes.

»Damit beschäftigt sich im zivilen Bereich praktisch niemand«, beklagt sich Henderson. In seiner Rede an jenem Frühlingsmorgen in Atlanta warnte er eindringlich vor den Konsequenzen der Tatsache, dass es keine Planungen gibt, wie auf die Auswirkungen von Bio-Waffen auf die Zivilbevölkerung im Umkreis eines Kampfgebietes zu reagieren sei – oder auf die beabsichtigten Auswirkungen eines bio-terroristischen Anschlags auf die ahnungslosen Menschen.

»Die Freisetzung chemischer Substanzen oder eine größere Explosion lassen sich viel besser in den Griff bekommen als die Probleme, die entstehen, wenn Pocken oder Milzbrand im Spiel sind.«[91] Die schlimmsten Auswirkungen einer Explosion oder eines Angriffs mit chemischen Waffen sind schnell vorbei, der Umfang der Katastrophe kann ermittelt werden, die Zahl der Toten und Verletzten kann festgestellt und Rettungsmaßnahmen können ergriffen werden. Wenn Pocken oder Milzbrand zum Einsatz gekommen sind, ist das nicht der Fall.

Galten früher Vergleiche mit den Auswirkungen von Kernwaffen als lächerlich, so wurden sie in den neunziger Jahren bei politischen Debatten über biologische Kriegführung fast immer angestellt. Sowohl Atombomben als auch Bio-Waffen haben dauerhafte Folgen und betreffen ganz überwiegend die Zivilbevölkerung. Der Sicherheitsexperte Brad Roberts spitzte den Vergleich dahingehend zu, dass Bio-Waffen »die Antwort des armen Mannes auf die Atombombe« seien, das heißt die Möglichkeit von asymmetrischen Konfliktstrategien eröffnen.[92] Die strategische Überlegenheit von Bio-Bomben über Atomwaffen würde unter solchen Bedingungen erheblich zunehmen, meint Roberts, wenn man biologische Kampfstoffe nach Maß herstellte – »Designerbazillen«, die gentechnisch auf strategische Vorteile wie zum Beispiel ethnisch ausgewählte Ziele abgestimmt seien.

Bei Atomwaffen besteht die Gefahr, dass radioaktives Material durch Windströmungen zu den eigenen Truppen gelangt und kein Lebewesen gegen Mutationen, die sich aus der ionisierenden Strahlung ergeben können, immun ist. Bio-Waffen hingegen, die auf eine spezifische genetische Anfälligkeit zielen, sind harmlos für die angreifenden Truppen und können nicht nur die gegnerischen Armeen, sondern ganze Zivilbevölkerungen vernichten. »Wenn Sie gefragt werden, mit welcher Technik zum ersten Mal bei einem terroristischen Anschlag 100 000 Amerikaner getötet werden«, schrieb der Autor Robert Wright, »dann zögern Sie nicht mit der Antwort und setzen sie auf die Bio-Technologie.«[93]

Bei der Erörterung der Frage, wie gut man in Amerika auf Angriffe mit Bio-Waffen vorbereitet sei, spricht der amerikanische Marinekommandeur James K. Campbell vom »postmodernen Terroristen«, der nicht vor Zielen in der Zivilbevölkerung zurückschreckt. »Womit wir es immer häufiger zu tun haben werden«, meint Campbell, »ist der überaus gewalttätige Terroranschlag, auf den das totale Schweigen folgt«, wie der Bombenanschlag bei den olympischen Spielen von 1996 in Atlanta oder wie die Bombardierung der amerikanischen Botschaften in Daressalam und Nairobi. Solche Ereignisse »zeigen, wie sich die Botschaft, die man von einem Terroranschlag erwartet, ändert. Normalerweise dient das Ereignis Terroristen dazu, sich auf brutale Weise einen Auftritt auf einer Kanzel zu verschaffen, um ihre Anklagen vor aller Welt zu Gehör zu bringen, während diese schweigsamen Terroristen eine stumme Botschaft ausschicken, indem sie ganz allgemein Furcht und Schrecken verbreiten.«
 Eine Aktion, die für die meisten Menschen unvorstellbar grausam wäre, meint Campbell, sei genau das, was der neue »postmoderne Terrorist« im Sinn habe. Er unterliege keinen Beschränkungen, wie sie für Staaten in der Regel gelten, er stehe überhaupt in keiner Verbindung mit einer Regierung und könne religiös oder politisch so stark motiviert sein, dass der Schaden, den seine Handlungen anrichten, weit über das hinausgehe, was in traditionellen Konflikten üblich sei. Denn der postmoderne Terrorist sei nicht nur zu mörderischen, sondern auch zu selbstmörderischen Maßnahmen bereit.[94]
 Die Probleme, die sich stellen, wenn man auf einen möglichen Einsatz von biologischen Waffen durch solche Gruppen oder Individuen vorbereitet sein will, sind von enormer Tragweite und werden erst in jüngster Zeit in Europa und den Vereinigten Staaten in vollem Umfang diskutiert. Zwar haben sich Ende der neunziger Jahre 27 amerikanische Städte an den vom Verteidigungsministe-

rium organisierten Übungen beteiligt, aber keine Stadtverwaltung ist wirklich vorbereitet auf den Ernstfall. Henderson fordert ein anderes Trainingsprogramm: nachhaltige und langfristige Maßnahmen zur Bereitstellung von Räumlichkeiten zur Notaufnahme und zur Ausbildung von Mitarbeitern des öffentlichen Gesundheitswesens, der Feuerwehr und der Polizei.[95]

Wenn bei einem Terroranschlag Pocken freigesetzt würden – nach Hendersons Ansicht die ultimative Waffe –, wäre die früher umfassend geimpfte Bevölkerung in nicht auszudenkender Weise gefährdet. Vor zwei Jahrzehnten ließ die amerikanische Regierung Impfstoff lagern, der für ungefähr 15,4 Millionen Menschen ausreicht,[96] und die WHO ließ etwa eine halbe Million Impfdosen in den Niederlanden unterbringen. Die in Qualität und Stärke unterschiedlichen Vorräte einzelner Länder ergeben zusammen etwa sechzig Millionen Dosierungen. Das heißt, die große Mehrheit der Weltbevölkerung ist nicht gegen Pocken geschützt, und bei einer Todesrate von dreißig Prozent würden im Ernstfall zwei Milliarden Menschen sterben. Zwei *Milliarden* Menschen.

1999 verdüsterte sich das Bild zusätzlich, als man entdeckte, dass die amerikanischen Impfstoffe gegen Pocken ernsthafte Qualitätsmängel zeigten. Im Ernstfall wäre die amerikanische Bevölkerung gegen Pocken also völlig schutzlos. Auch die europäischen und südafrikanischen Impfstoff-Bestände wurden untersucht, und auch ihnen war nicht zu trauen. Die letzte Massenimpfung in den Vereinigten Staaten hatte 1947 stattgefunden, als Notstandsmaßnahme, nachdem ein Reisender aus Mexiko in New York die Pocken eingeschleppt hatte. Damals gab es genügend Impfstoff, in knapp vier Wochen wurden 6,35 Millionen New Yorker geimpft – ein Kunststück, zu dem die amerikanischen Behörden ein halbes Jahrhundert später, wenn es notwendig sein sollte, nicht in der Lage wären. 1961 kam es in England, nachdem einige Pockenfälle aufgetreten waren, zu einer ähnlichen Reihenimpfung: Innerhalb eines Monats wurden 5,5 Millionen Menschen geimpft. Zehn Jahre später wurden im damaligen Jugoslawien Pocken-Erkrankungen festgestellt und sofort zwanzig Millionen Menschen geimpft. Käme es im Jahr 2000 zu einem Pocken-Verdacht, sind derartige Reaktionen undenkbar.

Große Lagerbestände von Impfstoffen gegen Pocken in bevölkerungsreichen Gebieten der USA oder Westeuropas sind aus zwei Gründen nicht sinnvoll: Erst mehrere Tage nach der Ansteckung zeigen sich als Pocken diagnostizierbare Symptome; in der Zwischenzeit können schon Tausende oder Millionen infiziert sein, und erst mehrere Tage oder Wochen nach der Impfung haben sich genug Antikörper gebildet, um die Infektion abzuwehren.[97] Bei anderen Mikroben, für die es einen Impfschutz gibt, Milzbrand zum Beispiel, ist der Zeitraum zwischen Impfung und der Bildung von Antikörpern viel größer: bis zu einem Jahr, selbst bei wiederholter Impfung. Und natürlich sind die Impfstoffe völlig nutzlos, wenn die Verursacher mit impfstoffresistenten Mörderbazillen arbeiten.[98] Außerdem könnte ein entschlossener Gegner verschiedene Mikroben-Waffen nacheinander loslassen oder gleich einen Cocktail mischen.[99] Auch die beste Immunvorsorge würde dann nichts helfen.

In den Vereinigten Staaten folgt das Modell des Bundes für den Zivilschutz im Wesentlichen dem des Militärs. Auf Empfehlung von Fachleuten, die im Frühjahr 1998 ins Weiße Haus geladen wurden, orderte Präsident Clinton Hunderte von Millionen Dollar für Impfstoff-Vorräte, förderte Trainingsprogramme der Nationalgarde zur Verteidigung gegen Angriffe mit Bio-Waffen und forderte die städtischen Verwaltungen auf, die Maßnahmen zur Bereitschaft im Ernstfall, die im Allgemeinen nach militärischem Modell erfolgen, zu beschleunigen.[100]

Diese Strategie wurde von Vertretern des öffentlichen Gesundheitswesens unter Beschuss genommen. Auf einer Anhörung des Senats[101] antwortete Osterholm auf die Frage, wie lange es dauern würde, bis die amerikanischen Städte auf mögliche bio-terroristische Anschläge vorbereitet seien: »Es gibt nichts, was mir mehr Angst macht ... Wenn heute ein größeres Gebäude irgendwo in Amerika von einem Nebelsprühgerät, das Pocken geladen hat, getroffen wird, dann könnten die sich ganz schnell überall im Land verteilen. Hier in Washington ist man auf chemischen Terror eingestellt. Aber wenn man der Nationalgarde 300 Millionen Dollar gibt, dann nützt das gegen Bio-Terrorismus überhaupt nichts. Was zählt, ist das örtliche Gesundheitsamt.«

Eine Studie über die apokalyptischen Auswirkungen eines bioterroristischen Anschlags auf amerikanische Städte hatte maßgeblichen Anteil an dem Entschluss der Regierung Clinton, Antibiotika-Vorräte zum Schutz der Zivilbevölkerung anzulegen. Mit dieser Aufgabe wurde die frühere Chefin der New Yorker Gesundheitsbehörde, Dr. Margaret Hamburg, betraut. Sie arbeitet im Auftrag des Department of Health and Human Services und hat zu entscheiden, welche Antibiotika entsprechend den möglicherweise freigesetzten Bakterien lebensrettende Wirkung haben; sie muss klären, wie sich diese Medikamente während der Lagerung verhalten würden, wie sie zu lagern sind und wie sie im Ernstfall schnell und gerecht verteilt werden können.

Henderson ist der Meinung, dass im Falle der Freisetzung eines hochinfektiösen Virus der beste Schutz mit Luftfiltern ausgestattete Quarantäne-Einheiten seien. Aber nur wenige Krankenhäuser haben solche Quarantäne-Abteilungen, wie sich in New York herausgestellt hat, als in verschiedenen AIDS-Stationen Tuberkulose W, ein äußerst medikamentenresistenter Stamm, auftauchte. Am meisten kommt es darauf an, dass ein bio-terroristischer Anschlag erkannt wird, wenn er stattgefunden hat, gleichgültig ob der Wirkstoff bakterieller Art oder ein Virus ist. Und wenn Marinekommandeur Campbell Recht hat, dann spricht der moderne Bio-Terrorist vorher keine Warnungen aus, er sucht auch keine Glaubwürdigkeit und bekennt sich nicht zu dem Anschlag.

Die lokalen Behörden »sind wahrscheinlich nicht in der Lage, einen Anschlag zu erkennen, ... bevor die Inkubationszeit vorüber ist«, meint Clark Staten, der geschäftsführende Direktor des Emergency Response and Research Institute in Chicago.[102] »Dann hat sich das Zeug schon über ein weites Gebiet verteilt. Und dann dauert es vielleicht noch länger, bis man erkannt hat, dass da ein wiederkehrendes Muster vorliegt.«

Es beginnt, sagen die Experten, mit ein paar Fällen von »Grippe« in dem einen Krankenhaus, dann ein paar anderen in einem anderen Krankenhaus und so weiter. Stunden oder Tage vergehen, bis sich das Krankenhauspersonal fragt, woher die vielen »Grippe-Fälle« kommen. Vielleicht ruft dann jemand beim Gesundheitsamt an und äußert die Vermutung, dass eine Art Epidemie im Gange sei – jedenfalls hoffen die Behörden, dass sie in einem solchen Fall benachrichtigt werden. Während eines ungewöhnlichen Auftretens von Encephalitis im Sommer 1999 in New York erstatte allerdings nur ein Arzt der Gesundheitsbehörde Meldung. Nachforschungen ergaben, dass wochenlang Leute an Encephalitis erkrankt und gestorben waren, bevor die Stadtverwaltung erkannte, was los war. Als sich dann herausstellte, dass es sich um den Ausbruch einer Epidemie handelte, diagnostizierten Wissenschaftler der Bundesbehörde CDC die Krankheit fälschlicherweise als St.-Louis-Encephalitis. Wochen vergingen, bis Dr. Ian Lipkin von der Universität von Kalifornien in Irvine feststellte, dass es sich um das Westnil-Virus handelte, eine Mikrobe, die weder in Nord- noch in Südamerika vorher jemals in Erscheinung getreten war.

Die Uhr tickt, wenn eine Epidemie ausgebrochen ist, und so versuchen Epidemiologen so schnell wie möglich die Ursache der immer häufiger auftretenden Fälle herauszufinden. Wenn das Bio-Agens ein bekannter bakterieller Erreger wie das *Clostridium botulinum* ist, dann werden es wohl auch die Labors in Ortskrankenhäusern rasch identifizieren können. Aber wenn es sich um eine Mikrobe wie Milzbrand, Q-Fieber, *Ebola*, Pocken oder Pest handelt, die ein normaler Arzt nicht kennt, dann werden lokale Einrichtungen zu einer zutreffenden Diagnose kaum in der Lage sein. Kostbare Zeit wird vergehen, es wird Tote geben, und die Krankheit wird sich ausbreiten, während die lokalen Behörden auf eine Diagnose der CDC in Atlanta warten. Und wenn der Verdacht besteht, dass es sich bei dem Erreger um einen hochgefährlichen Organismus – wie Pocken – handelt, dann muss die Analyse im BL-4-Labor für spezielle Pathogene durchgeführt werden.

Im Sommer 1994 wurde Dr. Marcelle Layton Chefin der New Yorker Kontrollbehörde für Infektionskrankheiten. Auf Anordnung des New Yorker Bürgermeisters Rudolph Giuliani durften Angestellte wie Frau Layton nicht über Einzelheiten des städtischen Rettungsplans reden. Als der Leiter des Office of Emergency Management, Jerry Hauer, sich zu dem Thema äußerte, sprach er absichtlich äußerst emotionslos: Es gebe Anlass zu der Besorgnis, dass Individuen mit bösen Absichten sich Ängste und Schwächen für terroristische Anschläge zunutze machten. Dr. Layton fasste die Situation, in der sich die Stadt befand, folgendermaßen zusammen: »Die meisten von uns ... fragen sich voller Sorge, ob unser gegenwärtiges Gesundheitswesen in der Lage ist zu reagieren. Sind wir vorbereitet? Nein.«[103]

In New York wurden bereits Trainingsprogramme des Verteidigungsministeriums durchgeführt, für 1997 und 2000 wurden Übungen im gesamten Stadtgebiet anberaumt, bei denen die Bürger lernen sollen, wie sie sich im Fall eines bio-terroristischen Anschlags zu verhalten haben. 1996 richtete Bürgermeister Giuliani das Office of Emergency Management ein und machte Hauer zu dessen Leiter, einen professionellen Notstandsmanager mit langjähriger Erfahrung. Er reiste nach Israel, um zu sehen, was man dort unternahm, um sich auf den Fall vorzubereiten, dass Terroristen in Tel Aviv Mikroben freisetzten. Er sah sich genau die Pläne des Pentagons an, leitete Übungen, an denen 41 New Yorker Krankenhäuser beteiligt waren und verkündete, die Stadt sei auf das Schlimmste vorbereitet. Doch er räumte auch bei solchen Gelegenheiten ein, dass bei einem Bio-Anschlag mit ansteckenden Wirkstoffen die Notaufnahme-Kapazitäten der Stadt schnell erschöpft wären und alternative Versorgungseinrichtungen so schnell wie möglich geschaffen werden müssten. Vermutlich käme es zu panischen Zuständen größten Ausmaßes, die von der Polizei nicht unter Kontrolle zu bringen wären. 1999 verloren Hauers Mitarbeiter und die New Yorker Polizei bei einer Übung – simuliert wurde ein Anschlag mit Milzbrand – schnell die Kontrolle über die aufgebrachte Menge; in Gotham herrschten bald hysterische, albtraumartige Zustände, wie sie in Nordamerika seit der Grippe-Epidemie von 1918 nicht mehr vorgekommen waren.

»Nehmen wir an«, meint Osterholm, »der Präsident kommt nach New York, um vor der UNO eine Ansprache zu halten. Er steigt aus dem Auto. Ein Flugzeug fliegt den East River herunter. Der Präsident atmet nämlich dieselbe Luft wie die Leute auf der Straße. Das Flugzeug spuckt Milzbrand aus. Wollen Sie mir erzählen, dass New York auf so etwas vorbereitet ist?«

Kann eine Stadt auf ein dermaßen bösartiges Vorgehen überhaupt vorbereitet sein? Wahrscheinlich nicht, gibt Osterholm zu. Aber in welchem Umfang man sich auch immer auf solche Scheußlichkeiten einstellen könne, die Maßnahmen, die zu treffen seien, beträfen nicht in erster Linie den Katastropheneinsatz und die Polizei, sondern das Gesundheitswesen, die medizinische Infrastruktur. Mit Nachdruck vertritt Osterholm die Ansicht, dass Hauer und die übrigen Notstandsplaner der Stadt das Ausmaß der Panik unterschätzen, zu dem es im Ernstfall käme. »Ich sage Ihnen, ein einziger Fall von Meningitis an einer Oberschule macht solche Angst, dass das ganze öffentliche Leben im Chaos versinkt ... Stellen Sie sich vor, Sie müssten den Leuten sagen: Das wird jetzt acht Wochen so weitergehen, und ich weiß nicht, ob Sie das überleben. Und bei jedem Symptom denken die Leute, zurecht oder nicht: Jetzt habe ich es auch! Ich werde sterben!«

Wenn New York City nicht vorbereitet ist, wie weiß man dann in den Nachbarorten, von Newark bis East Hampton, wie man auf einen solchen Anschlag reagieren soll? Oberst David Franz, stellvertretender Kommandeur des U.S. Army Medical Material Command, verbrachte Jahre seines Lebens mit der Vorbereitung des Militärs auf einen Bio-Krieg. Er war davon überzeugt, dass Amerika so gut wie völlig schutzlos sei, »daher brauchen wir, ob wir wollen oder nicht, eine starke technische Basis. Wir müssen sehr viel mehr tun ... Der zeitliche Ablauf ist entscheidend, selbst wenn es sich um einen Bluff handelt. Wir müssen wissen, womit wir es zu tun haben, damit wir die Leute richtig behandeln können und eine Panik vermeiden.«

Der Kongress wies zwar die Militärbehörden an, eine solche technische Basis zu schaffen, aber das Verteidigungsministerium hatte nicht genug Leute. Franz war bis 1997 Leiter des medizinischen Forschungsinstituts der US-Armee für übertragbare Krankheiten (USAMRID) in Fort Detrick, die einzige militärische Einrichtung, die über ein BL-4-Hochsicherheitslabor verfügt, in dem ohne Risiko über hochgefährliche Mikroben wie *Ebola* oder Pocken geforscht werden kann. USAMRID ist auch verantwortlich für die Entwicklung und Erprobung von Behandlungsarten und Impfstoffen gegen biologische Waffen. Zwischen 1991 und 1998 verlor USAMRID wegen Haushaltskürzungen dreißig Prozent seiner Wissenschaftler und Techniker und musste sämtliche Beförderungen einstellen.

Im Ernstfall hätten so viele Bundesbehörden sowie einzelstaatliche und lokale Behörden zu reagieren, dass vermutlich keiner genau wüsste, wer zuerst benachrichtigt werden müsste und welche Stelle die Verantwortung hätte. Interessanterweise soll das Department of Health and Human Services – die Gesundheitsbehörde – als einzige Bundesbehörde nicht eingeschaltet werden. In den meisten Szenarios geht es um die Aufrechterhaltung von Ruhe und Ordnung. Weder die Bundespolizei noch lokale Polizeikräfte verstehen etwas von Viren, Biotoxinen oder Bakterien. Wenn man in erster Linie an die öffentliche Ordnung denkt, wird es um so länger dauern, bis man erkannt hat, um welche Art der Bedrohung es sich eigentlich handelt, und man wird in der klassischen Polizeimanier reagieren und jede gerade verfügbare Waffe und Taktik benutzen, gleichgültig ob sie unter wissenschaftlichen Gesichtspunkten brauchbar ist oder nicht.

So lief am 24. April 1997 dem FBI zufolge in Washington alles nach Plan. Von Terror-Experten des Gesundheitswesens war hingegen zu hören, dass das, was am Tag des Pessachfestes bei der Zentrale von B'nai B'rith geschah, schmerzlich klar gemacht habe, wie wenig man in Amerika auf Anschläge mit Bio-Waffen vorbereitet sei: Es war der dritte Tag des Pessachfestes, die jüdische Menschenrechtsorganisation hatte geschlossen, mit Ausnahme der Wachtposten war niemand da. Am 23. April war ein 20 mal 25 cm großer, wattierter Umschlag angekommen und lag 24 Stunden im Postraum von B'nai B'rith.

Freitagmorgen bemerkte ein Angestellter, dass das Päckchen leckte und eine rote Flüssigkeit herausfloss – vielleicht Blut. Auf dem Päckchen standen – ohne dass die Post es gemerkt hatte – die Worte *Yersinia* und *anthrachs*. Das erste bedeutet *Yersinia pestis*, den Pesterreger, das zweite ist eine falsche Schreibweise von *anthrax*, Milzbrand. Die folgenden neun Stunden war das Gebäude der B'nai B'rith von der Feuerwehr, der Polizei, dem FBI und dem Katastrophenschutz des District of Columbia umstellt. Die Klimaanlage wurde abgeschaltet und der Postraum zur »heißen Zone«

erklärt, wie der Batallionskommandeur der Feuerwehr, Alvin Carter, berichtet:

»Das Gebiet wurde abgeriegelt. Es gab eine heiße, eine warme und eine kalte Zone. Für jede Zone war eine andere Schutzausrüstung erforderlich. Zivilisten durften sich nur in der kalten Zone aufhalten.« Wer sich in dem Postraum, der »heißen Zone«, aufhielt, musste dort bleiben, bis, wie Carter sagt, »das Gebiet dekontaminiert war.« Das verdächtige Päckchen kam in einen luftdichten Behälter für lebensgefährliche Stoffe und wurde mit dem Auto zum Naval Medical Research Institute in Bethesda, Maryland, gebracht. Dort wurde es im Labor von G. W. Long untersucht. Die Materialprobe war negativ.

Während die Wissenschaftler von der Marine den Inhalt des Päckchens auf Pest und Milzbrand untersuchten, stellten die Behörden des FBI das Haus der B'nai B'rith und die umliegenden Gebäude unter Quarantäne. Feuerwehrleute in vollständig geschlossenen Anzügen spritzten die »heiße Zone« mit Chlor ab, auf der Straße wurden Warnplakate angebracht, und die Personen, die möglicherweise mit dem Zeug in Berührung gekommen waren, mussten sich ausziehen und sich mit einem starken Strahl Chlorwasser aus einem Feuerwehrschlauch abspritzen lassen. »So wird dekontaminiert«, erklärt Carter.

Ein Spezialagent vom FBI, der die Arbeiten überwachte und der nicht mit Namen genannt werden will, sagt, dass die Reaktion auf den Zwischenfall »langsam vonstatten ging, aber man wollte ganz vorsichtig vorgehen ... Es gibt einen Katastropheneinsatzplan der Bundesregierung, der wird Schritt für Schritt abgewickelt.« Die entscheidende Aufgabe bei diesem Plan fiel dem lokalen Zivilschutz zu: Entsprechende Einheiten der Feuerwehr, sagt er, würden bei einem Anschlag mit Bio-Waffen die Hauptrolle spielen. »Jede gute Feuerwehr einer Großstadt hat Material für chemische Unglücksfälle – das ist dasselbe.«

Wie sich Gott sei Dank herausstellte, enthielt das Päckchen eine zerbrochene Petrischale mit Erdbeergelee und ein kurzes Schreiben der Attentäter, der Counter Holocaust Lobbyists of Hillel, einer orthodoxen jüdischen Gruppe von entschiedenen Gegnern des liberalen Judentums.[104] Im Unterschied zum FBI sagen Fachleute aus dem Gesundheitswesen, dass auf biologische Unglücksfälle anders reagiert werden müsse als auf chemische. Ihrer Meinung nach wurden bei B'nai B'rith verschiedene Fehler gemacht, so dass es zur Ausbreitung von Krankheiten hätte kommen können, wenn in dem Päckchen tatsächlich Milzbrand- oder Pest-Erreger gewesen wären.

Die Klimaanlage von B'nai B'rith wurde erst abgestellt, nachdem der lokale Zivilschutz, der für den Umgang mit chemischen und explosiven Stoffen ausgebildet ist, über das verdächtige Päckchen informiert worden war – 24 Stunden nach dessen Eintreffen. Das heißt, dass sich in dem Gebäude schon vorher Mikroben hätten ausbreiten können, wodurch der ganze Komplex und nicht bloß der Postraum zur »heißen Zone« geworden wäre. Weitere Bedenken ergaben sich im Zusammenhang mit der Entseuchungsmethode, die bei einem Angestellten des Postraums, einem Wachmann von B'nai B'rith und zwei Mitarbeitern des Katastrophenschutzes angewandt wurde: dem Abspritzen mit dem Feuerwehrschlauch. Der FBI vertrat die Auffassung, dass das Chlor im Wasser »alles tötet. Wenn es sich um etwas Biologisches handelt, dann wird es getötet. Mehr muss man nicht tun.«

Von Biologen war jedoch zu hören, dass manche Organismen – wie Milzbrand-Sporen zum Beispiel – sich gegenüber Chlortröpfchen resistent verhalten. Durch das Abspritzen mit einem scharfen Strahl hätten sich die Organismen in einem aerosolen Nebel verteilen und in dem Gebiet abregnen können.

In den Jahren 1997 bis 1999 lag die Ausbildung von lokalen Feuerwehreinheiten für erste Abwehrmaßnahmen gegen Angriffe mit Bio-Waffen in den Händen des FBI. Fast 70 000 Feuerwehrleute wurden für Einsätze bei Angriffen mit Massenvernichtungswaffen nach Methoden trainiert, die sich gegen chemische oder biologische Waffen richten. Hier zeigt sich Osterholm zufolge der fundamentale Fehler der amerikanischen Pläne zum Schutz der Zivilbevölkerung vor Angriffen mit Bio-Waffen. Die wichtigste Strategie im Umgang mit möglichen bio-terroristischen Vorfällen müsse die Entwicklung von wirkungsvollen Mitteln zur Bekämpfung von allen Infektionskrankheiten sein, das heißt die Verbesserung der Infrastruktur des Gesundheitswesens.

Lange bevor es in Amerika Mode wurde, die Bevölkerung auf mögliche Anschläge mit Bio-Waffen aufmerksam zu machen, kam es durch eine religiöse Sekte tatsächlich zu einem solchen Anschlag. Dabei bestätigte sich Osterholms Auffassung: Die örtlichen Gesundheitsbehörden erkannten als Erste, was geschehen war, und reagierten. Der Zwischenfall ereignete sich am 17. September 1984 in einer abgelegenen Gegend im Norden des Bundesstaates Oregon. Nach vier Tagen traten bei einer Reihe von Einwohnern akute Magenbeschwerden, Fieber, Schüttelfrost, Kopfschmerzen, Blut im Stuhl und Erbrechen auf; um den 24. September waren über hundertfünfzig Menschen in dem ländlichen Bezirk von Wasco County, Oregon, schwer erkrankt. Eine derartige Häufung von Krankheiten des Verdauungstrakts fiel in dem dünn besiedelten Gebiet, in dem nur 21 000 Menschen lebten, auf.

Ende September zählte man im County 751 Fälle von akutem Magen-Darmkatarrh – normalerweise sind es nicht einmal fünf Fälle von Salmonellen-Vergiftung pro Jahr –, das waren neun Prozent der Bevölkerung. Untersuchungen im Labor ergaben, dass es sich in allen Fällen um eine Infektion mit *Salmonella typhirium* handelte. Auf den Zwischenfall folgten umfangreiche Nachforschungen vonseiten der Gesundheitsbehörden. Ein Jahr lang forschten Michael Skeels und seine Leute vom Gesundheitsamt in Oregon unter der Mitarbeit von Experten der CDC und des FBI intensiv nach. Weitere zwölf Jahre vergingen, bis die Leute aus Oregon von den nachforschenden Behörden die Erlaubnis erhielten, im Journal of the American Medical Association einen Bericht zu veröffentlichen. Die Bundesbehörden befürchteten, dass eine Beschreibung des Zwischenfalls zur Nachahmung des Verbrechens anregen könnte.

Es begann auf der nahe der Kleinstadt Antelope in Wasco County gelegenen Big Muddy Ranch. Dort hatte es sich eine religiöse Sekte zum Ziel gesetzt, den politischen Apparat des Bezirks in ihre Hände zu bekommen. Die Sekte zählte bald mehr Mitglieder, als es in dieser Gegend Einwohner gab. 1984 versuchte die Gruppe, die mit den Behörden des County viele Scherereien hatte, eine besonders wichtige Wahl zu gewinnen, mit der sie vielleicht die Macht im Bezirk hätte übernehmen können. Als sich der Wahltermin näherte, errichtete die Gruppe unter der Führung einer amerikanischen Krankenschwester, die den indischen Namen Puja angenommen hatte, ein biologisches Labor in Big Muddy und bestellte bei American Tissue Type Culture Proben von mehreren Mikroben-Arten, darunter auch von *Salmonella typhirium*. Das Labor, Pythagoras Clinic genannt, war vom Oregon State Health Department genehmigt worden.

»Ich habe die Genehmigung erteilt«, sagt Skeels mit einem Schulterzucken. »Die Ironie dabei ist mir nicht entgangen.« In Pujas Labor wurden große Mengen von *Salmonella* gezüchtet. Am Abend vor der Wahl schmuggelten die Anhänger von Rajneesh die Bakterien in die Salatsaucen der zehn beliebtesten Restaurants im County, um feindlich gesinnte Wähler so krank zu machen, dass sie nicht in die Wahllokale gehen konnten. Glücklicherweise verfügte die Sekte nicht über so viel biologisches Wissen, um medikamentenresistente Bakterien-Stämme zu züchten, und so schlug die Behandlung mit Antibiotika in allen Krankheitsfällen schnell an.

Bei einer Razzia jedoch, die Skeels und der FBI ein Jahr später auf der Big Muddy Ranch durchführten, entdeckten sie »eine bakteriologische Kühl- und Trockenanlage für eine Mikroben-Produktion in großem Maßstab«, sagt Skeels. Sie fanden Bücher mit Titeln wie *The Anarchists Cookbook* und andere Anleitungen zur Herstellung und zum Gebrauch von Explosivkörpern und militärischen Bio-Kriegsartikeln. »Als wir das sahen, verloren wir unsere Unschuld«, so Skeels. »Wir lernten, vorsichtiger zu werden ... Diese Pathogene gibt es offensichtlich zu leicht zu kaufen.« Der erste bedeutende biologische Anschlag auf eine amerikanische Stadt sei nicht von ausländischen Terroristen ausgeführt worden, die sich nach New York eingeschmuggelt hätten, sondern von legalen Einwohnern einer amerikanischen Gemeinde.

Wenn Wasco County nicht ein gut funktionierendes Überwachungssystem für Krankheiten gehabt hätte, wäre der plötzliche Anstieg von Salmonellen-Vergiftungen unbemerkt geblieben. Die Bagwan-Sekte wäre davongekommen, und vielleicht hätte sie, ermutigt durch ihren Erfolg, ihre Bemühungen verstärkt – wie Jahre später die Sekte Aum Shirinkyo. Wenn sie das nächste Mal einen giftigeren Wirkstoff benutzt hätte, wäre selbst Skeels' Truppe nicht in der Lage gewesen, ein Massensterben zu verhüten.

Auf einer Tagung über biologische und chemische Waffen an der Stanford University vom Dezember 1998 gelang es Angestellten des Gesundheitswesens nicht, wirkungsvoll auf eine absichtliche Freisetzung eines Super-Grippe-Virus zu reagieren: In ein paar Monaten wären eine Million Amerikaner gestorben, wenn das imaginierte Szenario Wirklichkeit geworden wäre.

Ein genauer ausgearbeitetes Szenario wurde im Februar 1999 in Crystal City, Virginia, vom Johns Hopkins Center for Civilian Biodefense Studies über acht Stunden in einem Raum, der voll von Angehörigen der Gesundheitsbehörden, des Militärs und der Polizei war, durchgespielt: Der Vizepräsident der Vereinigten Staaten besucht eine namhafte Universität in einer Stadt mit dem Fantasienamen Northeast. Es ist der 1. April. Elf Tage später sucht eine 20-jährige Studentin, die den Vizepräsidenten gehört hat, die Notaufnahme des Universitätskrankenhauses mit grippeähnlichen Symptomen auf: hohem Fieber, Muskelschmerzen, Müdigkeit, Kopfschmerzen. Sie wird mit Aspirin und dem bewährten Ratschlag nach Hause geschickt: viel Ruhe und viel trinken.

Zwei Tage darauf kommt die Studentin ins Krankenhaus zurück, nunmehr kämpft sie um ihr Leben. Ein Hausmeister der Universität, der nach der Rede des Vizepräsidenten sauber gemacht hat, kommt mit denselben Symptomen. Um sechs Uhr abends an diesem 13. April ist der Fachmann für Infektionskrankheiten des Krankenhauses so weit, dass er mit leiser Stimme das ungeheuerliche Ergebnis seiner Untersuchung bekannt geben kann: Beide Patienten haben die Pocken.

Da die Pocken seit 1977 offiziell als weltweit ausgerottet gelten und sich angeblich nur noch in Atlanta und Sibirien sicher aufbewahrte und streng kontrollierte Viren-Bestände befinden, gibt es nur eine Schlussfolgerung: Jemand hat Viren-Proben aus einem Labor entwendet und sie in einem bio-terroristischen Anschlag, der dem Vizepräsidenten der Vereinigten Staaten galt, absichtlich freigesetzt. – In diesem Szenario sterben innerhalb von zwei Monaten weltweit 15 000 Menschen an Pocken, und in vierzehn Ländern sind unkontrollierbare Epidemien ausgebrochen. Alle Vorräte an Impfstoffen, die es in der ganzen Welt gibt, sind erschöpft, und es wird Jahre dauern, bis man genug Impfstoff produziert hat, um die Menschheit zu retten. Die Weltwirtschaft steht kurz vor dem Zusammenbruch, weil die Länder ihre Grenzen schließen, in nationalistischer Isolation versinken und keinen Amerikaner hineinlassen. In der Stadt Northeast herrscht das totale Chaos, die Nationalgarde hat über die zwei Millionen Einwohner das Kriegsrecht verhängt.

In dem Maße, wie die Pocken sich ausbreiten, Menschenleben fordern und die von Entsetzen getriebenen Bürger gegeneinander aufgebracht werden, bricht die staatliche Autorität in vielen Städten der Welt zusammen, oder die öffentliche Ordnung wird militärisch aufrecht erhalten. Ein führender Pocken-Experte kritzelt Hochrechnungen auf die Rückseite eines Briefumschlags und schiebt ihn dem Gouverneur seines Staates zu: Innerhalb von zwölf Monaten wird es weltweit achtzig Millionen Tote geben.

Während die Öffentlichkeit in Nordamerika und Europa im Großen und Ganzen keine Ahnung von den Problemen hatte, um die es in dem Szenario ging, wurden kleine Gruppen von Extremisten, rechtsextreme Milizen, psychisch labile und hasserfüllte Menschen und postmoderne Faschisten über das Internet erst recht aufmerksam auf die Feinheiten des Bio-Terrorismus. Rezepte für die Produktion von Botulinus und Milzbrand sind im Internet abrufbar. Private Milizen trainieren den Einsatz von Bio-Waffen. Nach Schätzungen von Beobachtern gab es 1999 rund achthundert rechtsradikale Milizen in den Vereinigten Staaten, von denen einige für den Sturz der Regierung eintreten und ihre Mitglieder, die teilweise sehr ausgeklügelte Waffen tragen, im Stil der Green Berets trainieren.[105]

Ein Spezialagent vom FBI aus Washington, der nur unter der

Bedingung spricht, dass sein Name nicht genannt wird, sagt, dass die Zahl von Terrordrohungen, die die Hauptstadt erreichen, ständig zunehme und 1998 auf fünf pro Tag angestiegen sei. Aber sind denn militante und fanatische Amerikaner zu bio-terroristischen Anschlägen bereit? Führende Vertreter der Sicherheitsorgane bejahen die Frage wenigstens mit Bezug auf religiöse Sekten und militante politische Gruppen. Immerhin wurde die erste biologische Massenvergiftungsaktion in Amerika 1984 von einer Sekte durchgeführt. Und die erste Bombardierung eines voll besetzten Regierungsgebäudes, die sich 1995 in Oklahoma City ereignete, wurde von amerikanischen politischen Extremisten verübt.

Der amerikanische Kongress verabschiedete eine Reihe von Gesetzen: 1989 trat ein Gesetz zum Verbot von biologischen Waffen in Kraft, wonach es Amerikanern untersagt ist, biologische Substanzen zu besitzen, zu kaufen und zu verkaufen oder herzustellen, »um sie als Waffen zu gebrauchen«. 1991 wurde ein Gesetz zur Exportkontrolle verabschiedet, um amerikanische Unternehmen an Geschäften mit Ländern, die angeblich Bio-Waffen herstellen, zu hindern. Schon bald wurde es gegen den Irak angewandt.

Nach dem Bombenattentat in Oklahoma City verabschiedete der Kongress 1996 ein Anti-Terror-Gesetz, das es Bundesbehörden erlaubt, jeden zu verhaften, der auch nur damit »droht«, biologische Waffen zu entwickeln oder zu gebrauchen. Im darauffolgenden Jahr erklärten die CDC auf Anordnung des Kongresses 24 ansteckende Organismen und zwölf Toxine zu »gesperrten Wirkstoffen«, für deren Gebrauch oder Besitz eine Genehmigung von einer Bundesbehörde erforderlich ist. Der Kongress suchte auch nach technischen Lösungen und stellte dem Verteidigungsministerium Forschungsmittel zur Verfügung, um Systeme zum Aufspüren von Bazillen und zur Sanierung von Seuchengebieten zu entwickeln. Das erste Ergebnis kam von der Marine: ein 140 Kilogramm schwerer, äußerst raffinierter Gen-Scanner mit dem Namen TagMan, der in weniger als einer halben Stunde feststellen kann, ob eine Flüssigkeitsprobe bestimmte Wirkstoffe enthält. Das System hat allerdings begrenzte Anwendungsmöglichkeiten: Es lässt sich schwer transportieren, ist nicht für Wirkstoffe der Stufe BL-3 und BL-4, das heißt für die schlimmsten Mikrobenarten, zu gebrauchen und kann vor allem keine Luftproben analysieren.

Die Defense Advanced Research Projects Agency (DARPA) des Verteidigungsministeriums hat zwei Milliarden Dollar, mit denen sie Forschungsprojekte finanziert, die so wild und verrückt sind, dass sie von keiner zivilen Forschungsförderung auch nur in Betracht gezogen worden wären. Unter den vielen Projekten von

DARPA gibt es auch bestimmte, die sich mit Verteidigungsstrategien gegen Bio-Waffen beschäftigen und für die 61,6 Millionen Dollar zur Verfügung stehen. Ihre größte Hoffnung setzt die DARPA auf die Entwicklung eines schnell, billig und sicher arbeitenden und transportablen Geräts, das in der Lage ist, die Luft auf gefährliche biologische Bestandteile zu untersuchen. Ein großer Teil der Forschung befasst sich mit besonderen genetischen Eigenschaften von Bakterien und Viren.

In einem Projekt wurde versucht, menschliche Nervenzellen auf mikroskopisch kleinen Chips zu züchten, die sich verfärben oder aufleuchten sollen, wenn die Nerven einen neurotoxischen Wirkstoff entdecken. Mit einer solchen Technik – wenn sie denn bis zur Praxisreife zu entwickeln wäre – ließe sich eine Art Frühwarnsystem herstellen, das in der Lage wäre, das Vorhandensein von nervenschädigenden Wirkstoffen wie Botulinus anzuzeigen.

Mehrere Labors – vor allem das Argonne National Laboratory in Chicago – versuchten, Chips zu entwickeln, die mit Tausenden von DNS-Teilchen von Bakterien, die als Proben fungieren sollen, verbunden sein sollten. Argonne wollte ein Lufterkennungssystem entwickeln, das nicht größer als ein Radargerät der Polizei ist und sich dementsprechend leicht handhaben lässt. Forschungsleiter Eli Huberman meint jedoch, so ein Gerät sei »noch lange nicht reif für die Massenproduktion oder den alltäglichen Gebrauch«. Es kommt hinzu, dass weder das System von Argonne noch irgendein anderes in der Entwicklung befindliches zur Erkennung von Viren in der Luft gedacht ist. Selbst die verrückten Wissenschaftler von DARPA haben noch nicht den richtigen Dreh gefunden.

Auch der einfachste technische Zugang zu Bio-Waffen stellte sich als zu schwierig für die Vertragspartner des Verteidigungsministeriums heraus. Im Frühjahr 2000 wurde vom Verteidigungsministerium bekannt gegeben, dass die schützenden Raumanzüge, auf die sich die amerikanischen Soldaten im Persischen Golf verlassen hatten und die immer noch die Grundlage zur Abwehr von lebensgefährlichen Mikroben bildeten, defekt waren. Mindestens fünf Prozent der 900 000 Anzüge, die in den neunziger Jahren angeschafft worden waren, sind nicht zu gebrauchen, und wie es mit dem Rest steht, weiß man nicht genau. Es ist also wenig wahrscheinlich, dass bald eine schnelle technische Lösung gefunden wird. Die drei unmittelbaren Reaktionsmöglichkeiten gegen bioterroristische Angriffe, die militärische Verteidigung, der Katastrophen- oder Zivilschutz und High Tech-Sensoren, weisen schwerwiegende Mängel auf.

Weltweit werden von der Weltgesundheitsorganisation und anderen Institutionen die in den einzelnen Ländern auftretenden Krankheiten registriert und das Auftreten von neuen Epidemien überwacht. Nach der *Ebola*-Epidemie von Kikwit aus dem Jahr 1995 versuchte die WHO, ein strengeres Überwachungssystem zu schaffen, und drängte die nationalen Regierungen, Informationen über Seuchen in der Bevölkerung nicht zu unterdrücken. Diese Funktionen lassen sich nur unter der Voraussetzung eines höchst wichtigen Gesellschaftsvertrages erfüllen, der auf allen Ebenen, vom Dorf bis zum Globus, greifen muss: Jeder Einzelne und jeder Staat erklärt sich bereit, die Öffentlichkeit zu informieren, um von der Gesellschaft Schaden abzuwenden. Dafür versprechen die Behörden des Gesundheitswesens, keinen Missbrauch mit dem Vertrauen, das in sie gesetzt wird, zu treiben, Informationen diskret zu behandeln und die Privatsphäre des Patienten zu schützen.

Die Furcht vor dem Bio-Terrorismus droht jedoch diesen äußerst notwendigen Gesellschaftsvertrag außer Kraft zu setzen, denn von den Sicherheits- und Verteidigungsorganen wird er nicht anerkannt. Je mehr sich das öffentliche Gesundheitssystem ihnen anpasst, desto größer wird die Gefahr, dass es in den Augen der Öffentlichkeit, der es dient, an Vertrauen und Glaubwürdigkeit verliert. So ist denn auch unter Vertretern des Gesundheitswesens die Überzeugung verbreitet, dass es keine Allianz mit den Sicherheitsorganen geben und die Sorge um bio-terroristische Katastrophen nicht zu weit getrieben werden dürfe.

Führende Vertreter des Gesundheitswesens der älteren Generation erinnern sich angesichts der Art und Weise, wie das Problem des Bio-Terrorismus um die Jahrhundertwende behandelt wird, an die Vertuschungsmanöver und die Unterdrückung wissenschaftlicher Stellungnahmen während des Kalten Krieges. Sie befürchten, dass sich das Gesundheitswesen, wenn es sich dem Problem in dieser Weise stellt, in paranoide Denkmuster hineinziehen lässt.

Tatsächlich wurden 1999 zum ersten Mal Arbeiten von Biologen in Bundeslabors der Zensur unterworfen, als Gerüchte über eine angebliche chinesische Spionagetätigkeit im Los Alamos National Laboratory aufkamen. Das Department of Energy, dem die Leitung der staatlichen Laboratorien untersteht, ging in dieser Situation so hart vor, dass die National Academy of Sciences die Befürchtung äußerte, die Zukunft der amerikanischen Wissenschaft stehe auf dem Spiel. Zwar galt die Hauptsorge des Departments der Geheimhaltung von Forschungen auf dem Gebiet der Computer- und der Nukleartechnik, aber aufgrund der Gefahren, die durch den Bio-Terrorismus drohen, sah sich die Behörde veranlasst, auch die biologische Grundlagenforschung mit sicherheitsbedingten restriktiven Auflagen zu versehen.

»Diese Liste ist wirklich schädlich«, sagt der Nobelpreisträger Burton Richter, Leiter des Stanford Linear Accelerator Center in Palo Alto vor der National Academy of Sciences. Die Rolle des Gesundheitswesens in der Frage des Bio-Terrorismus kann, so äußerte sich eine Reihe von führenden Mitarbeitern, nur dann befriedigend sein, wenn es ein gleichberechtigter Partner des Militärs und der Sicherheitsorgane ist.

In seiner historischen Rede in Atlanta vom Winter 1998 hatte D. A. Henderson das öffentliche Gesundheitswesen aufgefordert, auf einen Zug zu springen, der schon in Bewegung war und der von den Verteidigungs- und Sicherheitsorganen gezogen wurde. Ein knappes Jahr später war das Gesundheitswesen aufgesprungen, aber bestimmt nicht als Zugführer. Manche Vertreter des Gesundheitswesens brachten in vertraulichen Äußerungen ihre Freude zum Ausdruck, dass die Gefahr des Bio-Terrorismus vielleicht der politische Hebel sei, um die zusammenbrechende Infrastruktur des Gesundheitswesens mit den nötigen Mitteln auszustatten. Die Klügeren unter ihnen sahen ein, dass Geld zur Bekämpfung des Bio-Terrorismus sicher nicht in solche wichtigen Programme wie die Überwachung der Syphilis, gesunde Kleinkinderziehung, HIV-Beratung, TB-Reihenuntersuchungen bei Immigranten oder die Vorsorge gegen Herzkranzgefäßerkrankungen fließen würde.

Osterholm weiß, dass er zu denen gehört, die die bis dahin geheimgehaltene Furcht vor biologischen Waffen in die Öffentlichkeit getragen haben. Damit ist er aber nicht zufrieden, solange die zentrale Rolle des Gesundheitswesens nicht geklärt ist: »Lassen Sie mich diesen Vergleich ziehen«, sagt er. »Es ist wie Wellenreiten in Maui. Sie können nicht einen Zentimeter weiter sein als die Daten. Aber Sie können auch nicht nichts tun. Drei Jahre lang war ich fast der Einzige, der zum Problem des Bio-Terrorismus seine Stimme erhoben hat.«

Er reite auf seiner Riesenwelle von Maui, sagt er, vom Surfen träumend, während der arktische Wind an den Wänden seines Büros rüttelt. Es muss das Kunststück gelingen, das öffentliche Gesundheitswesen davor zu bewahren, völlig ausgeschaltet zu werden. Wenn der Epidemiologe des Staates Minnesota sich über sein Telefon beugt, ist über ihm ein Plakat zu sehen, auf dem steht: *Hier hält der Bazillus an.*

Epilog
Die Zukunft globaler Gesundheitsvorsorge

»*Verantwortung verlangt Freiheit.*«

Amartya Sen, 1999

»*Arme, sagt man, werden immer um uns sein. Wenn das stimmt, dann wird es auch ansteckende Krankheiten immer geben – die Seuchen, die die Reichen vergeblich versuchen, sich vom Leibe zu halten.*«

Dr. Paul Farmer, 1999

»*Es* gibt *diese Kette, die von den Zellen und Molekülen bis zum gesundheitlichen Wohlergehen der Bevölkerung und wieder zurück verläuft, eine Kette, in der sowohl die vergangene und die gegenwärtige soziale Umwelt des Einzelnen wie auch seine Wahrnehmung dieser Umwelt wichtige Glieder sind. Niemand behauptet, dass wir diese Kette schon ganz verstanden haben oder dass wir sie in absehbarer Zukunft ganz verstehen werden. Doch aufgrund der Forschungsergebnisse, die uns heute zur Verfügung stehen, lässt sich ihre Existenz nicht mehr von der Hand weisen.*«

»Why Are Some People Healthy and Others Not?«, Robert Evans, Morris Barrer, Theodore Marmor 1994

Im Jahre 1346 kam es durch eine besondere Verkettung von Umständen zur wahrscheinlich ersten wirklich weltweiten Epidemie. Vermutlich blieben nur der amerikanische Kontinent und die Antarktis von dem Schwarzen Tod verschont, der die Menschheit fast auf der ganzen Welt heimsuchte. Bei diesem Ereignis bedurfte es keiner dunklen, verschwörerischen Mächte, die finstere Pläne zur Verbreitung der Seuche schmiedeten. Es war nichts weiter erforderlich als die richtige Mischung: ein bestimmter Stand der gesellschaftlichen Entwicklung, das richtige Wetter und spezielle ökologische Bedingungen, die alle gleichzeitig und mit einer Heftigkeit aufeinandertrafen, die für den *Homo sapiens* Europas, Zentralasiens, des indischen Subkontinents, Indochinas, der Südsee, des Mittleren Ostens, Nordafrikas und der Arktis vernichtend war. Bei Epidemien hängt alles vom zeitlichen Verlauf ab.

Yersinia pestis hatte zweifellos schon jahrhundertelang Flöhe und Nager befallen und war dabei von Zeit zu Zeit wohl auch zufällig auf ein menschliches Opfer gestoßen, das dann auf scheinbar mysteriöse Weise der tödlichen Gewalt des Bakteriums erlag. Um das vierzehnte Jahrhundert hatten sich die Menschen millionenfach über den Erdball verbreitet, und viele von ihnen – vielleicht ein Fünftel der Weltbevölkerung – lebten in Städten und Handelsniederlassungen. Mit Gütern beladene Karawanen suchten sich ihren Weg durch die unzugänglichsten Gebiete, von der Wüste Gobi bis zur Sahara. Segelschiffe trugen Waren von Hafen zu Hafen, von Kontinent zu Kontinent. Es war eine Ära, in der sich eine tiefgreifende Globalisierung abspielte, in der venezianische Köche den Zauber von Pfeffer und Zimt entdeckten, Londoner Schneider herrliche Seidengewänder fertigten und die chinesischen Kaiser beobachten konnten, wie die Chemikalien, die sie für Feuerwerke verwendeten, im Westen zu Schießpulver wurden.

Diese frühe Epoche der Globalisierung hielt für manche Menschen Reichtümer und Wunder bereit, die Kulturen und Sprachen vermischten sich untereinander und mit Ideen aus fernen Ländern, und Wirtschaft, Politik und Kriegführung veränderten sich für immer. Auch für *Yersinia pestis* boten sich neue Möglichkeiten. In den Jahren 1345 und 1346 begünstigten in der Mongolei die Wetterbedingungen eine starke Vermehrung der Floh- und Rattenpopulationen, dadurch erhielt *Yersinia pestis* reichlich Gelegenheit, sich unter Insekten und Nagern auszubreiten. Auch für die Pferde und die Kamelkarawanen, die ihren Weg von der Mongolei über China entlang der asiatischen Seidenstraße nahmen, muss das Wetter günstig gewesen sein. Diese Reisen wurden von blinden Passagieren begleitet: von Flöhen, Ratten und *Yersinia*. Innerhalb von 18 Monaten forderte der Schwarze Tod in der Alten Welt Millionen von Opfern.

Um der Pest Herr zu werden, wurden im vierzehnten Jahrhundert einige grundlegende gesundheitspolitische Instrumente und gesetzliche Regelungen geschaffen: die Quarantäne, die Inspektion von Schiffen sowie Lepra-Stationen und Massenbegräbnisse bei Epidemien. Diese Instrumente wurden einfach nur benutzt, die Ursachen der Geißel blieben unbekannt. Oft ging die Seuchenbekämpfung mit skrupellosen, brutalen Repressionen gegen die Bevölkerung einher. Man machte Juden in Europa oder Andersgläubige im Osmanischen Reich für die Pest und andere Krankheiten verantwortlich.

Wohin der weltumspannende Handel auch immer gelangte, es waren Mitreisende in Form von Krankheitserregern dabei, die von Inkas, Azteken, Maoris, Polynesiern, Russen, Laoten, Franzosen, Marokkanern ihren Blutzoll forderten. Offenbar musste für die erste Vernetzung der Menschheit, bei der mittels englischer Schiffe Irokesen mit Hawaiianern und Iren durch die niederländische Armada mit den Bewohnern von Papua-Neuguinea indirekt in Verbindung kamen, ein Preis gezahlt werden. Selbst eine so langsam voranschreitende Globalisierung wie die des vierzehnten Jahrhunderts war teuer erkauft.

Im zwanzigsten Jahrhundert ging die Globalisierung von Wirtschaft und Macht mit drei Weltkriegen einher, von denen zwei auf dem Schlachtfeld ausgetragen wurden, während der dritte ein »kalter« Krieg war, der die ständige Bedrohung durch thermonukleare Waffen mit sich brachte. (Nur wenigen Leuten war bewusst, dass die Welt zur gleichen Zeit auch mit der Gefahr einer Katastrophe durch biologische Waffen lebte.) Im letzten Jahrzehnt des Jahrhunderts wurde der globale Machtkampf beigelegt, es gab Gewinner und Verlierer. Die Vereinigten Staaten gewannen vor allem deshalb, weil sie mehr Geld ausgeben konnten als die UdSSR. Und als die Welt nach dem Kalten Krieg verkatert zu sich kam, wurde – nach einer allzu kurzen Phase der *Pax Europa*-Euphorie – der wahre Preis der Konfrontation zwischen Kommunismus und Kapitalismus deutlich.

Nach dem Fall der Berliner Mauer 1989 und dem Zusammenbruch der Sowjetunion sahen sich die Völker und Nationen der Welt plötzlich drei unerschütterlichen neuen Realitäten gegenüber. Erstens war nun das kapitalistische Marktsystem die Grundlage von Wirtschaft und Handel, die marxistischen Vorstellungen von wirtschaftlicher Gleichheit waren tot. Ferner hatten die alten Bündnisse keine Bedeutung mehr, und die Supermächte hielten nicht länger ihre Hand über korrupte, diktatorische Marionetten-Regimes. Und drittens mussten Millionen von Menschen den Kalten Krieg und die darauf folgenden globalen Strukturanpassungen mit ihrer Gesundheit und ihrem Wohlergehen bezahlen.

Es mag paradox erscheinen, wenn man unzufriedene Stimmen hört – darunter auch die meine –, die den weltweiten Zustand des Gesundheitswesens beklagen und behaupten, die Triumphe unseres Zeitalters auf diesem Gebiet seien nur vorübergehender Art, sie seien bedroht und vielleicht sogar zum Untergang verurteilt. Schließlich hat zum Ende des Jahrhunderts die Lebenserwartung neue Höchstwerte erreicht, und zwar nicht nur in den reichen Industrienationen, sondern auch in vielen armen Ländern der Welt. Die Weltgesundheitsorganisation prognostizierte 1999, dass im Jahre 2025 die durchschnittliche Lebenserwartung weltweit bei

73 Jahren liegen werde – 1955 lag sie noch bei 48 Jahren. 1955 starben etwa 21 Millionen Kinder vor ihrem fünften Geburtstag; 1995 waren es nur elf Millionen.

Doch diese vielversprechenden Trends verdecken regionale, für Gesundheitsexperten zutiefst beunruhigende Rückschläge. Durch zwei Seuchen, Tuberkulose und AIDS, werden die hart erkämpften Fortschritte des Gesundheitswesens in den afrikanischen Ländern südlich der Sahara zunichte und fallen auf den Stand des neunzehnten Jahrhunderts zurück: In einigen Regionen sank während der neunziger Jahre die Lebenserwartung rasant, und die Kindersterblichkeit stieg sprunghaft an. In Malawi etwa fiel 1998 die durchschnittliche Lebenserwartung unter das Niveau, das sie vor dem Zweiten Weltkrieg erreicht hatte, und das fast ausschließlich aufgrund des Immunschwäche-Virus. Im Jahr 2000 ist die Lage so bedrohlich, dass die Weltbank die AIDS-Pandemie zu ihrer »obersten Priorität« erklärt, und Weltbankpräsident James Wolfensohn schwört, dass »kein sinnvolles AIDS-Programm wegen Geldmangels abgebrochen wird«. Nie zuvor wurde einem Problem des öffentlichen Gesundheitswesens von der Bank ein so prominenter Platz eingeräumt.

Die Fortschritte der armen Länder erweisen sich als erschreckend unsicher. Allzu leicht machen Kriege, Korruption, die instabile Weltwirtschaft, neue Epidemien und Flüchtlingsbewegungen sie wieder zunichte. In der ehemaligen kommunistischen Welt – besonders in den früheren Sowjetrepubliken – hat die Entwicklung der Lebenserwartung den schnellsten und dramatischsten Richtungswechsel innerhalb der letzten fünfhundert Jahre vollzogen. In manchen Regionen ist die Rückentwicklung größer als alles, was sich in Friedenszeiten an Krankheitskatastrophen zutrug, seit die Lungenpest im vierzehnten Jahrhundert Moskau erreichte.

1955 war die Welt tiefgehend geteilt: Dem kommunistischen Block stand der kapitalistische Westen gegenüber. Die etwa zweieinhalb Milliarden Menschen, die 1955 die Erde bewohnten, wuchsen in einer Zeit explosionsartigen Wirtschaftswachstums auf. Doch 1973 versank die Weltwirtschaft in eine zwanzig Jahre während Flaute, die sich am stärksten in den Entwicklungsländern bemerkbar machte. Als sie sich 1994 zu erholen begann, waren schon 5,8 Milliarden Münder zu füttern, und die meisten von ihnen bekamen nicht genug.

Nach dem Fall der Berliner Mauer zerfielen im reichen Teil der Welt die künstlichen Handels- und Währungsbündnisse der kapitalistischen Marktwirtschaften – die den größten Teil des zwanzigsten Jahrhunderts über durch ihre Gegnerschaft zum Kommunismus zusammengehalten worden waren – und traten in eine scharfe Konkurrenz zueinander. Vorbei war die Sorge, dass die europäische Arbeiterschaft sich dem Sozialismus oder Kommunismus in die Arme werfen könnte, es bedurfte keiner Zuwendungen der Regierungen mehr, um ein folgsames Proletariat bei der Stange zu halten. Für die westeuropäischen Volkswirtschaften, die sich aufgrund kultureller und nationaler Traditionen zu sozialstaatlichen Verpflichtungen bekannten, wurden ihre Gesundheitssysteme im Wettrennen um die weltwirtschaftlichen Spitzenpositionen eine schwere Last. Die Kosten im Gesundheitswesen schossen in Europa in die Höhe, Arztbesuche wurden eingeschränkt und weniger Medikamente und Therapien verschrieben. Dennoch verschuldeten sich die nationalen Gesundheitssysteme, Ärzte wurden nicht mehr voll bezahlt, und von Lissabon bis Oslo suchten die Regierungen händeringend nach Mitteln und Wegen für eine kostengünstigere Gesundheitsfürsorge. Das einundzwanzigste Jahrhundert rückte näher, und Europa machte sich bereit, zu einem einheitlichen ökonomischen Gebilde zu verschmelzen, das schlank und stark sein sollte und bereit zu finanzpolitischen Entscheidungsschlachten mit Amerika, Japan, China und dem neuen Russland.

Russland geriet jedoch ins Straucheln, es schien nicht in der Lage, den Wandel zu einer lebensfähigen Marktwirtschaft westlichen Stils zu vollziehen, ohne die Tragödien der Entwicklungsländer mitzumachen: Korruption, politische Instabilität, Kapitalkonzentration und den Zusammenbruch des öffentlichen Dienstes. Ähnliche Schwächen, die lange durch ein schwindelerregendes Kapital- und Produktivitätswachstum verdeckt waren, zwangen die ökonomischen Schwergewichte Asiens zwei Jahre vor dem Jahrtausendwechsel in die Knie. In den ländlichen Gebieten Japans und Südkoreas leitete die Wirtschaftskrise von 1998 die größte finanz- und gesundheitspolitische Krise seit dem Zweiten Weltkrieg ein.

In den ärmsten Ländern der Welt schien es für die Schwierigkeiten, die schon bestanden, überhaupt keine Lösungen mehr zu geben. Der frühere tansanische Präsident Julius Nyerere sagte einmal: »Wenn die Welt niest, bekommen wir eine Lungenentzündung.« Der wirtschaftliche Abstand zwischen den reichsten und den ärmsten Ländern der Erde vergrößerte sich zwischen 1961 und 1997 vom Zwölffachen auf das Dreißigfache. Am stärksten spielte sich diese Veränderung zwischen 1994 und 2000 ab – in derselben Zeit, da auch die Ungleichheit in der Lebenserwartung und in der Kindersterblichkeit beträchtlich zunahm. Der Nobelpreisträger Amartya Sen steht nicht mehr allein da: Immer mehr Ökonomen und Fachleute aus dem Gesundheitswesen kommen darin überein, dass die Rate der Kindersterblichkeit vom Wohlstand eines Landes und vom Grad der Verteilungsgerechtigkeit abhängt. Armut, so lautet ihr Urteil, tötet Babies.

Im Gegensatz dazu kamen die Amerikaner am Vorabend des einundzwanzigsten Jahrhunderts in den Genuss eines phänomenalen Wirtschaftsbooms; ihre Volkswirtschaft ist die stärkste auf dem ganzen Planeten. Zwar machen der amerikanischen Wirtschaft künstliche Verzerrungen zu schaffen – vor allem die Beherrschung der Börsen durch große Investment-Gesellschaften –, aber in Amerika sind so viele billige Lebensmittel vorhanden, dass mehr als die Hälfte der Bevölkerung nach medizinischen Maßstäben an Fettleibigkeit leidet. Die Amerikaner sind die reinsten Vielfraße.

Doch unter der glatten Oberfläche der ökonomisch und politisch weltbeherrschenden Position Amerikas lauern Probleme. 1997 hatten etwa 43,4 Millionen Amerikaner – also über fünfzehn Prozent der Bevölkerung – keine Krankenversicherung. 1998 erhöhte sich diese Zahl auf 44,3 Millionen oder 16,3 Prozent der Bevölkerung. Seit 1993, als die Clinton-Regierung die Debatte zur Krankenversicherungsreform in den USA eröffnet hatte, nahm der Anteil der Nicht-Versicherten um 4,5 Millionen zu, jedes vierte Kind des Landes befindet sich darunter. 1997 hatten 71,5 Millionen Amerikaner zumindest für einen Teil des Jahres keinen Krankenversicherungsschutz, darunter unverhältnismäßig viele Angehörige der hispanischen, afro-amerikanischen und der armen weißen Bevölkerung. Das Sicherheitsnetz der Regierung – *Medicaid* und *Medicare* – erfasst ein Drittel der unterhalb der Armutsgrenze lebenden Amerikaner überhaupt nicht, und für viele Versicherte sind die Leistungen begrenzt, sie werden behandelt, wenn es sich unter Kostengesichtspunkten lohnt und Gewinne bringt.

»Zwei Drittel aller Todesfälle unter 65 Jahren ließen sich heute hinausschieben oder verhindern«, stellte Dr. Joyce Lashoff, Präsidentin der American Public Health Association, 1991 fest. Aber mehr und mehr Amerikaner sind gezwungen, auf gesundheitserhaltende Maßnahmen zu verzichten oder sie ständig zu verschieben, sie belasten die Notaufnahmen der öffentlichen Krankenhäuser und ruinieren sich finanziell, wenn sie ihre Arztrechnungen bezahlen. Amerika hat einen kritischen Punkt in seiner Gesundheitsfürsorge erreicht. Wie ernst die Lage ist, zeigen die Zahlen. Untersuchungen von 1997 ergaben, dass sechsundfünfzig Prozent der Nicht-Versicherten ärztliche Behandlungen aus Geldmangel vor sich herschoben oder unterließen, und siebenundvierzig Prozent fanden es schwierig oder unmöglich, ärztliche Hilfe zu bekommen, wenn sie sie brauchten.

Die meisten versicherten Amerikaner sind durch ihre Arbeitgeber versichert, ein Sieg, der vor Jahrzehnten von den Gewerkschaften errungen wurde. Aber das Ende des zwanzigsten Jahrhunderts veränderte die amerikanische Arbeitswelt einschneidend, und Millionen fest angestellter Amerikaner haben keinen Versicherungsschutz mehr. Und weitere Millionen haben zwar eine Versicherung, aber die Kosten dafür werden von ihrem Lohn abgezogen, das heißt, sie zahlen selbst teilweise oder ganz für ihre Krankenversicherung.

Ende 1998 wünschte ein Drittel aller Amerikaner eine radikale Umstrukturierung ihrer Gesundheitsfürsorge: In keiner anderen Industrienation ist die Unzufriedenheit so groß. Die US-Amerikaner geben jährlich zwei Mal so viel für Zuzahlungen zu ihrer medizinischen Versorgung aus wie Kanadier und mehr als drei Mal so viel wie die jährlichen Pro-Kopf-Aufwendungen in Großbritannien, die bei 1347 Dollar liegen. Ein Amerikaner gab 1997 durchschnittlich 4090 Dollar für seine medizinische Versorgung aus, verglichen mit durchschnittlich 2339 Dollar in Deutschland. Ende der neunziger Jahre zahlten Amerikaner beinahe für jeden Dollar, den sie über ihre Versicherung hinaus aus der eigenen Tasche für ihre medizinische Versorgung aufbrachten, einen weiteren Dollar für Behandlungen, die sie außerhalb des offiziellen Gesundheitssystems suchten. Sie trauten der offiziellen Medizin die Erfüllung ihrer Bedürfnisse nicht mehr zu und gaben Milliarden Dollar für alternative medizinische Heilmittel aus, von Akupunktur bis zu Kräutermedizin, von Quarzkristallen bis zu Magnettherapie, mehr als 2000 Dollar pro Kopf und Jahr.

Obwohl in Amerika mehr für die Gesundheit ausgegeben wird als in jedem anderen Land, hat es von allen Industrienationen die langsamste Steigerung der Lebenserwartung zu verzeichnen. 1960 geborene Amerikaner haben eine Lebenserwartung von 69,7 Jahren, für 1996 Geborene sind es 76,1 Jahre, das entspricht einer Zunahme von 6,4 Jahren. Im Gegensatz dazu können Japaner, die 1996 geboren sind, mit einer Lebensdauer von 80,3 Jahren rechnen, eine Zunahme von 12,6 Jahren seit 1960. Das japanische Paradox stellt die Strukturen des amerikanischen Gesundheitswesens in Frage. Denn in Japan ist die Lebenserwartung in der zweiten Hälfte des zwanzigsten Jahrhunderts weltweit am schnellsten gestiegen, und zugleich sind die japanischen Pro-Kopf-Ausgaben für Gesundheit die niedrigsten von allen Industriestaaten. Das

Land mit den höchsten Ausgaben für Gesundheit – die USA – nimmt auf jedem aussagekräftigen Gesundheitsindex einen Platz weit hinter Japan ein.

Ferner ist die Müttersterblichkeit – ein weiterer Schlüsselindikator für den Zustand des Gesundheitswesens – nach fünfzigjährigem Rückgang wieder im Wachstum begriffen. 1987 starben von 100 000 Amerikanerinnen 7,2 an Schwangerschaftskomplikationen; drei Jahre später waren es nach Angaben der Centers of Disease Control and Prevention 10 von 100 000. Im Weltmaßstab sind Kleinkinder in den Vereinigten Staaten sicherlich besser gestellt als in Zentralafrika, Indien oder den ehemaligen Sowjetrepubliken, aber bei Todesfällen von Kindern bis zu fünf Jahren liegen die USA auf einer Rangliste der UNICEF hinter 29 anderen Staaten. Zu den Ländern, in denen Kinder 1996 eine bessere Überlebenschance hatten, gehörten Slowenien (nur vier Jahre nach seinem Krieg um die Trennung von Jugoslawien), Tschechien, Süd-Korea und ganz Westeuropa. Der Children's Defense Fund stellte fest, dass die vergleichsweise schlechte Gesundheit von Amerikas Jüngsten auf Armut und mangelnde Krankenversicherung zurückzuführen sei, und wies darauf hin, dass die Hälfte der Kinder des Landes bei alleinerziehenden Eltern und ein Viertel von ihnen in Armut lebt und dass eines von 24 Kindern von einer Mutter zur Welt gebracht wird, die während ihrer Schwangerschaft keine Vorsorgeuntersuchungen bekommen hat.

Das einundzwanzigste Jahrhundert läutet eine neue Ära der Globalisierung der Märkte ein, die von den einen freudig willkommen geheißen und von anderen mit Schrecken erwartet wird. Aber alle sind sich einig, dass massive und rapide Veränderungen bevorstehen. Für das Gesundheitswesen stellen sich dabei ebenso interessante wie beunruhigende Fragen.

In einer Zeit, da die Infrastruktur des ehemaligen sowjetischen Gesundheitswesens fast gänzlich zusammengebrochen ist, das HI-Virus in Afrika südlich der Sahara verheerende Wirkungen zeigt, der verarmte indische Subkontinent statt für die Gesundheit seiner Bevölkerung ein Vermögen für die Entwicklung von Kernwaffen ausgibt und von jeher verfeindete Gruppen sich das Ende des Kalten Krieges zunutze machen, um ethnische Gegner abzuschlachten, versinkt das öffentliche Gesundheitswesen im Chaos. Es konnte seine zentrale Aufgabe im zwanzigsten Jahrhundert nicht erfüllen, nämlich die Sicherheit der Bevölkerung zu gewährleisten, geschweige denn den Herausforderungen begegnen, die sich mit der Globalisierung im einundzwanzigsten Jahrhundert stellen. Die gesundheitlichen Lebensbedingungen werden unsicherer, das Engagement für den Schutz von Luft, Wasser und Nahrungsmitteln und für Hygiene-Einrichtungen lässt sichtlich nach, und die Medikamente und Pestizide, die in den sechziger und siebziger Jahren des zwanzigsten Jahrhunderts für an Wunder grenzende Verbesserungen in der nördlichen Hemisphäre sorgten, verlieren an Wirksamkeit.

Die Risiken haben zugenommen. Das HI-Virus trat epidemisch zuerst 1981 auf, aber vielleicht sollte die Krankheit, die es verursacht, als die erste große Pandemie des einundzwanzigsten Jahrhunderts betrachtet werden. Es hat sich rasch von Land zu Land, von Kontinent zu Kontinent verbreitet, als Retrovirus, der die menschliche DNA als Vehikel und Versteck benutzt. Weltweiter Sex- und Drogenhandel sorgen für seine Allgegenwart. Und HIV erleichtert seinerseits die weltweite Verbreitung neuer, mutierter Tuberkulose-Formen – der eine Erreger macht sich die Immunschwäche, die der andere verursacht, zunutze.

Im vierzehnten Jahrhundert waren Weltreisende selten und bewegten sich langsam. Um das siebzehnte Jahrhundert häuften die europäischen Nationen durch ihre weltweiten Eroberungszüge und ihr Handelsnetz ungeheure Reichtümer an. Die machtbewussten europäischen Nationen streckten ihre Fangarme nach Süden, Osten und zum amerikanischen Kontinent aus. Das neunzehnte und frühe zwanzigste Jahrhundert erlebte Machtverschiebungen und das Ende des Kolonialismus, doch der Wirtschaft blieben im Kalten Krieg Grenzen gesetzt. Diese Barrieren wurden durch eine weltumspannende Technik und den Sturz des Kommunismus aus dem Wege geräumt, und zum ersten Mal steht die Welt Millionen von Urlaubern, Immigranten, Unternehmern, Spekulanten und Fernsehzuschauern völlig offen. Autos werden in einem Dutzend verschiedener Länder produziert; Inder schreiben Software für in Süd-Korea, Sri Lanka, Kalifornien und Mexiko hergestellte Computer; Fliegen ist so verbreitet und populär, dass im Jahr 2000 nur wenige der großen Flughäfen der Welt den Flugverkehr problemlos bewältigen können.

Einst wurde die Welt für Könige und Königinnen globalisiert, dann für reiche Industrielle. Im einundzwanzigsten Jahrhundert wird die Globalisierung zu etwas ganz Gewöhnlichem, das nicht nur den Patriziern, sondern auch den Plebejern offensteht. Millionen sind in Bewegung. Es gibt Milliarden von Erdenbürgern, die Billionen Tonnen von Waren, Nahrungsmitteln und Tieren in alle Welt verfrachten. Und es drohen neue weltweite Gefahren für die Gesundheit.

Das Alter der Weltbevölkerung nimmt besonders in Nordamerika, Westeuropa, Japan, Korea und China zu. In finanzieller Hinsicht bewegen sich die reichen Länder Europas und Asiens auf eine Krise zu, denn die steuerliche Basis und die Produktivität dieser Länder schrumpft beträchtlich, wodurch auf die ebenfalls abnehmende Schicht der jungen Erwachsenen enorme Lasten zukommen. Im Westen geschieht dies in dem Maße, wie die Baby-Boom-Generation ins Rentenalter kommt und die Steuerlast zwei wesentlich kleineren Generationen von Erwachsenen aufgebürdet wird. In Japan, Korea und China hat eine Kombination aus sinkenden Geburtenraten und hoher Lebenserwartung zur Folge, dass viele Asiaten weit über neunzig werden, dabei aber von ihren Familien oder ihren Staaten unterstützt werden müssen.

Ein Teil des »Problems« ist, dass man in diesen Ländern auf eine drohende Bevölkerungsexplosion reagiert hat und zu der Einsicht gekommen ist, dass kleinere Familien gesünder und finanziell stabiler sind. Statt dem Wunsch, sechs Kinder haben zu wollen, von denen möglichst zwei männlich sind und über dreißig Jahre alt werden, damit sie sich um ihre alten Eltern kümmern können, hat sich in diesen Gesellschaften im ausgehenden zwanzigsten Jahrhundert ein neues Konzept durchgesetzt: Man bekommt nur noch zwei Kinder, von denen beide überleben, und die Eltern versuchen, genug Geld zu verdienen, um selbst für ihr Alter vorzusorgen.

1999 verkündete der United Nations Population Fund stolz, die Weltbevölkerung sei im Laufe des zwanzigsten Jahrhunderts zwar von einer auf sechs Milliarden gewachsen, aber das Wachstum verlangsame sich und werde erst im Jahr 2040 bei 7,5 Milliarden anlangen, um sich dann allmählich umzukehren. Das würde heißen, dass kluge Politik und sorgfältiges Management der Ressourcen unserer Erde dem Menschen und der Natur die Koexistenz gestatten, ohne dass die Artenvielfalt und die ökologische Intaktheit des Planeten zu großen Schaden nehmen müssten – zumindest könnte es dann eine Chance geben.

Aber die Generation, die zwischen dem Zweiten Weltkrieg und 1970 geboren ist, wird im Alter einen Preis dafür zu zahlen haben, dass sie keine breitere Steuerbasis hinterlässt. In den Vereinigten Staaten wuchs der Bevölkerungsanteil der Menschen über 65 Jahre zwischen 1977 und 1997 von 26 auf 38,6 Millionen, und die Gesundheitsausgaben der Bundesregierung für diese Altersgruppe stiegen von 21,5 Milliarden auf 214,6 Milliarden Dollar. Es wird erwartet, dass die medizinischen Kosten für ältere Menschen von durchschnittlich 9200 Dollar pro Kopf im Jahr 1995 bis zum Jahr 2020 auf mehr als 25 000 Dollar steigen werden. Dann wird es 69,3 Millionen ältere Bürger in den USA geben, die eine Versorgung durch Medicare brauchen: Das wären, nach einer einfachen Rechnung, Krankenpflegekosten für diese Bevölkerungsgruppe in Höhe von 1,7 Billionen Dollar.

1998 lebten weltweit 580 Millionen Menschen, die über sechzig Jahre alt waren, davon 355 Millionen in den ärmsten Ländern der Erde. 2020 wird es nach einer Prognose der WHO eine Milliarde alte Menschen geben, von denen 700 Millionen in Entwicklungsländern leben werden. Und die Weltbank sagt voraus, dass bis zur Mitte des einundzwanzigsten Jahrhunderts die Zahl der in Entwicklungsländern lebenden älteren Menschen zum ersten Mal in der Menschheitsgeschichte die Zahl der Kinder unter fünfzehn Jahren übertreffen wird. Diese radikale Umstrukturierung der Weltbevölkerung von einer ausgesprochen jugenddominierten Demographie in der Mitte des zwanzigsten Jahrhunderts zu einer altersdominierten schafft auch neue Probleme und potentielle Gefahren im Hinblick auf das Immunsystem der vielen Alten.

Im Laufe des Alterungsprozesses lässt das Immunsystem nach, weiße Blutkörperchen und lymphatisches Gewebe werden im Laufe der Zeit langsamer und in abnehmender Variationsbreite ersetzt. Daher sind ältere Körper anfälliger für Erkrankungen als jugendliche. Ihr Immunsystem ist weniger in der Lage, Zellabweichungen aufzuspüren und Tumorbildungen zu verhindern. Im Alter brechen Regulierungsmechanismen zusammen, so dass ältere Menschen mehr Autoimmunreaktionen zeigen, indem ihre Antikörper Knochen (Arthritis), Drüsen (Basedowsche Krankheit) oder lebenswichtige Organe angreifen. Und im Alter versagen auch häufiger die Widerstandskräfte im Kampf gegen bakteriell oder viral verursachte Erkrankungen, die durch Bakterien verursacht werden. Deshalb verlaufen Grippe und Lungenentzündungen bei älteren Leuten oft tödlich, während dieselben Erreger bei jungen Erwachsenen in der Regel kaum mehr als einige Tage Unwohlsein auslösen.

Massenimmunität war im zwanzigsten Jahrhundert ein wohlbekanntes, aber bemerkenswert schlecht durchschautes Modell. Den Medizinern war lange bekannt, dass Krankheitserreger solange eine Gefahr sind, wie nicht eine kritische Schwelle der Immunisierung überschritten wird und neunzig Prozent einer Bevölkerung geimpft sind. Kaum ein Wissenschaftler konnte vorhersagen, was geschehen würde, wenn der Anteil der Gesellschaft mit einem geschwächten Immunsystem zunimmt und die Wirkung von Schutzimpfungen aus der Kindheit nachlässt. HIV liefert einige Hinweise darauf, wenn auch im Zusammenhang mit jungen Erwachsenen und Kindern. Wo der Prozentsatz an HIV-positiven Erwachsenen in einer Gesellschaft zehn Prozent überschreitet, folgen Wellen von opportunistischen Infektionen, von sekundären Epidemien, vor allem Tuberkulose.

Aber die Erschöpfung des jugendlichen Immunsystems durch HIV vermittelt kein genaues Bild der Prozesse, die sich im Alter abspielen; wie alle Körperfunktionen lässt auch das Immunsystem mit einem individuell unterschiedlichen und normalerweise nicht voraussagbaren Tempo nach. Wie wird es also im einundzwanzigsten Jahrhundert mit epidemischen Erkrankungen weitergehen? Werden sich mäßig virulente Grippe-Virusarten unter alten Leuten verbreiten und Millionen von Opfern fordern? Werden immer häufiger arzneimittelresistente Bakterien auftreten und sich ungehindert in Alters- und Pflegeheimen verbreiten? Niemand kann voraussagen, was geschehen wird, wenn der Bevölkerungsanteil von älteren Menschen auf über dreißig Prozent in den reichen oder auf über zehn Prozent in den armen Ländern steigt. Bisher gab es keine Präzedenzfälle, aus denen man Schlüsse ziehen konnte.

Für das Gesundheitswesen ist die zu erwartende Abnahme der Massenimmunität als Folge der Überalterung der Gesellschaft ein Problem ersten Ranges. Um Ansteckungsgefahren zu vermindern, müsste die Überwachung des Verhaltens von Mikroben im lokalen wie im globalen Rahmen gegenüber dem ausgehenden zwanzigsten Jahrhundert wesentlich verbessert werden; sie müsste umfassender und wachsamer betrieben werden, und es müssten qualifiziertere Laborkapazitäten zur Verfügung stehen. Die Forschung müsste genauer herausfinden, wie alternde Körper auf Impfungen reagieren, vielleicht müssten Immunisierungen speziell auf ältere Menschen zugeschnitten werden, so wie fast alle Schutzimpfungen des zwanzigsten Jahrhunderts speziell auf Kinder unter zwölf Jahren zugeschnitten waren. Erst in den neunziger Jahren wurden Grippe-Impfungen speziell für ältere Menschen entwickelt. Brauchen wir nach 2010 für ältere Menschen spezielle Impfstoffe gegen Masern, Diphtherie, Polio, Keuchhusten und die anderen alten, tödlichen Kinderkrankheiten, damit es nicht wieder zu Epidemien kommt?

Auch die Wasserversorgung wird im einundzwanzigsten Jahrhundert ein Problem für das öffentliche Gesundheitswesen werden, denn Mikroben wie *Cryptosporidium* und *Legionella* sind besonders für alte Leute gefährlich. Wenn es weltweit immer mehr alte Menschen gibt, steigt auch der Bedarf an immer saubererem Wasser. Aber damit sind wir mit unseren düsteren Prognosen noch nicht am Ende:

Die U.S. Health Care Financing Administration sagte Ende 1998 eine Verdopplung der Kosten für die medizinische Versorgung von einer Billion Dollar 1996 – schon das ist eine atemberaubende Summe – auf 2,1 Billionen im Jahr 2007 voraus. Die ohnehin weltweit höchsten Pro-Kopf-Ausgaben für die medizinische Versorgung in Amerika würden von 13,6 Prozent des persönlichen Einkommens bis zum Jahr 2007 auf 16,6 Prozent steigen, und die Kosten im Gesundheitswesen würden jährlich um 6,5 Prozent zunehmen. Regierungsprognosen zufolge müssten diese steigenden Kosten von den privaten Haushalten aufgebracht werden, weil damit zu rechnen sei, dass die Staats- und Bundesausgaben für diesen Bereich sinken werden.

Wie sollen sich die Amerikaner ihre individuelle und kollektive Gesundheit dann noch leisten können? 1990 lebte jeder sechste Amerikaner – dreizehn Prozent – unterhalb der Armutsgrenze. 1999 änderte das U.S. Census Bureau die Definition von Armut und verschob die Armutsgrenze von etwa 16000 Dollar Jahreseinkommen für eine vierköpfige Familie auf 19500 Dollar. Nach dieser Definition leben ganze siebzehn Prozent der amerikanischen Bevölkerung in Armut.

Hinzu kommt, dass das Wohlstandsgefälle in den USA immer größer wird. Zwischen 1989 und 1998 verlor das ärmste Fünftel der amerikanischen Gesellschaft durchschnittlich 587 Dollar an jährlichem Realeinkommen, während die reichsten fünf Prozent des Landes 29533 Dollar mehr einnahmen. Während der neunziger Jahre stieg das mittlere Familieneinkommen unter anderem aufgrund von Immobilien- und Investmentwerten um 600 auf 11900 Dollar. Aber auch die Verschuldung nahm in diesem Jahrzehnt kräftig zu, und mehr und mehr Familien stehen vor dem Bankrott. Die Zahl der als »sehr arm« eingestuften Familien, die weniger als 8018 Dollar pro Jahr zur Verfügung haben, steigt an, und der Children's Defense Fund läßt verlauten: »Wir haben jetzt fünf Mal so viele Milliardäre und vier Millionen mehr arme Kinder.«

Die Folgen sind wachsende Armut, abnehmende Ausgaben für Sozialleistungen und medizinische Versorgung und steigende Grundstückspreise und Mieten. Die Geschichte hat uns die zentrale Bedeutung einer starken Mittelschicht für eine funktionierende Gesundheitsfürsorge deutlich vor Augen geführt. Diese Schicht wird kleiner, und der finanzielle Druck auf die Einkommensbereiche zwischen dem wachsenden Heer der Armen und den wachsenden Bankkonten der Superreichen nimmt zu. Wenn also Amerika im Jahre 2000 so reich ist, wo ist dann das ganze

Geld? 1970 betrug der Vermögensunterschied zwischen den reichsten fünf Prozent der Gesellschaft und den Ärmsten das Zehnfache, 1996 war er auf das Zwanzigfache gestiegen. 1980 verdienten Spitzenmanager zweiundvierzig Mal so viel wie ihre Angestellten und Arbeiter, 1998 war diese Differenz auf das Vierhundertneunzehnfache gestiegen.

Eine Studie der Fordham University kam zu dem Ergebnis, dass trotz des Wirtschaftswachstums in den USA der Sozialleistungs- und Gesundheitsindex seit seinem höchsten Stand im Jahre 1973 kontinuierlich gefallen ist. Mit diesem Index werden alljährlich 16 Sozialfaktoren (die Zahl der in Armut lebenden Kinder, der Erwachsenen ohne Krankenversicherung oder das durchschnittliche wöchentliche Realeinkommen) erfasst und auf einer Skala von null bis hundert bewertet. 1973 erreichte der Index seinen Spitzenstand bei 77,5. 1993 war er auf 40,6 gefallen und ist seitdem noch weiter gesunken.

1999 kam die Weltbank zu dem Ergebnis, dass seit dem Zweiten Weltkrieg nie so viele Menschen in bitterer Armut gelebt haben wie am Ende des zwanzigsten Jahrhunderts. Natürlich gibt es viel mehr Menschen, aber im Jahr 1999 muss ein höherer Prozentsatz mit weniger als einem Dollar am Tag auskommen als zu jedem anderen Zeitpunkt seit den fünfziger Jahren: insgesamt etwa 1,5 Milliarden Menschen. Die Zunahme der weltweiten Armut wurde vor allem dem Zusammenbruch des »asiatischen Wunders« zugeschrieben, der sich für einen Großteil Südasiens und der westlichen Pazifikregion als ökonomische Katastrophe erwies. In einigen Ländern Asiens verdoppelte sich der Prozentanteil der Bevölkerung, der von weniger als einem Dollar am Tag leben musste, innerhalb eines einzigen Jahres (von 1997 zu 1998). In manchen Ländern führten die zunehmenden Einkommensunterschiede zu einem Schrumpfen der Mittelschichten oder brachten sie ganz zum Verschwinden.

Mit den bemerkenswerten Ausnahmen von Singapur und den USA haben die reichsten Länder der Erde – allesamt Demokratien – eine große Mittelschicht, und ihre reichsten Bürger kontrollieren weniger als dreißig Prozent des nationalen Vermögens. In den meisten Ländern – besonders in Nordeuropa – liegen weniger als dreiundzwanzig Prozent des Nationalvermögens in den Händen des reichsten Fünftels der Bevölkerung.

Das Gegenteil ist bei den ärmeren Ländern der Fall, wo sich mehr als ein Drittel des nationalen Wohlstands in den Händen einer kleinen gesellschaftlichen Elite befindet. In den meisten Fällen sind diese Zahlen noch zu vorsichtig geschätzt und geben nicht das wirkliche Ausmaß des Wohlstandsgefälles in den postkommunistischen Staaten und den Entwicklungsländern wieder, denn sie betreffen nur die Ungleichheiten innerhalb der offiziellen Volkswirtschaft. Wären Korruption und Schwarzmarktwirtschaft in diesen Berechnungen als Faktoren enthalten, dann müsste die Vermögenskonzentration in den Händen der Eliten dieser Länder, bei denen es sich häufig nur um eine Handvoll von Familien oder Klans handelt, noch höher veranschlagt werden.

Im Jahr 1996 war das Vermögen von 358 superreichen Einzelpersonen so groß wie die Summe der Einkommen und Vermögenswerte der ärmsten 2,3 Milliarden Menschen. Drei Männer – Bill Gates, Warren Buffett und Paul Allen – hatten 1999 zusammengenommen ein Vermögen von 156 Milliarden Dollar, das heißt 20 Milliarden Dollar mehr als die Summe der Bruttosozialprodukte der 43 ärmsten Länder. Daher wird dem Kapital weltweit der Vorwurf der Ungesetzlichkeit gemacht und die Globalisierung als Versuch betrachtet, den Wohlstand des Planeten in den Händen von vielleicht einem Hundertstel eines Prozents seiner Bevölkerung zu konzentrieren. Weniger radikale Kritiker treten dafür ein, die nationalen Regierungen zu stärken und gesetzliche Regelungen zum Schutz der Märkte zu schaffen, so dass auch kleinere Unternehmen freien Zugang zu ihnen haben. Um zu einer gerechteren Verteilung des Wohlstands in der Weltgesellschaft des einundzwanzigsten Jahrhunderts zu kommen, müssten das ungesetzliche Vorgehen und der Spielraum der multinationalen Konzerne eingeschränkt werden.

Ob man sich diese makro-ökonomischen Beurteilungen zu eigen machen will oder nicht, fest steht, dass sich das Gefälle zwischen reichen und armen Nationen weiter vergrößert. Das Entwicklungsprogramm der Vereinten Nationen beklagte diese »gefährliche Polarisierung« und behauptete, dass sie durch das technologische Zeitalter vorangetrieben werde. Und der Finanzgigant J. P. Morgan stellte fest, dass bis zum Jahresende 1999 nicht mehr als 119 Milliarden Dollar Kapital von den reicheren in die ärmeren Länder fließen würden – weniger als halb so viel wie 1997.

Die für die gesundheitliche Situation ausschlaggebenden Faktoren lassen sich in einem Vergleich bestimmter Länder aus der ganzen Welt demonstrieren. Im Falle des kleinen mittelamerikanischen Landes Costa Rica beispielsweise zeigt sich, dass ein relativ armes Land mit einem durchschnittlichen Pro-Kopf-Anteil am Bruttoinlandsprodukt von nur 2640 Dollar pro Jahr erstaunliche Gesundheitswerte erreichen kann, und das obwohl es ein tropisches Klima hat und die Umwelt voll von Parasiten und Moskitos ist, die Krankheitserreger übertragen. Auf einer Skala von 1 bis zum Höchstwert 188 nimmt Costa Rica den eindrucksvollen 144. Platz in Bezug auf Kindersterblichkeit ein, die Säuglingssterblichkeit liegt bei nur 12 pro 1000 Lebendgeburten, und die durchschnittliche Lebenserwartung beträgt 77 Jahre.

Im Gegensatz dazu erreicht Russland mit einem fast gleich hohen Pro-Kopf-Anteil am Bruttoinlandsprodukt in der Kindersterblichkeit nur Platz 115, es hat eine Säuglingssterblichkeitsrate von 20 pro 1000 Lebendgeburten und eine Lebenserwartung von nur 65 Jahren. Die USA mit einem Pro-Kopf-Anteil am Bruttoinlandsprodukt in Höhe von 28 000 Dollar im Jahr liegen auf Platz 159 bei der Kindersterblichkeit, die Säuglingssterblichkeitsrate beträgt sieben pro 1000 und die Lebenserwartung 77 Jahre – wie in Costa Rica.

Wie lassen sich diese Ergebnisse interpretieren? Warum haben die reichen USA und das arme Costa Rica in etwa die gleichen Gesundheitsindikatoren, während der Zustand des Gesundheitswesens in Costa Rica und Russland, die eine ziemlich ähnliche wirtschaftliche Produktivität haben, sich deutlich unterscheidet? Die Antwort findet sich in anderen aussagekräftigen Zahlen, etwa dem für die Gesundheit ausgegebenen Anteil des Bruttosozialprodukts (8,5 Prozent in Costa Rica gegenüber 4,8 Prozent in Russland), wobei Ausgaben über einen bestimmten Punkt hinaus (wie die vierzehn Prozent vom Bruttosozialprodukt in den USA) keinen zusätzlichen Nutzen erkennen lassen. Klassische Faktoren des Gesundheitswesens sind ebenfalls von zentraler Bedeutung, so etwa der Zugang zu gesundem Trinkwasser – beinahe jeder Einwohner Costa Ricas kann sich auf die Unbedenklichkeit seines Leitungswassers verlassen, was in Russland nicht einmal auf die Hälfte der Bevölkerung zutrifft.

Markante Beispiele für die Komplexität des Gesundheitswesens liefern Sambia und Simbabwe. Diese Länder, früher Nord- und Süd-Rhodesien, sind sich kulturell sehr ähnlich, sie haben mit dem Sambesi eine lange gemeinsame Grenze und beide haben eine HIV-Rate bei Erwachsenen von über zwanzig Prozent. Doch Sambia, das nur ein Drittel seiner Bevölkerung mit sicherem Wasser versorgen kann und nur 3,3 Prozent seines Bruttosozialprodukts für das Gesundheitswesen ausgibt, hat eine mehr als doppelt so hohe Säuglingssterblichkeit wie Simbabwe, eine durchschnittliche Lebenserwartung von 43 Jahren, und bei der Kindersterblichkeit nimmt es den zwölften Platz ein.

Auch Simbabwe verfügt nicht gerade über ein mustergültiges

Gesundheitswesen, die Lebenserwartung liegt dort bei 49 Jahren. Aber fast achtzig Prozent der Bevölkerung des Landes haben sauberes Trinkwasser, für die medizinische Versorgung werden 6,2 Prozent des Bruttosozialprodukts ausgegeben, und bei der Kindersterblichkeit rangiert es auf Platz 58. AIDS drückt die Lebenserwartung in Simbabwe nach unten – meist sind es junge Erwachsene, die eines zu frühen Todes sterben, nicht, wie im Nachbarland Sambia, Säuglinge und Kleinkinder.

In den fünfziger Jahren rief René Dubos, ein vielbeachteter Vertreter des öffentlichen Gesundheitswesens, seine Kollegen auf, »global zu denken und lokal zu handeln«. Fünfzig Jahre später hat auch die gegenteilige Aussage ihre Richtigkeit: Weltweite Bemühungen sind nötig, um auf lokaler Ebene die Gesundheit der Bevölkerung zu schützen. Mit der Ausrottung der Pocken im Jahr 1977 setzte sich die Erkenntnis durch, dass eine schwere globale Bedrohung auf lokaler Ebene nicht beseitigt werden kann, solange sie nicht in jeder Ecke und jedem ökologischen Winkel des Planeten ausgeräumt ist. Damals tat sich die Welt zusammen, um auf ganzer Breite globale und lokale Maßnahmen in der Gesundheitspolitik miteinander zu verbinden, aber es gelang nicht, diese Bemühungen durchzuhalten.

Würden solche Maßnahmen weltweit kontinuierlich durchgeführt, so wäre eine Gesundheitsvorsorge für jeden lokalen Bereich sichergestellt, ob es sich um reiche oder arme Länder handelt. In New York müsste man sich keine Gedanken machen, ob am Kennedy Airport die Pest eingeschleppt wird, wenn Indien mit der ausreichenden Infrastruktur verhinderte, dass sich die Seuche über diese Stadt in Gujarat hinaus ausbreitet. Und Tokio müsste *Ebola* nicht fürchten, wenn in den Krankenhäusern des Kongo die sterilen Bedingungen herrschten, die das Virus an der Ausbreitung hindern. Sicherheit ist demnach ebenso sehr ein internationales wie ein lokales Problem. In gesundheitspolitischer Hinsicht ist jede Stadt eine »Schwesterstadt« aller anderen Städte der Welt.

Aber damit es ein solches internationales Gesundheitssystem geben kann, müsste jeder Staat auf politischer und ökonomischer Ebene seinen Willen dazu bekunden. 1999 kritisierten die Weltbank unter James Wolfensohn und die WHO unter Gro Harlem Brundtland unmissverständlich die führenden Politiker und stellten klar, dass die Zeit der Almosen vonseiten der reichen Länder vorüber sei. Wenn eine Regierung keine ernstzunehmenden Bemühungen unternehme, die gesundheitliche Situation ihrer Bevölkerung zu verbessern, dann könne sie auch keine Hilfe von den Vereinten Nationen oder dem reichen Westen erwarten.

Die Infrastrukturen des Gesundheitswesens sind sehr labil. Das bewies der schnelle Zusammenbruch des Gesundheitswesens in der ehemaligen UdSSR. Und die in Krankenhäusern entstandenen und verbreiteten Epidemien von *Ebola* in Kikwit, von MRSA in Manhattan und von medikamentenresistenter Tuberkulose in russischen Einrichtungen zeigen, dass eine schlechte medizinische Infrastruktur in mancher Hinsicht schlimmer ist als gar keine.

Das öffentliche Gesundheitswesen beruht auf einem Vertrauensverhältnis zwischen einer Regierung und ihrem Volk. Die Gesellschaft im Ganzen betraut die Regierung mit der Aufgabe, die kollektive Gesundheit zu überwachen und zu schützen. Im Gegenzug erklärt sich jeder Einzelne bereit zu kooperieren, indem er Steuergelder zur Verfügung stellt, Impfungen akzeptiert und sich an die Regeln und Richtlinien hält, die von den Gesundheitsbehörden aufgestellt werden. Wenn eine der beiden Seiten dieses Vertrauen enttäuscht, dann bricht das ganze System wie ein Kartenhaus zusammen. Viele Faktoren haben dazu beigetragen, dass im ausgehenden zwanzigsten Jahrhundert das Vertrauen in die Gesundheitssysteme weltweit nachließ: Einige hatten mit der Aushöhlung alter Schutzfunktionen zu tun und andere mit Problemen, die neuen grundsätzlichen Fragen anzugehen, die sich im einundzwanzigsten Jahrhundert mit der Globalisierung für das Gesundheitswesen stellen.

1990 veröffentlichte das Gesundheitsministerium der USA im begrifflichen Rahmen der klassischen, älteren Systeme ein 675-seitiges Manifest *Healthy People 2000* über die Ziele des Gesundheitswesens für die Jahrtausendwende. Aus dem Bericht ging hervor, dass die Amerikaner zu dieser Zeit jährlich 65 Milliarden Dollar zur Bekämpfung von Krankheiten ausgaben, die mit dem Rauchen zusammenhingen, 4,3 Milliarden für die AIDS-Behandlung und 16 Milliarden für Drogen- und Alkoholkrankheiten. Dieser Bericht war eine aktualisierte Neuauflage des ursprünglichen Berichts von 1979; er zeigte, dass der damals von der Carter-Regierung festgelegte Fahrplan zur Verbesserung des Gesundheitswesens zum großen Teil nicht eingehalten worden war. Die Ausgaben für die medizinische Versorgung waren von fünf Prozent des Bruttosozialprodukts im Jahr 1960 auf zwölf Prozent im Jahr 1990 gestiegen, gleichzeitig aber hatten die Produktionsausfälle durch Tod und Krankheit zugenommen. Unfälle kosten das Land inzwischen über 100 Milliarden Dollar im Jahr, Krebs über 70 Milliarden und Erkrankungen der Herzkranzgefäße 135 Milliarden.

Der Bericht enthält eine lange Liste von Zielen der amerikanischen Gesundheitspolitik, von denen die meisten nicht durch Ausgaben für Verordnungen und Dienstleistungen der Regierung erreicht werden sollten, sondern durch Ausgaben für »Gesundheitsförderung«, ein Schlagwort für jede Art von öffentlicher Aufklärung, um die Nation dazu zu bringen, weniger und gesünder zu essen, sich mehr Bewegung zu verschaffen, mit dem Rauchen aufzuhören, weniger (aber gesündere) Kinder zu haben, nicht gewalttätig zu sein und Alkohol und Drogen zu meiden. Der Bericht sah es als eine Tatsache an, dass keines der von ihm genannten Ziele zu erreichen sei, wenn die damals 31 Millionen nicht-versicherten Amerikaner keine medizinische Grundversorgung bekämen und wenn sich nicht alle Amerikaner regelmäßige Arztbesuche leisten könnten.

Leider konnte das Konzept von *Healthy People 2010 Objectives* nur von geringen Verbesserungen bei den grundlegenden Gesundheitsindikatoren, wie etwa der Lebenserwartung, ausgehen. Die angestrebte Verbesserung der medizinischen Versorgung misslang vollkommen. Die Diskrepanz zwischen der gesundheitlichen Verfassung der weißen und nicht-weißen Amerikaner wuchs in den neunziger Jahren sogar noch. Und die Zahl der Amerikaner, die durch Krankheit Arbeits- und Freizeitstunden verloren, stieg von 18,9 Prozent im Jahr 1988 auf 21,4 Prozent im Jahr 1995. Der Bericht stellte erschreckende Mängel bei grundlegenden Informationen über den gesundheitlichen Zustand der Gesellschaft fest, und Tabellen waren »nicht verfügbar«, wenn es beispielsweise um den Prozentsatz von Diabetikern ging, die medizinische Grundversorgung erhielten, oder die Aufschlüsselung der Todesraten bei Mundkrebs unter ethnischen Gesichtspunkten oder um den Blutcholesterinspiegel bei armen Amerikanern. Dieser Datenmangel machte deutlich, was der Bericht als Amerikas drängendstes Problem bezeichnete: den Verfall seines öffentlichen Gesundheitswesens. Gesundheitsämter schließen; Technik und Informationssysteme sind veraltet; neu auftretende oder therapieresistente Krankheiten erschöpfen die vorhandenen Mittel; und wegen schwerer Ausbildungsdefizite sind die Arbeitskräfte im öffentlichen Gesundheitswesen vielleicht bald nicht mehr in der Lage, mit neuen Bedrohungen umzugehen und sich auf marktabhängige Veränderungen der medizinischen Versorgung einzustellen.

Während die amerikanische Bundesregierung sich um die zunehmenden Schwächen des Gesundheitswesen sorgte, schlug die akademische *Public Health* eine neue Richtung, fern von ihrer traditionellen Rolle, ein: Auf der Basis großangelegter epidemiologischer Studien – die zum Teil ziemlich nachlässig angelegt waren – formulierten Akademiker eindringliche Empfehlungen für das eigene Verhalten und die eigene Gesundheit.

Wenn sich viele Menschen keine Gesundheitspflege leisten können, meinten einige, so könnte doch die Gesellschaft als Ganze ihren Zustand durch nicht medizinische Maßnahmen verbessern. Zweifellos gab es im letzten Viertel des zwanzigsten Jahrhunderts Erfolge im amerikanischen Gesundheitssystem zu verzeichnen, die zum Ansteigen der Lebenserwartung beitrugen. Dank Anti-Raucherkampagnen und spektakulärer Prozesse gegen die Tabakindustrie war der Tabakkonsum enorm eingeschränkt worden. Die Krebstodesrate ging zwischen 1970 und 1995 um jährlich ein Prozent zurück. Veränderte Essgewohnheiten, vor allem der Verzicht auf gesättigte Fette, trugen ebenfalls zu einer Abnahme von Herzkrankheiten bei. Sicherheitsgurte und Kampagnen gegen Alkohol am Steuer halfen, die Zahl der Verkehrstoten zu senken. Und mit Hilfe einer großangelegten landesweiten Kampagne war es möglich, die Rate von Schwangerschaften bei Jugendlichen zu senken, die Mitte der achtziger Jahre die höchste von allen Industrieländern war und 1998 auf den OECD-Mittelwert fiel.

Einige dieser Erfolge gingen jedoch mit einem Verlust an Glaubwürdigkeit einher. Die wissenschaftlichen Empfehlungen zur Veränderung von Ess- und Lebensgewohnheiten führten auch zu widersprüchlichen Ergebnissen. So aßen verunsicherte Amerikaner, die sich Sorgen um ihr Herz machten, zwar weniger fettreiche Kost, erhöhten dabei jedoch ihre Kalorienzufuhr, so dass die Zahl übergewichtiger Personen landesweit anstieg – was wieder zu mehr Herzerkrankungen führte.

Die Glaubwürdigkeit der Aufrufe zu einer konsequenteren Gesundheitsvorsorge litt allerdings darunter, dass eine rassistische Komponente aus ihr herausgelesen wurde, insofern als die Erkrankungen, die vor allem bei Minderheiten auftreten, meistens auf afro-amerikanische, indianische oder hispanische Ess- und Lebensgewohnheiten zurückgeführt wurden. So trat die »weiße Regierung« als Überbringerin der Botschaft in den Vordergrund, und die Botschaft selbst wurde deshalb mit Misstrauen und sogar Feindseligkeit betrachtet. Sie überschattete jede Initiative zur Gesundheitsvorsorge, die sich in den neunziger Jahren an schwarze Amerikaner richtete.

In den achtziger und neunziger Jahren breitete sich im öffentlichen Gesundheitswesen die Devise aus: »Schuld ist das Opfer!« Wenn Krankheiten durch angemessene Ernährung, körperliche Aktivität und eine bestimmte Lebensführung zu verhindern sind, dann folgt daraus, dass Krebs, Arteriosklerose und andere lebensgefährliche Erkrankungen auf persönliches Fehlverhalten zurückgehen. Einige Versicherungsunternehmen erhöhten konsequenterweise die Beiträge für Risikogruppen, die Aufrufe zum gesünderen Leben wie »Schluss mit dem Rauchen« oder »Senken Sie Ihren Cholesterinspiegel« nicht beachteten. Dadurch wurde das Gesundheitswesen in der Öffentlichkeit nicht gerade beliebter.

Nach einer Meinungsumfrage der CDC vom März 1999 wussten siebenundfünfzig Prozent der befragten Amerikaner nicht genau, was *Public Health* ist, selbst wenn ihnen klare Beschreibungen zur Auswahl standen. Die meisten bewerteten das Gesundheitssystem »negativ«. Was ihnen die meisten Sorgen um ihre Gesundheit machte, war verseuchtes Trinkwasser, gefolgt von Giftmüll, Luftverschmutzung, bakteriell verseuchten Lebensmitteln und Pestiziden.

Für viele Amerikaner hatte die in den neunziger Jahren vorhandene Einstellung, dem Opfer die Schuld zu geben, ihren Ursprung in derselben Wissenschaft, die in den siebziger Jahren fast täglich vor krebserregenden Stoffen in Lebensmitteln, im Wasser, in der Umwelt und am Arbeitsplatz gewarnt hatte. Bei vielen chemischen Stoffen, die in den siebziger Jahren für Unruhe, ja Panik gesorgt hatten, stellte sich ein Jahrzehnt später heraus, dass sie in den Konzentrationen, in welchen sie in der Umwelt auftraten, nur wenig gefährlich waren. Trotzdem war die Furcht vor karzinogenen Umwelteinflüssen ein Motiv für viele und zum Teil rigorose Verordnungen und Vorschriften der Bundesbehörden, zu denen die Environmental Protection Agency, die Food and Drug Administration und die Occupational Safety and Health Administration gehörten. Drei Jahrzehnte später beschäftigte diese Furcht immer noch die Öffentlichkeit.

In diesem restriktiven Klima und inmitten starker Widerstände der Wirtschaft gegen die gesundheitspolitischen Maßnahmen der Regierung wurde 1980 Ronald Reagan mit großer Mehrheit zum Präsidenten gewählt. Während seiner beiden Amtszeiten wurde die Verordnungsmacht des Gesundheitswesens kräftig beschnitten. Innerhalb von acht Jahren bootete die Reagan-Regierung ihre Gegner auf diesem Gebiet so gründlich aus, dass die Gesundheitsbehörden selbst in solchen Fällen die Waffen strecken mussten, wo es sich um echte Gefahren für die Gesundheit in den Städten und Gemeinden handelte, und die offensten Umweltkritiker unter den Gesundheitsexperten wurden an den Rand, in die Universitäten und in den politischen Aktivismus gedrängt.

Ende der neunziger Jahre ließ sich beobachten, wie sich die steigenden Zahlen der nicht versicherten Amerikaner, die Kürzungen der Haushaltmittel für das Gesundheitswesen und eine verbreitete Regierungsfeindlichkeit auf die Stimmung in den heruntergekommenen Gesundheitsämtern und den überlasteten Notaufnahmen der öffentlichen Krankenhäuser niederschlugen. Zugleich mehrten sich die Auseinandersetzungen darüber, für die Erforschung welcher Krankheiten am ehesten öffentliche Gelder ausgegeben werden sollten.

Die Arbeit des Gesundheitswesens wurde zunehmend zur politischen Arbeit, seine Vertreter mussten nicht nur ihre Politik, sondern auch die Rolle der Regierung selbst verteidigen. Allerdings hatte das Gesundheitswesen immer schon viel mit Politik zu tun. Die entsprechenden Haushaltmittel waren immer einer strengen politischen Kontrolle unterworfen, und die Umsetzung von grundsätzlichen Aufgaben und Forderungen des Gesundheitswesens stießen immer unweigerlich mit Sonderinteressen zusammen. Aber jetzt war es so weit, dass es im reichsten Land der Welt um sein Überleben kämpfen musste.

Auch die Ärzteschaft hatte zu kämpfen. 1999 trat die traditionell konservative American Medical Association für die gewerkschaftliche Organisation der Ärzte ein – dieser Schritt wich so radikal von der bisherigen Einstellung der Standesorganisation ab, dass die medizinische Industrie aus dem Staunen gar nicht mehr herauskam. Das Votum des Ärzteverbandes zeigte die zunehmende Unruhe unter den Ärzten, die befürchteten, dass ihr Berufsstand nicht nur Einbußen an Einkommen, sondern auch an Würde und Achtung hinnehmen müsse. Die Unzufriedenheit der amerikanischen Ärzteschaft wurde nur noch von den Ängsten des Krankenpflegepersonals und der Patienten übertroffen.

Gegenüber dieser massenhaften Unzufriedenheit verwiesen Optimisten in der Medizinbranche auf die Jahrhundertwende als eine Periode des Übergangs, in der es, wie es in Zeiten der Veränderung eben der Fall sei, unbehaglich zugehe, bis man endlich das gelobte Land erreicht habe. Man stünde, versicherten sie, vor einer großartigen Ära der Neuen Medizin, die uns die Neue Biologie bescheren werde. Ebenso wie die Antibiotika die bakteriellen Geißeln bezwungen hätten, mit denen die Menschheit jahrhundertelang geschlagen war, würde die Neue Biologie mit den chronischen Todesursachen – Krebs und Herzerkrankungen – und mit psychischen Störungen und Süchten fertig werden. Wird Krebs auch noch im einundzwanzigsten Jahrhundert eine der Haupttodesursachen sein? Wahrscheinlich nicht, prophezeit der Direktor des National Cancer Institute, Dr. Richard Klausner, denn die Wissenschaft trete in die neue Ära »eines dramatischen und unvorstellbaren Wandels« ein, Krebszellen und sogar Krebsgene würden festgestellt und kontrolliert oder beseitigt werden, lange bevor sich Tumore entwickeln könnten.

»Ich denke, so etwa sieht die Zukunft aus«, schwärmt Klausner. Umwälzende Durchbrüche in der Biologie während der letzten zwanzig Jahre hätten die Möglichkeit eröffnet, einen strategischen Plan zur Beseitigung von Krebs in den Vereinigten Staaten zu entwickeln: »Wir haben uns für einen Weg entschieden, und den gehen wir bereits.« Auch was innovative Therapien von Herzerkrankungen angehe, sei Licht am Ende des Tunnels zu sehen, meint Randall Tobias, ein Kenner der Pharmaindustrie. Die Jahrtausendwende halte »wahrhaft wunderbare Möglichkeiten« bereit, die »das Ende der Chirurgie« bedeuten würden.

Das Ende der Chirurgie am offenen Herzen und der invasiven Onkologie? Sollte sich der ehemalige Chef des Pharmaunternehmens Eli Lilly zu einem realitätsfernen Optimisten entwickelt haben? Keineswegs, beteuert Tobias, denn »in nicht allzu ferner Zukunft ... werden Medizin, Biologie usw. das biologische Gegenstück zur ersten Mondlandung schaffen.«

Der gewaltige Optimismus von Klausner und Tobias gründet sich auf drei zentrale Bereiche der neueren Grundlagenforschung: Humangenetik, Proteinchemie und Nanotechnologie. Das Humangenom-Projekt der National Institutes of Health ist zu diesem Zeitpunkt auf dem besten Weg zu seiner raschen Vollendung, die Aufschlüsselung des gesamten Codes der DNA aller 23 menschlichen Chromosomen ist beinahe geschafft. Hunderte von privaten und öffentlichen Labors arbeiten bereits intensiv an der Dechiffrierung der neu entdeckten Sequenzen des Codes, um herauszufinden, was die Gene kodieren, wie man sie an- und abschaltet und welche Arten von Mutationen zu welchen Krankheiten führen.

Der Heilige Gral der Medizin (und des Gesundheitswesens) im neuen Jahrtausend ist die Vorbeugung gegen chronische Krankheiten – Krebs, Schlaganfall, Alzheimer, Schizophrenie, Diabetes und Hunderte von anderen Leiden – durch genetische Eingriffe oder durch Eingriffe in die Proteine. Da alle Lebensfunktionen und Funktionsmängel sich im Allgemeinen auf die Interaktionen zwischen Proteinen reduzieren lassen, »ist alles vorstellbar, was bisher in den Bereich der Science Fiction gehörte«, betont Klausner.

An der Oberfläche von Krebszellen zum Beispiel findet man Proteine, die sich von den Oberflächenproteinen normaler Zellen unterscheiden und die auf bestimmte Krebs-Gene zurückgehen. Künftig könne man äußerlich gesunden Personen mikroskopisch kleine Detektoren injizieren, und diese Nanosonden würden »Krebs entdecken. Das ist ohne weiteres denkbar«, so Klausner. »Wir arbeiten mit der NASA daran. Es ist wirklich aufregend. Wenn wir Raumsonden entwickeln können, für die das Verhältnis zwischen Signal und Geräusch viel, viel größer ist, dann werden wir auch Krebszellen im menschlichen Körper aufspüren können.«

Als nächster Schritt werden diese kleinen Molekularmaschinen bewaffnet. »Wir schicken sie in den Körper, um Krebszellen zu finden und zu zerstören. Ich könnte mir vorstellen, dass wir Krebs auf diesem Weg tatsächlich behandeln können, bevor er in Erscheinung tritt«, lange bevor es zur Tumorbildung kommt, wenn sich die Zellveränderungen, in Klausners Worten, noch in der Phase von »präkanzerösen Pseudoerkrankungen« befinden. Klausners Vorstellungen laufen auf einen High-Tech-Ansatz in der Gesundheitsvorsorge hinaus, bei dem sich die Prävention nicht mehr auf krebserregende Umweltfaktoren und Ernährungsgewohnheiten konzentriert, sondern auf das Aufspüren maligne veränderter Zellen. Damit würde die grundlegende Ausrichtung des Gesundheitswesens von der Umwelt des Menschen in sein Inneres verlagert.

Auch beim Aufbau von Cholesterin und bei anderen physischen Ursachen für Herzkrankheiten und Schlaganfälle scheinen genetische Faktoren eine Rolle zu spielen. 1998 ist es Forschern gelungen, die Zellen und die DNA von Mäusen so zu manipulieren, dass sie dünner statt übergewichtig wurden, ihr Gehirn leistungsfähig blieb, anstatt sich alzheimerartig zu verändern, und dass sie bei einer Reihe von bösartigen Erkrankungen keine Karzinome ausbildeten. Es gab genetisch veränderte Mäuse mit menschlichen Immunsystemen, sie wurden drogenabhängig gemacht (oder nicht) und hatten eine Reihe von menschlichen Krankheiten. Geklonte Zellen wurden in Gewebeverbänden gezüchtet, so dass man in Zukunft vielleicht komplette Ersatzkörperteile haben wird. Brauchen Sie ein neues Herz? Lassen Sie sich eines klonen. Oder besser noch, lassen Sie sich Zellen in das beschädigte Herz injizieren, damit Ersatzgewebe wächst und das Organ gestärkt wird.

Auf die Entzifferung des menschlichen DNA-Codes folgt als nächster Schritt die Übersetzung. Man hat einen ungeordneten Haufen von Buchstaben, aber damit weiß man noch lange nicht, welche Signale und Proteine durch welche Buchstaben kodiert werden. Es gibt zwei grundsätzliche Wege zur Lösung dieses Geheimnisses: den Weg durch die Vorder- und den durch die Hintertür. »Vordertür«-Analytiker benutzen große Hochgeschwindigkeitscomputer für willkürlich ausgewählte DNA-Sequenzen und lassen alle verfügbaren Proteindatenbanken durchrechnen, um Übereinstimmungen zu entdecken. Ist eine solche Übereinstimmung gefunden, dann gibt die Position des DNA-Codes dieses bestimmten Proteins innerhalb der menschlichen Chromosomen möglicherweise Aufschluss darüber, wie die Produktion dieses Bausteins reguliert wird – wie sie ein- oder ausgeschaltet wird. Und benachbarte DNA-Sequenzen kodieren vielleicht weitere lebenswichtige Proteine, die verwandte Funktionen im menschlichen Körper erfüllen.

Der Weg durch die Hintertür beginnt mit Zellen und den steuernden Hormonen, Rezeptoren oder Stimulatoren (wie Chemokinen und Neurotransmittern). Dabei werden extrem starke Magneten oder Röntgenstrahlen benutzt, um die dreidimensionale Struktur dieser Proteine zu ermitteln, und ihre Umrisse werden gezielt verändert, um herauszufinden, was für ein Baustein das ist, der normalerweise in die Krümmungen, Falten und Taschen des Zielproteins hineinpasst. So können chemische Stoffe hergestellt werden, um wichtige Körperproteine zu blockieren oder zu stimulieren. Auf diesem Weg ist es vielleicht möglich, Hormone ein- und abzuschalten, die Wirksamkeit von Vitaminen zu erhöhen, suchtauslösende Nervenzellenrezeptoren im Gehirn zu blockieren oder krebsfördernde Chemikalien auszuschalten.

»In dreißig bis fünfzig Jahren werden wir das alles unter Dach und Fach haben«, so die Voraussage von Dr. David Baltimore, Nobelpreisträger und Präsident von Caltech. »Und diese Forschungen werden zu immer neuen Medikamenten führen. Der Schlüssel dazu ist die Chemie – die computergestützte und strukturelle Chemie ist enorm leistungsfähig ... Die Proteinstrukturen, die wir Jahr für Jahr ermitteln, werden in die Tausende gehen.«

Das zwanzigste Jahrhundert begann mit einer Revolution, die durch das Elektronenmikroskop ausgelöst wurde, das der Menschheit die Augen für eine Welt wirbelnder, höchst aktiver Krankheitserreger öffnete. Die Keimtheorie war der Motor, der die Biologie ein halbes Jahrhundert lang zu Entdeckungen und Triumphen im Gesundheitswesen antrieb. Mit der Entdeckung der DNA im Jahre 1953 und, vielleicht noch entscheidender, mit den Erfindungen, die in den frühen siebziger Jahren auf dem Gebiet der Gentechnik gemacht wurden, trat die Biologie in die Genom-Ära ein.

Im neuen Jahrhundert geht die Genom-Ära in das Protein-Zeitalter, die Proteomics-Phase über, von dem man sich umwälzende

Veränderungen in Pharmazie und Medizin verspricht und das von seinen Verfechtern als mindestens ebenso dramatisch eingestuft wird wie Pasteurs und Kochs Entdeckung der Bakterien, Flemings Entdeckung des Penicillins und Salks und Sabins Polio-Impfstoffe. Chirurgen werden arbeitslos, ebenso wie Psychologen und das Personal von Rehabilitationseinrichtungen für Drogenabhängige. Die Ärzte des einundzwanzigsten Jahrhunderts werden eine neue, elegante Präventiv-Medizin auf der Basis von Proteinen betreiben. Eine Art »Volksgesundheit, wenn man so will«. So nennt es einer der führenden Industriellen, Randall Tobias. Dr. Allen Roses, Vizepräsident von Glaxo Wellcome, war ganz seiner Meinung: »Die Leute werden mit ihrer computerisierten Krankengeschichte zum Arzt kommen, ihrem genetischen Bauplan, den sie auf einem kleinen Plastikstreifen wie eine Kreditkarte haben«, prophezeite er. Diese Karten würden eine neue innige Verbindung zwischen dem öffentlichen Gesundheitswesen und der Medizin herstellen. Auf den Karten steht der gesamte genetische Bauplan jedes Einzelnen, und »die Medizin wird zu einer echten Familienmedizin, die auf den familiären Genen beruht.« Nach Mark Boguski von den National Institutes of Health werden im einundzwanzigsten Jahrhundert die Lehrbücher der Ärzte »unsere Gene sein«.

Bevor aber solche Fantasien in Erfüllung gehen, muss sich das Gesundheitswesen noch mit einigen ernsthaften und ernüchternden Realitäten auseinandersetzen. Für die USA ist das vordringlichste Problem die Rassen- und vielleicht auch die Klassenfrage. Seit dem Bürgerkrieg waren die Afro-Amerikaner gegenüber den Weißen aller Einkommensstufen stets mindestens ein Jahrzehnt im Hintertreffen, was die großen Errungenschaften des Gesundheitswesens betrifft. Das liegt nicht daran, dass sie häufiger krank werden – obwohl auch das verschiedentlich der Fall ist; aber sie sterben eher an ihren Krankheiten. Und laut Generalstabsarzt David Satcher ist dafür kaum die DNA der Afro-Amerikaner verantwortlich zu machen. Vielmehr gehe der Graben, der Schwarze und Weiße in Gesundheitsfragen trennt, auf ein komplexes Zusammenspiel von Sozial- und Verhaltensfaktoren in Verbindung mit einer schlechteren Gesundheitsvorsorge für die Schwarzen zurück.

Ähnliche Ungleichheiten in gesundheitlichen Fragen bestehen zwischen den Weißen und den Amerikanern asiatischer Herkunft einerseits und Afro-Amerikanern, Indianern und Hispano-Amerikanern auf der anderen Seite, betont Dr. Phil Lee, ehemaliger Unterstaatssekretär im Department of Health and Human Services. »Indianer zum Beispiel kommen mit einer anderen Kultur in Berührung – und was ist die Folge davon? Diabetes. Das hat nichts mit veränderten Genen zu tun. Ihre Ernährung hat sich verändert. Und die Antwort darauf kann nicht lauten, ihre Gene zu verändern – sondern ihre Lebensweise.«

Sicherlich hat niemand etwas dagegen, dass Mittel gefunden werden – ob im Genom oder anderswo –, um schreckliche Behinderungen und chronische Krankheiten zu verhindern, vielleicht sogar den Tod. Aber lösen solche hochtechnischen Methoden wie genomische oder proteomische Medikamente wirklich die zentralen Fragen des Weltgesundheitswesens? Wenn im Jahre 2020 das russische Trinkwasser immer noch schwer verseucht ist, wären dann Protein-Nanosonden eine vernünftige gesundheitspolitische Intervention? Wenn die biotechnische Industrie den Begriff *Public Health* im Sinne von »Gesundheit der Bevölkerung« auf ihre genomischen Innovationen anwendet, dann liegt dem der Gedanke der Prävention zugrunde. Die führenden Vertreter des Gesundheitswesens konnten in den neunziger Jahren über die Grenzen ihrer Aufgaben keine Einigkeit erzielen und waren nicht darauf vorbereitet, dass die Neue Biologie ihre Nomenklatur in Beschlag nahm. Ist Prävention – auf individueller Ebene – ein Äquivalent für das öffentliche Gesundheitswesen?

Auf jeden Fall wird sowohl von den Regierungen der reichen Staaten als auch von der Pharmaindustrie viel Geld in die Genom-Medizin gesteckt. Selbst die kleinen biotechnische Unternehmen haben im Jahre 2000 mehr als eine Milliarde Dollar für die Forschung und Entwicklung von genomischen und proteomischen Produkten zur Verfügung gestellt. Für die pharmazeutische Großindustrie sind jährliche Milliardenausgaben für Forschung und Entwicklung auf dem Genom-Gebiet bereits Routine. Die Branche ist in fieberhafter Aufregung. Investoren sind der Meinung, dass die Biotechnologie im Jahr 2010 das sein wird, was Cyberspace, das Internet und Computer für die neunziger Jahre waren. Die Weltwirtschaft wird sich ihrer Ansicht nach vom Silicon-Zeitalter zur DNA-Ära fortentwickeln. Randall Tobias, der frühere Chef von Eli Lilly, freut sich: »In der Medizin tun sich wirklich erstaunliche Dinge.«

Im Vorgriff auf diese radikalen Veränderungen haben Chemie-, Arzneimittel- und Nahrungsmittelgiganten fusioniert oder sich zu Partnerschaften zusammengeschlossen, woraus riesige Konzerne entstanden sind, die auf dem Chemie-, dem Arzneimittel- und dem Nahrungsmittelmarkt in Größenordnungen von über hundert Milliarden Dollar vertreten sind. Zwei Unternehmen aus New Jersey zum Beispiel – Warner-Lambert und American Home Products – bereiteten Ende 1999 ihre Fusion vor. Im vorhergehenden

Jahr hatten sie jeweils Einnahmen von über zehn Milliarden Dollar, zusammen verfügen sie über ein Kapital von 150 Milliarden Dollar. Nach dem Zusammenschluss werden sie zu den bedeutendsten Herstellern von pharmazeutischen und veterinärmedizinischen Produkten gehören, sie haben zahlreiche Tochterfirmen für Impfstoffe und Biotechnologie und bringen einige der gängigsten frei erhältlichen Medikamente und Hygieneartikel auf den amerikanischen Markt.

Mitte der neunziger Jahre änderte der amerikanische Kongress einige Gesetze, mit denen bis dahin die Grenzen zwischen Arzneimitteln, Lebensmitteln und Nahrungsmittelzusätzen festgelegt waren. Am Ende des Jahrzehnts waren diese Grenzen dermaßen verwischt, dass mehr Amerikaner »Medikamente« zur »Vorbeugung« in Form von Vitaminpillen und Zusätzen zu Nahrungsmitteln als in Form von verschreibungspflichtigen Arzneimitteln einnahmen. Zwischen 1990 und 2000 erlebte der US-Markt für Nahrungsmittelzusätze – von Orangensaft, der mit Echinacea, Vitamin C und Zink angereichert ist, bis zu Vitamin D- und Kalzium-Zusätzen in der Milch – ein stürmisches Wachstum und stieg von 3,3 Milliarden auf über 14 Milliarden Dollar. Nahrungsmitteln können fast ohne gesetzliche Einschränkungen eine lange Reihe von physiologisch aktiven Chemikalien zugesetzt werden, während Unternehmen, die die gleiche chemische Mischung in Pillenform verkaufen wollen, sich gründlichen Genehmigungsverfahren durch die Food and Drug Administration unterziehen müssen.

»In den neunziger Jahren kamen zum ersten Mal Nahrungsmittel auf den Markt, von denen es hieß: Iss das, und du lebst länger! oder: Das ist gut für dein Herz«, sagt Juan Enriquez aus Harvard. »Wir begreifen allmählich die Biochemie von Nahrungsmitteln ... Man wird nicht mehr am Ende seines Lebens 20 000 Dollar für Operationen zahlen, sondern dasselbe Geld im Laufe von zwanzig Jahren für pharmazeutisch angereicherte Lebensmittel ausgeben.«

Ein langes Leben ist für die Menschen im wohlhabenden Teil der Welt kein Ziel an sich: Sie wollen vielmehr diese langen Jahrzehnte schlank und begehrenswert sein, keinen Haarausfall bekommen und insgesamt jugendlich erscheinen. Im frühen sechzehnten Jahrhundert riskierte Juan Ponce de León ein Vermögen sowie sein eigenes Leben und das Leben seiner Mannschaft, als er auf der Suche nach dem Elixier der ewigen Jugend von Spanien nach Florida segelte. Im einundzwanzigsten Jahrhundert wird man auf der illusionären Suche nach ewiger Jugend und Unsterblichkeit ins eigene Innere reisen, zu den Genen. In demselben

Maße, wie das Alter der Weltbevölkerung steigt, nimmt auch ihre kollektive Eitelkeit zu. Kein Preis scheint zu hoch – und keine Gewinnspanne zu fantastisch –, wenn es um den Erhalt der jugendlichen Eitelkeiten geht. Ende der neunziger Jahre waren die bestverkauften Medikamente solche, die eine aufgeschlossene, positiv denkende Persönlichkeit (z.B. Prozac), einen dichten Haarschopf (z.B. Propecia) und sexuelles Stehvermögen (Viagra) versprachen. Diese Mittel sind ungeheuer populär, sie verkaufen sich mit riesigen Gewinnspannen (Viagra brachte einen Jahresgewinn von 98 Prozent ein) und treiben den Börsenwert der Herstellerfirmen nach oben. Dieselbe Generation des Baby-Booms, die der Zielmarkt für diese so genannten Lifestyle-Präparate ist, setzt für ihre Renten und ihren Ruhestand besonders gern auf Aktien und Investmentfonds von Unternehmen aus der Pharmabranche.

Im Jahr 1998 machte die Pharmaindustrie allein in den USA einen Gewinn von 99,5 Milliarden Dollar, das sind elf Prozent mehr als im Vorjahr. 1999 stiegen die Gewinne durch pharmazeutische Produkte um weitere 16,6 Prozent. Die Ausgaben für Medikamente verdoppelten sich zwischen 1993 und 1998 fast und stiegen von 50,6 auf 93,4 Milliarden Dollar. Auch weltweit stiegen die Verkaufszahlen, sie legten um sieben Prozent in einem einzigen Jahr (von 1997 auf 1998) zu und machten die Pharmaindustrie zum wachstumsstärksten und gewinnträchtigsten legalen Industriezweig der Welt.

Wie die Umsätze nahmen auch die Nettogewinne in der ganzen Industrie explosionsartig zu. Während die von »Fortune« vorgestellten 500 Unternehmen zwischen 1997 und 2000 eine jährliche Gewinnsteigerung von vier bis sieben Prozent zu verzeichnen hatten, nahmen die Gewinne eines durchschnittlichen Pharmaunternehmens um jährlich 14 bis 18 Prozent zu, und es wird erwartet, dass dieses Wachstum bis nach dem Jahr 2000 anhält oder sogar noch größer wird.

Daraus folgt eine fantastische Teuerungsrate für Medikamente, so dass nun vor allem pharmazeutische Produkte die Inflation im Gesundheitsbereich anheizen. Zehn Jahre zuvor waren es noch die Krankenhäuser, die die Inflation antrieben: 1999 war die Frage der Politik nicht länger, ob sich Versicherungsunternehmen, Regierungen und Einzelpersonen die Kosten von Krankenhausaufenthalten, sondern ob sie sich die Arzneimittelkosten leisten konnten, mit denen Krankenhauskosten eingespart werden sollten. Die Arzneimittel-Hersteller setzten nicht nur die Preise neuer Medikamente wegen angeblich stark gestiegener Investitionskosten für Forschung und Entwicklung höher an, sondern sie hoben auch die Preise von älteren und allgemein gebräuchlichen Medikamenten an. Einige Medikamente verteuerten sich bis zu 15 Dollar pro Pille. Trotzdem ging die Strategie der Pharmaindustrie auf.

Die Konsumenten suchen nun fieberhaft nach billigeren Medikamenten und umgehen oft Ärzte und Apotheken, um ihre Medikamente im Internet oder auf dem lokalen Schwarzmarkt zu besorgen. Dadurch ist die ärztliche Kontrolle nicht mehr gewährleistet, es kommt zu mehr Nebenwirkungen und Todesfällen durch Medikamente und zu einer gefährlichen Entwicklung im öffentlichen Gesundheitswesen, wenn durch antibakterielle Selbstmedikation zunehmend Arzneimittel-Resistenzen gefördert werden.

Die Arzneimittel-Industrie reagiere, so Enriquez, auf die zunehmende Kritik an ihren hohen Gewinnen und Preisen mit dem Argument, die Kosten für die medizinische Versorgung würden in Zukunft nicht mehr steigen, sondern sie würden sich verschieben, indem an die Stelle von Behandlungen beim Arzt oder im Krankenhaus die vorbeugende Medizin träte. Die Ausgaben würden nicht mehr wie bisher vorwiegend im letzten Lebensjahrzehnt anfallen, sondern sich gleichmäßiger über das ganze Leben verteilen. George Annas, Anwalt und Ethiker an der Boston University, findet dies Vorstellung von einer Kostenumschichtung »zum Lachen« und stellt die Frage, ob denn »das ethische Hauptproblem sein wird, wie wir das bezahlen sollen. Was bedeutet das? Es heißt, alle Kosten würden jetzt vorgezogen. Aber die Kosten am Lebensende sind nicht zu vermeiden. Abgesehen von Selbstmord oder Euthanasie gibt es keine Möglichkeit, um die Probleme der letzten Lebensjahre, wenn man wirklich schlecht dran ist, herumzukommen.«

Jedermann wird eines Tages an irgendetwas sterben. Und wenige, meint Annas, haben das Glück, sich jahrzehntelang großartig zu fühlen und dann eines Tages einfach tot umzufallen. Die meisten Menschen machen – selbst in der schönen neuen Welt der Genom-Medizin – einen langsamen Abbau durch und brauchen kostspielige Behandlungen im Krankenhaus. Mark Boguski von den National Institutes of Health ist hingegen der Meinung, in Zukunft könne jede noch so fantastische Idee Realität werden, und die einzigen Grenzen würden »sozialer und wirtschaftlicher Art« sein.

Das größte Problem ist in diesem Zusammenhang die andere Welt. Falls die vier- bis fünfhundert Millionen Menschen in Nordamerika und Westeuropa wirklich in den Genuss der erwarteten großen Durchbrüche kommen, worauf könnten dann die restlichen sechs oder sieben Milliarden Menschen auf der Erde hoffen? Christopher Murray, Chefepidemiologe der Weltgesundheitsorganisation, rechnet vor, bis zum Jahr 2020 würde die Depression zehn Ränge nach vorn springen und zur zweithäufigsten schweren Krankheit der Welt werden, weil die Menschen zunehmend älter und frustrierter würden.

Obwohl die Amerikaner in den neunziger Jahren wie besessen mit ihren Neurosen und Zuständen von Niedergeschlagenheit und Antriebslosigkeit beschäftigt waren, nahmen die USA im internationalen Vergleich einen relativ niedrigen Platz ein, nur fünf Prozent der Bevölkerung wurden zu irgendeinem Zeitpunkt ihres Lebens als depressiv diagnostiziert. Und es standen schon Medikamente zur Verfügung, mit denen sich das Leben von Depressiven bedeutend verbessern ließ. Die jährlichen Kosten für die Behandlung von Depressionen und für die Ausfälle in der Wirtschaft durch verlorene Arbeitstage oder Selbstmord erreichten die Höhe von 44 Milliarden Dollar.

Aber in Frankreich sind nicht weniger als 16,4 Prozent der Bevölkerung zeitweise klinisch depressiv und im Libanon sogar neunzehn Prozent. In vielen Ländern, besonders in China und Indien, leiden Millionen unter nicht diagnostizierten Depressionen, die Christopher Murray von der WHO zufolge bis zum Jahr 2020 unsere Aufmerksamkeit beanspruchen. Aber wie können Länder wie Libanon, China und Indien es sich leisten, den ihren Bevölkerungszahlen entsprechenden Anteil von 44 Milliarden Dollar im Jahr für diese Krankheit aufzuwenden? Und gesetzt den Fall, es würde in den nächsten Jahrzehnten zu den prophezeiten Resultaten der Neuen Biologie kommen, wären sie bezahlbar für Patienten mit psychischen Störungen in Brasilien, Ägypten, Südafrika oder Thailand?

Selbst in den reichen Ländern tragen vor allem die Armen die Hauptlast dieser Leiden – gerade diejenigen, die sich am wenigsten stimmungshebende Präparate und Antidepressiva leisten können. Und es sind schließlich nicht in erster Linie reiche Amerikaner, die auf den Straßen von New York depressiv, psychotisch und ohne Wohnsitz umherirren und wirres Zeug vor sich hinbrabbeln. Wenn sich schon die Armen Amerikas die Neuheiten der psychiatrischen Medizin nicht leisten können, dann trifft das auf die noch ärmeren Bewohner der übrigen Welt erst recht zu.

Im ausgehenden zwanzigsten Jahrhundert wurde die Arzneimittel-Forschung und -Entwicklung mit fieberhafter Eile vorangetrieben. Allein in den USA gab die Industrie 1998 siebzehn Milliarden Dollar für Forschung und Entwicklung aus, und ein Teil des auf 13,6 Milliarden Dollar angesetzten Haushalts der National Institutes of Health war für die Suche nach neuen Medikamenten bestimmt. Zwischen 1975 und 1996 wurden 1240 neue Präparate zugelassen – eine vielversprechende Zahl. Nur dass nicht mehr als 379 von diesen 1240 Medikamenten der Therapie dienten – der Behandlung von Krankheitszuständen. Nur dreizehn von ihnen waren für die schlimmsten Krankheiten bestimmt, die es gibt und von denen vor allem die Bewohner tropischer und armer Länder betroffen sind. Dr. Patrice Trouiller vom Centre Hospitalier Universitaire de Grenoble bemerkte dazu:»Pharmakonzerne arbeiten wie alle privaten Unternehmen, sie haben keinen besonderen sozialen Auftrag und richten sich eher nach wirtschaftlichen als nach sozialen oder menschlichen Gesichtspunkten. Medikamente gegen tropische Krankheiten haben gegenwärtig keine große Zukunft. Es kommt darauf an, Gewinne zu machen, und da spielt der medizinische Bedarf der Tropen keine Rolle.«

Es gibt im ärmeren Teil der Welt keinen nennenswerten Markt. Und wo sich auch nur im Geringsten die Möglichkeit eines Marktes – also Kaufkraft – zeige, da würden die Richtlinien der Welthandelsorganisation zum Schutz von geistigem Eigentum (TRIPS) regelmäßig durch regionale Pharmaunternehmen, die das Patentrecht umgehen, verletzt. Nur starker Patentschutz in Verbindung mit steigender Kaufkraft vor Ort wäre ein echter Anreiz für die Forschung, Entwicklung und Vermarktung von Medikamenten, die sich an den Gesundheitsbedürfnissen der Entwicklungsländer orientieren.

Trevor Jones, Vorsitzender der Association of the British Pharmaceutical Industry, stellt fest, dass Forschung und Entwicklung für ein neues Präparat durchschnittlich fünfhundert Millionen Dollar kosten und dass ein Pharmaunternehmen seine Investition durch die Verkäufe in den ersten drei bis fünf Jahren amortisiert haben will, um danach Gewinne zu machen. Schätzungen über Forschungs- und Entwicklungskosten pro zugelassenem Produkt weichen stark voneinander ab, sie reichen von den eben genannten fünfhundert Millionen bis hinab zu der unglaublich gering erscheinenden Summe von 16 Millionen Dollar. Unabhängig davon, wieviel ein Unternehmen in Forschung und Entwicklung für ein Mittel investiere, so Jones, hätten der Hersteller und die Aktionäre ein Recht darauf, dass sich Investitionen innerhalb von drei bis fünf Jahren rentierten. Bale und Jones weichen der Frage elegant aus, ein wie großer Anteil der pharmazeutischen Forschung denn von den amerikanischen und europäischen Steuerzahlern in Form von Zuschüssen aus den öffentlichen Haushalten für Grundlagenforschung und von Steuervergünstigungen für die Arzneimittel-Industrie finanziert werde. Würden diese Subventionen in die Kalkulationen für Forschungs- und Entwicklungsarbeiten einbezogen, wären die Rechtfertigungen der Industrie für ihre Gewinnspannen nicht mehr so überzeugend. Die Preiskalkulation der Pharmaindustrie wird noch fragwürdiger, wenn man berücksichtigt, dass Medikamente in den USA vorsätzlich teurer verkauft werden als in Europa und Kanada. Von Steuerzahlern und Politikern wird in Amerika immer deutlicher die Frage gestellt, warum amerikanische Konsumenten, wenn die USA schon weltweit den Löwenanteil der steuerlich geförderten Arzneimittelforschung tragen, noch dazu die weltweit höchsten Preise für die Resultate dieser Forschung zahlen sollen.

Die Frage, wie die Armen der Welt an Medikamente herankommen, wird nicht mit neuen Mitteln gelöst, die wie am Fließband produziert werden. Etwa einhundertfünfzig Länder haben Listen mit wichtigen Arzneimitteln für ihren pharmakologischen Mindestbedarf aufgestellt. Etwa neunzig Prozent dieser Mittel sind nicht mehr durch TRIPS oder eine andere patentrechtliche Regelung geschützt – und die ursprünglichen Hersteller haben ihre Forschungs- und Entwicklungskosten längst hereingeholt. Trotzdem sind sie in großen Teilen der Welt nicht zu bekommen, weil es Schwierigkeiten bei der Auslieferung gibt oder weil sie der Korruption zum Opfer fallen und direkt auf den schwarzen Markt umgeleitet werden oder weil sie immer noch zu teuer sind. Häufig sind nicht einmal die billigsten Arzneimittel erreichbar, weil es für die Industrie keinen Grund mehr gibt, solche Dinge wie Streptomycin, ein wichtiges Antibiotikum gegen Tuberkulose, verschiedene Mittel gegen die afrikanische Schlafkrankheit oder Aminosidin, das für die Parasitenkrankheit Leishmaniosis gebraucht wird, noch herzustellen. Oft ist nicht einmal die kontinuierliche Versorgung mit preiswertem Insulin zur Diabetes-Behandlung oder mit Impfstoff gegen Polio, der großen Neuerung in der medizinischen Versorgung nach dem Zweiten Weltkrieg, möglich.

Bei der Jagd nach immer neuen Rekordgewinnen »konzentriert man sich auf die drei- bis vierhundert Millionen Menschen in den reichen Ländern. Aber das ist unter menschenrechtlichen Gesichtspunkten natürlich inakzeptabel«, stellt Dr. Bernard Pécoul von Ärzte ohne Grenzen fest. »Wir haben uns vorgenommen, den Kampf gegen die Beschränkung des Pharmamarktes auf einen kleinen Teil der Bevölkerung zu organisieren. Wir können nicht hinnehmen ..., dass die wichtigsten Medikamente im größten Teil der Welt aus den fünfziger und sechziger Jahren stammen, die oft eine Resistenz gegen andere Mittel bewirken.«

Pécoul und seine Kollegen von Ärzte ohne Grenzen nennen als Beispiel die tödliche Durchfallerkrankung Shigellose, die in Ruanda im Gefolge des Bürgerkriegs von 1994 Hunderte von Opfern forderte. Die *Shigella*-Bakterie entwickelte eine Resistenz gegen alle Medikamente außer Ciprofloxacin, das mehr kostete, als Ärzte ohne Grenzen und andere Hilfsorganisationen aufbringen konnten. Médecins sans Frontières handelte mit dem Hersteller Bayer einen Sonderpreis aus, so dass schließlich Tausende von Leben gerettet werden konnten. Aber die Bereitschaft von Bayer, das Medikament billiger zu verkaufen, um in Afrika eine Epidemie aufzuhalten, ist nach Aussage von Pécoul keineswegs typisch. Weit häufiger sterben die Leute einfach aus Mangel an erschwinglichen Medikamenten.

Das Problem verschärft sich noch dadurch, dass die regionale Arzneimittel-Produktion oft mangelhaft ist und es zu Betrügereien kommt, indem die durch TRIPS festgelegten internationalen Patentrechte verletzt werden. In manchen Fällen sind diese Produkte ebenso gut wie ihre patentierten amerikanischen Gegenstücke, nur dass sie die Konsumenten in der Region fünfzig bis neunzig Prozent weniger kosten. Aber in vielen Fällen erfüllen sie laut Pécoul nicht die Standards oder sind sogar gefährlich. Das krasseste Beispiel ereignete sich in Nigeria während einer umfangreichen Meningitis-Epidemie in Westafrika zwischen 1996 und 1998. Eine nigerianische Firma fälschte Impfstoffbeschriftungen von Pasteur Merieux und SmithKline Beecham und verkaufte 60000 Dosierungen, die nichts als verunreinigtes Wasser enthielten. Dieser gefälschte Impfstoff, mit dem 60000 Nigerianer geimpft wurden, hatte für das Gesundheitswesen des Landes katastrophale Folgen, die Epidemie breitete sich weiter aus und forderte Tausende von Opfern.

Was ist zu tun? Ärzte ohne Grenzen plädiert für die Änderung der weltweiten Verträge zum Schutz von Patenten und des Handels mit Pharmaprodukten und für »realistische Arzneimittelpreise« in den Entwicklungsländern, die sich im Gegenzug bereit erklären sollen, die Einhaltung des Patentrechts schärfer durchzusetzen. Die Organisation hat außerdem die WHO aufgerufen, eine wesentlich aktivere Rolle zu übernehmen. Und sie fordert stärkere finanzielle Anreize, um die völlig unzureichende Forschung und Entwicklung von Medikamenten gegen tropische Krankheiten zu verbessern. Der Aufruf endet mit der Mahnung, dass der Zugang zu lebensrettenden Medikamenten ein Menschenrecht sei.

Als die Welthandelsorganisation im November 1999 in Seattle zusammenkam, kam es zu heftigen Demonstrationen unterschiedlicher Gruppen gegen die versammelten führenden Vertreter von Politik und Wirtschaft. Viele waren gekommen, um für die Verbesserung des Gesundheitswesens einzutreten und gegen die Preispolitik der Pharmaindustrie und die ungleichen medizinischen Versorgungsbedingungen auf der Welt zu protestieren. Fünf Wochen später stellte Präsident Clinton bei einem Auftritt vor dem exklusiven Trade Forum in Davos Steuervergünstigungen für Pharmaunternehmen in Aussicht, die Medikamente für arme Länder herstellten, und rief zu niedrigeren Preisen für lebenswichtige Medikamente auf. Als die Weltbank im April 2000 ihre Jahrestagung in Washington abhielt, kam es erneut zu Demonstrationen, und wieder gingen viele aus Protest gegen die Arzneimittelpreise und die ungerechten Verhältnisse in der medizinischen Versorgung der armen Länder auf die Straße. Auch auf der Tagung selbst wurde über den Bedarf an lebenswichtigen Medikamenten, die für den Großteil der Weltbevölkerung nicht zugänglich sind, heftig diskutiert.

Die Pharmaindustrie nahm zwar Präsident Clintons Versprechen von Steuervergünstigungen mit Beifall auf, aber sie konnte sich nur schwer zu einer Verantwortung für den weltweit ungleichen Zugang zu Arzneimitteln durchringen. Allen Roses von Glaxo sagt, »es sind nicht die Arzneimittelfirmen, die verhindern, dass die richtigen Medikamente zu den richtigen Patienten gelangen. Für einen Bruchteil der Kosten der Friedenssicherung in diesen Ländern könnten wir den Menschen alle Medikamente beschaffen, die sie brauchen.«

Man nehme das Beispiel der Antibiotika, erklären Tobias und Roses. Diese Medikamente seien überall erhältlich und würden in jedem Land der Welt verkauft, und doch seien die Infektionskrankheiten, die mit ihnen behandelt werden, immer noch weit verbreitet. Das hätte nichts mit den Arzneimittelkosten zu tun, sondern mit den Mängeln des Gesundheitswesens, den Ärzten, dem Pflegepersonal, den Krankenhäusern und Kliniken.

Bernard Pécoul ist anderer Ansicht. Er vertritt die Ansicht, dass sich arzneimittelresistente Mikroorganismen in den reichen Ländern entwickelten, wo das Problem normalerweise dadurch gelöst werde, dass man auf neue, sekundäre oder tertiäre Präparate umsteige, die mitunter zehn Mal so viel kosteten wie die alten. Am »unteren Ende« des Marktes hätten die Arzneimittelfirmen währenddessen die Produktion solcher altbewährter Mittel gegen Infektionskrankheiten wie Penicillin, Streptomycin und Chlorochin eingestellt. So geraten die Ärmsten der Welt in eine Zwickmühle: Ihre alten Medikamente sind nicht mehr erhältlich, die Mittel im mittleren Preisbereich aus den sechziger und siebziger Jahren sind aufgrund von Resistenzen nicht mehr zu gebrauchen, und die neuen Superpräparate sind unerschwinglich.

Wir hätten es, versichert Pécoul, mit einer »Zeitbombe« zu tun, die nicht nur die ärmsten Länder der Welt treffen würde, sondern auch Europa und Amerika, eine zeitverzögerte Bombe von wiederkehrenden Infektionskrankheiten. Wegen unsachgemäßer Anwendung und magelnder Verfügbarkeit der Wirkstoffe entwickele sich eine äußerst starke Arzneimittel-Resistenz. Eine Prognose der University of California in San Francisco kommt zu dem Ergebnis, dass die Welt bis 2070 sämtliche Möglichkeiten der Mikrobenbekämpfung mit Medikamenten ausgeschöpft haben wird, weil die Viren, Bakterien, Parasiten und Pilze eine völlige Resistenz gegen das gesamte pharmazeutische Arsenal ausgebildet hätten. Viele Mikrobiologen und Experten für Infektionskrankheiten teilen diese apokalyptische Vorstellung.

Zahlreiche Labors arbeiten an neuen Formen, Bakterien und Viren zu vernichten, aber die meisten rechnen nicht damit, dass es innerhalb der nächsten zehn Jahre grundlegend neue Methoden geben wird. Doch selbst wenn tatsächlich neue Medikamente auf den Markt kommen, wird jedes neue Präparat wesentlich mehr kosten als sein Vorgänger. Und die neueren Wirkstoffe haben normalerweise eine höhere toxische Belastung und stärkere Nebenwirkungen als die alten. »Unsere größte Sorge sind Staphylokokken, gegen die nur noch ein Medikament hilft«, sagt Stanley Falknow aus Stanford und meint Vancomycin. »Wenn es gegen die nichts mehr gäbe, das wäre verheerend.«

Dr. Anthony Fauci, Leiter des National Institute of Allergy and Infectious Diseases, spricht die Befürchtung aus, dass mutierte und gegen viele Medikamente resistente Erreger die eigentliche Bedrohung des einundzwanzigsten Jahrhunderts sein werden. »Eher löscht ein bösartiger Grippe-A-Virus ganze Bevölkerungen aus, als dass Sie und ich eine Gen-Karte bekommen.« Beispiele für diese Bedrohung und die offensichtliche Machtlosigkeit, mit ihr fertig zu werden, gibt es um die Jahrtausendwende genug. Die drei schlimmsten sind HIV, Malaria und Tuberkulose. Auf das Konto dieser drei Erreger gingen nach Angaben der Weltgesundheitsorganisation im Jahr 1998 fünf Millionen Tote.

HIV ist zu einem Brennpunkt für Proteste gegen Pharmakonzerne, TRIPS und die weltweiten Ungleichheiten in der medizinischen Versorgung geworden. Die Vorhersagen über die Zukunft der Epidemie sind ausgesprochen schlecht. Dem UNAIDS-Programm zufolge sind die Auswirkungen des Virus in Afrika »katastrophal, und die Lage wird noch schlimmer werden, wenn nicht weltweit mehr – viel mehr – in Vorbeugemaßnahmen und Programme investiert wird, die sich mit den vielen sozialen und wirtschaftlichen Problemen befassen, die auf das Konto von AIDS gehen«.

Fachleute sprechen von ganzen Völkern, die von dieser neuesten Seuche ausgelöscht würden, und haben wenig Hoffnung auf ein Mittel gegen die Viruserkrankung. Nur in einem Punkt herrscht Uneinigkeit: Wie viele Jahrzehnte wird es noch dauern, bis ein wirksamer, erschwinglicher HIV-Impfstoff weltweit zur Verfügung steht? Die National Institutes of Health vertreten die Auffassung, dass eine Schutzimpfung gegen HIV das einzige Mittel sei, die offenbar unaufhaltsame Ausbreitung des Virus über die ganze Welt zu bremsen. Bis zum Jahr 1999 wurde die Hälfte des anderthalb Milliarden Dollar umfassenden HIV-Budgets der Behörde nach Angaben des Leiters des Office of AIDS Research, Neal Nathanson, direkt oder indirekt für die Suche nach einem Impfstoff ausgegeben. »Wir werden nicht aufgeben«, seufzt er. Der private Sektor werde sich nicht so lange mit der Suche nach einem Impfstoff beschäftigen, »die großen Konzerne sind nicht ernsthaft interessiert, weil sie keine Gewinne sehen.«

Als AIDS 1981 erstmals in Erscheinung trat, war die weltweite Reaktion darauf medizinischer und nicht gesundheitspolitischer Art: Die zur Verfügung stehenden Mittel flossen in die Suche nach einem Gegenmittel. Fünfzehn Jahre später wartet die Wissenschaft mit der so genannten Highly Active Antiretroviral Therapy (HAART) auf. Aber auf lange Sicht ist diese Therapie keine Antwort. Wegen der Kosten von 10 000 bis 60 000 Dollar pro Jahr nur für die Medikamente kommt HAART für mehr als neunzig Prozent der HIV-Kranken der Welt, deren Zahl 1999 vom AIDS-Programm der Vereinten Nationen auf vierzig Millionen geschätzt wurde, nicht in Frage.

Auch in Nordamerika und Westeuropa, wo sich heute Hunderttausende von Menschen einer HAART-Therapie unterziehen, gibt es Probleme. Viele Patienten – nach manchen Untersuchungen bis zu fünfzig Prozent – können ihre ersten HAART-Runden nicht abschließen, weil sie die Nebenwirkungen nicht vertragen oder Schwierigkeiten haben, die strikten Einnahmevorschriften einzuhalten. Nachdem die erste Begeisterung für HAART verflogen ist, drängen AIDS-Aktivisten auf die rasche Entwicklung von Präparaten, die das Virus von einer anderen Seite angehen und seiner großen Mutationsfähigkeit einen Riegel vorschieben. Doch nach Aussagen des Vizepräsidenten von Merck, Emilio Emini, gibt es keine großen Fortschritte bei der Entwicklung neuer Arzneimittel, und es sei »unmöglich zu sagen«, wann neuartige Wirkstoffe zur Verfügung stünden.

»Wo werden wir in zehn, zwanzig Jahren stehen?« fragt Dr. Peter Piot, der Leiter von UNAIDS. »Das ist wirklich äußerst schwer zu sagen. Wir haben keine Prognosen, die weiter gehen als bis zum Jahr 2005. Wir haben gelernt, dass Projektionen in die Zukunft furchtbar danebenliegen können.« Die Ausbreitung der Epidemie hat besonders in Afrika und Asien die schlimmsten Befürchtungen übertroffen.

Die Hauptfrage bei der Erstellung von Prognosen ist die glockenförmige Kurve der Normalverteilung. Fast alle Epidemien fangen auf einem niedrigen Niveau an, dann breiten sie sich schnell aus und fordern eine große Zahl von Opfern, um dann auf natürliche Weise zurückzugehen und sich auf einem gemäßigten Niveau auf Dauer in einer Population einzupendeln. Es gibt zahlreiche Ursachen für dieses Absteigen der Kurve, und sie variieren von einer Epidemie zur anderen. Aber die Kurve selbst gab es bisher immer. Wird sich auch HIV nach Art einer Normalverteilungskurve entwickeln, oder wird die Epidemie immer mehr Leben fordern und die Zahl der Opfer Jahr um Jahr, bis weit ins einundzwanzigste Jahrhundert hinein, weiter ansteigen?

Piot nimmt an, dass HIV bis zum Jahr 2005 vielleicht in einigen besonders schwer betroffenen afrikanischen Ländern wie Uganda, Tansania, Sambia und Simbabwe den Scheitelpunkt der Kurve erreicht haben werde. Aber was für eine Kurve ist das! Wenn sie ihren Gipfel erreicht, wird über ein Drittel der Erwachsenen unter fünfzig Jahren in diesen Gesellschaften infiziert sein, das heißt ein Drittel jeder Generation wird wahrscheinlich sterben. »Es handelt sich um eine Art modernen Weltenbrand, ein Gegenstück zur großen Pest«, sagt Larry Gostin, Professor der Rechtswissenschaft an der Georgetown University und Fachmann für Menschenrechte von AIDS-Kranken. »Und dazu wird es überall in den Entwicklungsländern kommen. Ganze Generationen werden verloren sein. Da stehen wir an der Schwelle zum einundzwanzigsten Jahrhundert mit unserer ganzen modernen Technik – aber für Krankheitserreger sind wir ebenso anfällig wie vor Jahrzehnten.«

»Der entscheidende Unterschied«, fährt er fort, »ist der, dass wir als Weltgemeinschaft damals nur zusehen und weinen konnten, weil wir außerstande waren, etwas zu tun. Jetzt stehen wir daneben und schauen zu, ohne eine Gefühlsregung zu zeigen, weil wir nichts tun wollen. Und das zeigt deutlich, wie weit wir als Spezies gekommen sind, nämlich vom Mitgefühl zum Desinteresse oder Eigeninteresse.«

Piot zufolge ist der Scheitel der Kurve in bestimmten afrikanischen Länder erreicht, wenn ihre Wirtschaft zusammenbricht und »die Leute völlig verarmen und verhungern und auf der Straße enden. Und dann werden wir Lebensmittel schicken, anstatt in die [HIV-] Vorbeugung zu investieren.« Die erste Gruppe von HIV-Kranken, die eine Normalverteilungskurve erreicht hat, sind die Homosexuellen von San Francisco, wo die Kurve Mitte der achtziger Jahre ihren höchsten Punkt hatte, als die Infektionsrate fünfzig Prozent überschritt. Seitdem ist die Rate ständig gesunken, was hauptsächlich auf Aufklärungskampagnen der Homosexuellen selbst zurückzuführen ist. Trotzdem waren 1998 noch zwanzig Prozent betroffen.

Mehr als ein Jahrzehnt lang stellte der Epidemiologe Jim Chin, der sich 1999 zur Ruhe setzte und jetzt in Kalifornien lebt, für die WHO und UNAIDS Prognosen zur Entwicklung von HIV auf. Seiner Meinung nach »wird es noch in den nächsten fünfundzwanzig Jahren jedes Jahr fünfundzwanzig bis dreißig Millionen HIV-Infizierte geben, und bis dahin (oder vorher) schaffen es die afrikanischen Länder hoffentlich endlich, zusammenzuarbeiten und Neuinfektionen spürbar zu verringern, so dass vielleicht innerhalb von fünfundzwanzig bis fünfzig Jahren, wenn meine Enkelkinder Eltern und Großeltern werden, die weltweite Verbreitung von HIV-Infektionen schließlich allmählich auf etwa zehn bis zwanzig Millionen abnimmt.«

Chin räumt ein, dass seine Prognose mit einer unbekannten Größe arbeitet: Indien und seiner Bevölkerung von einer Milliarde Menschen. Wenn Botswana beispielsweise mit seinen 1,4 Millionen Einwohnern eine Infektionsrate von zweiunddreißig Prozent der jungen Erwachsenen hat, entspricht das etwa 200 000 HIV-Fällen. Etwas ganz anderes wäre es, wenn zweiunddreißig Prozent aller jungen erwachsenen Inder, also etwa zweihundert Millionen Menschen, infiziert wären. Nach Piots Ansicht nimmt Asien, besonders China und Indien, wo 1999 vierzig Prozent der Weltbevölkerung lebten, eine Schlüsselstellung für die zukünftige Entwicklung der weltweiten HIV-Kurve ein.

In einer gemeinsamen Veröffentlichung der Weltgesundheitsorganisation, der Harvard School of Public Health und der Weltbank mit dem Titel »Health Dimensions of Sex and Reproduction« aus dem Jahr 1998 wurde der Versuch gemacht, die HIV-Kurven für jede Region der Welt zu prognostizieren. Danach erreicht die Epidemie in Afrika ihren Höhepunkt nicht vor 2005 oder 2010 und in Asien zehn Jahre später. Wenn das stimmt und wenn der Höhepunkt der HIV-Kurve bei einer Infektionsrate von über dreißig Prozent der erwachsenen Bevölkerung eines Landes liegt, dann wird um das Jahr 2020 unter Umständen eine halbe Milliarde Menschen mit HIV und AIDS leben.

Einige Studien vermuten, dass die schwer fassbare Normalverteilungskurve unvorstellbar hoch liegen wird. Nach einer Untersuchung des amerikanischen Geheimdienstes über afrikanische Streitkräfte waren 1999 bis zu sechzig Prozent der Soldaten an der Seuche erkrankt – eine schwindelerregende Zahl, die von keiner anderen Infektionskrankheit des zwanzigsten Jahrhunderts erreicht wurde, vielleicht mit Ausnahme der Schweinegrippe von 1918. Weit höher als bei irgendeiner Grippe liegt die Verbreitung von HIV bei den südafrikanischen Streitkräften – nach einer UN-Studie vom März 2000 bei fast neunzig Prozent.

Vor diesem düsteren Hintergrund kann es niemanden überraschen, dass eine Welle des Zorns durch die armen, von HIV schwer betroffenen Länder ging, als im reichen Teil der Welt HAART aufkam. Die armen Länder konnten sich die Medikamente nicht leisten, selbst als die Pharmaunternehmen die Preise senkten. Und verschiedene Pläne, die armen Länder, speziell in Afrika, über Spenden mit ihnen zu versorgen, scheiterten wegen der lange vernachlässigten Strukturen des Gesundheitswesens. Wenn schon Ärzte in den USA extreme Schwierigkeiten haben, Patienten mit HAART zu behandeln, ohne schwere Nebenwirkungen und Arzneimittel-Resistenzen hervorzurufen, wie sollen dann mittellose Kliniken wie das Allgemeine Krankenhaus in Kikwit damit zurecht kommen? Das Dilemma, das sich mit HAART stellt, scheint sowohl Pécoul als auch Roses Recht zu geben: Für die armen Länder sind die falschen Medikamente entwickelt worden, und selbst kostenlose Arzneimittel können in Ländern ohne ein funktionierendes Gesundheitswesen nicht sachgemäß verwendet werden.

Im größten Teil der Welt wäre auf lange Sicht die einzige praktikable Lösung für das HIV-Problem eine sichere, hundertprozentig wirksame Impfung, eine billige Tablette, die nach einer oder einer mehrmaligen Einnahme die Infektion vollständig beseitigt oder ein vaginales oder rektales Mikrobizid, das sehr billig, nicht-toxisch und ein hocheffizienter Schutz gegen die sexuelle Übertragung von HIV sein müsste. Im Jahr 2000 ist keine dieser Lösungen vorhanden. Kein Pharmaunternehmen verspricht sich von der entsprechenden Forschung und Entwicklung Gewinne.

Das HAART-Modell hingegen rentiert sich für die Pharmaindustrie. Erstens kann damit eine akute Infektion wie eine chronische Krankheit behandelt werden, die sich über Jahrzehnte hinzieht und entsprechende Kosten verursacht. Zweitens erhöht sich damit das gesellschaftlich annehmbare Niveau der Ungleichheiten in der weltweiten medizinischen Versorgung, denn die Unternehmen und die Regierungen der reichen Länder müssen bemerkenswert wenig Kritik dafür einstecken, dass sie Europäer und Nordamerikaner am Leben erhalten, während sie anderswo der Vernichtung ganzer Bevölkerungsteile zusehen. Drittens beruht die Behandlung auf einer Klasse von Medikamenten, so genannten Protease-Hemmern, die sehr kostspielig und kompliziert in der Herstellung sind – Patentrechtsverletzungen sind schon aufgrund der umfangreichen Produktionshindernisse auf ein Minimum beschränkt. Und viertens können selbst außerordentlich teure Medikamente in den reichen Ländern, für die sie gedacht sind, gewinnbringend abgesetzt werden, wenn ein so dringlicher Bedarf herrscht, dass Regierungen sich zu Beihilfen für die Käufer entschließen. Dass Brasilien, ein Entwicklungsland, die Medikamente für HAART gekauft und sie kostenlos an seine gesamte HIV-positive Bevölkerung verteilt hat, zeigt, wie weit die Grenzen für akzeptable Preise gesteckt sind, wenn ein Land sich in einer nationalen Krise sieht. Schließlich – und das ist der wichtigste Punkt – verdeutlicht das HIV/HAART-Modell, dass ein Problem des öffentlichen Gesundheitswesens auf »annehmbare Weise« mit Hilfe von Medikamenten angegangen werden kann: Selbst die Gesundheitsbehörden zollen dem HAART-Modell Respekt, obwohl es Lösungen für die Vorbeugung und die Kontrolle von HIV in Wirklichkeit eher behindert.

Vor Jahrzehnten war nach der Erfindung von Chlorochin die Malaria medikamentös behandelbar geworden. Als die Erreger resistent wurden, kamen neue Präparate auf den Markt. Aber auch gegen diese wurden die Erreger resistent. Ende der neunziger Jahre starben täglich über 3000 Kinder an Malaria, neunzig Prozent von ihnen in denselben afrikanischen Ländern, die mit HIV zu kämpfen haben. Die Erreger wurden so resistent, dass in weiten Teilen der tropischen Welt die Vorbeugung nutzlos und die Behandlung gefährlich geworden ist. Zugleich führte die weltweite Klimaveränderung zur Erwärmung der höher gelegenen Gebiete Afrikas, Asiens und Lateinamerikas, so dass sich auch dort die Moskitos, die Malaria übertragen, wieder ausbreiten.

1998 rief die Weltgesundheitsorganisation eine Kampagne ins Leben, um Malaria einzudämmen und Anreize zur Entwicklung von neuen Medikamenten zu schaffen. Doch obwohl die Forschung über aussichtsreiche Kapazitäten zur Entwicklung neuer Mittel verfügt, hat 1999 kein Pharmaunternehmen ein internes Malaria-Forschungsprogramm.

Das erschreckendste Beispiel für einen gescheiterten Versuch, mit Hilfe von Medikamenten eine Lösung für ein Problem des öffentlichen Gesundheitswesens zu finden, ist jedoch die Tuberkulose. Die katastrophale Tuberkulose-Epidemie in Russland und anderen früheren Sowjetrepubliken ist trotz erheblicher Anstrengungen, sie durch Antibiotika einzudämmen, gegenwärtig außer Kontrolle. Die Weltgesundheitsorganisation blieb 1997 und 1998 unerschütterlich bei ihrer DOTS-Methode (»Directly Observed Therapy System«) und ließ immer wieder verlauten, die Regierungen der Region sollten zur Eindämmung der Tuberkulose diese unter direkter Beobachtung vorgenomene Kurzzeit-Therapie benutzen.

Aber die Methode funktionierte nicht. Die arzneimittelresistente Tuberkulose breitet sich in Russland selbst in Gegenden aus, wo die Behörden sich gehorsam an die Anweisungen der WHO halten.

Am anderen Ende der Welt, in den Anden, arbeiten Dr. Paul Farmer und seine Kollegen mit Einwohnern von Carabayallo, dem ärmsten Viertel von Perus Hauptstadt Lima. Sie stellten 1997 fest, dass viele Menschen an Tuberkulose litten, obwohl sie in den lokalen Kliniken DOTS bekommen hatten. Die Ärzte aus Harvard nahmen Sputumproben von den Patienten und schickten sie zur Analyse in ein Labor in Massachusetts. In einem dringlichen Brief an Kollegen und Geldgeber beschrieben Farmer und seine Kollegen die Situation:

»Bei einem Teil der Patienten haben wir Tuberkulose-Stämme mit Resistenzmustern gefunden, die schlimmer sind als alles, was uns bisher bekannt ist. Keiner dieser Patienten hat eine angemessene Behandlung erhalten, da die Medikamente, die zur Heilung ihrer resistenten Erkrankung nötig sind, in den Gesundheitsämtern nicht zu bekommen sind. Diese restriktive Politik steht in scharfem Gegensatz zur Abgabe kostenloser Erstrang-Kombinationen für Patienten mit der üblicheren Art von Tuberkulose, die auf Arzneimittel reagiert. Wir haben die Erfahrung gemacht, dass diese in Armut lebenden Patienten vernachlässigt werden und Familienmitglieder, Arbeitskollegen, Nachbarn und sogar Menschen bei flüchtigen Begegnungen anstecken. Dank eingehender Interviews mit diesen Patienten konnten wir den Prozess der Verbreitung der arzneimittelresistenten Tuberkulose unter den Armen in Peru ermitteln: Die Behandlung mit wirkungsvollen Medikamenten ist ungleich und führt zu einem Teufelskreis, die tödliche Erkrankung taucht immer wieder auf und wird weiter übertragen.«

Bis 1999 sind in mehr als hundert Ländern mehrfachresistente Tuberkulose-Stämme aufgetaucht. Die von der Weltgesundheitsorganisation vorgeschriebene Behandlung schlägt einfach nicht an. Außerdem ist das Gesundheitswesen in den meisten Entwicklungsländern so schlecht organisiert, dass die von der WHO empfohlenen Medikamente die Patienten, vor allem die ärmsten unter ihnen, gar nicht erreichen.

1998 versammelte die Weltgesundheitsorganisation Spitzenmanager der Pharmaindustrie, um ihre Unterstützung für die Entwicklung einer Pille zu gewinnen, die nur einmal eingenommen zu werden braucht und die gleiche Wirkung hat wie die komplizierten Kombinationen, die die Grundlage von DOTS bilden. Hätte man eine einigermaßen kostengünstige Kombination aus den Medikamenten, die bis dahin von konkurrierenden Unternehmen stammten, dann ließe sich die Tuberkulose leichter unter Kontrolle bringen.

Aber das Treffen verlief enttäuschend. Die Unternehmen ließen die Weltgesundheitsorganisation wissen, dass sie an Medikamenten interessiert seien, die auf dem amerikanischen Markt »einschlagen« und Milliardenumsätze bringen, und nicht an Mitteln, die in armen Ländern nur für Pfennigbeträge zu verkaufen seien. In keinem einzigen größeren Pharma- oder Biotechnologie-Unternehmen laufen Forschungen für neue Medikamente gegen Tuberkulose. Der Grund: Keine Arzneimittelfirma ist daran interessiert, irgendein Projekt zu verfolgen, das in den ersten drei bis fünf Jahren nicht mehr als 350 Millionen Dollar einbringt. Und selbst wenn die schätzungsweise acht Millionen Menschen, die weltweit an Tuberkulose leiden, die neue Super-Pille bekämen und bei durchschnittlichen Gesamtkosten von elf Dollar pro Patient sechs Monate lang einnähmen, würden sich die Gewinne nicht rechnen, ließ die Industrie verlauten.

Obwohl die WHO ihre DOTS-Botschaft weiterhin optimistisch verkündet, laufen ihre eigenen Prognosen darauf hinaus, dass von 1998 aus gesehen zweihundert Millionen Menschen irgendwann Tuberkulose bekommen werden, was bei weitem mehr wäre als die Gesamtzahl aller Tuberkulosefälle im neunzehnten Jahrhundert.

Welche Strategie ist angemessen, um die Tuberkulose unter Kontrolle zu bringen? Lässt sich eine Katastrophe – die weltweite Verbreitung einer vollständig arzneimittelresistenten, unheilbaren Tuberkulose-Art – ohne neue Medikamente abwenden, ohne einen wirksamen Impfstoff? Ende 1999 empfahlen die CDC die Abkehr von der DOTS-Einheitsstrategie der WHO zugunsten einer maßgeschneiderten Strategie für jedes einzelne Land. Keine Methode würde ohne entsprechend starke Infrastrukturen im Gesundheitswesen funktionieren. Die einzige Möglichkeit für die Bewohner von Los Angeles, Minneapolis, Paris, Tokio oder Berlin, wirklich sicherzugehen, dass ihre Kinder nicht in einer von unheilbarer Tuberkulose bedrohten Welt aufwachsen, bestehe darin, sich gemeinsam für eine globale medizinische Grundversorgung einzusetzen.

Der erschütterndste Bericht entstand unter der Schirmherrschaft des Milliardärs George Soros und wurde im Oktober 1999 publiziert. Dort kommt man zu dem Schluss, dass mehrfachresistente Tuberkulose sich bereits weltweit verbreitet habe und in mindestens einhundert Ländern entsprechende Stämme aufgetaucht seien. In dem 258 Seiten starken Bericht wird detailliert beschrieben, wie die Tuberkulose-Bekämpfung immer wieder scheitert und wie die Entstehung von Resistenzen durch unsachgemäße Anwendung von Antibiotika gefördert wird. Um die weltweite Katastrophe unter Kontrolle zu bringen, wären dem Bericht zufolge etwa eine Milliarde Dollar jährlich notwendig. Soros hat selbst Millionen von Dollar für diesen Zweck in Russland bereitgestellt, aber es wird noch viel mehr Geld gebraucht, um die Epidemien einzudämmen.

Malaria, Tuberkulose und die neuen Krankenhausseuchen (wie MRSA, VRE und VISA) haben alle etwas gemeinsam: Für alle waren zu einem bestimmten Zeitpunkt Behandlungen oder die Vorbeugung durch Medikamente möglich, die schließlich jedoch keine Wirkung zeigten, weil sich die Bakterien angesichts der unzureichenden medizinischen Versorgung weiterentwickelten. Wird die Liste dieser Krankheiten in den nächsten Jahren noch länger werden? Zweifellos, warnen Biologen. Wird die Industrie neue Medikamente bereitstellen? Wahrscheinlich nicht – jedenfalls nicht in dem Zeitraum, in dem es notwendig wäre.

Die Pharmaindustrie setzt auf Impfstoffe. Innerhalb der nächsten zwanzig Jahre werde es neue Produkte wie Impfstoffe aus den DNA von Viren oder Bakterien für Tuberkulose, Malaria, Bilharziose und andere tödliche Krankheiten geben. Man verspricht, dass diese Impfstoffe bezahlbar sein werden. Bezahlbar für Länder südlich der Sahara, wo man für die gesamte medizinische Versorgung weniger als zehn Dollar pro Jahr und Kopf ausgibt?

»Vor hundert Jahren entdeckte Pasteur die Ursache von Tollwut und Koch die von Tuberkulose«, sagt der ehemalige Unterstaatssekretär im Gesundheitsministerium, Lee, aber in Robert Kochs Tagen »haben wir mit Hilfe sozialer Faktoren mehr zur Eindämmung der Tuberkulose beigetragen« als hundert Jahre später durch den Einsatz von Antibiotika. »Hundert Jahre später haben wir immer noch keinen Impfstoff gegen Tuberkulose oder Malaria.« Stattdessen würden sich in den nächsten Jahren diese Bakterien vielleicht weiter ausbreiten, weil die Dichte der Weltbevölkerung, ihre Mobilität und ihre relative Armut weiter zunehmen.

Letztlich, so Lee, bleibt uns nur ein wenig überzeugendes Bild der Neuen Medizin: Einerseits verspricht sie für die Zukunft wahre Wunder, auf der anderen Seite geben die weltweit herrschenden sozialen Bedingungen wenig Anlass zu einer optimistischen Einstellung. In Larry Gostins albtraumartiger Vision wird es um das Jahr 2040 »Bevölkerungen geben, bei denen Krankheiten und Behinderungen sozusagen verschwunden sind, und andere, die von Krankheiten und Behinderungen zugrunde gerichtet werden.«

Zu Beginn des zwanzigsten Jahrhunderts setzte sich in der westlichen Welt die Vorstellung durch, dass die öffentliche Gesundheitsvorsorge eine staatsbürgerliche Pflicht sei. Die Beseitigung von Krankheiten wurde als Beitrag zum Allgemeinwohl betrachtet. »Und jetzt stehen wir am Ende dieses Jahrhundert und sagen, nur Individuen haben ein Recht auf Gesundheit, nicht die Gesellschaft«, fügt Gostin seufzend hinzu.

An welcher Stelle sind wir vom Weg abgekommen? Warum haben wir das Gefühl für das Gemeinwohl verloren? Es sieht so aus, als ob kaum noch jemand bereit sei, für die Gesundheitsvorsorge der Gesellschaft auch nur das geringste Opfer auf sich zu nehmen. Der reiche Teil der Welt scheint weniger willens zu sein, den Bevölkerungen Afrikas, Südasiens, Osteuropas und Lateinamerikas zu Hilfe zu kommen, als es vor hundert Jahren während des Kolonialismus wenigstens hin und wieder der Fall war. Warum?

Vielleicht ist gerade der Erfolg, den Medikamente bei der Lösung für Probleme der öffentlichen Gesundheitsvorsorge hatten, ein Grund. Antibiotika, Impfstoffe, Virusstatika, Pestizide – sie alle waren bei ihrer Einführung wissenschaftliche Triumphe. Und sie taten ihre Wirkung. Sie drängten die Erreger zurück und befreiten ganze Gesellschaften von der Last der Seuchen und der Kindersterblichkeit. In Gesellschaften, die ganz in den Genuss dieser segensreichen Erfindungen kamen, setzte sich eine andere Denkweise durch. Im Vordergrund stand nicht mehr die Sorge um das Wohlergehen des Kollektivs, sondern die individuelle Sorge um Krebs, Herzerkrankungen, Diabetes und andere nicht-übertragbare Leiden.

Es wäre unfair, diese Denkweise als egoistisch zu bezeichnen. Zwar waren trotz dieses gewaltigen Fortschritts die Armen im zwanzigsten Jahrhundert weiterhin von Tod und bakteriellen Erkrankungen bedroht. Doch für diejenigen, die das Glück hatten, ohne diese Bedrohungen aufzuwachsen, war es eine praktische Notwendigkeit, anders zu denken. Man kann sich nicht vor etwas fürchten, das sichtlich keine Gefahr darstellt, während es andere Sorgen und tödliche Bedrohungen gibt, die auf einen warten. Diese individualistische Einstellung hat im ausgehenden zwanzigsten Jahrhundert, in einer Zeit weltweiter Mobilität, internationalen Handels, wachsender Arzneimittel-Resistenzen und zunehmender Einkommens- und Vermögensunterschiede, ihren Sinn verloren.

Wie können sinnvolle Lösungsansätze aussehen? Der WHO wird vorgeworfen, keine Strategie für die weltweite Gesundheitsvorsorge zu haben. Jahrzehntelang konzentrierte sie sich auf die Versorgung mit Medikamenten und überließ es den jeweiligen Regierungen, sich um solche grundlegenden Dinge wie sauberes Trinkwasser, eine angemessene medizinische Grundversorgung und eine ausreichende Nahrungsmittelversorgung zu kümmern. Staatliche Verantwortung für das Wohl der Bürger kann sehr unterschiedlich ausfallen – vergleicht man das skandinavische Modell mit seiner allumfassenden Gesundheitsvorsorge von der Wiege bis zur Bahre mit der völligen Vernachlässigung der Bevölkerung, die etwa in Mobutus Zaire herrschte.

1999 verkündete die WHO unter der Leitung ihrer Generaldirektorin Brundtland eine neue Strategie, die sich gezielt an Regierungen richtete, welche sich der Verantwortung für ihre Bevölkerung offensichtlich entzogen. Im Rahmen dieses Konzepts soll die politische und wirtschaftliche Führung dieser Länder über die wirtschaftlichen Folgen eines schlechten Gesundheitszustands der Bevölkerung aufgeklärt werden. Man rechnet ihnen vor, wie sehr sie ihren eigenen finanziellen Interessen schaden, wenn sie die Bedürfnisse ihrer Bevölkerung nach medizinischer Versorgung ignorieren.

Doch dies ist, frei nach Lenin, nur eine Taktik, keine Strategie, um den Mächtigen der Welt das Problem zu verdeutlichen und Geldmittel locker zu machen. Sie lässt nicht erkennen, wie diese Mittel ausgegeben werden sollen. Ein noch größeres Problem sind Prognosen: Die politischen Entscheidungsträger müssen ein ungefähres Bild davon bekommen, wie die medizinische Zukunft der Menschheit aussehen wird, damit sie entscheiden können, ob mit den geringen Haushaltsmitteln, die sie zur Verfügung haben, beispielsweise zwei neue Säuglingspflegestationen oder ein paar Dutzend Kliniken auf dem Land gebaut werden sollen – oder lieber ein großes Altenpflegezentrum.

Im Übrigen weiß man gar nicht genau, so Christopher Murray, Experte für das Gesundheitswesen an der Harvard University, wie viele Menschen auf der Welt an welchen Krankheiten oder Verletzungen leiden oder sterben. »Wenn man bei der Weltgesundheitsorganisation nachfragt, wie viele junge Erwachsene an dieser oder jener Krankheit sterben, an Tuberkulose, HIV oder Krebs, dann bekommt man Zahlen, die zwei oder drei Mal so hoch sind wie die Gesamtzahl aller Sterbefälle in einem Jahr.«

Ende der neunziger Jahre sterben jährlich rund fünfzig Millionen Menschen auf der Welt, aber nur bei vierzehn Millionen wird die Todesursache amtlich festgestellt. Hinzu kommt eine unbekannte Zahl von Menschen – wahrscheinlich ungefähr ein Viertel der sechs Milliarden Menschen auf der Erde –, die an irgendeiner Krankheit, Verletzung oder Behinderung leiden, so dass sie eine Zeitlang nicht arbeiten oder zur Schule gehen können. Wenn schon die Todesursachen nicht bekannt seien, so Murray, dann wisse man über nicht tödlich verlaufende Krankheiten erst recht nichts, und zwar vor allem deshalb nicht, »weil die Probleme von Interessenvertretern präsentiert werden. Die haben bestimmt die besten Absichten, aber natürlich kommt es dabei zu Verzerrungen. Wir sollten solche Beurteilungen so weit wie möglich aus epidemiologischen Berechnungen heraushalten.«

Krankheiten, die bei gebildeten und vermögenden Menschen in den westlichen Ländern üblich sind, haben ihre Interessengruppen, die sich energisch für Geldmittel für medizinische Forschung und Behandlungsmöglichkeiten einsetzen. Um etwas politisch durchzusetzen, muss man einen dringlichen Bedarf nachweisen – das heißt mit Todesraten argumentieren. So rundet beispielsweise die Krebs-Lobby ihre Zahlen auf, um behaupten zu können, dass Krebs die höchste Todesrate habe. Bei solchen Zahlenspielereien wird vergessen, dass es die meisten Kranken und Toten in den armen Ländern gibt. Die Ursachen, an denen sie zugrundegehen, haben in Genf, Washington, London oder Moskau keine einflussreichen Interessengruppen. Malaria, Tuberkulose, Mangelernährung – das sind keine Leiden mit mächtigen Lobbys.

Christopher Murray leitet ein Team von hundertfünfzig Wissenschaftlern und Ärzten aus aller Welt, das daran arbeitet, diese riesige Datenlücke zu füllen und, wie er es nennt, Interessenvertretung und Epidemiologie voneinander zu trennen. Die Arbeit begann 1992 unter der Leitung der Welttuberkulosebank, später schlossen sich die Weltgesundheitsorganisation und die Harvard School of Public Health an. Wenn in einigen Jahren die Arbeit beendet ist, werden zehn Bände mit Informationen über die Krankheiten der Menschheit und Dokumente zu politischen Implikationen der gewonnenen Erkenntnisse erschienen sein. Diese Erkenntnisse werden Kontroversen auslösen. Die Berichte der WHO zeichnen ein düsteres Bild von den Erfolgen bei der Zurückdrängung von Infektionskrankheiten wie HIV, Tuberkulose und Malaria. Sie sagen eine Wiederkehr der alten Seuchen voraus, auch der Seuchen, gegen die es schon Impfschutz gab.

Der Bericht der Harvard-Gruppe Investing in Health kommt hingegen zu dem Ergebnis, dass die Hauptkrankheiten in Zukunft vor allem chronische Leiden, psychische Störungen, Krebs und Herzkrankheiten sein werden. Um das Jahr 2020 würden Bakterien wahrscheinlich nur noch zu vierzig Prozent die Ursache von Krankheiten sein. Daher sollten Forschungs- und Entwicklungsausgaben auf billige Behandlungsmethoden für heute noch kostspielige Krankheiten wie Herzinfarkt, Brustkrebs, akute Depression, Trauma und Schlaganfall konzentriert werden. Den größten Einfluss aber auf Entscheidungen über Prioritäten in der medizinischen Versorgung werde das zunehmende Alter der Weltbevölkerung haben. In Japan, Europa und Nordamerika werde im Jahre 2020 die Mehrheit der Bevölkerung über 65 Jahre alt sein.

Prognosen sind immer riskant. Planungsstrategen im amerikanischen Gesundheitswesen waren Ende der sechziger Jahre fest davon überzeugt, dass bis zum Ende des Jahrhunderts mehr als fünfundachtzig Prozent aller Todesfälle in Amerika auf das Konto von chronischen Krankheiten wie Krebs und Herzleiden gehen würden. Um 1900 starben jährlich beinahe 800 von 100 000 Amerikanern an Infektionskrankheiten. Um 1980 war diese Zahl auf 36 zurückgegangen. Damit schienen sich die Vorhersagen zu bestätigen. Aber dann stieg diese Zahl wieder an und lag 1995 bei 63 von 100 000 Einwohnern.

In einer teilweise geheimen Studie überprüfte der CIA die Vorhersagen der Harvard-Gruppe und der Weltgesundheitsorganisation und kam zu dem Ergebnis, dass beide »einige Trends« richtig erfassten, dabei aber »die erreichbaren Fortschritte zu optimistisch darstellen, während sie die Risiken unterschätzen«. Nach Ansicht des CIA wird sich der Zustand des Gesundheitswesens bis zur Mitte des einundzwanzigsten Jahrhunderts weltweit verschlechtern. Ausschlaggebend für die pessimistische Einschätzung des CIA waren »die anhaltende Armut in vielen Entwicklungsländern, zunehmende Arzneimittel-Resistenzen und Mangel an neuen Medikamenten, unzureichende Möglichkeiten zur Beobachtung und Kontrolle von Krankheiten sowie die zunehmende Ausbreitung von tödlichen Krankheiten wie HIV/AIDS, Tuberkulose und Malaria«.

Von den 53,9 Millionen Toten im Jahr 1998 starben nach Angaben der WHO über dreißig Prozent an Erkrankungen der Herzkranzgefäße, fünfundzwanzig Prozent an Infektionskrankheiten, dreizehn Prozent an Krebs und die übrigen durch Unfälle, Erkrankungen der Atemwege und des Verdauungssystems, Geburtskomplikationen und zu sechs Prozent durch »andere Ursachen«.

Während der Weltwirtschaftskrise der dreißiger Jahre erlebte Paul de Kruif, ein treuer Anhänger von Medikalisierungsstrategien im Gesundheitswesen, wieviele Todesopfer solche Krankheiten, gegen die es Möglichkeiten der Vorbeugung und der Behandlung gegeben hätte, unter den armen Kindern Amerikas forderten: »Der Gedanke, dass die gesamte Menschheit ein Recht auf diese Wissenschaft hat, dass sie allen gehören sollte, den Lebenden und denen, die dem Tod nahe sind und doch noch eine Chance zu leben haben – worin könnte mehr Hoffnung liegen? Denn wenn die Menschen in aller Welt begreifen, dass ihre kleinen Kinder zu diesem starken und schönen Leben heranwachsen können, dann werden sie sich endlich erheben und fragen: Werden unsere Kinder alle überleben oder nicht? Und wenn nicht, warum soll man sie dann, im Namen des Elends, am Leben erhalten?«

Fast siebzig Jahre sind seitdem vergangen, aber diese Frage hat nichts an Aktualität verloren. Die Wissenschaft hat der Menschheit einen Schatz an Entdeckungen vermacht, die für das Gesundheitswesen von großer Bedeutung sind. Doch am Ende des Jahrhunderts scheint sich alles nur noch um Patente zu drehen, selbst für die Genome von tödlichen Bakterien, die entschlüsselt und dann von den Unternehmen unter Verschluss genommen und der Nutzung durch das Gesundheitswesen entzogen werden.

Doch es gibt auch einen Hoffnungsschimmer: die Idee der Demokratie. Man kann nicht an die Zukunft glauben, wenn man nicht daran glaubt, dass man die Gegenwart beeinflussen kann. Das Gesundheitswesen im einundzwanzigsten Jahrhundert steht oder fällt mit der Entwicklung, die die Globalisierung nehmen wird. Wenn sich die Einkommensunterschiede weiter vergrößern, die Mittelschichten immer mehr verschwinden, das internationale Finanzkapital sich weiterhin außerhalb der Rechtssphäre bewegt und individualistische Einstellungen noch stärker um sich greifen, dann werden die wesentlichen Elemente des Gesundheitswesens weltweit in ihrer Existenz bedroht sein. Dann wird es kaum noch Finanzmittel für den öffentlichen Dienst geben, besonders in den Bereichen, die den Bedürfnissen der Armen entgegenkommen. Das Gesundheitswesen wird der weltweiten Ausbreitung von Krankheiten immer weniger entgegenzusetzen haben, und immer mehr Arzneimittel werden durch die fortschreitende Resistenz-Entwicklung der Erreger nicht mehr zu gebrauchen sein. Behörden der Vereinten Nationen wie die WHO werden zusehen müssen, wie ihre Mittel schrumpfen und ihr Einfluss zurückgeht. Die politische Instabilität wird zunehmen und vermehrt zu irrationalen Handlungen von Staaten und Terrorgruppen führen, die vielleicht noch nicht einmal vor bio-terroristischen Anschlägen zurückschrecken.

Doch auch eine andere Zukunft ist möglich – nicht der Himmel, aber auch nicht die Hölle auf Erden. Auf der Schwelle zum neuen Jahrtausend lernen sich die Menschen auf der ganzen Welt dank Fernsehen und Internet immer besser kennen. In den neunziger Jahren wurde die Weltbevölkerung vor allem Zeuge von Not und Unglück. Erdbeben, Blutbäder, ethnische Säuberungen, Wirbelstürme, Hungersnöte – diese einst so fernen Ereignisse füllten die Fernsehschirme in den Wohnzimmern der Welt und die Zeitungen von Kapstadt bis Moskau.

Auf längere Sicht, vielleicht auf einer subtileren Ebene, beginnt die Menschheit aber auch, das Ausmaß der weltweiten Ungleichheit wahrzunehmen. Ich erinnere mich an ein Erlebnis in Harare, Simbabwe, als ich in einem Kino den Film *Ruthless People* sah. Bette Midler und Danny DeVito brachten das Publikum erstaunlicherweise überhaupt nicht zum Lachen, obwohl der Film den Simbabwern ausgezeichnet gefiel. Aber statt über Midlers virtuose Slapstick-Darbietungen in Gelächter auszubrechen, bestaunten die Zuschauer die Autos, Stereoanlagen, Häuser, Kleider, den Schmuck, die elektronischen Geräte und den ganzen Lebensstil, der auf der Leinwand präsentiert wurde. Sie schwelgten in eifersüchtigen Fantasien, sehnten sich nach dem wundervollen Leben, das ihrer Meinung nach alle Amerikaner führen.

In amerikanischen Filmen grämt sich niemand über ein von der Diphtherie dahingerafftes oder an Malaria erkranktes Kind. Das Leben auf der Leinwand ist frei von solchen Sorgen, dafür aber voll von coltschwingenden Polizisten im Stile Clint Eastwoods, es kennt glamouröse Affairen mit Julia Roberts und tolle Abenteuer mit Robin Williams.

Ist es nicht denkbar, dass angesichts solcher offenkundiger Beweise für die Benachteiligungen, die sie in ihrem Leben erfahren, in Zukunft mehr und mehr Arme in der Welt ihre Regierungen dafür in die Verantwortung nehmen werden? Ist die Vorstellung so blauäugig, dass in den kommenden Jahren Politiker und Regierungschefs, die ihren Wählern sauberes Trinkwasser, unbedenkliche Nahrungsmittel, ausreichende Arzneimittel und die Grundlagen einer öffentlichen Gesundheitsvorsorge vorenthalten, für ihre Nachlässigkeit und Arroganz einen Preis zu zahlen haben werden? Die Hoffnung, dass in Zukunft solche Vertrauensbrüche nicht straflos ausgehen, ist nicht unbegründet.

Vielleicht werden eines Tages die Menschen in Indien von ihrer Regierung fordern, dass sie fünf Prozent des Bruttoinlandsprodukts für ein korruptionsfreies Gesundheitswesen ausgibt. Vielleicht werden die Menschen in Zaire, dem heutigen Kongo, eines Tages ihren Bürgerkrieg und ihre ethnischen Auseinandersetzungen beenden und sich mit lauter Stimme an ihre politische Führung wenden und Gesundheit für ihre Kinder fordern. Vielleicht werden afrikanische Staatsführer, die es nicht für nötig erachten, die AIDS-Vorsorge zu einer ihrer obersten Prioritäten zu erklären, von Millionen herangewachsener AIDS-Waisen aus dem Amt vertrieben. Vielleicht glauben auch russische Wähler eines Tages an die Macht der Wahlzettel und geben Kandidaten ihre Stimme, die keine müden ideologischen und nationalistischen Reden schwingen, sondern konkrete Programme für Sozialleistungen anbieten.

Und vielleicht werden die Amerikaner der Irrationalität ihres Gesundheitswesens und ihres medizinischen Systems überdrüssig und verlangen im Namen ihrer Gesundheit die längst überfällige, radikale Neubewertung der Prioritäten im Land. Überall in den USA und in der ganzen Welt bilden sich Organisationen, die die pharmazeutische Industrie und die Krankenversicherungen auffordern, ihre Prioritäten, zumindest zu bestimmten Anteilen, von den zu erwartenden Gewinnen auf die dringendsten gesundheitlichen Bedürfnisse der Menschheit zu verlagern.

Gesundheit in einem allgemeinen Sinn ist nicht unbedingt ein Menschenrecht. Aber es gibt mit Sicherheit ein Menschenrecht auf wesentliche Grundlagen der öffentlichen Gesundheitsvorsorge. Jede Regierung der Welt weiß, dass unsauberes, ungefiltertes Trinkwasser Kinder töten kann. Jede Regierung weiß, dass der Schwarzmarkthandel mit Antibiotika die Entstehung von tödlichen, arzneimittelresistenten Bakterien fördert. Kein Politiker kann mehr glaubwürdig behaupten, er wüsste nicht, dass die uneingeschränkte Zulassung der Tabakwerbung und des Tabakverkaufs in seinem Land die Lungen, die Herzen und weitere lebenswichtige Organe seiner rauchenden Mitbürger zerstört. Man kann nicht mehr leugnen, dass eine HIV-verseuchte Spritze, die von einer Person an die nächste weitergegeben wird, genauso gefährlich ist wie eine geladene Pistole. Mitte des zwanzigsten Jahrhunderts mag Unwissenheit noch ein Schutz für die politische Elite der Welt gewesen sein, doch nach der Jahrtausendwende dürfte es schwierig werden, einer Anklage auf fahrlässige Tötung zu entgehen, wenn man als führender Politiker die Versorgung mit sauberem Trinkwasser beispielsweise zugunsten militärischer Projekte bewusst vernachlässigt. Vertrauen und Verantwortung sind die Stützpfeiler des Gesundheitswesens.

Nach dem Golfkrieg forderte die amerikanische Regierung zusammen mit ihren europäischen Verbündeten vollständige Transparenz bei der Herstellung und dem Vertrieb von landwirtschaftlichen Chemikalien, Pharmazeutika und petrochemischen Produkten. Nur in einer Atmosphäre von Offenheit und der Verantwortung könne es Ehrlichkeit und Vertrauen geben.

Aber kein Arzneimittel- oder Chemieunternehmen, ob in Bagdad oder Baltimore, möchte Inspektionen des Betriebes und des Fertigungsprozesses durch Außenstehende zulassen. Das Geschäftsgeheimnis erzwingt Schranken und blockiert die Transparenz. Die USA reagieren auf diese Widersetzlichkeit mit typischen Polizeimethoden und stellen Forschungsmittel für High-Tech-Lösungen zur Verfügung, zum Beispiel Geräte, die bösartige Bakterien in der Luft oder im Wasser aufspüren – ein weiteres Beispiel dafür, wie man einer Bedrohung, die die öffentliche Gesundheitsversorgung betrifft, mit technischen Lösungen beizukommen sucht.

Sollte es zu einem biologischen Angriff kommen oder zu einer auf natürlichem Wege auftretenden Epidemie, dann gibt es nichts anderes, auf das die Öffentlichkeit ihr Vertrauen setzen kann, als die lokale, nationale und globale Infrastruktur des Gesundheitswesens. Wenn ein derart ineinandergreifendes System in einer schweren Notlage nicht zur Verfügung steht, so bedeutet dies einen ungeheuerlichen Vertrauensbruch. Für den Aufbau von Vertrauen ist ein Gefühl der Zusammengehörigkeit in einer Gesellschaft nötig. Und die Gesellschaft muss an ihre Zukunft glauben.

Um die Jahrtausendwende hungern viele Menschen nach Verbundenheit und Gemeinschaft, aber sie leben isoliert und sind anderen gegenüber feindselig eingestellt. Vertrauen geht verloren, wenn Tutsi auf Hutu treffen, wenn Serben und Kosovaren sich gegenüberstehen, Afro-Amerikaner mit weißen Amerikanern arbeiten oder Esten sich mit Russen streiten. Die neue Globalisierung bringt Gesellschaften gegeneinander auf, sie öffnet alte Wunden und historische Quellen des Hasses, und oft ist Völkermord die Folge. Es wäre Sache des Gesundheitswesens, Wege zu finden, um Brücken über die Abgründe des Hasses zu bauen und der Menschheit das Gefühl zu geben, dass sie eine einzige Gesellschaft ist, in der die Gesundheit jedes Einzelnen von der Gesundheit aller anderen abhängt.

Anhang

Anmerkungen

Einleitung

1 »Risky economies«, *The Economist*, 13. November 1999, S. 114.
2 Tatsächlich war die Zahl der Gewaltverbrechen in den meisten US-amerikanischen Städten im Jahr 1998 auf das niedrigste Niveau seit über drei Jahrzehnten gefallen. Dennoch versuchten Politiker weiterhin dadurch öffentliche Unterstützung und Wählerstimmen zu erlangen, dass sie die Polizei-Budgets erhöhten und mehr Strafvollzugsanstalten bauten.
3 Ausschuss zur Erforschung der Zukunft des öffentlichen Gesundheitswesens, »The future of public health«, Washington, D.C., 1988.
4 Ebenda, S. 3.
5 Callahan, D., *False Hopes: Why America's Quest for Perfect Health is a Recipe for Failure*, New York 1998.
6 »Support for some public health programms increased in appropriations for FY 1997«, *The Nation's Health*, November 1996, S. 5f.; und »Appropriations process tough on public health«, *The Nation's Health*, August 1995, S. 1.
7 Leitartikel, »WHO: Where there is no vision, the people perish«, *The Lancet* 350 (1997), S. 749.
8 Al-Mazrou, Y., Berkley, S., Bloom, B., u.a., »A vital opportunity for global health«, *The Lancet* 350 (1997), S. 750f.
9 McKeown, T., *The Origins of Human Disease*, Oxford 1988.
10 McKinley, J. B. und McKinley, S. M., »The questionable contribution of medical measures to the decline of mortality in the United States in the twentieth century«, in: *Health and Society. The Milbank Memorial Fund Quarterly* 55 (1977), S. 405–428.

Kapitel Eins · Asien

1 Ich bereiste während des Pestausbruchs im Jahr 1994 Surat und die meisten anderen indischen Bundesstaaten.
2 Sardesai, R., »Black Death«, *The Telegraph*, 25. September 1994.
3 Chakravartty, N., »The rats will play ...«, *Economic Times* (Bombay), 4. Oktober 1994.
4 Dixit, J. N., »Controlling crisis«, *Indian Express* (Bombay), 4. Oktober 1994, S. 8.

5 »Reaping a grim harvest«, *India Today*, 15. Oktober 1994, S. 4.
6 Für genauere Informationen über das Erdbeben und Fotos vgl. Nayar, R., »Latur revisited: One year later«, *Sunday*, 25. September 1994, S. 23-38; und Unhale, S., »Unending tragedy: A year after the Marathwada quake«, *Frontline*, 21. Oktober 1994, S. 28 ff.
7 Hinnebusch, B. J., Perry, R. D., und Schwan, T. G., »Role of the *Yersinia pestis* hemin storage (hms) locus in the transmission of plague by fleas«, *Science* 273 (1996), S. 367-370.
8 Brown, R., »Is behavioral thermoregulation a factor in flea-to-human transmission of *Yersinia pestis*?«, *Lancet* 345 (1995), S. 931.
9 Eine hervorragende Zusammenfassung der Typ-III-Sekretion findet man in Barinaga, M., »A shared strategy for virulence«, *Science* 272 (1996), S. 1261 ff.
10 Weltbank, *World Development Report 1994: Infrastructure for Development*, New York 1994.
11 Im selben Jahr lockte China ausländische Investitionen in Höhe von 35 Milliarden Dollar an.
12 Von 1995 bis 1997 erhöhte sich das indische Wirtschaftswachstum auf sechs Prozent pro Jahr, doch der asiatische Crash von 1998 bremste den Aufschwung. Vgl. »Time to let go: A Survey of India«, *The Economist*, 22. Februar 1997, Sonderbeilage; und »When China and India go down together«, *The Economist*, 22. November 1997, S. 41-44.
13 Modi, K., »Surat textile and diamond industries grind to a halt«, *Business Standard* (New Delhi), 26. September 1994, S. 1.
14 »The plague within«, *Business Standard* (Bombay), 27. September 1994, S. 11.
15 Weltgesundheitsorganisation, *The World Health Report 1996*, Genf, WHO, 1996.
16 Robboy, R., »IDA extends record health sector credit to India«, *World Bank News*, 28. März 1996, S. 1 f.
17 Kumar, S., »Non-governmental report spells out failings in India's health care«, *Lancet* 352 (1998), S. 380.
18 »Surat ›fever‹ claims 45«, *Mid-Day*, 22. September 1994, S. 1.
19 Express News Service, »Shankaranand issue hots up«, *Indian Express*, 6. Oktober 1994, S. 1; und Press Trust of Indie, »Plague under check, says Shankaranand«, *Times of India*, 22. September 1994, S. 1.
20 So beteuerte etwa Dr. Musunuri Suresh aus Vijayawada, eine homöopathische Verbindung namens Pyrogenium 200 sei den Antibiotika bei der Behandlung der Pest überlegen.
21 Express News Service, »Plague rages on; a death every hour in Surat«, *Indian Express*, 24. September 1994, S. 1.
22 Im Jahr 1995 wurde ein multiresistenter *Yersinia-pestis*-Stamm bei einem 15jährigen Jungen aus Madagaskar isoliert. Der Stamm war nicht nur gegen Tetrazyklinantibiotika, sondern auch gegen sämtliche normalerweise gegen *Yersinia* wirksame Antibiotika resistent – glücklicherweise aber nicht gegen Trimethoprim. Der Fall stand möglicherweise mit einem kleineren Beulenpestausbruch in Mosambik im Sep-

tember 1994 in Zusammenhang, der zur gleichen Zeit stattfand wie der Ausbruch in Indien. Er könnte auch Teil des Beulenpestausbruchs auf Madagaskar zwischen Juli und Oktober 1995 gewesen sein, der 348 Fälle – darunter fünf mit tödlichem Verlauf – zur Folge hatte. Da sowohl auf Madagaskar als auch in Mosambik viele Inder leben, und zwischen den Ländern ein reger Handels- und Reiseverkehr stattfindet, lässt sich nicht mit Sicherheit sagen, wo der Ursprung der geheimnisvollen multiresistenten *Yersinia* liegt. Vgl. Rasolomaharo, M., Rasoamanana, B., Andrianirina, Z. u. a.,»Plague in Majunga, Madagascar«, *Lancet* 345 (1995), S. 983 f.

23 Stellvertretend für viele seien die Titelseite des in Kalkutta erscheinenden *The Telegraph* vom 27. September 1994 und Pfizer-Anzeigen wie»Don't Get Plagued with Fear«(»Ein Schutzschirm gegen die Furcht«) erwähnt, die auf Seite 19 der *Sunday Times of India* vom 2. Oktober 1994 erschien.

24 *Times of India* New Service;»Rajasthan tourism affected by plague«, *Sunday Times of India*, 2. Oktober 1994, S. 29.

25 Mary; J.,»Plague hits Kerala economy hard«, *Indian Express*, 30. September 1994, S. 10.

26 Sämtliche Flugreisende von Indien nach Großbritannien erhielten ein Merkblatt mit der Überschrift:»Empfehlungen an Passagiere, die mit dem Flugzeug von Indien nach Großbritannien kommen«.

27 Press Trust of India;»Indian harassed at Heathrow«, *Times of India*, 3. Oktober 1994.

28 Die Informationen zu diesem Abschnitt stammen aus Interviews und Vorträgen von wichtigen Beteiligten.

29 In einer kritischen Bilanz der CDC zwei Jahre nach dem Pestausbruch in Indien heißt es:»... es ist unrealistisch zu erwarten, dass irgendein System allen Reisenden, die aus Gebieten mit nachweislichen Ausbrüchen von Epidemien zurückkehren, zuverlässig überprüfen kann. Die Empfindlichkeit des beschriebenen Überwachungssystems lässt sich nicht beurteilen, da weder innerhalb noch außerhalb des Systems irgendwelche Fälle von Lungenpest identifiziert wurden. Rückblickend betrachtet, war das Risiko für die Einschleppung der Pest relativ gering, da die Epidemie in Indien zeitlich und räumlich begrenzt war und viel weniger Krankheitsfälle umfasste, als ursprünglich vermutet. Das Untersuchungsteam der WHO fand keine Belege für die Übertragung in großstädtischen Gebieten, mit Ausnahme von Surat. Die meisten Patienten mit Pestverdacht in Surat kamen aus sozial schwachen Wohnvierteln, und es ist unwahrscheinlich, dass deren Bewohner ins Ausland reisen. Zudem beschränkten die kurze Inkubationszeit, die schwere Symptomatik der Lungenpest und die rasche Verschlechterung des Gesundheitszustandes der Patienten die Periode der Kontagiosität und die Wahrscheinlichkeit sekundärer Übertragungen erheblich.« Fritz, C. L., Dennis, D. T., Tipple, M., u. a.,»Surveillance of pneumonic plague in the United States during an international emergency: A model for control

of imported emerging diseases«, *Emerging Infectious Diseases* 2, 2. Oktober 1997, S. 1-9.
30 Adhikari, G., »A plague upon us«, *Times of India*, 1. Oktober 1994, S. 16.
31 Für genauere Informationen über den labortechnischen Erregernachweis und die Kontroversen, die sich daran entzündeten, vgl. »Plague in India«, *Lancet* 345 (1995), S. 258f.
32 Dr. Jacob John, der Präsident der Indischen Gesellschaft für Medizinische Mikrobiologie, neigte zu der Ansicht, eine andere bakterielle Erkrankung, die Tularämie, sei schuld. »Ohne eindeutigen Erregernachweis erkläre ich nicht, dass es sich um eine Tularämie-Epidemie handelt«, sagte John. »Aber ich behaupte, dass die Ätiologie der Epidemie bislang nicht zweifelsfrei geklärt wurde. Ein definitiver Nachweis, dass es die Pest ist, wurde noch nicht erbracht. Höchstwahrscheinlich ist es nicht die Pest. Alternative Diagnosen müssen ebenfalls in Betracht gezogen werden, beispielsweise die Tularämie.« John übte heftige Kritik daran, dass die Behörden in Surat, Maharashtra und anderen Gebieten des Landes keine gründliche epidemiologische Detektivarbeit geleistet hatten. Und er zog den Schluss: »Solange wir nur von Falldefinitionen hören, können wir nicht davon ausgehen, dass es eine Epidemie gegeben hat.«
33 Kimball, A.M., Vortrag am Center for International Studies der Universität Toronto, 30. Oktober 1998.
34 »Was it the plague?«, *The Economist*, 19. November 1994, S. 38ff.
35 Am 10. Oktober veröffentlichte das indische Gesundheitsministerium eine Aufschlüsselung der Fälle:
Verdachtsfälle
bestätigte Fälle
kumulativ per 9. Okt.
kumulativ neue

Krankheitsfälle Todesfälle		per 8. Okt.	am 9. Okt.
Gesamtzahl	6344	55	272	16

36 »Were Ultras responsible for Surat plague?«, *Hindustan Times*, 9. Juli 1995, A 1.
37 Zunächst nahm man an, die ungewöhnliche Merkmale in dem *Yersinia*-Stamm aus Surat könnten unmöglich auf natürliche Weise entstanden sein. Der letzte indische *Yersinia*-Stamm, der für Vergleichsuntersuchungen zur Verfügung stand, stammte aus Karnataka im Jahr 1963 und enthielt nicht diese neuartige Gensequenz. Mehrere Wissenschaftler – insbesondere ein Biotechnologe des AIMS und ein Virologe aus Pune – erklärten, es sei »kategorisch ausgeschlossen«, dass eine solche Veränderung durch die natürliche Evolution herbeigeführt worden sein könnte. Einer ging so weit, zu behaupten, es gebe keine bekannten Beispiele dafür, dass die Evolution Gene hinzufüge – im Unterschied zur Gendeletion.
38 John, J. T., »IAMM inauguration, President's speech«, Puna, Indien, 12. November 1994.

39 UNICEF, Information Statistics/India. UNICEF Website: www.unicef.org/statis/country_1page81.htmlril, 1998.
40 Kumar, S., »India has the largest number of people infected with HIV«, *Lancet* 353 (1999), S. 48.
41 »Plague in India: Time to forget the symptoms and tackle the disease«, a.a.O.
42 Krishnan, E., Brief an *Lancet* 344 (1994), S. 1298.

Kapitel Zwei · Afrika

1 Bei der Beschreibung der Art und Weise, wie die Einwohner von Kikwit die Ereignisse während der *Ebola*-Epidemie im Jahr 1995 erlebten, habe ich mich auf meine persönlichen Beobachtungen vor Ort, zahlreiche Interviews mit Einheimischen im Mai 1995 und März 1998 sowie auf das zukunftsweisende Werk der Professoren Kibari N'sanga und Lungazi Mulala von der Universität von Bandundu gestützt: »Le Virus *Ebola* à Kikwit: Mythe, Mystère ou Réalité«, Editions Baobo, Kinshasa, Demokratische Republik Kongo, 1998.
2 Garrett, L., »Yambuku«, in: *Die kommenden Plagen. Neue Krankheiten in einer gefährdeten Welt*. Aus dem Amerikanischen von Tatjana Kruse. Frankfurt am Main 1996, S. 146–216.
3 UNICEF, *The State of the World's Children 1998*, New York 1998. Noch schlechter schnitten, in der Reihenfolge der höchsten Kindersterblichkeit, folgende Staaten ab: Niger, Angola, Sierra Leone, Afghanistan, Liberia, Guinea-Bissau, Mali, Malawi, Mosambik, Somalia und Guinea. Alle 32 Staaten mit der höchsten Kindersterblichkeit lagen 1995 bis auf drei Ausnahmen in Afrika. Diese drei Ausnahmen waren Afghanistan, Pakistan und Kambodscha.
4 Schätzwerte über die Sterblichkeit von Schwangeren sind schwer zu bekommen, da Leichenbeschauer in der Regel andere Ursachen für den Tod von Müttern in Afrika aufführen. Eine Auswertung von Autopsien in Brazzaville, Kongo, erbrachte eine so hohe Sterblichkeitsrate, dass es bedeuten würde, dass jede fünfundzwanzigste Frau in dieser Stadt vorzeitig an Schwangerschaftskomplikationen starb. In Anbetracht der Tatsache, dass Brazzaville die Hauptstadt ist, in der die medizinischen Einrichtungen konzentriert sind, dürfte die Sterblichkeit auf dem Land noch sehr viel höher liegen. Vgl. LeCoeur, S., Pictet, G., M'Pelé, P. und Lallemont, M., »Direct estimation of maternal mortality in Africa«, *Lancet* 352 (1998), S. 1525f.

UNICEF schätzt, dass die Müttersterblichkeit am anderen Ufer des Kongo, in Zaire, Ende der neunziger Jahre noch höher war. Demnach sterben jährlich 870 von 100000 Schwangeren, was 14 Prozent über dem Schätzwert von LeCoeur für den Kongo liegt.
5 Muyembe, T., Vortrag vor dem International Colloquium on *Ebola* Virus Research, Antwerpen, 4.- 7. September 1996.
6 Die traurige Geschichte von Lumumbas Ermordung und Mobutus

Machtergreifung ist genau dokumentiert. Ich beziehe mich auf mehrere Quellen, darunter: Kalb, M. G., *The Congo Cables: The Cold War in Africa – From Eisenhower to Kennedy*, New York 1982; u.a.m.

7 Amerikanische, französische, belgische und südafrikanische Truppen sowie Söldner kämpften für das Mobutu-Regime und schlugen Rebellionen gegen die brutale Despotenherrschaft nieder. Gelegentlich wurden die Interventionen mit Mitteln aus saudischen und israelischen Geheimfonds finanziert. Mobutu war von Anfang an nicht in der Lage, die Provinzen Katanga und Shaba sowie die östlichen Grenzgebiete zu Ruanda, Burundi und Sambia, die die Rebellenverbände unterstützten, völlig unter seine Kontrolle zu bringen. Als Kuba Soldaten zur Unterstützung der MPLA in Angola und der Regierung von Äthiopien entsandte, verstärkte die Regierung Carter ihre Unterstützung für Mobutu. Die französische Regierung unterstützte – insbesondere unter Staatspräsident François Mitterand – Mobutu sogar noch entschiedener. Allein 1978 kämpften 15000 französische Soldaten in Zaire, wo sie das Mobutu-Regime mit einem *corps d'intervention* verteidigten.

8 Folgender Auschnitt aus dem Geschäftsbericht der kanadischen Bergbaugesellschaft Melkior Ressorces, Inc., für das Jahr 1997 soll dem Leser eine Vorstellung von dem Ausmaß der Schätze vermitteln, die im Boden Zaires schlummern: »2800 Quadratkilometer der erzhaltigsten bekannten Kupfer- und Kobaltvorkommen der Erde, in einem Gebiet, in dem seit Anfang des Jahrhunderts bereits über 14 Millionen Tonnen Kupfer und 560000 Tonnen Kobald gefördert wurden und das als der weltweit größte Lieferant dieser Erze gilt. In der Region wurden auch Uran und Gold abgebaut.«

Diese Aussage bezieht sich auf ein einziges Bergwerk, und trotz ihrer offenkundigen Übertreibung stellt sie keine auch nur annähernd angemessene Beschreibung für die Größe der landesweiten Edelstein-, Erz- und Erdölvorkommen dar.

9 Garrett, L., »Plague Warriors«, *Vanity Fair*, August 1995, S. 85–161.

10 Für eingehendere Informationen über die in diesem und dem folgenden Abschnitt beschriebenen Sachverhalte verweise ich den Leser auf meine zahlreichen Berichte, die zwischen März und September 1995 in *Newsday* erschienen sind.

11 »Quatre-vingt« ist *Eurapatorium odoratum*, ein Kraut, das in den Tropen Afrikas, Asiens und sogar Lateinamerikas vorkommt. Sein Ursprung ist ungeklärt. Es wurde 1963 weit nördlich des Kongo, in Nigeria, nachgewiesen. (Vgl. Adams, C.D., *Flora of West Tropical Africa*, 2. Aufl., 1963) Es ist, wie die Kikwiter feststellen mussten, ein sehr aggressives Kraut, das zur Familie der Korbblütler gehört. Ich danke Roy E. Gereau vom Missouri Botanical Garden und Clifford W. Smith von der Universität Hawaii dafür, dass sie mir halfen, den wissenschaftlichen Namen von »quatre-vingt« herauszufinden.

12 Charlotte Kilesa und Augustin Bisambu waren die Großeltern von Gaspard Menga. Als Gaspard beschloss, zu den Zeugen Jehovas

überzutreten, nahm sein älterer Bruder, Philémon, den Zunamen Nseke an, als Zeichen dafür, dass er ein Katholik blieb. Wie seine Frau, Marie-José, starb auch Philémon an *Ebola*.

13 Damals befürchtete man, dass *Ebola*, Marburg oder andere tödliche hämorrhagische Fieberviren in Goma ausbrechen könnten. Vgl. Garrett, L., »Few drills – or skills – to foil a super plague«, *Newsday*, 31. Juli 1994, A7; und Garrett, L., »Refugee crisis worsens as aid is sent to Goma«, *Newsday*, 24. Juli 1994, A14.

14 Pécoul, B., Chirac, P., Trouiller, P., u.a., »Access to essential drugs in poor countries: A lost battle?«, *Journal of the American Medical Association* 281 (1999), S. 361–367; und Paquet, C. und Van Soest, M., »Mortality and malnutrition among Rwandan refugees in Zaire«, *Lancet* 344 (1994), S. 823f.

15 Die Bekanntmachung von Patientennamen ist eine sehr ernste Angelegenheit. Alle Patienten haben unabhängig von ihrer Staatsangehörigkeit ein Recht auf Datenschutz. Ich habe mich jedoch aus zwei Gründen entschlossen, den Namen von Kimfumu und anderer *Ebola*-Patienten bekannt zu machen. Erstens wurden die meisten dieser Namen während der Epidemie weltweit in zahlreichen Medien erwähnt und in zairischen Publikationen vollständig aufgelistet. Und zweitens erschien es mir wichtig, der Epidemie und den Zuständen in dem afrikanischen Land ein menschliches Gesicht zu geben. Ich hoffe, dass sich die Bewohner reicher Staaten durch diese Personalisierung leichter mit den Bedingungen, unter denen ihre afrikanischen Brüder leben – und sterben – identifizieren können.

16 Ihr Führer, Pastor Eloi Mulengamungu, sollte später erklären, Kikwit sei ein Sodom, dem Gott die Geißel *Ebola* geschickt habe.

17 Muyembe war einer der ersten Wissenschaftler, die 1976 in Yambuku eintrafen, auf dem Höhepunkt der *Ebola*-Epidemie, die außer Kontrolle geraten war. Seither bildete *Ebola* einen der Schwerpunkte seiner wissenschaftlichen Arbeit.

18 Benini, A.A. und Bradford, J.K., »Ebolavirus – From medical emergency to complex disaster?« Dissertation 1995 (unveröffentlicht).

19 Es lohnt sich, darüber nachzudenken, was in Brazzaville geschehen wäre, wenn einer dieser Reporter das *Ebola*-Virus in sich getragen hätte. Im Kontext der Epidemie von 1995 erscheint dies angesichts des sehr kurzen Aufenthalts der Journalisten in Kikwit und ihrer eher oberflächlichen Berührung mit der Epidemie als nahezu ausgeschlossen. Doch zu einer Zeit, in der die Bewegungsfreiheit der zairischen Bürger so stark eingeschränkt wurde und in der zairische Staatsbürger auf internationalen Flughäfen festgehalten wurden, aus Angst, sie könnten das schreckliche Virus verbreiten, erscheint die völlige Bewegungsfreiheit der Medienleute paradox. Die Festsetzung von Reportern wäre natürlich auch keine sinnvolle Maßnahme. Wie sähe die angemessene Strategie bei künftigen Epidemien aus? Das hängt natürlich eindeutig von dem Mikroorganismus, seiner Übertragungsweise, der Art des Kontaktes der Journalisten mit dem Erreger und der WHO-Strategie ab.

All dies ließe sich viel leichter lösen und die Maßnahmen zur Eindämmung wären wissenschaftlich fundierter, wenn speziell geschulte Medienverbindungsleute vom ersten Tag der Epidemie an vor Ort anwesend wären und sorgsam die legitimen Informationsbedürfnisse der Reporter gegen die überwiegenden Erfordernisse der Seuchenbekämpfung abwägen würden. Einige Journalisten, die überzeugt davon waren, dass sie letzten Endes unter Quarantäne gestellt würden, buchten Überfahrten auf Fähren, überquerten den breiten, lehmfarbenen Kongo und schlugen sich nach Brazzaville durch, der Hauptstadt des Kongo. Da sie nicht die erforderlichen Visa hatten, wurden sie sehr lange in Brazzaville festgehalten.

20 Während meines Aufenthaltes in Kikwit befolgte ich größtenteils dieselben hygienischen Vorsichtsmaßnahmen, die ich in allen armen Tropenländern beherzige. Ich wusch mich mit Flüssigseife und trank täglich zwei bis drei Liter in Flaschen abgefülltes oder von mir selbst gefiltertes Wasser. Ich hielt mich an die alte Maxime der Tropenmedizin: Iss nur, was du gekocht, geschält, enthülst, durchgebraten oder mit dem Dosenöffner aufgemacht hast. Ich achtete darauf, niemandem die Hand zu geben. Und wenn ich in Dörfern aß, wo die Speisen mit bloßer Hand aus einer gemeinschaftlich genutzten Schüssel oder einem Topf aufgenommen wurden, verteilte ich Wegwerfhandschuhe aus Latex und erklärte meinen Gastgebern und Mitspeisenden, dies sei während einer Epidemie eine kluge Maßnahme für uns alle. Zu meinem Kummer musste ich jedoch, nachdem ich zusammen mit einem Mann gespeist hatte, der erwiesenermaßer *Ebola* ausgesetzt gewesen war, feststellen, dass Latex nicht den Ölen widerstand, die in einheimischen Gerichten verwendet wurden, so dass die Handschuhe undicht wurden.

21 Kelly, M. J., »Research on *Ebola* virus«, *Lancet* 347 (1996), S. 691; Jaax, N. K., »Authors reply«, *Lancet* 347 (1996), S. 691; Jaax, N., Jahrling, P., Geisbert, T., u. a., »Transmission of *Ebola* virus (Zaire strain) to uninfected control monkeys in a biocontainment laboratory«, *Lancet* 346 (1995), S. 1669 ff.

Der Versuchsplan von Jaax' Experiment ist wichtig. Sechs Rhesusaffen wurden in getrennte Käfige, die etwa drei Meter auseinander standen, gesetzt. Zwei erhielten zerstäubte Dosen Interferon, das hier als Placebo diente. Sie waren die Kontrolltiere. Vier weitere erhielten eine geringe vernebelte Dosis *Ebola*viren (2,6 $\log_{10}$ OPFUs). Die Tiere waren zu dem Zeitpunkt, zu dem sie mit den Viren in Kontakt gebracht wurden, vollständig anästhesiert und lagen in luftdicht abgeschlossenen Kisten. Die Lösungen wurden in diese Kisten gepumpt, und die Rhesusaffen atmeten die kontaminierte Luft zehn Minuten lang ein. Kritiker stellten die Übertragbarkeit des Experiments auf virale Exposition beim Menschen in Frage, da sich wohl nur wenigen Menschen zehn Minuten lang mit einem *Ebola*-Patienten in einem luftdicht abgeschlossenen Raum aufhalten würden. Noch problematischer war ihres Erachtens die Annahme, dass kranke Patienten so hohe Virusdosen ausatmeten bzw. aushusteten.

22 Zaki, S. R., Greer, P. W., Goldsmith, C. S., u.a., »*Ebola* virus hemorrhagic fever: Immunopathological and ultrastructural study«, International Colloquium on *Ebola* Virus Research, 4. – 7. September 1996, Antwerpen.
23 »2d *Ebola* fever case suspected in Liberia«, Reuters (11. Dezember 1995).
24 Amblard, J., Obiang, P., Edzang, S., u.a., »Identification of the *Ebola* virus in Gabon in 1994«, *Science* 349 (1997), S. 181f.
25 »Neuf personnes décédés après avoir consommé de la viande de chimpanzé«, *Agence France Press*, 10. Februar 1996; »South African *Ebola* scare eases; case tied to Gabon«, *New York Times*, 19. November 1996, A 15.
26 In Südafrika sind Ängste vor *Ebola* und anderen seltenen, aber tödlichen Viren keineswegs unbegründet. Auch in Südafrika hat es erschreckende Ausbrüche gegeben – einschließlich einem *Ebola*-Ausbruch – und die neue Offenheit gegenüber den afrikanischen Nachbarn bedeutet, dass die wirtschaftlich führende Nation des Kontinents mit den meisten internationalen Kontakten durchaus von weiteren gefährlichen Seuchen heimgesucht werden könnte.
27 International Colloquium on *Ebola* Virus Research, 1996, Tagungsberichte, 4.–7. September 1996, Antwerpen.
28 Heymann präsentierte folgende Daten über die *Ebola*-Ausbrüche:

Ort	Jahr	Ursache der viralen Amplifikation bzw. Eindämmung	Tote
Yambuku	1976	Unzureichende Maßnahmen zur Infektionseindämmung; Wiederverwendung nicht-steriler Spritzen	280
Tandala	1977	Gute Maßnahmen zur Infektionseindämmung im Krankenhaus	1
Kikwit	1995	Unzureichende Infektionsprävention bei der Krankenpflege	245
Mayibout	1996	Gute Maßnahmen zur Infektionseindämmung im Krankenhaus	21*

* Keiner dieser Fälle hatte sich im Krankenhaus angesteckt.
29 United Nations Childrens Fund, *The State of the World's Children*, New York, UNICEF, 1998.
30 Bei den infizierbaren Fledermausarten handelte es sich um den insektenfressenden Kleinen Glattnasenfreischwanz und den Angola-Glattnasenfreischwanz. Auch Wahlbergs Epaulettenflughund ließ sich leicht infizieren. Diese Tiere produzierten Milliarden von *Ebola*viren in ihren Körpern.
31 Phillips-Conroy, J. E., Jolly, C. J., Petros, B., u.a., »Sexual transmission of SIV agm in wild grivet monkeys«, *Journal of Medical Primatology* 23 (1994), S. 1-7, und Chen, Z., Telfer, P., Reed, P. u.a., »First simian immunodeficiency virus from a free-ranging sooty mangabey

is equidistant from SIV and HIV-2 suggesting an new subtype«, *Ann. Symposium on Nonhuman Primate Models for AIDS* 10 (1994).
32 Gao, F., Bailes, E., Robertson, D. L., u.a., »Origin of HIV-1 in the chimpanzee Pan troglodytes troglodytes«, *Nature* 397 (1998), S. 436-41; Garrett, L., »Save the Chimps«, *Newsday*, 1. Februar 1999.
33 Umweltgruppen schätzen die Rodungsrate im Kongobecken/Tai-Wald auf elf Millionen Kubikmeter Holz pro Jahr. Die entsprechende Zahl für ganz Asien beträgt 92 Millionen und für Lateinamerika 28 Millionen. Vgl. World Society for Protection of Animals, »Slaughter of the Apes«, London 1995, und McRae, M., »Road kill in Cameroon«, *Natural History* 2 (1997), S. 36-75.
34 Studien über den Verzehr von »Buschfleisch« in der gesamten Region zeigen, dass Huftiere die Hauptbeutetiere der Jäger sind und zwischen 58 und 95 Prozent des gesamten Buschfleischs ausmachen, das von Menschen verzehrt wird. Darüber hinaus steuert Buschfleisch über 75 Prozent zur gesamten Proteinversorgung der Menschen bei, die im Umkreis der äquatorialen Regenwälder Afrikas leben. Vgl. Wilkie, D. S., und Carpenter, J. F., »Bushmeat hunting in the Congo Basin: An assessment of impacts and options for mitigation«, *Biodiversity and Conservation*, im Druck. Es handelt sich um eine umfassende Übersichtsdarstellung über die Literatur zu diesem Thema.
35 Vgl. über den Umsturz der Regierung Mobutu und das anschließende Kabila-Regime: »A continent goes to war«, *The Economist*, 3. Oktober 1998, S. 47 ff.; »New Congo, same old ways«, *The Economist*, 2. Mai 1998, S. 41 f.; »War in the heart of Africa«, *The Economist*, 22. August 1998, S. 35.
36 »Africa's economies«, *The Economist*, 19. September 1998, S. 126.
37 Breman, J. G., und Henderson, D. A., »The author's reply«, *Lancet* 339 (1998), S. 2027; Centers for Disease Control and Prevention, »Human monkeypox – Kasai oriental, Zaire, 1996-97«, *Morbidity and Mortality Weekly Report* 46 (1997), S. 304-307.
38 Die Weltgesundheitsorganisation wurde wegen dieser Proteste der ihr eigentlich für die Ausrottung der Pocken zustehende Nobelpreis vorenthalten. Über zehn Jahre lange durchkämmten Teams von Wissenschaftlern Zentralafrika auf der Suche nach Affenpocken-Epidemien. Sie fanden damals keine Anhaltspunkte für eine Mensch-zu-Mensch-Übertragung des Virus in nennenswertem Umfang.
39 Dieser Vorwurf ist nicht ganz fair. Die WHO hatte ein Frühwarn-Kommunikationssystem installiert, das es den Ärzten in Kikwit ermöglichen sollte, die Behörden rasch zu unterrichten, falls *Ebola* oder andere gefährliche Mikroben wieder auftauchen sollten. Es wurde jedoch durch die kriegerischen Auseinandersetzungen in der Region unterbrochen.

Was die Gesundheitsinfrastruktur selbst anlangt, so gehört sie nach dem gegenwärtigen Mandat der Vereinten Nationen nicht zu den Aufgabengebieten der WHO. Der Bau von Krankenhäusern und die Bereitstellung von Hilfsgütern obliegt anderen – einem bilateralen Geberland, einem Hilfswerk, der Weltbank. Leider hat sich bislang keine private Hilfsorganisation schwerpunktmäßig der Entwicklung der Gesundheitsinfrastruktur verschrieben.

40 »The cost of Kabila«, *The Economist*, 2. Oktober 1998, S. 48f.

Kapitel Drei · Osteuropa

1 Shkolnikov, V., und Meslé, F., »Health crisis in Russia, Parts I and II«, *Population and Society* 8 (1996), S. 123-190.
2 Hier einige russische Primärquellen zu Fragen der Demographie: »Russian mortality double that in West«, Russia Today Online, 13. November 1998; Beljajew, E., *Die Rolle des öffentlichen Hygiene- und Seuchendienstes zur Sicherung von Hygienestandards, Seuchenschutz und Gesundheit der Bevölkerung der Russischen Föderation*, Perm 1996; Centers for Disease Control and Prevention, »Vital and health statistics: Russian Federation and United States, selected years 1980-93«, U.S. Department of Health and Human Services, Washington, D.C., Juni 1995.
3 Eberstadt, N., »Russia: Too Sick to Matter?«, *Foreign Affairs*, Juni 1999, S. 3-24.
4 Smith, H., *The Russians*, New York 1976.
5 Aus einem in jüngster Zeit vorgelegten UNICEF-Bericht geht hervor, dass die Selbstmordrate der männlichen Jugendlichen unter 20 Jahren in der Tschechischen Republik zwischen 1988 und 1995 von 11 pro 100 000 auf 17,8 pro 100 000 Fälle gestiegen ist. Im selben Zeitraum verdoppelte sie sich in Weißrussland von 14 auf 28, und in Litauen nahm sie von 22,3 (1989) auf 35 zu. In den Vereinigten Staaten kamen 1995 nach Angaben des National Center for Health Statistics in dieser Altersgruppe auf 100 000 Personen 17,4 Selbstmorde.
6 Die für das Kraftwerk Verantwortlichen behaupten, es bestehe keinerlei Gefahr, dass das in diesem Sarkophag enthaltene nukleare Material entweicht oder explodiert. Sie bestreiten sogar, dass es nötig sei, den in großer Eile fertiggestellten Betonmantel zu verstärken. Aber sowohl die zahlreichen unabhängigen Physiker der Ukraine als auch ausländische Experten sehen das anders. Sie machen geltend, das Material im Innern des Betonmantels könne sehr wohl eine unkontrollierbare Kettenreaktion und eine verheerende Explosion auslösen, deren radioaktiver Fallout über noch mehr Gebieten niedergehen würde als im April 1986. Im Sarkophag befinden sich 200 Tonnen radioaktiven Brennmaterials; davon besitzen 135 Tonnen die Konsistenz geschmolzener Lava. Das reicht für eine Explosion, die gewaltiger ist als die der Hiroshima-Bombe.
7 Über die Auswirkungen der Tschernobyl-Katastrophe auf die Umwelt haben viele Menschen in Interviews Auskunft gegeben. Siehe außerdem: Sacharow, Y. M., und Krysanow, E. Y. (Hg.), *Folgen der Tschernobyl-Katastrophe: Umweltgesundheit*, Zentrum für russische Umwelt-

politik, Moskau 1996; sowie Feshbach, M., *Russia in Transition: Ecological Disaster*, A Twentieth Century Fund Report, New York 1995.
8 Feshbach, M. (Hg.), *Environmental and Health Atlas of Russia*, Moskau 1995.
9 1998 trat Krebs in Irkutsk unter Erwachsenen 14,5 Mal häufiger auf als in den Vereinigten Staaten.
10 Weltgesundheitsorganisation, »Dramatic increase in thyroid cancer among children in Belarus and Ukraine after Chernobyl accident«, Pressemitteilung WHO/84 vom 19. Oktober 1993.
11 Mitchell, P., »Ukrainian thyroid-cancer rates greatly increased since Chernobyl«, *Lancet* 354 (1999), S. 51.
12 Bard, D., Verger, P., und Hebert, P., »Chernobyl, 10 years after: Health consequences«, *Epid. Reviews* 19 (1997), S. 187-204.
13 United Nations Children's Fund, *Children at Risk in Central and Eastern Europe: Perils and Promises*, UNICEF, New York 1997, S. 16.
14 »Russia's fear-worse factor«, *The Economist*, 1. Juni 1996, S. 45f.
15 »Competitiveness«, *The Economist*, 22. April 2000, S. 98; sowie Soros, G., »Who Lost Russia?«, *The New York Review of Books*, 13. April 2000, S. 10-16.
16 Vgl. Yergin, D., und Gustafson, T., *Russia 2010 and What It Means for the World*, New York 1995.
17 Kohlmeir, L., Mendez, M., Shalnova, S., u.a., »Deficient dietary iron intake among women and children in Russia: Evidence from the Russian Longitudinal Monitoring Survey«, *American Journal of Public Health* 88 (1998), S. 576-580.
18 Wares, D. F., und Clowes, C. J., »Tuberculosis in Russia«, *Lancet* 350 (1997), S. 957.
19 Feshbach, M., »Dead Souls«, *The Atlantic*, 8. Januar 1999.
20 Headley, D., »HIV and AIDS in Russia«, Charities Aid Foundation, Kent 1996.
21 In Rumänien wurde die AIDS-Epidemie durch einen ganz ähnlichen Vorfall ausgelöst; betroffen waren schließlich mehr als 2000 Kleinkinder, die Injektionen mit HIV-kontaminierten, blutigen Nadeln erhielten. Siehe Garrett, L., *The Coming Plague*, New York 1994, S. 505, 612, 701, Anm. 105ff; Dressler, S., »Let the children die: AIDS in Romania«, *AIDS Newsletter* (London) 11 (1996), S. 1; und Apetrei, C., Buzdugan, I., Mitroi, I., u.a., »Nosocomial HIV-transmission and primary prevention in Romania«, *Lancet* 344 (1994), S. 1028f.
22 »Überwachung der HIV-Infektion in Russland 1987-1996 (Statistiken)«, Russisches AIDS-Zentrum, Moskau 1997.
23 Nach 1991 erließen die meisten ehemaligen Sowjetrepubliken strenge AIDS-Gesetze, die von der internationalen AIDS-Community scharf kritisiert wurden. Was man im Westen als angemessene HIV-Gesetzgebung ansieht, beschreiben: Gostin, L. O., und Lazzarini, Z., *Human Rights and Public Health in the AIDS Pandemic*, New York 1997; sowie Mann, J., und Tarantola, D., *AIDS in the World II*, New York 1996.

24 Ernberg, G., »HIV outbreak among injecting drug users in Svetlogorsk«, UNAIDS-Brief an Pawel Kral vom 25. Juli 1996; van der Laan, N., »HIV crisis in Belarus ›worse than Chernobyl‹«, Elektronisches Telegramm vom 2. Dezember 1996 (www.telegraph.co.uk).
25 Lilitsola, K., Taschkinowa, I., Korowina, G., u.a., »HIV-1 genetic subtype A/B recombinant strain causing an explosive IDU epidemic in Kaliningrad«, 12. Internationaler AIDS-Kongress in Genf vom 28. Juni bis 3. Juli 1998.
26 Näheres zur genetischen Vielfalt der HIV-1-Stämme in der ehemaligen Sowjetunion findet sich bei Koslow, A. P., Emeljanow, A. V., Werewotschkin, S. V., u.a., »Charakteristika des Frühstadiums der HIV/AIDS-Epidemie«, *Russische Zeitschrift für HIV/AIDS und Folgeprobleme* 1 (1997), S. 225.
27 Smuschko, E., und Bolechan, V. N., »HIV-infection in the Russian Federation military forces«, 12. Internationaler AIDS-Kongress in Genf vom 28. Juni bis 3. Juli 1998.
28 Daigle, K., »Exposing the face of sex in Moscow«, *The Moscow Times*, 4. April 1997, S. 20; sowie zahlreiche Straßeninterviews mit Prostituierten.
29 Maksimowskij, E., *Moskauer Prostituierte: Ein Antibordell-Führer*, Moskau 1996.
30 Die dort herrschende Verbindung zwischen organisiertem Verbrechen und Prostitution setzte der öffentlichen Gesundheitsversorgung dieser Frauen enge Grenzen. Vgl. etwa Pyroyschkina, E., Vortrag beim 12. Internationalen AIDS-Kongress in Genf vom 28. Juni bis 3. Juli 1998; ferner Stanley, A., »A tale of murder and sex slaves to stun Dostoyevsky«, *New York Times*, 28. August 1997, A3; und Stanley, A., »With prostitution booming legalization tempts Russians«, *New York Times*, 3. März 1998, A1.
31 Russia Today Online, »Syphilis rise may worsen AIDS epidemic«, 6. April 1998. Andere, unabhängig von den lokalen Behörden errechnete Zahlen für den Anstieg der Syphilisrate finden sich bei: Winceslaus, S. J., »Screening for Syphilis«, *Lancet* 353 (1999), S. 1441; und Glass, N., »Syphilis cases are increasing in Czech Republic«, *Lancet* 353 (1999), S. 992.
32 Vgl. Weltgesundheitsorganisation, »Task force to curb sexually transmitted disease epidemic in Europe«, Pressemitteilung EURO/03/98, Kopenhagen, April 1998.
33 Josephson, P. R., *New Atlantis Revisited: Akademgorodok, the Siberian City of Science*, Princeton, N.J., 1997.
34 Saltykow, B. G., »Transformation of Soviet science (1992–96)«, AAAS, Seattle, 13.–18. Februar 1997.
35 Hamer, M., »East Germany's science breaks from the state«, *New Scientist*, 9. Dezember 1989, S. 15.
36 Whitehead, C., »The remaking of Czechoslovakian science«, *New Scientist*, 3. März 1990, S. 26–29; und Stone, R., »Civil war leaves once-proud Georgian science in tatters«, *Science* 272 (1996), S. 1581 ff.

37 Koenig, R., »Spirited academy faces painful cuts, consolidation«, *Science* 277 (1997), S. 275; und Koenig, R., »Eastern Europe's research gamble«, *Science* 283 (1999), S. 22-26.
38 Stone, R., »Cash-starved researchers to undergo trial by peer review«, *Science* 271 (1996), S. 1802f.
39 Holden, C., »Russia's science spending diving toward new low«, *Science* 283 (1999), S. 31.
40 Tschuprikow, A. P., Linjow, A. N., und Martsenkowskij, I. A., *Lateraltherapie*, Kiew 1994; ferner Merskey, H., »The Chuprikov file: Documents evaluating the scientific work of Professor A. P. Chuprikov«, Geneva Initiative on Psychiatry, Amsterdam 1994.
41 Genaueres findet sich in der Zeitschrift der Genfer Initiative, *Mental Health Reforms*, die seit 1996 vierteljährlich in Amsterdam erscheint. Erhältlich über gip@euronet.nl.
42 »Seit [dem Zweiten Weltkrieg] gibt es in Russland praktisch keine Psychologie mehr, und im Herbst 1948 wurde die Physik unter Beschuss genommen. Statistiker wagen keine Ergebnisse zu publizieren, die nicht nach dem Geschmack des Zentralkomitees sind. Wahrscheinlich kann der autoritäre Staat die intellektuellen Standards der freien wissenschaftlichen Forschung schlicht und einfach nicht zulassen.« Zirkle, C. (Hg.), *Death of Science in Russia*, Philadelphia 1949.
43 Ostrander, S., und Schroeder, L., *Psychic Discoveries Behind the Iron Curtain*, New York 1970.
44 Polavets, V., und Bilynska, M., »Psychiatry problems related to religious boom in Ukraine in late '80s-early '90s«, in den Dokumenten zu: Abolition and Prevention of Political Abuse of Psychiatry, Geneva Initiative, Amsterdam, August-September 1995.
45 Soyfer, V. N., »New light on the Lysenko era«, *Nature* 339 (1989), S. 415-420; Medejev, Z. A., *The Rise and Fall of T. D. Lysenko*, New York 1969.
46 Einige Fachleute behaupten, sämtliche Darwinisten der Sowjetunion seien in den vierziger Jahren umgebracht worden. Siehe Malia, M., *The Soviet Tragedy: A History of Socialism in Russia, 1917-1991*, New York 1994.
47 »Another refuge from Lysenko?«, *Nature* 329 (1987), S. 797.
48 Prägnant formuliert es Zirkle im Jahre 1949: »Wenn die Freiheit des Denkens fehlt, wird intellektuelle Redlichkeit zum Nachteil, und das hat verheerende Folgen für die Wissenschaft.« Und zwei Jahre zuvor fasst C. D. Darlington den Einfluss Lyssenkos in die prosaischen Worte: »Kurz, nach 13 Jahren Verfolgung war die aus der Revolution hervorgegangene große Forschergemeinde der russischen Biologen zerschlagen und zerbrochen ... Nie zuvor gab es so viele Märtyrer für die Sache der Wissenschaft, die zugleich in der ganzen Welt verehrt und geliebt wurden.« (Darlington, C. D., »Genetics in Russia after ten years of cold official warfare«, *Nineteenth Century* 142 (1947), S. 157-168.

49 Stone, R., »Estonian researchers lead the way in science reform«, *Science* 274 (1996), S. 29f.; und Martinson, H., *The Reform of R & D System in Estonia*, Estnische Wissenschaftsstiftung, Tallinn 1995.
50 Holden, C., »Eastern Europe's social science renaissance«, *Science* 283 (1999), S. 1620ff.
51 Siehe zum Beispiel Hammond, A., *Which World? Scenarios for the 21st Century*, Washington, D.C., 1998 u.a.
52 Feshbach, M., »Comment on current and future Russian demographic and health problems«, Georgetown University, Washington, D.C., 9. Juni 1997.
53 Burger, E. J., Field, M. G., und Twigg, J. L., »From assurance to insurance in Russian health care: The problematic transition«, *American Journal of Public Health* 88 (1998), S. 755–758.

Kapitel Vier · Amerika

1 Callahan, D., *False Hopes: Why America's Quest for Perfect Health Is a Recipe for Failure*, New York 1998.
2 Siehe Caldwell, M., *The Last Crusade: The War on Consumption 1862–1954*, New York 1988.
3 Die Zahl der durch Krankenhäuser verursachten Virusinfektionen war schwer zu berechnen. Die CDC gingen 1985 recht zuversichtlich davon aus, dass Bluttests und Krankenhaushygiene die Verbreitung des AIDS-Virus HIV durch Kliniken unterbunden hätten. Aber andere im Blut befindliche Viren, vor allem Hepatitis B, C und D sowie Herpesviren, konnten sich noch in den neunziger Jahren in medizinischen Einrichtungen ausbreiten. Siehe Vogt, M., Lang, T., Frösner, G., u.a., »Prevalence and clinical outcome of hepatitis C infection in children who underwent cardiac surgery before the implementation of blood donor screening«, *New England Journal of Medicine* 341 (1999), S. 866–870.
4 Blau, S. P., und Shimberg, E. F., *How to Get Out of the Hospital Alive*, New York 1997.
5 Tenover, F. C., und Hughes, J. M., »The challenge of emerging infectious diseases«, *Journal of the American Medical Association* 175 (1996), S. 300–304.
6 Jones, R. N., und Verhoef, J., Vortrag beim 37. Interdisziplinären Kongress über Wirkstoffe gegen Mikroben und Chemotherapie, Toronto, 29. September 1997.
7 Raad, I., und Darouchie, R. O., »Catheter-related septicemia: risk reduction«, *Infection and Medicine* 13 (1996), S. 807–812, 815f., 823.
8 Patterson, J. E., »Making real sense of MRSA«, *Lancet* 348 (1996), S. 836f.
9 Boyce, J. M., Opal, S. M., Chow, J. W., u.a., »Outbreak of multidrug-resistant *Enterococcus faecium* with transferable *vanB* class vancomycin resistance«, *Journal of Clinical Microbiology* 32 (1994), S. 1148–1153.
10 Blau, S. P., und Shimberg, E. F., 1997, *How to Get Out of the Hospital*

Alive; a.a.O.; Bolognia, J. L., und Edelson, R. L., »Spread of antibiotic-resistant bacteria from acne patients to personal contacts – a problem beyond the skin?«, *Lancet* 350 (1997), S. 972f.

11 *The Growing Menace of Bacterial Infections*, Untersuchungsausschuss des Senats, Albany 1999.
12 Zusätzlich zum Senatsbericht siehe Robert, R., Tomasz, A., und Kreiswirth, B., *Antibiotic Resistance in New York City: A Growing Public Health Threat and a Proposal for Action*, New York 1995.
13 Näheres über die Epoche zwischen 1600 und 1776 in New York, Boston, Philadelphia und anderen Kolonialstädten bei Carlson, L. W., *A Fever in Salem*, Chicago 1999.
14 Vor allem: »Account of the climate and diseases of New York«. Vgl. Duffy, J., *The Sanitarians: A History of American Public Health*, Illini Books Edition, Chicago 1992; und Duffy, J., *A History of Public Health in New York City*, New York 1968.
15 Im selben Zeitraum wurden in New York City strenge Quarantäne-Vorschriften erlassen, das städtische Krankenhaus eröffnet, in Manhattan (Ecke Beekman Street und Nassau Street) eine Poliklinik gebaut, die die Gesundheitsversorgung der New Yorker Armen sicherstellen sollte, sowie das Bellevue-Krankenhaus eröffnet, das 1805 an die Stadt überging.
16 Zwischen 1840 und 1860 trafen 4,5 Millionen mittellose Europäer in den Häfen der amerikanischen Ostküste ein und brachten die bereits dicht bewohnten Mietskasernen und Elendsviertel fast zum Überquellen. Mehr als 3,5 Millionen zogen nie aus New York weg.
17 In New York City zum Beispiel forderte 1847 der Typhus 1396 Menschenleben; die Cholera tötete im Sommer 1849 weitere 5071 (womöglich sogar 8000) Menschen; 1851 schlugen Pocken und Typhus gemeinsam zu und hinterließen 1600 Tote; und im Sommer 1854 forderte die Cholera noch einmal 2501 Opfer. Zusammen mit der katastrophal steigenden Mütter- und Kindersterblichkeit trieben diese Epidemien die New Yorker Mortalitätsrate bis zum Jahr 1855 auf 84 pro 1000 Fälle hoch.
18 Eine ausgezeichnete Darstellung des von Chadwick Geleisteten findet sich im Kapitel »Public Medicine« in: Porter, R., *The Greatest Benefit to Mankind: A Medical History of Humanity*, New York 1998.
19 Dieser Zusammenhang ist besonders gut für Hamburg erforscht.
20 Duffy, J., *The Sanitarians*, a.a.O.
21 Ludmerer, K. M., *Learning to Heal*, Baltimore 1985.
22 Zitiert nach Jordan, P. D., *The People's Health: A History of Public Health in Minnesota to 1948*, St. Paul 1953.
23 Ebenda.
24 In seinem bahnbrechenden »Beitrag zur Ätiologie der Tuberkulose« konnte Koch nicht bloß nachweisen, dass *Mycobacterium tuberculosis* der Tbc-Erreger ist, er beschrieb auch die Übertragungsformen des Krankheitskeims (den er irrtümlicherweise als Virus bezeichnete) und Wege zur Eindämmung der Krankheit.

25 Evans, R. J., *Death in Hamburg: Society and Politics in the Cholera Years 1830–1910*, Oxford 1987; dtsch.: *Tod in Hamburg. Stadt, Gesellschaft und Politik in den Cholera-Jahren 1830–1910*, Reinbck b. Hamburg 1991.
26 Der »Lungenblock« war eingegrenzt von vier Straßen: Catherine, Cherry, Hamilton und Market Street.
27 Siehe Sanger, M., und Russell, W., *Debate on Birth Control*, Girard, Kans., 1921.
28 Damals begann die Klobrillen-Phobie, die sich im zwanzigsten Jahrhundert auf Kinderlähmung und sämtliche sexuell übertragenen Krankheiten ausdehnte, so dass Syphiliskranke ihren Ehepartnern einfach sagen konnten, sie hätten »es sich auf einer öffentlichen Toilette geholt«. Mit dem Auftreten von AIDS in den achtziger Jahren betraf die Klobrillen-Phobie dann auch HIV. Dieses Phänomen dürfte wohl kaum auf die USA begrenzt sein. In den neunziger Jahren – hundert Jahre nach Einführung der sanitären Installationen in den Wohnhäusern – bauten die meisten Familien aus den ehemaligen Sowjetrepubliken die Klobrillen eigens ab und hockten sich lieber so hin, um die befürchtete Ansteckung zu vermeiden.
29 Bellew, »Hygieia«, *Harper's Weekly*, Bd. 25 (1881), S. 231.
30 Welche umfangreichen Trinkwasser- und Abwasserprojekte zum Beispiel in Chicago verfolgt wurden, beschreibt Cain, L. P., »Raising and watering a city: Ellis Sylvester Chesbrough and Chicago's first sanitation system«, 1985.
31 *Annual Report of the Department of Health of the City of New York*, 1905 (für 1870–1895), 1915 (für 1900–1915).
32 Hiscock, I. V., »A survey of public health activities in Los Angeles County, California«, *American Public Health Association*, 1928.
33 Im Jahre 1915, als die Bevölkerung im Bezirk Los Angeles auf annähernd 700 000 Einwohner angewachsen war, wurde dort eine für die medizinische Versorgung in der gesamten Region zuständige Gesundheitsbehörde geschaffen. Kein anderer Bezirk der Vereinigten Staaten besaß bis zum Jahr 1911 eine eigene Gesundheitsbehörde, aber sie wurde auch nur in wenigen so dringend benötigt wie in Los Angeles.
34 Im Jahre 1900 betrafen vierzig Prozent der jährlichen Todesfälle in New York City Kinder unter fünf Jahren. Eine von Josephine Baker durchgeführte Erhebung ergab 1918, dass einundzwanzig Prozent aller New Yorker Schulkinder unterernährt waren.
35 Zu den Christian Scientists siehe Fraser, C., *God's Perfect Child: Living and Dying in the Christian Science Church*, New York 1999.
36 Siehe Soper, G., »Curious career of Typhoid Mary«, *Bulletin of the New York Academy of Medicine* 15 (1939).
37 Die Geschichte der Mary Mallon entnehme ich unter anderem folgenden Studien: Fee, E., und Hammonds, E. M., »Science, politics, and the art of persuasion«, in: Rosner, D. (Hg.), *Hives of Sickness: Public Health and Epidemics in New York City*, New Brunswick, N.J., 1995; Leavitt, J. W., *Typhoid Mary: Captive to the Public's Health*, Boston

1996 und Sufrin, M., »The case of the disappearing cook«, *American Heritage*, August 1970, S. 37-43.
38 Die Hakenwurmkrankheit wird von drei in Nordamerika – und dort zumal in subtropischen Ökosystemen – beheimateten Parasiten verursacht. Die Hakenwurmlarven infizieren Menschen, indem sie durch Wunden an den bloßen Füßen eindringen. Im Körper können Hakenwürmer dann Blutarmut, allgemeine Kränklichkeit und eine Hemmung der geistigen Entwicklung hervorrufen. Als 1908 die Rockefeller-Kampagne begann, wussten die Mediziner bereits, dass die Infektion äußerst schlecht zu heilen, aber die Vorbeugung um so einfacher ist. Schuhe, Strümpfe und lange Hosen stellten meist eine ausreichende Barriere für die Parasiten dar. Die Hakenwurmkrankheit war die Krankheit der Armen.
39 Im Jahre 1916 gab es weniger als fünf Ausbildungsstätten für den öffentlichen Gesundheitsdienst, aber mehr als 160 Medizinische Hochschulen – ein Zeichen dafür, dass kurative Medizin noch immer ein weitaus attraktiveres Berufsziel war als Krankheitsvorbeugung für die gesamte Bevölkerung.
40 Stevens, R., *In Sickness and in Wealth: American Hospitals in the Twentieth Century*, Baltimore 1989.
41 Ben-David, J., »Scientific productivity and academic organization in nineteenth century medicine«, *American Sociological Review* 25 (1960), S. 830.
42 Golub, E. S., *The Limits of Medicine*, New York 1994. Poliofälle unter Erwachsenen waren selten, vermutlich weil ältere Menschen durch wiederholte Berührung mit den Erregern im Laufe der Jahrzehnte eine natürliche Immunität erworben hatten.
43 Zu diesem Abschnitt über die Kinderlähmung siehe *Annual Report of the Department of Health of the City of New York for the Calendar Year 1917*, New York 1918.
44 Die Kinderlähmung ging 1917 vermutlich deshalb zurück, weil sie in der nicht-immunen Bevölkerung ihr Maximum erreicht hatte: Die anfälligsten Personen erkrankten, die übrigen erwarben eine natürliche Immunität. In den folgenden Jahrzehnten unterbreiteten die Wissenschaftler zahlreiche Erklärungen für die zyklische Natur der Polioerkrankung, übersahen aber in aller Regel den Hauptgrund.
45 Zitiert nach Kyvig, D. E., *Repealing National Prohibition*, Chicago 1979.
46 Gray, M., *Drug Crazy: How We Got into This Mess and How We Can Get Out*, New York 1998.
47 In New York City lag die wöchentliche Bestechungssumme bei 400 Dollar für mehrere Beamte, die eine nicht lizensierte Kneipe protegierten, und 40 Dollar für den zuständigen Cop.
48 Duffy, J., *A History of Public Health in New York City, 1866-1966*, New York 1974; ferner *Annual Report of the Department of Health of the City of New York for the Calendar Year 1920*, New York 1921.
49 In ihrem Jahresbericht für 1920 stellte die Behörde außerdem fest: »Mit dem Beginn der Prohibition stieß man auf mehrere Fälle von

Holzgeistvergiftung«, mit denen sich begründen ließ, dass weniger die Autorität der Strafjustiz als vielmehr die der Medizin gefragt war.

50 Da einer der frühen großen Krankheitsausbrüche in Spanien stattfand, bezeichnete alle Welt – ausgenommen die Spanier – die Epidemie von 1918 als »Spanische Grippe«. Wenn es denn überhaupt einen geographischen Namen braucht, dann hätte »Kansas Flu« (Kansas-Grippe) wohl besser gepasst.

51 Zu diesem Abschnitt siehe Beveridge, W. I. B., »The chronicle of influenza epidemics«, *History and Philosophy of Life Sciences* 13 (1991), S. 223–235.

52 Eyler, J. M., »The sick poor and the state«, in: Rosenberg, C. E., und Golden, J. (Hg.), *Framing Disease: Studies in Cultural History*, New Brunswick, N.J., 1992.

53 Zwischen 1860 und 1890 kam es zu einem rasanten Wachstum des amerikanischen Bruttosozialprodukts: von 16 Milliarden auf 65 Milliarden Dollar. Im Jahr 1921 lag es bei der Rekordmarke von 300 Milliarden Dollar. Doch im selben Zeitraum – als der Reichtum des Landes auf das Neunzehnfache stieg – wuchs das Pro-Kopf-Einkommen nur um das 5,8-fache. Warum? Weil nicht ganz Amerika reicher wurde, sondern lediglich seine Oberschicht.

54 Smith, D. B., *Health Care Divided: Race and Healing a Nation*, Ann Arbor 1999.

55 Dublin, L. I., »The health of the Negro«, *Annals of the American Academy of Politics and Social Science* 140 (1928), S. 77–85.

56 White, R., *It's Your Misfortune and None of My Own: A New History of the American West*, Norman 1991.

57 Die durchschnittliche Lebenserwartung eines 1925 in den USA geborenen weißen Jungen betrug 57,6 Jahre, die eines weißen Mädchens 60,6 Jahre. Bei »Negern und anderen«, wie sie damals für die amerikanische Volkszählungsbehörde hießen, lag die Lebenserwartung im selben Jahr weitaus niedriger: 44,9 Jahre für Jungen und 46,7 Jahre für Mädchen. In diesen Zahlen drückte sich natürlich auch die weitaus höhere Säuglingssterblichkeit aus: für »Neger und andere« lag sie bei 110,8 von 1 000, für Weiße bei 68,3 von 1 000. Siehe US-Volkszählungsbüro, *Historical Statistics of the United States, Colonial Times to 1970*, Bicentennial Edition (1976), 3rd Cong., 1st sess., H. Doc. 93–78 (Part 1).

58 Im ganzen Land lag 1920 die Gesundheitsversorgung der Bevölkerung zum allergrößten Teil bei den staatlichen Krankenhäusern, während die Kliniken privater Wohltätigkeitsorganisationen eine nachgeordnete Rolle spielten. Theoretisch standen alle diese Einrichtungen jedermann in gleicher Weise zur Verfügung. In der Praxis war das jedoch nicht der Fall.

59 Starr, P., *The Social Transformation of American Medicine*, New York 1982.

60 Paul de Kruifs Bücher aus den zwanziger Jahren, in denen er das Hohelied der Wissenschaft und der Gesundheitspflege gesungen hatte, waren *Microbe Hunters, Hunger Fighters* und *Men Against Death*.

61 Duffy, J., *The Sanitarians. A History of American Public Health*, Chicago 1992.
62 Zu diesen und anderen grundlegenden Fakten der Depressionsjahre siehe Badger, A. J., *The New Deal: The Depression Years, 1933-1940*, New York 1989; Heckscher, A., *When La Guardia Was Mayor: New York's Legendary Years*, New York 1978; sowie McElvaine, R. S., *The Great Depression*, New York 1984.
63 Die Regierung Hoover unterstützte die Abschiebungen und schickte Bundesbeamte in den Westen, die dafür sorgten, dass zwischen 1929 und 1933 weitere 82000 Männer mexikanischer Herkunft über die Grenze geschafft wurden. Wie alle Abschiebekampagnen scheiterte natürlich auch diese; denn so schlimm die wirtschaftliche Lage im amerikanischen Westen war, in Mexiko war sie noch schlimmer. Und so kamen damals schätzungsweise 500000 Mexikaner über die Grenze in den amerikanischen Süden, der für sie »El Norte« war, und ließen sich in Kalifornien, Arizona, New Mexico, Texas und Colorado nieder. In Kalifornien mischten sich diese Immigranten unter die etwa 300000 Sandsturmflüchtlinge, die nun gleichfalls zur Zielscheibe der Diskriminierung und politischer Auseinandersetzungen wurden. Kleppner, P., »Politics without parties: The western states, 1900-1984«, in: Nash, G. D., und Etuliaian, R. (Hg.), *The Twentieth Century West*, Albuquerque 1987.
64 Im Jahre 1928 hatte Philip Drinker von der Harvard University die »eiserne Lunge« erfunden.
65 San Francisco hatte damals, was die Gesundheit seiner chinesischen Einwohner anging, nur traurige Daten vorzuweisen. Während fast alle übrigen Kommunen des Landes zwischen 1870 und dem Ende des neunzehnten Jahrhunderts mit sinkenden Sterblichkeits- und Erkrankungsraten aufwarten konnten, nahmen sie in San Francisco – vor allem wegen mehrerer Pocken- und Diphtherie-Epidemien – noch zu. Ein Teil des Problems (und vielleicht der Hauptfehler) lag darin, dass die Gesundheitsbehörde der Stadt für jede der Epidemien die chinesischen Immigranten verantwortlich machte.
66 Das Ende der Seuche verdankte man schließlich nicht dem Eingriff der Wissenschaft, sondern der Natur. Im Jahre 1906 wurden die Verstecke der Nager durch das große Erdbeben und den Brand vernichtet, die überlebenden Tiere ließ man verhungern.
67 Innerhalb des USPHS wurden zwei Behörden geschaffen, die später den Namen National Institutes of Health und Centers of Disease Control erhielten.
68 In den siebziger Jahren des zwanzigsten Jahrhunderts wurde in den Vereinigten Staaten die bis dahin übliche Bezeichnung der Geschlechtskrankheit als *venerische Krankheit* aus dem gesundheitspolitischen Vokabular gestrichen und durch die Formel *sexuell übertragene Krankheit* ersetzt. Das Wort *venerisch* war abgeleitet aus dem lateinischen Adjektiv *venereus* (zur Venus gehörig) und bezog sich speziell auf den heterosexuellen Geschlechtsverkehr. Doch in den

siebziger Jahren waren die höchsten Raten für fast alle sexuell übertragenen Infektionskrankheiten in den USA nicht bei den Heterosexuellen, sondern bei den Schwulen zu finden. Daher verzichteten die Gesundheitspolitiker auf die verengende Bezeichnung »venerische Krankheit« und ersetzten sie durch den allgemeinen Terminus.

69 Geschlechtskrankheiten wurden, so Allan Brandt, Medizinhistoriker an der Harvard University, definiert als »besonders sündhafte Krankheiten ... durch moralischen Verfall. Als Ursache der venerischen Krankheit gilt das Verhalten, ja das schlimme Verhalten des Einzelnen. Diese Unterstellung mag psychologisch wirksam sein und in manchen Fällen tatsächlich Einfluss auf das Verhalten haben; aber solange sie vorherrscht, solange Krankheit mit Sünde gleichgesetzt wird, gibt es auch kein durchschlagendes Heilmittel.« Brandt, A. M., *No Magic Bullet: A Social History of Venereal Disease in the United States Since 1890*, New York 1985.

70 Dieser traurige Zustand blieb das ganze 20. Jahrhundert hindurch bestehen und schränkte die Kontrolle der sexuell übertragenen Krankheiten jahrzehntelang erheblich ein. In den neunziger Jahren zum Beispiel gab es im moralisch strengen Amerika eine Tripper-Rate von 150 pro 100 000 Fällen; das sexuell viel freizügigere und weniger moralisierende Schweden wies zur selben Zeit eine Rate von nur 3 pro 100 000 Fällen auf, also eine fünfzig Mal geringere Häufigkeit. Siehe Institute of Medicine, *The Hidden Epidemic: Confronting Sexually Transmitted Diseases*, Washington, D.C., 1996.

71 Weitere Informationen zu dieser Syphilis-Versuchsreihe und ihren Folgen finden sich bei: Annas, G. J., und Grodin, M. A., »Apology is not enough«, *Boston Globe*, 18. Mai 1997, Focus C-1; Bowman, J. E., Corbie-Smith, G., Lurie, P., Wolfe, S. M., Caplan, A. L., Annas, G. J., Fairchild, A. L., und Bayer, R., Leserbriefe zum Artikel »Tuskegee as metaphor«, *Science* 285 (1999), S. 47–50.

72 Eine weitere Neuerung, die das amerikanische Militär im Zweiten Weltkrieg einführte, war die Behandlung von Malaria mit Chlorochin; außerdem die Bekämpfung der krankheitsübertragenden Mücken und Läuse mit den Pestiziden DDT und 2,4-D. Beide Therapien erzielten dieselben märchenhaften Anfangserfolge wie das Penicillin und wurden in der zivilen Medizin sofort konsequent eingesetzt. In den malariageplagten Südstaaten errang man einen phänomenalen Sieg über die Krankheit, als man sowohl mit Pestiziden als auch mit Chlorochin zuschlug. Schon 1952 erklärte der nationale Gesundheitsdienst USPHS die Krankheit in Nordamerika für ausgerottet. Eine genauere Geschichte der Malariabekämpfung in den USA findet sich bei: Garrett, L., *Malaria: Obstacles and Opportunities*, Washington, D.C., 1991; sowie Wernsdorfer, W. H., und McGregor, I., *Malaria: Principles and Practice of Malariology*, Edinburgh 1988.

73 Eine vorzügliche, detaillierte Geschichte der damaligen Beschwerden und der rassistischen Politik der Krankenhäuser und Ärzteverbände gibt D. B. Smith.

74 Goodwin, D. K., *Lyndon Johnson and the American Dream*, New York 1976.
75 Im Jahre 1970 lag die Lebenserwartung der Neugeborenen bei 59,9 Jahren für Männer und 63,9 Jahren für Frauen. Unter den 40-jährigen Amerikanern hatten die Männer im Durchschnitt noch 31,9 weitere Jahre, die Frauen noch 38,3 Jahre vor sich. 1995 lag die Lebenserwartung der Neugeborenen bei 72,5 Jahren für Männer und 78,9 Jahren für Frauen. Seit 1970 hatten die Männer also 11,7, die Frauen 13,7 Jahre gewonnen.
76 Hilts, P., *Smokescreen: The Truth Behind the Tobacco Industry Cover-Up*, Reading, Mass., 1996; Kluger, R., *Ashes to Ashes: America's Hundred-Year Cigarette War, the Public Health and the Unabashed Triumph of Philip Morris*, New York 1996; sowie Orey, M., *Assuming the Risk: The Mavericks, the Lawyers and the Whistle-Blowers Who Beat Big Tobacco*, Boston 1999. Mitte der sechziger Jahre waren in den USA mehr als die Hälfte aller Männer und ein Drittel aller Frauen Zigarettenraucher.
77 In Larry Agrans Bestseller *The Cancer Connection* (New York 1977) zum Beispiel findet sich kein einziger Hinweis auf Tabakkonsum oder Rauchen; neunzig Prozent aller amerikanischen Krebsfälle werden dort auf Schadstoffe in der Umwelt und am Arbeitsplatz zurückgeführt. Schon 1973 hatten die Chemikerin Jeanne Stellman und die Physikerin Susan Daum das problematische Verhältnis zwischen Zigarette und Umweltverschmutzung besser erkannt. Siehe Stellman, J. M., und Daum, S. M., *Work Is Dangerous to Your Health*, New York 1973.
78 Koop, C. E., *Koop: The Memoirs of America's Family Doctor*, New York 1991.
79 In den achtziger Jahren führten Kalifornien und Massachusetts als erste Einzelstaaten höchst erfolgreiche Aufklärungskampagnen gegen das Rauchen durch, bei denen sie sich die Methoden der großen Werbeindustrie zunutze machten. Beide Staaten erhoben hohe Tabaksteuern, und mit den Einnahmen kauften sie für ihre raffinierten, oft witzigen Anzeigen Hauptsendezeiten im Fernsehen und öffentliche Reklameflächen. Die Kampagnen hatten Erfolg: Sie senkten den Anteil der Raucher unter die Marke der übrigen Bundesstaaten und verringerten die Zahl der jährlich neu hinzukommenden jugendlichen Raucher (bis 20 Jahre). Siehe Centers for Disease Control and Prevention,»Cigarette smoking before and after an excise tax increase and antismoking campaign«, *Morbidity and Mortality Weekly Report* 45 (1996), S. 966–970.
80 Allgemeinverständlich dargestellt wird die Biologie der Tabaksucht bei Goldstein, A., *Addiction: From Biology to Drug Policy*, New York 1994.
81 Centers for Disease Control and Prevention,»Cigarette smoking – attribuable mortality and years of potential life lost – United States, 1990«, *Morbidity and Mortality Weekly Report* 42 (1993), S. 645–649.

Die CDC berechneten ferner, dass bei gleichbleibendem Raucheranteil (ab 1990) in der zwischen 1978 und 1995 geborenen Generation fünf Millionen Rauchertote sowie jährlich 50 Milliarden Dollar für ärztliche Behandlung und weitere 1,4 Milliarden Dollar an verlorener Arbeitsleistung und anderen Kosten anfallen würden.

82 Es würde den Rahmen dieses Buches sprengen, wenn ich im Einzelnen aufführen wollte, welche Misserfolge, Finanzprobleme, politische Intrigen und Denkhindernisse dafür verantwortlich waren, dass die Suche nach einem HIV-Impfstoff komplett gescheitert ist. Ungeachtet der vielen optimistischen Ankündigungen, die die Behörden im Laufe der Jahre gegenüber der Öffentlichkeit und der Wall Street gemacht haben, hatte am Ende des Jahrhunderts niemand ein Produkt in der Hand, das Ähnliches leisten konnte wie der von Salk entwickelte Impfstoff für die Kinderlähmung. Einige Gründe dafür nennt Jon Cohen in »Glimmers of hope from the bottom of the well«, *Science* 285 (1999), S. 656f. Siehe ferner Cohen, J., *Shots in the Dark: The Wayward Search for an AIDS Vaccine*, New York 2000; Institute of Medicine, *The Potential Value of Research Consortia in the Development of Drugs and Vaccines Against HIV Infection and AIDS*, Washington, D.C., 1988; sowie mehrere Autoren, »AIDS: The Unanswered Questions«, *Science* 260 (1993), S. 1219–1293.

83 Am 6. Januar 1988 ordnete Gouverneur Cuomo an, im gesamten Bundesstaat sollten die Einrichtungen für Schwangerschaftsvorsorge schwangeren Frauen einen HIV-Antikörpertest nahelegen. Er reagierte damit auf die hier durchgeführten anonymen Tests der Neugeborenen, aus denen hervorging, dass 1987 ein gutes Prozent aller Kinder HIV-positiv geboren wurden.

84 Siehe Carroll, M., »To combat AIDS, New York may order bathhouses shut«, *New York Times*, 25. Oktober 1985, B1.

85 Zwischen 1983 und 1988 stieg die Todesrate der Stadt New York aufgrund von AIDS um fünf Prozent. Im Jahre 1988 starben dort 3 739 Menschen an der Krankheit. Das war der Beginn. Bis November 1989 wurden in New York City annähernd 22 200 AIDS-Fälle bekannt, und bei den 30- bis 49-jährigen Männern und den 20- bis 39-jährigen Frauen war AIDS damals die häufigste Todesursache. Siehe Smith, P. F., Mikl, J., Hyde, S., u.a., »The AIDS epidemic in New York State«, *American Journal of Public Health* 815 (1991), S. 54–60.

86 Diese Zahlen stammen aus den Jahresberichten des in Genf ansässigen AIDS-Programms der Vereinten Nationen (UNAIDS) für 1998 und 1999. Ende 1998 zerfiel die Pandemie nach Angaben von UNAIDS in folgende Gruppen:

Menschen mit HIV/AIDS	33,4 Millionen
Neuinfektionen 1998	5,8 Millionen
HIV/AIDS-Todesfälle 1998	2,5 Millionen
HIV/AIDS-Todesfälle seit 1979	13,9 Millionen

87 Gao, F., Bailes, E., Robertson, D. L., u.a., »Origin of HIV-1 in the schimpanzee *Pan troglodytes troglodytes*«, *Nature* 397 (1999), S. 436–441;

sowie Weiss, R. A., und Wrangham, R. W., »From *Pan* to pandemic«, *Nature* 397 (1999), S. 385f.
88 Baltimore, Miami, New Orleans, Houston, Denver und Los Angeles.
89 Brown, D., »Triple-drug therapies are changing patterns, costs of AIDS treatment«, *Washington Post*, 27. Januar 1997, A4; Dunlap, D. W., »Hype, hope and hurt on the AIDS front lines«, *New York Times*, 2. Februar 1997, E3; Garrett, L., »A home run: Detectable traces of HIV gone from patients' bodies in short-term clinical trials«, *Newsday*, 30. Januar 1996, A5; Martone, W. J., und Phair, J. P., »HIV protease inhibitors: When and how they should be used«, *Infections in Medicine* Supplement, 1996.
90 Garrett, L., »Miracle Backlash«, *Newsday*, 17. Dezember 1996, B19; und Garrett, L., »New AIDS cocktails: What we fear – experts say resistance could develop«, *Newsday*, 2. Juli 1996, B19.
91 Garrett, L., »AIDS drugs fading: New prevention approach sought«, *Newsday*, 31. August 1999, A4; sowie Wainberg, M. A., und Friedland, G., »Public health implications of antiretroviral therapy and HIV drug resistance«, *Journal of the American Medical Association* 279 (1998), S. 1977–1983.
92 Einer der Gründe für die scheinbar mysteriöse Tendenz der HAART-Arzneimittel, mit der Zeit an Wirksamkeit zu verlieren, liegt ganz einfach in der menschlichen Physiologie. Wer fünf bis zehn (auch weniger toxische) Arzneimittel pro Tag einnimmt, teilt an Leber, Nieren, Verdauungstrakt und Darm regelrecht Prügel aus. Nach und nach verlieren diese lebenswichtigen Organe ihre Fähigkeit, die Medikamente aufzunehmen und zu verarbeiten, so dass die gegen das Virus gerichteten Wirkstoffe gar nicht an ihr Ziel gelangen. Mögen die Patienten den Anweisungen der Ärzte auch Folge leisten, Leber oder Zwölffingerdarm tun es nicht.
93 Coombs, R. W., Speck, C. E., Hughes, J. P., u.a., »Association between culturable human immunodeficiency virus type 1 (HIV–1) in semen and HIV–1 RNA levels in semen and blood: Evidence for compartmentalization of HIV–1 between semen and blood«, *Journal of Infectious Diseases* 177 (1998), S. 320–330.
94 Der Standard-ELISA-Test ermittelte, ob sich Antikörper gegen das Virus im Blut befanden. Der hochentwickelte ELISA-Test mit seiner Feinabstimmung konnte in den ersten Tagen nach der Infektion, noch bevor das Immunsystem voll auf HIV reagiert, winzigste Mengen Antikörper aufspüren. Der grobere ELISA-Test (oder Detuned ELISA) tat genau das Umgekehrte; er registrierte nur die stark vertretenen Antikörper, wie sie drei bis fünf Monate nach einer Infektion zu beobachten sind. Arbeitete man gleichzeitig mit dem Standard- und mit dem groberen ELISA-Test, so konnte die Laboranalyse aussagen, in welchem Stadium der Infektion der Betreffende sich befand.

Kapitel Fünf · Globus

1 Fenn, E. A., »Biological Warfare, circa 1750«, *New York Times*, 11. April 1998, A 11.
2 Das Problem, das Osterholm und andere hatten, war der Mangel an naturwissenschaftlichem Fachwissen in den Behörden. Das Außenministerium zum Beispiel hatte praktisch keine Mitarbeiter, die sich auf naturwissenschaftlichem und technischem Gebiet auskannten. Solomon, A. K., »The science and technology-bereft Department of State«, *Science* 282 (1998), S. 1649 f.
   1998 berief Präsident Clinton Dr. Kenneth Bernard in den Nationalen Sicherheitsrat, damit saß zum ersten Mal ein Fachmann für naturwissenschaftliche und medizinische Fragen in diesem wichtigen Beratergremium. Der Vorsitzende des National Intelligence Council, John Gannon, ließ sich ganz offen in solchen Fragen von Universitätswissenschaftlern beraten.
3 Henderson sprach auf der Tagung der ISDA vom 13. September 1997 in San Francisco.
4 Eine glänzende Darstellung dieser Ereignisse findet sich bei Remnick, D., *Resurrection: The Struggle for a New Russia*, New York 1997.
5 Ein Teil von Hendersons Beitrag erschien später im Druck: Henderson, D. A., »Bioterrorism as a public health threat«, *Emerging Infectious Diseases* 4 (1998), S. 488–494.
6 Henderson, D. A., »Biological Terrorism«. Internationale Konferenz über Infektionskrankheiten, Centers for Disease Control and Prevention, Atlanta, Georgia, 10. März 1998.
7 Lederberg, J., Rede vor der Internationalen Konferenz über Infektionskrankheiten, Atlanta, Georgia, 8. März 1998.
8 Lillibridge, S., »Public health preparedness and response roles for CDC related to bioterrorism«, Internationale Konferenz über Infektionskrankheiten, Atlanta, Georgia, 10. März 1998.
9 Diese Darstellung beruht auf zahlreichen Interviews und gedruckten Quellen. Weitere Einzelheiten finden sich bei Falkenrath, R. A., Newman, R. D., und Thayer, B. A., *America's Achilles' Heel: Nuclear, Biological and Chemical Terrorism and Covert Attack,* Boston 1998; Hoffman, B., *Inside Terrorism,* New York 1998; Schweitzer, G. E., und Dorsch, C. C., *Superterrorism. Assassins, Mobsters, and Weapons of Mass Destruction,* New York 1998.
10 Über die Aum Shirinkyo-Sekte und ihre Aktivitäten gibt es eine Reihe von Quellen. Neben Interviews wurden folgende Darstellungen benutzt: »Congress probes Japanese cult«, Military Newswire 1996; Henderson, D. A. 1998, a.a.O.; NSTC Committee on International Science and (CISET) Working Group on Emerging and Re-Emerging Infectious Diseases, »Global microbial threats in the 1990s«, The White House 1996; »Japanese cult member gets life«, Associated Press, 26. Mai 1998; »Japanese guru will hear litany of nerve-gas victims«, Associated Press, 20. April 1996; Lewthwaite, G. A., »Terrorist

Attacks in US expected«, *Baltimore Sun,* 1. November 1995, A 1; Morita, H., Yanagisawa, N., Nakajima, T., u.a.,»Sarin poisoning in Matsumoto, Japan«, *The Lancet* 346 (1995), S. 290-293.

11 Einige Behörden waren noch 1998 der Überzeugung, daß die Aum Shirinkyo-Sekte nicht nur weiterbestand, sondern auch noch neue Mitglieder anwarb. Miller, J.,»Some in Japan fear authors of subway attack are regaining ground«, *New York Times,* 11. Oktober 1998, A 12.

12 Ein Jahr zuvor, am 27. Juni 1994, führte die Aum Shirinkyo-Sekte ihren ersten erfolgreichen Anschlag durch, indem sie in der zentraljapanischen Stadt Matsumoto Saringas freisetzte.

13 John Sopko, ein Berater des amerikanischen Senats, äußerte gegenüber Rober Taylor von *New Scientist,*»die Aktionen der Aum« erweckten den Eindruck»einer tödlichen Mischung von religiösen Fanatismus wie bei den Branch Davidians, den regierungsfeindlichen Bestrebungen von amerikanischen Milizen und dem technischen Wissen eines Doctor Strangelove.«

14 Office of Technology Assessment, *Technology Against Terrorism: The Federal Effort,* Washington, D.C., 1993.

15 Eine hervorragende Diskussion der Schwächen der Konvention über biologische Waffen und Kampfstoffe findet sich bei Johnson, S. E. (Hg.), *The Niche Threat: Deterring the Use of Chemical and Biological Weapons,* Washington, D.C., 1997.

16 Über den Golfkrieg habe ich für *Newsday* berichtet, zusammen mit den *Newsday*-Reportern Tim Phelps, Susan Sachs, David Firestone, Ron Howell, Josh Friedman und Pat Sloyan.

17 Matar, *Saddam Hussein: A Biography.* London, 1990, S. 59.

18 Der Krieg zwischen dem Iran und dem Irak begann 1980 nach diplomatischen Spannungen zwischen den beiden Ländern.

19 Die genaue Zahl der Toten und Verwundeten im Krieg zwischen dem Iran und dem Irak ist nicht bekannt. Beide Regierungen weigern sich, Zahlen zu nennen. Die Angaben im Text stammen von Schätzungen des amerikanischen Geheimdienstes. Sie sind eher niedrig angesetzt. Eine Schätzung beziffert allein die iranischen Toten mit ungefähr einer Million, was einer Todesrate von zwanzig Prozent der Männer zwischen achtzehn und dreißig Jahren entspricht. Nach einer anderen Schätzung starben 250 000 Iraner und 100 000 Iraker. Das irakische Verteidigungsministerium bezifferte die Zahl der iranischen Toten mit einer Million und der Verwundeten und Kriegsversehrten mit drei Millionen.

20 Vereinte Nationen,»Report of the mission dispatched by the Secretary-General to investigate allegations of the use of chemical weapons in the conflict between the Islamic republics of Iran and Irak«, New York: Weltsicherheitsrat, 12. März 1986; Dingeman, J. und Jupa, R.,»Chemical warfare in the Iran-Iraq conlict«, *Strategy and Tactics* 113 (1987), S. 51 f.

21 Sidell, F. R., und Franz, D. R.,»Overview: Defense against the effects

of chemical and biological warfare agents«, in: Zajtchuk, R. (Hg.), *Textbook of Military Medicine. Tl. 1: Chemical and Biological Warfare.* Bethseda, MD, 1997.
22 Mangold, T., und Goldberg, J., *Plague War: The Terrifying Reality of Biological Warfare,* New York 1999.
23 Zwei Ereignisse scheinen den Irak in Richtung chemisch-biologische Kriegführung getrieben zu haben. 1981 bombardierte die israelische Luftwaffe den irakischen Atomreaktor Osirak – ein Geschenk der französischen Regierung. Israel behauptete, die Regierung von Saddam Hussein stelle an dem Ort waffenfähiges Nuklearmaterial her und baue Atombomben. Allerdings wurde Israels Glaubwürdigkeit erschüttert, als es 1990 zugab, ein eigenes Programm zur Herstellung von chemischen Waffen zu unterhalten – Einzelheiten darüber wurden nicht genannt.

Interessanterweise wurde öffentlich nicht bekannt, daß die Vereinten Nationen die Zulassung von Inspektionen der israelischen Produktion von chemischen Wafen verlangt hätten, obwohl ihr Einsatz mindest zwei internationale Verträge verletzen würde, denen Israel beigetreten ist. Weiterhin ist aus Geheimdienstquellen bekannt, dass Israel über die Voraussetzungen zur Herstellung von Biowaffen verfügt und möglicherweise biologische Kampfstoffe auf Lager hat. Aber Israel wurde nie von den Vereinten Nationen oder einer westlichen Regierung gezwungen, über seine Produktion von chemischen und biologischen Waffen Auskunft zu geben oder eine Inspektion durch UNSCOM zuzulassen.

Westliche Militärfachleute waren zwar davon überzeugt, daß Israels Behauptungen übertrieben waren, bezweifelten aber nicht, daß Hussein versuchte, den Irak in den Besitz von Atomwaffen zu bringen.

McKay, S., und Baker, J., »Weapons proliferation after the storm: What implications should the United States draw from the Iraqi experience?«, Conference on Arms Control and Verification, Williamsburg, Virginia, 1. bis 4. Juni 1992.
24 George, A., »Saddam bought germ warfare chemicals in UK«, *Evening Standard* (London), 11. Juli 1995, S. 23; »Iraq crisis: Germ warfare ›jelly‹ sold to Iraq until 1996«, *The Daily Telegraph* (London), 19. Februar 1998.
25 Tucker, J.B., »Hide-and-seek, Iraqi style«, *New York Times,* Op Ed page, 22. November 1997.
26 Zilinskas, R.A., »Iraq's biological weapons: The past as future?«, *Journal of the American Medical Association* 278 (1997), S. 418–424.
27 Regis, E., *The Biology of Doom: The History of America's Secret Germ Warfare Project,* New York 1999.
28 Scientific and Technical Advisory Section, U.S. Armed Forces, Pacific, »Biological warfare«, Bd. 5 (1945).
29 Smart, J.K., »History of chemical and biological warfare: An American perspective«, in: Zajtchuk, R., a.a.O. S. 9-86.
30 Cole, L. A., »The worry: Germ warfare. The target: Us«, *New York*

Times, 25. Januar 1994, A 19; Hersh, S. M., *Chemical and Biological Warfare: America's Hidden Arsenal*, New York 1996.
31 Eine erschöpfende Darstellung des amerikanischen Einsatzes von chemischen und biologischen Waffen in Korea geben Endicott, S., und Hagerman, E., *The United States and Biological Warfare: Secrets from the Early Cold War and Korea*, Bloomington, Indiana, 1998.
32 Broad, W. J., und Miller, J., »Once he devised germ weapons, now he defends against them«, *New York Times,* 3. November 1998, F 1.
33 Nixon, R. M., Rede an die Nation, November 1969.
34 Trotz gegenteiliger Behauptungen habe ich keine Beweise dafür gefunden, daß die Vereinigten Staaten während des Vietnamkrieges biologische Waffen benutzt haben. Zu Einzelheiten über Gelbregen und den sowjetischen Einsatz von Pilzgiften in Laos und Afghanistan vgl. Cole, L. A., *The Eleventh Plague: The Politics of Biological and Chemical Warfare,* New York 1997, S. 179 ff.
35 Zilinskas, R. A., »Iraq's biological weapons ...«, a.a.O.
36 *Transparenz* ist ein in Sicherheitkreisen üblicher Begriff. Er bezieht sich auf die Bereitschaft eines Landes, seine Waffenprogramme für Außenstehende, die mit der Einhaltung von Verträgen oder internationalen Sicherheitsfragen zu tun haben, »transparent« zu machen. Waffenabkommen müssen Dritten die Möglichkeit geben, Behauptungen zu überprüfen, die von einem Teilnehmerstaat erhoben werden – ein Vorgang, der nur durchführbar ist, wenn das betreffende Land seine Programme »transparent« macht. Ein Atomwaffenvertrag zum Beispiel kann nicht durchgesetzt werden, wenn ein Teilnehmerland lügt, seine Waffen versteckt, Inspektionen verweigert oder sonstige Verdunkelungsmanöver betreibt. Der Mangel an Transparenz im Irak war an sich schon eine Vertragsverletzung, selbst wenn gar nichts versteckt wurde. Dazu ist allerdings zu bemerken, daß weder der Irak noch Libyen die Konvention über biologische Waffen unterzeichnet haben.
37 Bodansk, Y., »The Iraqi WMD challenge – Myths and reality«, Task Force on Terrorism and Unconventional Warfare, U.S. House of Representatives, 10. Februar 1998.
38 Einen Monat später versetzte der britische Premierminister Tony Blair alle Flughäfen und Seehäfen in Alarmbereitschaft, als bekannt wurde, dass irakische Agenten Produkte ins Land schmuggeln wollten, die Milzbrand enthielten. Verseuchte Waren wurden nicht gefunden, aber in London wurde man ebenso wie in Washington auf das Problem der Biowaffen in neuer Weise aufmerksam. Der britische Alarm folgte auf die Verhaftung des Mikrobiologen Nassir al-Hindawi in Bagdad, der als der Kopf des irakischen Biowaffenprogramms galt. Die Inspektoren von UNSCOM überlegten, ob die Verhaftung von Hindawi vielleicht den Zweck hatte, ihn der Befragung durch sie zu entziehen.
39 Sloyan, P., »The attack on Iraq«, *Newsday,* 17. Dezember 1998, A 3.
40 Crossette, B., »Iraq still trying to conceal arms programs, report says«, *New York Times,* 27. Januar 1999, A 8; Broad, W. J., und Miller,

J., »The hunt for germs and poisons«, *New York Times,* 20. Dezember 1998, Section 4, 1.
41 Crossette, B., »Iraq suspected of secret germ war effort«, *New York Times,* 8. Februar 2000, A 14.
42 Monath, T. P., und Gordon, L. K., »Strengthening the Biological Weapons Convention«, *Science* 282 (1998), S. 1423f; Roberts, B., »New challenges and new policy priorities for the 1990s«, in: Roberts, B. 1993; »Bioweapon threat seen rising but treaty talks far from results«, Danile J. Denoon's Insider Newsfile, 28. Dezember 1998.
43 Roberts, B., »Between panic and complacency: Calibrating the chemical and biological warfare problem«, in: Johnson, S. E. 1997.
44 Mangold, T. und Goldberg, J., *Plague Wars: The Terrifying Reality of Biological Warfare.* New York 1999.
45 Schweitzer, G. E. und Dorsch, C. C., *Superterrorism: Assassins, Mobsters, and Weapons of Mass Destruction.* New York 1998.
46 Wolkows Äußerungen wurden durch viele Presseberichte bestätigt. Am deutlichsten ist Englund, W., »New questions raised about '79 Russian anthrax outbreak«, *Baltimore Sun,* 20. Februar 1998; A 8.
47 Unbehandelter Lungenmilzbrand verläuft zu neunzig Prozent tödlich. Selbst wenn es zu einer schnellen Diagnose kommt, ist die Behandlung mit Antibiotika schwierig und endet zu zehn bis zwanzig Prozent tödlich.
48 Abramova, F. A., Grinberg, L. V., Jampolskaja, O. V., u.a., »Pathology of inhalation anthrax in 42 cases from the Sverdlovsk outbreak of 1979«, *Proceedings of the National Academy of Science* 90 (1993), S. 2291-2294. Jekaterinburg hieß in der Sowjetunion Swerdlowsk. Verweise unter diesem Namen sind möglich. Vgl. auch Guillemin, J., *Anthrax: The Investigation of a Deadly Outbreak,* Berkeley 1999.
49 Das Institut liegt in Fort Detrick, Maryland.
50 Im Zweiten Weltkrieg führte das britische Militär Experimente mit Milzbrand auf der Insel Gruinard durch, bemerkt Henderson. Fünfundfünfzig Jahre später sei der Boden der Insel immer noch von Milzbrandsporen vergiftet.
51 Über die Vernichtung der verbliebenen Lagerbestände von Pocken wird weiter debattiert. Vgl. National Academy of Science, *Assessment of Future Scientific Needs for Live Variola Virus,* Washington, D.C., 15. März 1999; Garrett, L., »Smallpox as tool adds to destruction debate«, *Newsday,* 16. März 1999, A 18; Shalala, D. E., »Smallpox: Setting the research agenda«, *Science* 285 (1999), S. 1011.
52 Commission to Assess the Organization of the Federal Government to Combat the Proliferation of Weapons of Mass Destruction, *Combating Proliferation of Weapons of Mass Destruction* (1999), 104th Congress, Washington, D.C., Government Printing Office.
53 Broad, W. I., und Miller, J., »Government report says 3 nations hide stocks of smallpox«, *New York Times,* 13. Juni 1999, A 1.
54 Wirth, T., Rede auf der CISET Conference on Emerging Diseases, U.S. State Department, Washington, D.C., 25. Juli 1995.

55 Downie, A. W., »Smallpox«, in: Mudd, S. (Hg.), *Infectious Agents and Host Reactions,* New York 1970.
56 Die Informationen über *Vector* stammen unter anderem von einem Besuch der Einrichtung im März 1997. Vgl. auch Adams, J., »Iran: Russia helps Iran's bio-warfare«, Reuters, 27. August 1995.
57 Yergin, D., und Gustafson, T., *Russia 2010 and What It Means for the World,* New York 1995.
58 Alexander Lebed wurde 1998 zum Gouverneur von Krasnojarsk gewählt, wo sich zahlreiche ehemalige Einrichtungen zur Herstellung von Biowaffen befinden. Krasnojarsk mit seinen Lagerstätten von Gold, Silber, hochwertiger Kohle, Öl, Diamanten und kostbaren Mineralen, die zu den größten der Welt gehören, ist potentiell das reichste Gebiet Rußlands.
59 Office of Technology Assessment 1993.
60 Nach Murray Feshbach von der Georgetown University, einem Experten für das sowjetische Gesundheitswesen, ist die Insel Woroshdenija eines der gefährlichsten Gebiete der Welt. Die Insel stand einst unter Kontrolle des sowjetischen Militärs, jetzt erstreckt sie sich über die Gebiete des Aralsees, die eigentlich zu Kasachstan und Usbekistan gehören, die beide nicht genügend Truppen haben, um die Insel zu verteidigen. Außerdem schrumpft aufgrund der aberwitzigen Wasserpolitik und der Verseuchung des Wassers durch die Sowjets der Aralsee zusehends. Vor zwanzig Jahren ließ sich die Insel leicht verteidigen, weil es einige Stunden dauerte, um sie mit dem Boot zu erreichen. Heute kann man die »Insel«, die nur noch einen Steinwurf weit von der Küste liegt, mit einem hochliegenden Fahrzeug erreichen. Feshbach ist der Ansicht, daß das immer neue Massensterben von Fischen und Tieren nahe der Küste seit 1976 wahrscheinlich auf Biowaffen zurückgeht.
61 Interviews mit der Autorin, 1998 und 1999.
62 Alibeks Autobiographie, die es einem kalt den Rücken hinunterlaufen läßt und viele Einzelheiten über *Biopreparat* und das militärische Biowaffenprogramm der Sowjets enthält, erschien 1999. Vgl. Alibek, K., und Handelman, S., *Biohazard,* New York 1999.
63 Pasechniks Informationen paßten gut zu dem Beweismaterial, das der britische Geheimdienst zehn Jahre zuvor erhalten hatte, nachem der bulgarische Flüchtling Georgi Markow ermordet worden war. Der Bulgare stand an einer Straßenecke in London und wartete auf einen Bus, als ein Mann sich unbemerkt näherte, der einen ungewöhnlichen Regenschirm trug. Der Mann, ein Mitarbeiter des KGB, hatte einen kleinen Druckbehälter mit Gas bei sich, der mit einem in dem Regenschirm versteckten Kügelchen des tödlichen Biotoxins Ricin verbunden war. Am anderen Ende des Druckbehälters war ein Schnappschloß angebracht, das durch Druck auf einen in der Nähe des Regenschirmgriffs befindlichen Knopf geöffnet werden konnte. Die Spitze des Regenschirms war duchbohrt, und das todbringende Kügelchen konnte wie durch einen Gewehrlauf hinausgeschleudert wer-

den. Der KGB-Mann brauchte sich dem ahnungslosen Markow nur zu nähern, ihn mit seinem Regenschirm leicht anstoßen und in der Menge verschwinden. Markow starb, aber ein anderer bulgarischer Flüchtling, Wladimir Kostow, der mit einer ähnlichen Vorrichtung angegriffen wurde, überlebte. Kostow trat an einem kalten Wintertag aus einer Pariser Metrostation, als er plötzlich einen Schmerz spürte und sah, wie ein Mann mit einem Regenschirm davonlief. Den Ärzten gelang es, das Kügelchen aus Kostows Rücken zu entfernen. Vermutlich überlebte er deshalb, weil seine schwere Winterkleidung den Einschlag der Kugel in seinen Körper dämpfte, so daß das Ricin nicht in seinen Blutkreislauf eintrat. Nach Erkenntnissen des amerikanischen Geheimdienstes gab es mindestens sechs andere, ähnlich ablaufende Mordanschläge mit Ricin, einer davon ereignete sich in einem Einkaufszentrum in Virginia. Eitzen, E. M., und Takafuji, E. T., »Historical overview of biological warfare«, in: Zajtchuk, R., a.a.O. 1997.

64 Kudujarowa-Zubawitschenje, N. M., Tschepurnow, A. A., Sergejew, N. N., u.a., »Preparation and use of Hyperimmune serum for therapy of filoviruses«, und Rjabtschikowa, E., Kolesnikowa, L., Netesow, S. J., u.a., »An analysis of filovirus pathogenesis on animal models«; beide Vorträge wurden auf dem internationalen Kolloquium über Ebolaforschung in Antwerpen vom 4. bis 7. September 1996 gehalten.

65 Wie ich in Kapitel 3 beschrieben habe, machte Elena Rjabtschikowa von *Vector* auch vergleichende Forschungen über Reaktionen auf Ansteckungen mit Ebola bei verschiedenen Tierarten, darunter Rhesusaffen, Pavianen, afrikanischen Grünaffen und Meerschweinchen. Sie ließ das Virus durch mehrere Generationen von Meerschweinchen durchlaufen, und es gelang ihr, die Bösartigkeit des Virus dermaßen zu steigern, daß er nach acht Generationen für Meerschweinchen zu hundert Prozent tödlich war. Abgesehen davon, daß es sich bei dieser Arbeit um eine interessante virologische Studie handelte, kann diese auch als Zeichen dafür angesehen werden, daß *Biopreparat* Erkenntnisse erbringen sollte, wie die Gefährlichkeit von Ebola für Menschen erhöht werden kann.

66 Alibek ist der Überzeugung, daß die alten Programme von *Biopreparat* und des Verteidigungsministeriums teilweise auch heute noch fortgesetzt werden. Seine alten Vorgesetzten würden weiterhin an der gentechnischen Veränderung von Krankheitserregern arbeiten. Er behauptet auch, daß diese russischen Wissenschaftler mindestens bei einer Gelegenheit in Virginia versucht hätten, ihn zu ermorden. Alibek, K. und Handelman, S., *Biohazard*. New York 1999.

67 Der aufmerksame Leser wird bemerken, dass die Zahlenangaben über die an Biowaffen arbeitenden Beschäftigten bei *Biopreparat* und dem russischen Gesundheitsministeriums in einer Bandbreite von mehreren 10 000 schwanken. Offenbar können noch nicht einmal führende russische Wissenschaftler genau sagen, wie viele Menschen für die Biokriegsmaschinerie gearbeitet haben.

68 Nach einem umstrittenen Artikel in der *New York Times* sind führende Wissenschaftler von *Biopreparat* im Iran aufgetaucht. Miller, J., und Broad, W. J., »Bio-weapons in mind, Iranians lure needy ex-Soviet scientists«, *New York Times,* 8. Dezember 1998, A 1.
69 Miller, J., »Bombs-to-Plowshares program criticized«, *New York Times,* 22. Februar 1999, A 8; Stout, D., »U.S. imposes sanctions on tech labs in Russia«, *New York Times,* 13. Januar 1999, A 7; Miller, J., und Broad, W. J., »Germ weapons: In Soviet past or in the new Russia's future?«, *New York Times,* 28. Dezember 1998, A 1.
70 Pomerantsev, A. P., Staritsin, N. A., »Expression of cercolysing AB gener in *Bacillus anthracis* vaccina strain ...«, in: *Vaccine* 15 (1997/98), S. 1846–1850.
71 »Der Erwerb von hämolytischen Eigenschaften durch Stämme von *B. anthracis* versetzt diese in die Lage, der Immunität ihres Wirts zu entgehen, in dem sie in die [menschlichen] Wirtszellen eindringen.« Dies komme, so die Autoren, »einem evolutionären Sprung« gleich.
72 Eine Gruppe von hoch angesehenen Milzbrandexperten schrieb 1999: »Ob unser medizinisches System im Falle einer umfangreichen Verseuchung mit Endosporen zu geeigneten Vorbeugungs- und Therapiemaßnahmen in der Lage ist, muß bezweifelt werden.« Dixon, T. C., Meselson, M., Guillemin, J., und Hanna, P. C., »Anthrax«, *The New England Journal of Medicine* 341 (1999), S. 815 f.
73 Bielecki, J., Youngman, P., Conelly, P., und Portnoy, D. A., »*Bacillus subtilis* expressing a haemolysin gene from *Listeria monocytogenes* can grow in mammalian cells«, *Nature* 345 (1990), S. 175 f.
74 Zu einer Diskussion der Möglichkeiten, solche Arten des Zugangs zu begrenzen, und die nachteiligen Folgen, die sich daraus für die Wissenschaft ergeben, vgl. Roberts, B., »Export controls and biological weapons: New roles, new challenges«, *Critical Reviews in Microbiology* 24 (1998), S. 235–254.
75 Unter Verwendung eines Interviews der Autorin mit Dr. Sue Bailey, Unterstaatssekretärin für Gesundheitsfragen im Verteidigungsministerium, März 1999.
76 Interview der Autorin mit Todd Ensign, März 1999.
77 Manche Golfkriegsveteranen sind der Überzeugung, dass dem Impfstoff gegen Milzbrand, den sie im Golfkrieg erhielten, **Squalene** zugesetzt worden war, was die Grundlage für das Golfkriegssyndrom gewesen sei.
78 Interview der Autorin mit David Rothman, März 1999.
79 Der einzige Fall, auf den sich dieses Mißtrauen stützen kann, ist der Einsatz von Agent Orange im Vietnamkrieg, ein Unkrautvertilgungsmittel, das bei Vietnamveteranen, vietnamesischen Zivilisten und deren Kindern eine Reihe von gesundheitsschädliche Folgen hatte. Im Falle von Agent Orange waren die Regierung und die Ärzteschaft geteilter Meinung über die Daten, und diejenigen, die die offiziellen Sicherheitsbeteuerungen des DOD in Zweifel zogen, fanden in weiten Kreisen des Establishments Unterstützung.

Das war nicht der Fall, als sich der Protest gegen den Milzbrandimpfstoff regte.
80 Inglesby, T. V., Stephenson, G., u.a.,»Medical response to anthrax attack«, *Journal of the American Medical Association* 281 (1999), S. 1735–1745.
81 Diese Liste ist an zahlreichen Stellen mit verschiedenen Quellenangaben erschienen. Vgl. vor allem Office of Technology Assessment, August 1993.
82 In den neunziger Jahren kam es zu komplexen Bündnissen in Sachen biologische Kriegführung. Nordkoreas lukrativster Exportartikel waren die SCUD-Raketen, die in einigen Fällen für die Beförderung von chemischen oder biologischen Waffen ausgerüstet waren. Zu den Käufern gehörten Ägypten, Kuba, Iran, Syrien, Irak und Libyen. (Vgl. Grubb, J.,»Nonproliferation ›progress‹ in Korea: Next Steps«, Conference on Arms Control and Verification Technology, Wlliamsburg, Virginia, 1. bis 4. Juni 1992.
83 Die Beweise, die der Öffentlichkeit für die Behauptung angeboten wurden, dass schon 1999 internationale Terroristen Biobomben herstellten, sind eher strategischer Art als wirklich konkret. Die betreffenden Gruppen hätten ihre Bewaffnung ausgebaut und forderten immer mehr Opfer. In den neunziger Jahren wurden das World Trade Center in New York und die amerikanischen Botschaften in Nairobi und Daressalam bombardiert, Geheimdienstkreisen zufolge Zeichen für die Eskalation.
Außerdem verweisen sie auf die generelle Erhöhung der Zahl von internationalen Gruppen, die bereit sind, zu terroristischen Mitteln zu greifen. Die Rand Corporation schätzt zum Beispiel, dass es 1968 weltweit elf solcher Organisationen gab, 1978 sollen es 55 gewesen sein, und seitdem habe diese Zahl ständig weiter zugenommen. Eine noch erschreckendere Zahl nennt Glenn Schoen: eintausend Terrororganisationen auf der Welt. (Vgl. Schoen, G.,»Understanding temporary terrorism«, Georgetown University 1997, und Schweitzer, G. E. und Dorsch, C. G. 1998.) Das Gespenst von Organisationen, die sich nicht unter der Kontrolle einer Regierung befinden und waffenfähige Mikroorganismen besitzen, war die treibende Kraft für engagierte Debatten in den meisten politischen Kreisen, obwohl es keine konkreten, öffentlich vorliegenden Beweise gab, dass eine dieser Organisationen tatsächlich in Erwägung zog, ihre politischen Ziele auf diese Weise durchzusetzen.
84 Office of Technology Assessment, August 1993, S. 40.
85 Landau, M.,»How the cholera bacterium got its virulence«, *Focus,* Harvard Medical School, 19. Juli 1996, S. 1.
86 Valdivia, R. H., und Falkow, S.,»Fluorescence-based isolation of bacterial genes expressed within host cells«, *Science* 277 (1997), S. 2007–2011.
87 Zur Genetik der Bösartigkeit vgl. Cotter, P. A., und Miler, J. F.,»Triggering bacterial virulence«, *Science* 273 (1996), S. 183 f.

88 Duesberg, N. S., Webb, C. P., Leppla, S. H., u.a., »Proteolytic inactivation of MAP-kinase-kinase by anthrax lethal factor«, *Science* 280 (1998), S. 734.
89 Von 1975 bis 1991 stieg die Zahl der promovierten Biologen in den Vereinigten Staaten um dreißig Prozent auf 5700 pro Jahr. In den neunziger Jahren waren in den USA etwa 60 000 Biologen beschäftigt. Die Zahl der Biotechnologie-Unternehmen in Amerika und Europa stieg von null im Jahr 1975 auf über 1800 im Jahr 1992.
90 In den späten neunziger Jahren wurden die wissenschaftlichen Instrumente entwickelt, um Mikroorganismen gegen spezielle Ziele wie bestimmte menschliche Rassen einzusetzen und durch Berührung übertragbare Erreger (wie HIV) in durch Luft übertragbare Erreger (wie die Grippe) zu verwandeln. Eickoff, T., »Airborne disease: Including chemical and biological warfare«, *American Journal of Epidemiology* 144 (1996), S. 39–46; Reany, P., »Ethnically targeted weapons may not be far off«, Reuters, 21. Januar 1999.
91 Nass, M., »Biological warfare«, *Lancet* 352 (1998), S. 491.
92 »Solche Strategien gewinnen an Bedeutung, wenn Staaten bestimmte Normen durch kollektive Sicherheitsoperationen durchzusetzen suchen. Biologische Waffen erscheinen vielleicht als geeignet, um die Vorhut einer Invasion zu schwächen, wenn die intervenierenden Streitkräfte am verwundbarsten sind, oder um politische Reaktionen gegen die Intervention innerhalb der großen Mächte zu erzeugen. Unter nichtkriegerischen Umständen werden biologische Waffen vielleicht als weniger nützlich betrachtet; Atomwaffen beeinflussen die Wahrnehmung grundsätzlicher als biologische Waffen, vor allem wenn man deren ungesetzlichen Status berücksichtigt. Aber ein Staat, der Biowaffen als das letzte Mittel auf seine Fahne schreibt oder droht, sie für terroristische Anschläge zu benutzen, kann in Krisenzeiten einen enormen Einfluß gewinnen. Die politische Führung von solchen Staaten wird auch die Überlegung anstellen, dass die Drohung mit biologischen Waffen oder ihr Einsatz einen weniger starken Gegenschlag von Seiten des überlegenen Gegners provozieren würde als der Einsatz von Atomwaffen. Roberts, B., »Controlling the proliferation of biological weapons«, *The Nonproliferation Review,* ISSN 1073–6700, Monetary Institute of International Studies 1994, S. 55–60.
93 Wright, R., »Be very afraid«, *The New Republic,* 1. Mai 1995, S. 19–27.
94 Die Ziele von solchen Schurkenangriffen wären wahrscheinlich eher ziviler Natur: nationale Wahrzeichen, Wirtschaftszentren, belebte Straßenkreuzungen, der private Luftverkehr, Paraden und Umzüge, internationale Sportereignisse. In den neunziger Jahren waren folgende Beispiele für Nunns These Ziele von einheimischen oder ausländischen Terroristen: das World Trade Center in New York, die U-Bahn von Tokio, der Flug 103 der PanAmerican, das Bundeshaus von Oklahoma, zahlreiche Orte in Israel, verschiedene zivile Loka-

litäten in England und Irland, die Ziele von Anschlägen der IRA waren, der olympische Pavillon in Atlanta, von tamilschen Nationalisten in Sri Lanka angegriffene buddhistische Heiligtümer, Abtreibungskliniken in den USA, ein jüdisches Kulturzentrum in Argentinien, das Trainingszentrum der saudischen Nationalgarde in Riad, amerikanische Konsulatsangestellte in Pakistan und Gegner der Bhagwan-Sekte in Oregon. Hoffman, B., »Terrorism today and tomorrow«, *Inside Terrorism* 1998.

95 Mayer, T. N., »The biological weapon: A poor nation's weapon of mass destruction«, www.cdsar.af.mil/battle/chp8.html.

96 Henderson, D. A., »The looming threat of bioterrorism«, *Science* 283 (1999), S. 1279–1282.

97 In den Kühleinrichtungen der CDC lagern zwölf Millionen Dosierungen, davon gelten große Anteile als verdächtig. Möglicherweise sind weniger als fünf Millionen Dosierungen noch für Impfungen geignet. Breman, J. G., und Henderson, D. A., »Poxvirus dilemmas – Monkeypox, smallpox, and biological terrorism«, *Lancet*, 20. August 1998, S. 556–559.

98 Garrett, L., »Smallpox vaccine tainted«, *Newsday*, 13. April 1999, A 6; Altman, L. K., Broad, W. J., und Miller, J., »Smallpox: the once and future scourge?« *New York Times*, 15. Juni 1999, F 1.

99 Henderson war zwar der Meinung, dass die Vereinigten Staaten und andere von Bio-Bomben bedrohte Länder ihre Impfvorräte erneuern sollten, aber in erster Linie trat er für die »schnellstmögliche Vernichtung aller bekannten Lagerbestände des Variola- [Pocken-] Virus« ein, einschließlich der identifizierten Bestände von *Vector* und den CDC. Breman, J. G., und Henderson, D. A. 1998.

100 Eine hervorragende Darstellung der Politik, die hinter dieser amerikanischen Entscheidung stand, findet sich bei Broad, W. J., und Miller, J., »Germ defense plan in peril as its flaws are revealed«, *New York Times*, 7. August 1998, A 1.

101 Bewilligungsanhörung über Epidemien und Bio-Terrorismus, U.S. Senate Committee on Appropriations, Subcommittee on Labor, Health and Human Services, 2. Juni 1998.

102 Statens Organisation und Datenbank ist erreichbar unter www.emergency.com.

103 Layton, M., »Bioterrorism preparedness: the local public health perspective«, International Conference on Emerging and Infectious Diseases, Atlanta, 10. März 1998.

104 Thomas-Lester, A. und Wilgoren, D., »In the B'nai B'rith building, some waited in fear, others prayed«, *Washington Post* vom 25. April 1997, A 20.

105 1984 richtete die deutsche Rote Armee Fraktion einen Unterschlupf in Paris ein. Küche und Bad der Wohnung waren voll von Laborgegenständen, Flaschen enthielten *C. botulinum*. Trotz massiver Überwachungs- und Infiltrationsversuche, an denen mehrere europäische Geheimdienste beteiligt waren, war den Behörden völlig entgangen,

dass die Rote Armee Fraktion sich auf den Bioterrorismus zubewegte – sie erfuhren erst davon, als Massen von Parisern in den Krankenhäusern auftauchten. Glücklicherweise verhinderte eine zufällig gleichzeitig vorgenommene Verhaftung den ersten modernen Bio-Bombenanschlag in Europa. Douglas, J. D., *America the Vulnerable: The Threat of Chemical/Biological Warfare*, Lexington, Mass. 1987.

Danksagung

Für dieses Buch habe ich viel Dank abzustatten. Während der fünf Jahre, in denen ich recherchiert und an dem Band gearbeitet habe, standen mir so viele Menschen bereitwillig mit ihren Ideen, ihrer Hilfe und Unterstützung zur Seite, dass ich nicht weiß, wo ich beginnen soll.

Es gibt zwei Gruppen, ohne die dieses Buch nie Wirklichkeit geworden wäre; ihnen muss ich daher einen besonders herzlichen Dank aussprechen. Seit 1988 habe ich das Vergnügen, für Newsday zu arbeiten, wo ich unter Leitung des Chefredakteurs Tony Marro und seines Führungsteams, bestehend aus Charlotte Hall und Howard Schneider, mit Erfolg tätig war. Außerdem hatte und habe ich das Glück, dass ich mit unglaublich hilfsbereiten Redakteuren und Kollegen zusammenarbeiten konnte; es waren Les Payne, Reg Gale, Marcy Kemen, Dele Olojede, Tim Phelps, Robert Cooke, Ridgley Ochs, Viorel Florescu, Delthia Ricks, Joe Dolman sowie das Personal der Park Avenue Nr. 2, des Washingtoner Büros und der Newsday-Bibliothek. Und da ich gerade bei Newsday bin: ein Dankeschön an Ray, dass er sich gegen Los Angeles behauptet hat.

Bei Newsday bin ich in einer unvergleichlichen Situation, die mir – und meinen Lesern – Gelegenheit bietet, Seuchen in Indien und Zentralafrika, sinkende Lebenserwartung in Sibirien, politische Debatten in Washington und Genf sowie sterbende Tuberkulose-Patienten im New Yorker Bellevue-Krankenhaus mit eigenen Augen zu sehen. In der ganzen englischsprachigen Welt kenne ich kein anderes Nachrichtenorgan, das seine Reporter auf so ausgedehnte Reisen schickt, um Neues aus dem Gesundheitswesen berichten zu können. Und den Lesern von Newsday bin ich dankbar dafür, dass sie jahrelang Artikel gelobt und weiterverbreitet haben, die nicht vom Leiden in ihren Vorstädten, sondern von den Leiden in fernen Ländern berichteten, wo Menschen täglich ums Überleben kämpfen. Viele Nachrichtenorgane nehmen heute irrtümlicherweise an, die Amerikaner interessierten sich nicht für die Alltagskämpfe chinesischer Bauern, ugandischer AIDS-Helfer, ukrainischer Prostituierter oder indischer Lastwagenfahrer. Dank an Newsday und unsere Leser, weil sie bewiesen haben, wie sehr sie sich irren.

Die andere Gruppe, der ich meinen wärmsten Dank aussprechen muss, ist das Trio der drei hochkompetenten, fleißigen Frauen, die das unsichtbare Team hinter diesem Buch bilden: Amy Benjamin, Jill Hannum und Adi Gevins. Da ich nach zehn Jahren noch immer an ständig auftretenden Verspannungen leide, die ich mir bei der Arbeit mit einem miserablen Computer zugezogen habe, kann ich nicht tippen. Hannum und Benjamin waren meine Finger. Aber die Rolle, die sie für mich gespielt haben, wäre maßlos untertrieben, wenn ich nur vom Abschreiben spräche, nicht aber von ihrem verständnisvollen, unermüdlichen Redigieren und von dem Feedback, das sie mir jederzeit gewährten. Beide hatten in der ganzen Entstehungszeit des Buches mit harten persönlichen Bewährungsproben zu tun, und ich danke ihnen, dass sie sich trotz dieser Belastung kontinuierlich für das Projekt eingesetzt haben. In den letzten Produktionsphasen beteiligte sich auch Kathy Diamond an den Tipparbeiten. Danke, Kathy.

Mit Gevins habe ich (früher) gemeinsam Dokumentarsendungen beim Rundfunk gemacht; dann absolvierte sie eine Ausbildung als Bibliothekswissenschaftlerin und gehört nun zu den besten Rechercheuren und Achivaren unseres Landes. Zum meinem Glück hatte sie trotz ihres prall gefüllten Arbeitsprogramms noch etwas Zeit übrig, um Nachforschungen für dieses Buch anzustellen. Hätte sie nicht unermüdlich versteckte Archive durchforstet, so wären die meisten Daten des vierten Kapitels nie ans Tageslicht gekommen. Leider herrscht in den Gesundheitsarchiven der Vereinigten Staaten ein grauenhaftes Durcheinander. Bei allen Bibliothekaren und Mitarbeitern, die Gevin behilflich waren, möchte sie sich bedanken; das sind insbesondere: Buddy Ferguson von der Gesundheitsbehörde in Minnesota; die bibliographische Auskunft des Medizinischen Fachbereichs an der Universität Kalifornien in Berkeley; die bibliographische Auskunft der dortigen Bioscience and Natural Resources Library; das Urban Institute; sowie Sandy Smith von den Centers for Disease Control.

Den Familien und anderen Vertrauten von Hannum, Benjamin und Gevins bin ich sehr dankbar, weil sie mir niemals vorgenörgelt haben, dass ich so viel Zeit mit Beschlag belege. (Außerdem danke ich dem Postdienst FedEx, der *fast* alle unsere Päckchen zwischen New York, Oakland, Mendocino, Seattle und Boulder pünktlich hin- und herbeförderte.)

Bei der Recherche halfen mir zusätzlich Mitarbeiter der beiden

New Yorker Akademien (Wissenschaft und Medizin), die Gesundheitsbehörden der Stadt und des Staates New York, die Weltgesundheitsorganisation, das Seuchenkontrollzentrum CDC, die AIDS-Forschungsstelle der National Institutes of Health und das AIDS-Programm der Vereinten Nationen. Besonders verpflichtet bin ich Peter Piot, David Heymann, Wendy Wertheimer, Malgorzata Grzemska, Anthony Fauci, Bill Paul, Jim LeDuc, Jim Hughes und Bob Howard.

Zum dritten und fünften Kapitel sowie zu meiner Arbeit über CIS und NIS haben viele Menschen beigetragen; ihnen allen schulde ich unendlichen Dank, kann aber manche aus Gründen ihrer persönlichen Sicherheit nicht namentlich nennen. In den Vereinigten Staaten danke ich Murray Feshbach, außerdem Jim Smith und seinen Mitarbeitern bei der American International Health Alliance (AIHA), Richard Stone bei der Zeitschrift Science, Robert Steinglass von BASICS, Regina Napolitano und Howard Cohen vom Coney-Island-Krankenhaus, Ed O'Rourke vom Kinderkrankenhaus in Boston und schließlich Lyle Conrad sowie Alexis Shelokov. Im Ausland gilt der Dank meinen großartigen Übersetzern: Irakli Gogorischwili in Tiflis, Karin Kerdoo in Tallinn, Jelena Frolowa in St. Petersburg, Vadim Belogolowin in Kiew, Petra Francova in Prag und vielen anderen mehr. In der ehemaligen Sowjetunion bin ich einigen Gesundheitsexperten ganz besonders verpflichtet; es sind Brigg Reilly (MSF), Jurij Boschtschenko (Seuchenstation Odessa), Archil Kobaladse (Gesundheitspartnerschaft Atlanta-Tiflis), Victor Aphanasiew (MOH St. Petersburg), Grigorij Latyschew (MdM), Alla Solowiowa (UNICEF), Edward Korenberg (Iwanow. Institut); Boris Rewitsch (Zentrum für Demographie und Humanökologie), Sona Strbanova (AIHA), Jelena Gurwitsch (USAID Moskau), Jurij Komarow (MEDSOCECONOMINFORM) und die Mitarbeiter von AIHA Moskau und Kiew.

In Bombay ein besonderes Dankeschön an Subash Hira.

In der Demokratischen Republik Kongo stehe ich tief in der Schuld mehrerer Wissenschaftler, Ärzte und Übersetzer, allen voran Dr. Tamfum Muyembe. Was die übrigen angeht, so fürchte ich, dass angesichts von Bürgerkrieg und Repression in diesem Land ein freundliches Wort von meiner Seite ihnen eher schaden als guttun würde. *Bonne chance, mes amis. Vous avez beaucoup de courage et j'espère qu'à l'avenir, la paix la justice régneront dans tout le Zaïre.*

Dank natürlich an Leigh Harbor für die harte Redaktionsarbeit, die sie bei Hyperion für dieses Buch geleistet hat.

Dank auch – für Anregung und Ermutigung – an meine Familie, meine Freunde sowie Joshua Lederberg, Peggy Hamburg, Steve Wolinsky, Phil Lee, Michael Osterholm, Mary Wilson, Doug Foster, D. A. Henderson, Jon Cohen, Rechtanwalt Ed Burke, den früheren Klinikpraktikanten Robert Struckman sowie John Moore und andere, die mir bereitwillig Anregung und Unterstützung gewährten.

Abschließend sei gesagt, dass meine Leser dieses Buch nicht in den Händen hielten ohne die unermüdliche und tatkräftige Hilfe meiner Freundin und Agentin Charlotte Sheedy. Dank, Charlotte, für alle tröstenden Telefonanrufe, die mir geholfen haben, das Mammutprojekt abzuschließen.

Index

Angezeigt werden Krankheiten, Krankheitserreger und Präventivmaßnahmen

Abszess, Furunkel, bakteriell 264
Afrikanische Schlafkrankheit 469
AIDS (erworbene Immunschwäche)
15, 76, 87, 92, 96, 124, 140, 158,
206, 208, 210f., 213, 220f., 233f.,
274, 292, 347–368, 424, 440,
453f., 473f., 476
– Aktivisten 211, 349, 354, 357,
359, 362, 367, 473
– Aufklärung, -Beratung 210,
221, 349, 353, 357, 436
– Diskriminierung 349, 351
– Prävention, Anti-AIDS-
Programm, -Maßnahmen
69, 110, 221, 233, 348, 350,
353, 364, 368, 440, 487
– Quarantäne, -Isolierung
208f., 211
– Sterblichkeit 355ff., 360, 362f.
– Therapie, Kombinations-
präparate 211, 347, 353f.,
356, 363
Alkoholismus, Alkoholvergiftung,
-psychose 18, 156, 158, 161,
164, 166, 168, 170–176, 178f.,
205, 243, 246, 308ff., 455f.
– Prohibition 308
Allergie, -Test, Allergische
Reaktion 216, 247, 275
Alzheimer-Krankheit (degenera-
tive Gehirnkrankheit) 459
Aminosidin (gegen die Parasiten-
krankheit Leishmaniosis) 469
Amphetamin (Psychopharmaka),
-Abhängige 179, 215, 218

Amputation 265
Anämie (Blutarmut) 197
Aneurysma (Gefäßaussackung)
156
Antibiotika 17, 21ff., 41, 54f.,
61, 65ff., 76, 83, 86, 96, 98,
147, 158, 161, 186, 198, 200–203,
208, 225, 237, 241, 249f., 265,
274, 276f., 312, 333f., 368,
394, 396, 420, 423, 459, 478,
481
– Ceftazidime 273
– Cephalosporin 273
– Ciprofloxacin 93, 99f., 470
– Imipenem 273
– Penicillin 237, 250, 331,
333f., 417, 462, 471
– Streptomycin (gegen Tuberkulose) 334, 469, 471
– Sulfonamide 333
– Tetracyclin, -Doxycyclin
(gegen Beulenpest), -Einsatz,
-Resistenz 36, 49, 51, 416
– Mupirocin 272
– Vancomycin 265f., 269,
271f., 369, 472
Antibiotika-Prophylaxe 394ff.,
417f.
Antibiotika-Resistenz, Arzneimittel-Resistenz 51, 77, 225,
237, 241, 248, 255, 262ff.,
266, 268–276, 289, 334,
355, 361, 369, 404, 407, 411,
419, 466, 471f., 480, 482,
488

- VRE (Vancomycin-resistente Enterokokken) 266, 269, 271 f., 278, 363, 367, 480
Antikörper 137, 274, 423, 447
Antisepsis 294
Arteriosklerose 155, 457
Arthritis (Gelenkentzündung, bakteriell) 265, 447
Atemwegs-Erkrankung 243, 247, 484
- Legionella, bakteriell 448

Bakteriämie 264
Bacillus:
- anthracis (Milzbrand-Erreger) 396, 404, 411 ff., 415, 419, 425, 427 ff.
- cereus (natürlich, geklont) 411, 413
- subtilis (in Erde, Heu) 412
Bakterien, Bakterienstämme:
- Burkholderia pseudomallei 62
- Clostridium botulinum 387, 396, 424 f.
- Enterokokken (armbakterien, Wunderreger) 269 f.
 -- Enterococcus faecium, -faecalis 264
- Klebsiella (Pneumonic) 237, 272 f.
- Listeria (Sepsis-Erreger) 374
 -- Listeria monocytogenes 412
- Meningokokken 274
- Neisserien (Tripper-Erreger) 333
- Pneumokokken 237, 270, 274, 334
- Pseudomonas pseudomallei (Melioidose-Erreger) 62, 67, 273
- Q-Fieberbakterien (atypische Pneumonic) 383, 402, 425
- Salmonellen 430
 -- Salmonella typhi (Typhus-Erreger) 237, 304
 -- Salmonella typhirium 430
- Shigella (Ruhr-Erreger) 93, 237, 470
- Spirochäten (Syphilis-Erreger) 333
- Staphylokokken 237, 265 ff., 269 f., 272, 276, 349, 369, 472
 -- Staphylococcus aureus (Eitererreger, Toxin) 236 f., 264
 -- MRSA 237, 265 f., 268, 272, 363, 367, 454, 480
- Streptokokken 264 ff., 272, 349, 369
 -- Streptococcus pneumoniae (Scharlach-Erreger) 264 f.
- Tuberkel 13, 90, 199
- Yersinia pestis (Pest-Erreger) 31, 34–38, 41, 53, 58, 60, 63, 66 f., 72, 318 f., 404, 413 f., 416, 425, 427 f., 438 (Siehe auch Cholera, Diphtherie, Fleckfieber, Lepra)
Basedowsche Krankheit (Schilddrüsenerkrankung) 447
Bauchtyphus 94
Belladonna (Tollkirsche, Gift und Heilpflanze) 308
Billharziose (Parasiten; Blasen-Darminfektion) 480
Bio-Toxine 427
- Botulinus(-toxin) aus Clostridium botulinum 383, 387 f., 390 f., 396 ff., 414, 432, 434
 -- Antiserum 396
Blinddarmentzündung 94
Bluthochdruck 370

Chlamydia/Chlamydieninfektion (Augen-, Genitalinfektion) 76, 348
Chlorochin (gegen Malaria) 147, 417, 472, 477
Chlor-Resistenz 367, 429

Cholera (bakteriell bedingter Brechdurchfall), -Epidemie 10, 69, 93, 158, 162, 205, 237, 280, 286f., 290f., 294, 297, 310, 388, 416
- Impfung 417
Cholesterin 460

Darmdurchbruch 94
Diabetes 360, 455, 459, 469
Diarrhöe (Durchfall) 112f., 248, 264, 297
Diphtherie, -Epidemie 157, 162, 205, 211f., 234, 294, 297, 300, 302f., 310, 315, 317, 487
- Impfung, -stoff 300, 302f., 313, 448
Drogen, siehe auch Alkoholismus (Absinth, Kokain, Heroin, Marihuana, Opium, -stroh, -extrakt, -mischung) 158, 179, 205, 213f., 231, 242, 246, 308ff., 336, 455
Drogenabhänge, -abhängigkeit, -krankheit 18, 176, 179, 213ff., 218, 233, 336

Ebola-Fieber, -Epidemie (hämorrhagischer Fiebervirus) 13, 18, 27, 75, 101f., 104f., 108, 110ff., 117–126, 128–131, 134–140, 142, 147–151, 153, 261, 263, 401, 404, 406f.
-- Anti-Serum 406
-- Inkubationszeit, -Symptome 124, 127f., 136
-- natürliche Wirte, Pygmäenstamm 130, 138, 140
-- Präventivmaßnahmen, Quarantäne 125, 135, 146, 148f., 270
-- Test 133, 138
Eisenmangel, Eisenpräparate 196f.
Emphysem 156
Encephalitis (Hirn-Entzündung) 280, 416, 424

- Impfung 69, 416
- Japanische Encephalitis 69, 416
- St. Louis-Encephalitis 242
Endokarditis 264
Ephedrin 216
Ephedron »Wint« (Hallozinogen) 216f.
Epidemiologie, -untersuchung 17, 65, 111, 197, 342

Faseroptische Visualisierungen 21
Fehlgeburten, siehe Krebsfolgen
Fettleibigkeit 370, 442
Fieber, -Symptome 43, 97, 112, 138f., 160, 248, 394, 408
Fleckfieber (bakterielle Erkrankung) 162, 165, 325
Fluoridmangel 197

Gefäßerkrankung 164
- operation 276
Gelbfieber, -Epidemie (**hämorrhagisches Fieber-Virus**) 10, 75, 107, 160, 278–282, 286, 294f., 304, 306, 310, 322, 388, 416
Genmutationen 180
Geschlechtskrankheiten, sexuell übertragene Krankheiten, Epidemie 223, 226, 230f., 233, 255, 257, 312, 325, 330–333, 346, 348
- Gonorrhöe (Tripper) 76, 158, 161, 223, 230, 330f., 333, 348, 364, 366
-- Resistenz 225, 333
-- Präventivmaßnahme (Penicillin-Injektion) 225
Grippe (Influenzaviren), -welle, -Epidemie, -Pandemie 157, 160, 315, 397, 424, 447f., 476
- Grippewelle von 1918 309f., 347, 419, 426

Hakenwurm (blutsaugend), -Infektion 305, 323

535

Hantaan (hämorrhagische Viruserkrankung) 107
Hepatitis (Leberentzündung), A, B, C, D und E, -Epidemie 39, 61, 69, 91, 157, 217f., 221, 232, 234, 242, 248, 260, 336, 348f., 352, 408
- Impfung 69, 303
Herzerkrankung 164, 201, 205, 215, 329, 335, 342f., 456-460, 482, 484
- Anfall, -Infarkt, -Versagen 107, 156, 170, 329, 484
- Herzkranzgefäß-Erkrankung 166, 180, 436
- Herzklappenschaden, bakteriell 265
- Herz-Kreislauf-Erkrankung 325, 329, 345, 368ff.
Heuschnupfen 216
Hirnhautentzündung siehe Meningitis
HIV-Humanes Immunschwäche-Virus (infektiöses Retrovirus, siehe auch AIDS) 13, 27, 74, 76, 90f., 206-209, 212, 214f., 217-223, 232f., 241, 259, 347-368, 401, 440, 444f., 447f., 452, 472-476, 483ff.
- positiv 158, 207, 211, 214, 263, 356f., 365f., 477
- Ausbreitung, -Epidemie 18, 69, 82, 207ff., 219f., 222
HIV-1- und HIV-2-Virus, genetische Subgruppen 140f., 219
HIV- genetischer Subtyp A und B 212, 219
-- Subtypen-Unterarten A, C, D und E 212, 219f.
-- RN-Genom 220
- Ansteckung, -Übertragung, -Verbreitung 208f., 350-353
- Eradikation 359, 363
- Test 208ff., 219, 352, 364f.
-- Detuned ELISA 364, 367
-- Resistenzschnelltests 362
- Infiziert, Infizierte 70, 206-210, 212ff., 217ff., 222, 358, 361, 364f., 367, 475
- Infektionskontroll-Maßnahme 209
- Risikogruppen:
-- Drogenkonsumenten 207, 214, 218ff., 222, 232f., 235, 347-354, 362, 364
-- Homosexuelle 207, 211, 219f., 223, 347-354, 364-367, 475
-- Prostituierte 158, 211, 219f., 223, 226, 232f., 354
- Elista-Vorfall 208ff., 212
- Impfstoff 16, 141, 347, 356, 363, 467
- Medikamente 358, 361
-- HAART-Medikament, »Mega-HAART« (Highly Active Antiretroviral Therapy) 358-363, 365, 367f., 473, 476f.
-- Protease-Inhibitoren (z.B. Indinavir) 358, 362
- Resistenz, Mutation 358, 361f., 367
- Therapie 362, 365, 367f.
Hodgkin-Krankheit 187
Homöopathie siehe Naturheilkunde, alternative Medizin
Hygiene, Hygienik, Hygieniker 10, 91, 108, 280, 282, 284ff., 290-294, 297, 299f., 310f., 314
Hypochondrie 185

Immunabwehr, zellulär (Makrophagen) 35
Immunreaktion 248
Immunsystem, -schwäche, -störung, -behandlung 35, 180, 183, 186, 197, 247f.
Infektionsbekämpfung, -überwachung (siehe Seuchenbekämpfung)
Infektionsquellen 91, 97, 105, 111, 137, 207, 213f., 248, 250, 336, 350, 354f., 488

Inkubationszeit 65
Insulin (steuert Blutzucker) 360, 469
Isotope (Plutonium) 184, 190

Jod, -mangel 197

Kaliummangel 197
Kalziummangel 197
Keuchhusten 162, 294, 302f., 315, 317
Kindbettfieber, Wochenkindbettfieber, postnatal 314
Kinderlähmung (Poliomyelitis, Polioviren), -Epidemie 157, 162, 306f., 310, 317, 322
– Impfung, Impfstoff 303, 307, 448, 469, 473
– Quarantäne 307
Knochenmarkentzündung 264
Kontrazeptiva, Verhütungsmaßnahmen 82, 158, 170, 222, 225, 230f., 235, 348, 350, 357, 365f.
Krankheitsüberträger, -auslöser, Wirtstiere:
– Flöhe (Pest-, Beulen- und Lungenpest) 31, 34–37, 41, 58, 70f., 160, 162, 438
– Hasen (Tularämie)
– Insekten 438
– Läuse (Fleckfieber) 155, 160
– Flussleberegel (Leberkrebs) 408
– Ratten (Hantaan, Tularämie) 61
 –– Rattus rattus (Pest-, Beulen- und Lungenpest) 31, 33–37, 58, 66, 162, 319, 438
 –– Mastomys (Lassa-Fieber) 139f.
– Stechmücken, Moskitos (Gelbfieber, Leishmaniose, Malaria) 85, 160, 279, 295, 321, 388f., 469, 477
– Zecken (hämorrhagische Fieber-Viren, Hirnhautentzündung, Tularämie) 63, 160
– mikroskopisch kleine Feuchtigkeitströpfen, Tröpfchenübertragung 37
Krebs, -erkrankung 180, 183, 187ff., 205, 215, 267, 274, 325, 328, 335, 342f., 345, 363, 368ff., 374, 447, 457–460, 483–485
– Brustkrebs 189, 484
– Hautkrebs 347
– Leberkrebs 408
– Leukämie (Blutkrebs) 187, 189f.
– Lungenkrebs 189, 343, 345
– Lymphom (Geschwulst) 187, 189, 274, 347
– Magenkrebs 188
– Mundkrebs 455
– Schilddrüsenkrebs 188ff.
Krebserregende Substanzen 267, 328, 343ff.
– Umweltfaktoren 327f., 457, 460
Krebsfolgen:
 –– Fehlgeburt 190
 –– Immunschwäche 190
 –– Missbildung 24, 267
 –– Unfruchtbarkeit 190
Kryptosporidien (Parasiten, Durchfälle, besonders bei Immunschwäche) 247, 448
Kurative Medizin – heilende Medizin:
 –– Bestrahlungen 274
 –– Chemotherapie 274, 368
 –– Operation am offenen Herzen 21, 262, 459
 –– Hormonbehandlung 21
 –– Transplantation 269, 274, 359, 374,

Laboranalyse:
 –– Sputum- und Blutproben 43, 54, 59f., 63, 66, 93, 101, 125, 133, 150, 478

Lassa-Fieber, hämorrhagisches
  Fieber (Viruserkrankung),
  -Epidemie 75, 127, 139, 401
Laudanum (Beruhigungsmittel)
  308
Lebensmittelvergiftung 323, 374
Leishmaniose (Parasiten,
  Orientbeule) 469
Lepra (bakterielle Erkrankung;
  Mycobacterium lepral) 150,
  438
Leptospirose, bakterielle
  Erkrankung 62
Leukozyten, Leukopenie 132,
  189
Luftverschmutzung
  (Smog) 327f., 457
Lungenödem 382
Lymphozyten, -Anomalien, -Zahl
  132, 189, 247

Magen-Darmkatarrh 430
Malaria, -prophylaxe 39, 43, 57,
  69, 74, 76f., 85f., 90, 124, 151,
  160, 162, 279, 304, 325f., 356,
  472, 480f., 484, 487
Masern-Virus, -Epidemie 14, 74,
  76, 90, 162, 165, 206, 279, 289,
  294, 302, 315, 348, 356
  – Exanthem 132
  – Impfung, -stoff 206, 303, 448
Melioidose (Pseudomonas pseudo-
  mallei), -Epidemie 62f., 67
Meningitis (Hirnhautentzün-
  dung) 90, 160, 162, 202, 274f.,
  317, 322, 394, 426, 470
  – Impfstoff 470
Methadon (Ersatzdroge) 355
1-Methylethylmethylphosphonat
  (Nervengas) 382
Miasmen-Theorie 236, 279f.,
  284, 293, 295
Mikroben, allgemein für Infek-
  tionserreger, auch resistent
  (Viren, Bakterien, Parasiten,
  Pilze) 35, 58, 234, 237, 266,
  268, 277f., 310, 408ff.

Milzbrand (Bacillus anthracis)
  379, 383f., 387, 389, 391–397,
  403, 411–418, 420, 426, 429
  – Impfung, -stoff 300, 396,
    411ff., 416f., 423
  – Lungenmilzbrand 394
Mittelohrentzündung, bakteriell
  264
MRSA, siehe Bakterien Staphy-
  lokokken
Mumps (Virus) 158

Narkotika 179
Naturheilkunde, alternative
  Medizin 443
  – Akupunktur 247, 443
  – Ayurveda (indische natur-
    orientierte Medizin) 47
  – Homöopathie 47
  – Kräutermedizin 76, 186, 443
  – Magnettherapie 443
Nierenversagen 156
Nikotin, -sucht 156, 343ff.
Nosokomiale Infektion (Kranken-
  haus-Infektion) 236, 262, 264,
  268, 271, 275f., 369

Onkologie 342, 459

P53-Onkogen 252
Parapsychologie 32, 247
Paratyphus 388
Pest, -Epidemie, -Pandemie 27,
  29–34, 43, 48, 50f., 54f., 57–72,
  100f., 113, 162, 278f., 292, 318,
  388f.
  – Beulenpest (»Schwarzer Tod«)
    36f., 41, 43f., 63, 66, 156,
    437f.
  – Fälle, verdächtige und
    bestätigte 40f., 44–48,
    50–56, 60f., 64
  – Impfung 416
  – Krankheitsausbruch,
    -symptome, -verlauf, -ver-
    breitung 33, 36f., 43ff., 48f.,
    54, 58, 61, 66f., 70

- Lungenpest (»Surat-Fieber«) 18, 36f., 41, 43ff., 55, 60, 64, 66, 440
- Meldepflicht, -Überwachung und -Quarantäne 34, 41, 50, 60
Pestüberträger, s. Krankheitsüberträger
Pestizide 27, 41, 51, 64, 292, 415, 457, 481
- DDT-Pulver, -Einsätze 30ff., 58, 71, 121ff.
Pharyngitis (Rachenentzündung) 264
Plasmide (genetisches Element) 263, 273
Plasmodium-falciparum-Parasiten 91
Pneumonie (Lungenentzündung)
- bakteriell 43, 86, 160, 264, 274, 298, 315, 322, 334, 447
- parasitär bedingt 347
Pocken, -Virus (Variola-Virus) 10, 145f., 162, 279f., 288f., 294, 302, 346, 373–376, 378–381, 397–401, 404, 407, 408, 420, 422, 425, 427, 432
- Affenpocken-Virus (Affenkrankheit) 142, 145f., 401, 407
- Kuhpocken-Virus 407
- Impfung, -stoff 286, 288, 300, 398ff., 422
Prävention, Aufklärung 17, 27, 69, 236, 257, 303, 436, 447
Psychische u. psychatrische Erkrankung, -Störung 245f., 322, 458, 467, 484
- Altersdemenz 245
- geistige Zurückgebliebenheit 245
- Neurosen 245
- Psychosen, auch paranoide 245f., 467
- Schizophrenie 243–246, 459
- Depressionen/Schwermut/

Niedergeschlagenheit 245f., 248, 467, 484
-- Antidepressiva 467
- Nervenzusammenbruch 246
Psychopharmaka 245f.

Quarantäne, s.u. Seuchen- u. Infektionsbekämpfung

Rheumatisches Fieber 313
Röteln 303, 306
Ruhr, -Epidemie 86, 92f., 98, 100, 388

Salmonellen-Vergiftung 430
Säuglings- und Kindersterblichkeit (durch Infektion/Pestizide/Unterernährung) 22, 40, 76, 157, 165, 278, 282, 292, 298, 300f., 310, 317, 322, 332, 370, 440, 442, 452f., 482
Sarin (Nervengas) 382f.
Scharlach, -Epidemie 14, 160, 264, 279, 289, 294, 315
Schilddrüsenerkrankung 188
Schlaganfall 459f., 484
Schocksyndrom, toxisch 264
Schrumpfleber, zirrothisch 156
Schutzimpfung, siehe Seuchen- und Infektionsbekämpfung
Schwindsucht (Tuberkulose) 300
Sepsis (Blutvergiftung) 264f., 358
Senfgas 386
Serum, Antiserum, Serumtherapie 150, 274f., 406
Seuchen (Epidemien), Seuchen- und Infektionsbekämpfung, -Überwachung, Prävention 25, 70, 106, 109, 129ff., 146, 236, 257, 260, 262, 266, 268, 272f., 277–296, 300, 302f., 309, 317, 347f., 358, 360, 409, 424, 432, 435, 437f., 445, 448, 470, 482, 488
- absichtlich ausgelöste 373, 377f., 389
- Schutzausrüstung 44, 48f.,

539

92, 98, 102, 105, 108, 109–112, 120f., 128–133, 147, 158, 269, 420
- Schutz- und Hygienemaßnahme 11, 26, 83, 91, 110, 112, 267, 272, 276, 409
- Impfung, -stoff 11, 21, 40, 69, 161, 186, 235, 253, 257, 260, 286, 293f., 302–305, 313, 334, 340f., 382, 394, 407f., 415–419, 423, 432, 447f., 454, 480f., 484
- Meldepflicht 23
- Quarantäne, -Vorschriften 49, 53f., 64, 77, 97, 105, 108ff., 112, 114ff., 124, 127, 129–132, 160, 269, 279ff., 286, 288–291, 293, 297, 424, 438
 -- Zwangsbehandlung, Zwangsimpfung 302f.

Überwachungsnetz 125
Shigellose, (bakterielle Durchfallerkrankung) 16, 92ff., 101, 119
Stoffwechsel, -Erkrankung 35
Strahlung – radioaktiv, -verseuchung, -phobie (Tschernobyl-Syndrom) 180–183, 185, 190, 197
Stress, -situation 183, 188, 247, 265
 -- posttraumatisch 198
 -- psychisch 188, 244
Syphilis (angeborene und sekundäre), Epidemie 76, 158, 161, 166, 223–226, 228–232, 234, 314, 322, 331–334, 341, 348, 355f., 366, 436

Tabun (Kampfgas) 386
Taubheit, bakteriell 264
Tetanus (Wundstarrkrampf) 162
Thrombozytopenie 189
Tollwut, virusbedingt 69, 294
Toxine, Antitoxine 161, 265, 275, 294, 300, 302, 420
Toxikologie 342
Tuberkulose (Tbc), -Epidemie,

Resistenz 13, 17, 27, 58, 74, 76, 88, 92, 150, 158, 160ff., 164, 198–205, 212, 234, 255, 257, 294, 298, 300f., 304, 312–315, 317, 322, 325, 330, 334, 355f., 367f., 424, 440, 445, 470, 478–481, 483f.
- Tuberkulose W (medikamentenresistenter Stamm) 18, 197, 199, 202, 204, 424
- Impfung, -stoff 480f.
- Isolation, Quarantäne 23, 58, 201, 204
- Prävention (Antibiotika, Chlor, Impfstoff, Jod) 203f., 436

Tularämie (bakterielle Erkrankung), -Patienten, -Symptome 63, 403
Typhus, -Epidemie 57, 69, 93, 157f., 160, 162, 205, 279, 294, 304, 315, 317, 326, 333f., 388, 414, 419
- Impfung 69, 416

Überwachungsinstitutionen, medizinische:
 -- Unicef 21, 40, 76, 134, 167, 192, 196, 213ff.
 -- Weltgesundheitsorganisation (WHO) 21, 50f., 53, 71, 100, 103, 106f., 111f., 116ff., 127ff., 131, 134f., 137, 145ff., 151, 153, 157, 197, 199f., 203, 263
Umweltverschmutzung 180f., 186, 188, 197, 247, 327f., 343, 457
Unterernährung 16, 74, 76, 142, 196, 205, 279, 313f., 484
Untersuchungsmethoden:
 -- Computertomographische Aufnahme 21, 269
 -- Röntgen 44
 -- Schwangerschaftsvorsorge/-betreuung 22

Verdauungskrankheit, -störung 188, 430, 485

Vergiftung 382, 396
Viren:
- Encephalitis-Virus 401, 408
- Filo-Viren (Virusfamilie: Ebola-, Marburg- und Reston-Virus) 74–78, 81 ff., 88 f., 98–102, 109, 113, 115 f., 118 f., 130, 132–136, 138 ff., 142, 145–149, 408, 419, 425 f., 435, 453 f.
- – Antikörper 133, 140
- Festuca (Blattstreifen-Virus) 138
- Grippe-Viren, tödliche; Grippe-A-Virus 401, 431, 472
- Hanta-Virus (Retrovirus) 61 f.
- Hepatitis-Viren A, B, C 401
- HTLV (humanes T-Zell-Retrovirus) 142
- Lassa-Virus 75, 139, 401
- Machupo-Virus 404
- Marburg-Virus (hämorrhagisches Fieber) 140, 142, 401, 404
- Papillom-Virus (Warzen-Virus) 252
- Polio-Virus 306
- Retrovirus, -viren, RNA-haltige Viren, infektiös bei Mensch (HTLV, HIV) und Tier (Affe: STLV I, II) 140 f., 445
- Westnil-Virus 424
- Zecken-Encephalitis-Virus 401

VISA 363, 480
VRE, siehe Bakterienstämme, Entereococcus

Wachstumsstörung 76, 197, 203
Windpocken (Varizelle-Zoster-Virus) 306
- Impfung, -stoff 303
Wundinfektionen, bakteriell 264, 273

Yambuku-Ausbruch (Ebola-Fieber) 99–103, 105, 111, 118, 126, 133, 136 f.

Zoonose-Abteilung 59
Zyanid 386

Titel der englischen Originalausgabe:
»Betrayal of Trust. The Collapse of Global Public Health«
erschienen bei Hyperion, New York

Die deutschsprachige Ausgabe
wurde leicht gekürzt.

© 2000 Laurie Garrett
© der deutschen Ausgabe 2001 by Siedler Verlag, Berlin
in der Verlagsgruppe Bertelsmann GmbH

Alle Rechte vorbehalten,
auch das der fotomechanischen Wiedergabe
Redaktionelle Mitarbeit: Christoph Leuchter, Berlin
Wissenschaftliche Beratung: Hans R. Gelderblom, Berlin
Index: Brigitte Speith-Kochmann, Berlin
Schutzumschlag: Rothfos + Gabler, Hamburg
Satz: Dörlemann Satz, Lemförde
Druck und Buchbinder: GGP Media, Pößneck
Printed in Germany 2001
ISBN 3-88680-721-5
Erste Auflage